国家级实验教学示范中心教材
全国高等院校规划教材

供预防医学、临床医学及相关专业使用

预防医学综合实验学

主　编　罗炳德　万为人
主　审　邹　飞　万成松
副主编　卢晓翠　李　华
编　委　(以姓氏笔画为序)
万为人(南方医科大学公共卫生与热带医学学院)
甘　露(南方医科大学公共卫生与热带医学学院)
卢晓翠(南方医科大学公共卫生与热带医学学院)
叶菊风(南方医科大学公共卫生与热带医学学院)
李　华(南方医科大学公共卫生与热带医学学院)
罗炳德(南方医科大学公共卫生与热带医学学院)
周美娟(南方医科大学公共卫生与热带医学学院)
郭进强(南方医科大学公共卫生与热带医学学院)
覃　旻(南方医科大学公共卫生与热带医学学院)
秘　书　卢晓翠(兼)

科 学 出 版 社
北　京

内 容 简 介

《预防医学综合实验学》依据教育部对教学体系、教学内容和教学方法改革的总体要求,结合我校应急型公共卫生人才培养模式和实验教学理念,以培养学生实践能力、创新能力和公共卫生应急能力为目标,整合了预防医学基础课程、专业核心课程以及公共卫生应急特色课程的全部实验教学内容,涵盖了卫生毒理学、职业卫生与职业医学、环境卫生学、营养与食品卫生学、少儿卫生与妇幼保健学、放射医学、公共卫生应急等多门课程。

本书内容共分为五篇、十八章,按照基本概念与实验室工作规范、预防医学基本操作技术、预防医学基础性实验、综合性实验、设计性与创新性实验的顺序编排,适用于不同层次的预防医学实验教学。实验从样品的采集、常用仪器的使用到各种有害因素的现场检测与评价、公共卫生事件案例分析以及设计性与创新性实验范例。基本涵盖了当前公共卫生事业对预防医学人才所要求的能力培训内容。

本书本着以人为本,促进学生知识、能力和素质协调发展的原则。以基础性实验培养学生的基本技能,以综合性实验教学培养学生分析问题、解决问题的能力,以设计性与创新性实验教学培养学生的探索精神和创新能力。力求概念明确,语言简练,通俗易懂。适合预防医学专业本科生和非预防医学专业选用,可作为预防医学工作者参考书。

图书在版编目(CIP)数据

预防医学综合实验学 / 罗炳德,万为人主编. —北京:科学出版社,2013
(国家级实验教学示范中心教材·全国高等院校规划教材)
ISBN 978-7-03-037221-5

Ⅰ. 预… Ⅱ. ①罗… ②万… Ⅲ. 预防医学-实验-医学院校-教材
Ⅳ. R1-33

中国版本图书馆 CIP 数据核字(2013)第 055137 号

责任编辑:周万灏 / 责任校对:邹慧卿
责任印制:徐晓晨 / 封面设计:范璧合

科学出版社出版
北京东黄城根北街 16 号
邮政编码:100717
http://www.sciencep.com
北京建宏印刷有限公司 印刷
科学出版社发行 各地新华书店经销
*
2013 年 3 月第 一 版 开本:787×1092 1/16
2019 年 1 月第五次印刷 印张:25
字数:600 000
定价:88.00 元
(如有印装质量问题,我社负责调换)

前　　言

为全面提高高等学校本科生教学质量，“十一五”期间国家启动了系列“质量工程”项目，其中实验教学示范中心作为建设重点，共设立了501个国家级实验教学示范中心（建设单位）。我校预防医学实验教学中心作为全国6个国家级示范中心建设单位之一，围绕“高素质应急型公共卫生人才培养”目标，注重应急型公共卫生人才培养的教学改革与实践，发挥军事预防医学重点学科的优势，形成了“一体两环三结合”的应急型公共卫生人才培养模式。中心紧扣应急知识体系和能力培养两个环节，开展了理论教学与现场实践相结合、课堂教育与创新教育相结合、单项实训与综合演练相结合的课程体系建设，建成了具有“核、化、生”特色的卫生检测与监督、疾病预防与控制、应急实训与演练三大教学模块，提高学生的学习能力、实践能力、创新能力和应急能力，培养“宽知识、强能力、善应急”的应急型公共卫生人才。获国家级创新人才培养模式实验区和国家级预防医学特色专业项目以及广东省教学成果一等奖。

基于上述改革成果，我们围绕《国家中长期教育改革和发展规划纲要》和“十二五”国家“本科教学工程”的总体要求，推进预防医学教学与生产劳动和社会实践相结合，大力加强预防医学实验教学、专业实习、社会实践和社会调查等各类实践教学环节，培养学生学习能力、实践能力、创新能力和应急能力，编写了《预防医学综合实验学》。

本书依据教育部对教学体系、教学内容和教学方法改革的总体要求，结合我校应急型公共卫生人才培养模式和实验教学理念，整合了预防医学基础课程、专业核心课程以及公共卫生应急特色课程的全部实验教学内容，涵盖了卫生毒理学、职业卫生与职业医学、环境卫生学、营养与食品卫生学、少儿卫生与妇幼保健学、放射医学、公共卫生应急等多门课程。内容编排按先易后难、循序渐进的原则，注重构建预防医学科学体系，按照基本概念与实验室工作规范、预防医学基本操作技术、预防医学基础性实验、综合性实验、设计性与创新性实验逐级深入，以适应不同专业层次的本科生教学。

本书的编写过程中，力求概念明确，语言简练，通俗易懂。但由于时间仓促，难免出现错误之处，真诚希望读者和同行专家提出宝贵意见，以便我们在今后的工作中不断改进。

编　者

2012年10月20日

前言

目　录

第四篇 预防医学综合性实验

第五篇 预防医学设计性与创新性实验

第一篇　绪　　论

第一章　预防医学综合实验学概述

第一节　预防医学概论

一、预防医学的概念

预防医学的思想源远流长，它是在人类为生存和发展与各种有害因素斗争的过程中产生和发展起来的。早在公元前预防医学就有了萌芽，但其作为一门独立的学科，仅有一百余年历史。预防医学的形成和发展是医学进步的重要标志，也是医学发展的必然方向，它是最积极、最经济的医学服务。预防医学的内涵和外延在不断充实和扩大，它在医学总体中所占的比重逐渐增长。在预防医学的推动下，现代医院已逐渐从生理服务扩大到心理服务，从治疗服务转变到防治服务，从院内服务扩大到院外服务，从技术服务发展到社会服务，从单纯为患者服务发展到同时为健康人服务的新阶段。因此，在一定程度上可以说，医学的未来属于预防医学。

预防医学的概念是在医学家长期与疾病作斗争中形成的。“预防”一词最早见于《周易·下经》，“君子以思患而预防之。”春秋时期，人们已普遍形成防患于未然的思想，如《管子》说：“惟有道者，能避患于未形，故祸不萌”。这种避祸防患的观念影响到医学界，被引申、发展成为预防疾病的思想。现代预防医学是指：以环境-人群-健康为模式，针对人群中疾病的发生发展规律，运用基础医学、临床医学、环境医学和社会医学等科学理论、知识和技能，研究社会和自然环境中影响健康和造成疾病的主要因素；并应用卫生统计学与流行病学的原理和方法，探求病因和分析这些致病因素的作用规律，同时给予定量评价；通过公共卫生措施实施预防，以达到促进健康和预防疾病的目标。现代医学包括三大组成部分，即临床医学（clinical medicine）、基础医学（basic medicine）和预防医学（preventive medicine）。

二、预防医学的学科定位

从我国权威的学科分类目录中可以看出预防医学所处的学科位置。1997 年 6 月国务院学位委员会与原国家教委联合颁布了《授予博士、硕士学位和培养研究生的学科、专业目录》，该目录是国务院学位委员会学科评议组审核授予学位的学科、专业范围划分的依据，是对知识的一种合理划分。目录采用：学科门类、一级学科、二级学科的分类方法。将我国现有学科专业分为 12 个学科门类，即包括哲学、经济学、法学、教育学、文学、历史学、理学、工学、农学、医学、军事学、管理学，各门类之下又细分了88个一级学科和381种二级学科。在医学门类下设置了8个一级学科，即基础医学、临床医学、口腔医学、公共卫生与预防医学、中医学、中西医结合学、药学、中药学。在公共卫生与预防医学一级学科下又设置了6个二级学科，即流行病与卫生统计学、劳动卫生与环境卫生学、营养与食品卫生学、儿童少年卫生与妇幼保健学、卫生毒理学、军事预防医学。

三、预防医学的主要研究内容

预防医学的研究内容可大致归纳为以下几个方面：①生活环境与健康：探讨空气、水、土壤、食物等环境对人体健康的影响及其卫生防护措施；②生产环境与健康：分析职业性有害因素对人体健康的影响及预防职业病的措施；③社会环境与健康：研究医学模式的发展及转变，社会因素，社会心理因素，不良生活习惯及行为方式等对人体健康的影响，我国卫生保健事业的方针政策和目标；④流行病学与医学统计学：确定人群健康的流行病学和医学统计学的原理及方法。

预防医学的研究内容涉及众多学科领域，包括流行病学、卫生统计学、职业卫生学、环境卫生学、食品卫生学、少儿卫生学、毒理学、军事预防医学、健康教育学、卫生事业管理学、社会医学、心理学、妇幼卫生学、优生学、传染病学、寄生虫学、媒介生物学、卫生微生物学、营养学、消毒学、地方病学、卫生化学、放射卫生学、卫生工程学、卫生经济学等。

四、预防医学的研究对象与方法

（一）预防医学的研究目的

预防医学是从临床医学、基础医学发展分化和拓展而来，是整个医学体系的顶端和先导，它是研究如何通过采取适当干预措施达到防止疾病发生、控制疾病发展、尽可能维持和恢复机体功能、最终促进个体和群体健康之目的。其特色是研究的角度、对象、方法更加着力于预先采取措施防止疾病发生和进展。预防医学的研究目的可概括为以下四个方面：①研究疾病发生发展进程中人类生活、劳动所处的环境因素对人类的影响，阐述自然环境和社会环境与健康的关系，提示疾病发生的原因或危险因素。②应用统计学和流行病学方法，分析不同时空条件下人群的健康水平及疾病谱、死亡谱动态变化。③提出增进健康、预防疾病的宏观政策和策略，为制定卫生政策和策略、调整资源分配原则、设置卫生组织机构等，提供决策的科学依据。④采取有效的个体和群体预防措施，提出控制致病因子的具体卫生要求，预防疾病的发生、蔓延和恶化。

（二）预防医学的研究对象

医学发展的趋势之一，就是从个体医学发展到群体医学，今天许多医学问题的真正彻底解决，不可能离开群体和群体医学方法。预防医学的任务要求它必须面向医学的未来，从战略的高度考虑人类的疾病和健康问题。

预防医学的研究对象主要包括个体和群体，患者和健康人，但侧重于健康人群。这里人群是指研究所关注的全部个体的集合,可以是某地区某国家全体居民,也可以是某一地区或具同一特征(如性别、年龄、职业或疾病)的人群。群体预防必须建立在个体预防基础上,预防医学也重视针对个体的预防。例如近年来明确提出的临床预防服务是针对无症状患者的在临床照料过程中提供的预防服务,包括个体健康危险因素评价、健康咨询、预防接种、化学预防、定期体检等。

到目前为止,预防医学完成了从个体到群体,再到以全人类为对象的三个发展阶段。

1. 个体预防　随着人体解剖学在医学中地位的奠定,显微镜的发明,人类开始进入了微观世界。随着微生物学和免疫学的进步,牛痘接种的发明,成为18世纪预防医学的一大成就。19世纪病理学家魏尔啸倡导了细胞病理学,使人们对疾病的病因有了进一步的认识,从对疾病在躯体的表面现象,逐步认识到细胞在疾病中的表现。在生物医学迅速发展的基础上预防医学得到了快速的发展,但当时仅限于以个体为对象进行疾病的治疗预防。

2. 群体预防　19世纪末到20世纪初,人们从战胜鼠疫、天花、霍乱、白喉等烈性传染病的经验中认识到仅从个体预防疾病的效益不高,必须以群体为对象进行预防,其方法除个人接种牛痘外,还需采用隔离消毒、检疫监测、消灭病媒动物、垃圾粪便处理等。这样从个体防病扩大到社会性预防。医学史上的此次卫生革命,主要任务是防止传染病和寄生虫病,也是预防医学的研究对象由个体转化为群体的标志。

3. 人类预防　世界卫生组织成立后,其目标是"使所有的人都尽可能地达到最高的健康水平"。半个多世纪以来,传染病的发病率、死亡率有了明显下降,但慢性非传染性疾病,如心、脑血管病及恶性肿瘤等疾病,上升为人类的主要死因,死因顺位发生了变化。从防治措施来看,单采用传统的生物医学手段是不能奏效的,这就意味着医学必须从单一的(生物)医学防治,转向同心理-社会行为预防相结合的防治。疾病预防的重点从急性传染病转向慢性疾病、老年退行性疾病及生活方式疾病,这就是所谓的第二次卫生革命。目前,预防医学是以促进全人类健康和实现人人享有卫生保健为目标,以防治社会病(如自杀、车祸等意外伤害,吸毒,抑郁症等精神障碍)为特征,以发展社区卫生服务,强调社会、行为心理的整体预防为主要策略,预防医学的研究对象也就从个体、到群体、再扩展到了全人类。

(三)预防医学的研究方法

预防医学面向人群,着眼社会,立足现场,它需要用现场社会调查作为基本工作方法,卫生统计对制定预防医学计划,评价卫生预防工作的质量和效果提供重要依据。

1. 调查研究　通过观察了解环境因素性质、强度及其变动规律,判明不同条件下人群生物学反应或行为方式,查明人群健康水平,探讨病因、危险因素及影响疾病分布频率的原因。调查研究的对象通常采用抽样方法确定。通过问卷、文献数据资料、理化分析、体格检查等来收集资料,再经过对数据资料的统计学处理,减少与避免偏差,最后对结果做出分析解释。例如20世纪60年代在德国等国家,通过回顾调查孕妇的药物接触史,查明妊娠早期服用止吐药沙利度胺,可使胎儿产生畸形。20世纪70年代我国开展全国范围的恶性肿瘤三年回顾性调查,摸清楚我国的癌谱(依次为胃癌、食管癌、宫颈癌、肝癌等),了解每个癌症的地理分布情况和规律,绘制出《中国恶性肿瘤地图集》,为研究肿瘤病因和开展防治工作提供了十分宝贵的资源,这是现场调查研究的范例。在调查研究中,研究者只是被动地进行观察描述,研究的影响因素是客观已存在的情况,无法人为控制(仅可通过合理分组、对照等办法,尽可能减少非研究因素的干扰)。

2. 实验研究　根据研究的环境和实验对象不同分为实验室(实验)研究和现场实验研究。在实验研究中,实验者能主动给予研究对象某种干预措施。

实验室研究是在实验条件得到严格控制的情况下,排除非研究因素的干扰,研究者能够对受试对象进行随机分组,人为设置研究因素的条件,模拟环境因素的作用条件施加于受试对象。工作场所主要在实验室,以实验动物或实验样品为对象,采取理化分析和微生物检验对各种环境介质(土壤、空气、水、食品)样品及生物材料中污染物进行测定,或采用动物试验方法了解环境因素的生物学效应。可通过精密的仪器设备和高科技手段,探明环境因素对机体的作用机制。如预防医学研究中常用的毒理学试验,即在一定期限内,采用灌胃、饲喂、呼吸道吸入或皮肤涂敷等不同方式,给予实验动物一定剂量的受试化学物,然后观察不同剂量组动物出现的效应差别,判断化学物的毒作用。通过动物试验的资料可推测化学物对人体的作用。

现场实验研究的工作场所是在现场(社区、家庭、工厂、学校等)。按随机分配原则,将现场研究人群分为实验组和对照组。实验组给以某因素,对照组不给该因素,然后观察人为改变环境条件,消除或加入可疑因素后两组发病率的变化,以证实可疑因素的作用。在临床环境下,以患者为研究对象进行的随机双盲对照试验也属此类。

3. 社会科学方法　社会科学方法是从社会角度研究预防医学问题的方法。人兼有社会特性和生物学特性,预防医学也有社会性,如果不用社会科学方法去研究问题,就违背社会经济和科学规律,这不免带来片面性。社会科学方法包括历史学、法学、社会学、经济学,还包括社会心理学(目前把社会心理学、心理学、社会学、人类学等学科综合称为行为科学)。例如,用法律学研究颁布驾驶机动车系安全带法规后,减少车祸死亡情况。目前一些主要死因与人们的社会行为和生活方式关系密切,因此,国外很重视行为医学的研究。

调查研究和实验研究是预防医学的两类基本研究方法。特别是调查与统计学分析被广泛应用,是预防医学工作的一项基本功。通常把针对人群的调查与实验研究统称为宏观研究方法,而使用生物进行的整体与离体试验研究称为微观研究方法。

五、预防医学与基础医学、临床医学的关系

随着自然科学和社会科学的发展而形成的现代医学,根据研究内容、对象逐渐分化成基础医学、临床医学和预防医学三大体系。三者虽各有分工,但又相互紧密联系、交错综合,构成完整的科学体系。临床医学和预防医学作为现代医学的两个重要的应用领域,在现代医学领域中肩负着不同的使命。

基础医学是研究人的生命和疾病现象的本质及其规律的科学,是医学科学体系的重要组成部分。按照各学科研究的内容和性质的不同,一般可分为形态学科和机能学科两大类,如人体解剖学、组织胚胎学、医学微生物学、人体寄生虫学和病理学通常认为属于形态学学科群,其余各学科则属于机能学学科群。也可将基础医学各学科分为正常人体学科和临床基础学科两大类。基础医学的主体内容包括近20门学科,它们相对独立,又相互联系,

相互渗透，相互促进。这些学科从本质上说是为医学服务的，是探求生命现象、疾病现象、健康和衰老等的原理和机制及认识方法的科学。当前基础医学正在形成一个多维的庞大的以分子生物学为带头学科，以生物工程为先进手段的现代化医学体系与传统的医学课程相结合的课程结构，基础医学是临床医学、预防医学的理论基础，是了解人体、认识人体形态结构与功能最基本的学问，对提高疾病的诊断、治疗和预防水平具有重要意义。近年来，分子生物学和细胞生物学渗透到基础医学的各个学科，是医学领域的重要研究内容。

临床医学是医学科学中研究疾病的诊断、治疗和预防的各专业学科的总称。它根据患者的临床表现，从整体出发结合研究疾病的病因、发病机制和病理过程，进而确定诊断，通过治疗和预防以消除疾病、减轻患者痛苦、恢复患者健康。临床医学是以个人尤其是患者为主要研究对象的科学。随着基础医学的不断发展，临床医学逐渐形成了许多分科和专业，如传染病科、神经科、心脏科、肾病科、内分泌科、消化科、呼吸科、普外科、泌尿外科、矫形外科、胸心外科、神经外科、肿瘤科、儿科、妇产科、老年病科、放射科、急症医学科和重症监护学科等。

预防医学以"环境—人群—健康"为模式，以人群为主要研究对象，分析研究不同环境因素对人群健康的影响乃至疾病的发生、发展和流行的规律，探讨改善和利用环境因素、改变不良行为生活方式、减少危险因素、合理利用卫生资源的策略与措施，以达到预防疾病、促进健康的目标。它是一门综合性应用医学学科。预防医学各学科是伴随着应用医学的发展应运而生的，一般分为流行病学、卫生统计学、职业卫生与职业医学、环境卫生学、营养与食品卫生学、儿童少年卫生与妇幼保健学、卫生毒理学、军事预防医学等。然而预防医学范畴随着社会科学、自然科学的进步而逐渐扩展，诸多新的边缘学科逐渐出现，如卫生化学、卫生微生物学、社会医学、卫生事业管理学、健康教育学、卫生法规与监督学、卫生经济学、卫生信息管理学、社会医疗保险学等。

预防医学、基础医学和临床医学作为现代医学不可分割的组成部分，存在着必然的联系，相互补充，相互影响，预防医学和临床医学需要以基础医学为基础，例如基础医学中的分子生物学、病理学、微生物学、免疫学、遗传学等，都是预防医学和临床医学用来寻找并分析病因的理论依据。预防医学要充分运用基础医学的进展及现代化的快速、高效、微量的测定技术为其服务，促进预防医学发展，而预防医学的发展，又可促进基础医学学科的发展。预防医学与临床医学亦是相互渗透、相互依存，例如预防医学从群体的角度进行疾病防治和健康促进时，离不开临床医学的专业知识。

（万为人）

第二节　预防医学人才培养

"人才"即是：有才识学问的人，德才兼备的人。人才归纳起来主要强调了以下几方面的内容：①时代性、社会性和进步性：人才是一定社会历史条件下的人才，离开了社会和历史就无所谓人才。人才以其创造活动改造自然、改造社会，因而能够推动人类社会的发展进步。②内在素质的优越性：人才除拥有优于一般人的知识和技能外，还具有较高的素质。

③普遍性和多样性:不同劳动性质的工作岗位上都有人才。人才可以是科学家,也可以是工匠或艺人;可以是一般人才、中级人才、高级人才,也可以是特殊人才乃至超级人才。④创造性:强调人才的劳动是创造性的,不同于一般人的模仿性和重复性。因此,人才应定义为,具有知识和技能,能够进行创造性劳动,在社会发展和人类进步的实践活动中积极作贡献的高素质的人。就公共卫生与预防医学而言,人才有其基本要求。

一、基本要求

预防医学教育肩负着培养从事公共卫生领域人才的使命。随着社会经济的发展、生产生活方式的变化以及人口结构的改变,我国面临众多新的公共卫生问题与挑战。一些传染病死灰复燃,新发传染病不断出现,慢性病问题日益突出,突发公共卫生事件乃至危机频发,公共卫生工作及预防医学教育面临前所未有的挑战。预防医学专业人员队伍的素质和能力是应对这些挑战、解决这些问题的关键。

预防医学专业学生培养方案中对其基本能力的要求通常为:①掌握预防医学的基本理论知识和防疫工作的基本能力;②掌握对人群劳动、生活、学习、环境和食品进行卫生检测和监督的基本能力;③具有分析影响人群健康的各种因素和疾病流行规律,制定预防疾病和增进人群健康措施与计划的能力;④熟悉国家卫生工作方针、政策和法规;⑤熟悉临床医学的基本理论知识和常见病、多发病的防治技术,熟悉健康教育工作;⑥掌握文献检索、资料查询、计算机应用及统计分析的基本方法,具有一定的科学研究和实际工作能力。

2006年在教育部高教司和卫生部科教司的支持下,四川大学华西公共卫生学院制定了《公共卫生教育基本要求》(essential requirements in public health education,ERPHE),界定了预防医学专业学生必须具备的核心知识和能力结构。该文件指出,现代公共卫生工作和预防医学教育需要博大的人文精神、广泛的社会参与性、多元的文化特征、严格的伦理原则和法律规范、人与环境的和谐、国际视野和全球合作,以及与管理和信息技术的交叉融合。因此,ERPHE的制定从公共卫生实践对专业人员知识结构和核心能力的需求出发,参考国际经验,突破固有的思维定势,可作为我国预防医学教育改革的倡导性学术文件,具有较高的参考价值,该文件涵盖6个领域,共37个条目:

领域1——专业精神　自觉建立、强化和维护公共卫生专业价值。

1. 认识公共卫生职业的基本道德规范、伦理原则和法律责任,以及公共卫生对人类生存和社会发展的作用。
2. 以严谨的科学态度、高度的敬业精神、强烈的社会责任感履行维护和促进健康的崇高使命。
3. 以深切的人文关怀珍爱健康,敬畏生命。
4. 维护卫生服务公平性,捍卫公众健康利益。
5. 尊重文化多样性,理解公共卫生问题相关亚文化,尊重个人权益和隐私。
6. 尊重知识产权,恪守学术道德规范。
7. 具备自主和终身学习意识,适应技术和社会的快速变化。
8. 具备积极的合作态度、良好的团队精神及社会工作适应性。

领域2——医学基础 学习和正确运用医学基础知识和技能。

9. 熟悉正常人体结构和功能,理解维持机体平衡的生理学和生物化学机制。

10. 掌握遗传和环境因素对机体的作用及其机制。

11. 了解人类生命周期的生理、心理和行为特点及其对健康的影响。

12. 掌握机体结构和功能在疾病状态的异常改变。

13. 熟悉常见疾病的诊断及治疗原则。

14. 具备对有较大公共卫生意义的疾病、危及生命的紧急情况的临床识别能力,并掌握其基本处置原则。

领域3——群体健康 牢固树立群体观念,深刻理解生态健康模式,运用相关知识和技能。

15. 掌握调查、监测疾病和公共卫生事件在人群中的分布及其影响因素的技能,具备制定干预策略并评估干预效果的基本能力。

16. 认识自然和社会环境因素、遗传及心理行为因素同群体健康的关系。

17. 理解妇幼、青少年、老年人和残疾人等人群以及职业人群的卫生问题及卫生保健需求。

18. 具备生物和理化因子的现场采样和快速检测,以及开展卫生学和安全性评价的基本技能。

19. 认识在预防疾病和伤害,以及促进个人、家庭和社区健康中应采取的行动。

20. 具备诊断社区公共卫生问题、提出健康促进策略、开展健康教育及疾病预防服务的能力,以及开展健康风险评估与控制的基本技能。

21. 具备识别和预警各类突发公共卫生事件和危机的基本知识和处置原则。

领域4——管理与社会动员 具备现代管理理念、有关知识和技能,以及动员卫生相关资源的意识。

22. 了解卫生系统尤其是疾病预防控制和卫生监督执法部门的各种要素及其运行机制,以及公共卫生服务管理的基本原则。

23. 了解分析和评估卫生资源配置、卫生服务公平和效率的基本知识。

24. 具备公共卫生项目设计、实施和评估的基本知识和技能。

25. 具备卫生政策开发意识,了解卫生政策分析和评估的基本知识。

26. 具备循证思想以及循证管理与决策的基本知识和技能。

27. 熟悉卫生相关法律和法规、技术规范和标准,具备依法实施卫生监督、监测和疾病控制的基本能力。

28. 具备与政府部门、相关机构和组织、媒体、公众、同事及其他卫生专业人员进行口头和书面有效沟通和互动的基本技能。

29. 具备促进政府及相关部门应对公共卫生问题的意识,以及从专业角度策划和动员卫生相关资源的基本能力。

30. 了解全球公共卫生状况及动态,以及各类国际卫生组织和相关非政府组织的作用。

领域5——信息管理 正确收集和分析各类卫生相关信息,并能在实践中合理运用。

31. 具备社会学定性调查技能,以及整理、归纳、总结和提炼定性资料的能力。

32. 具备收集、分析、解释和表达定量资料的能力。

33. 运用现代信息技术从各种数据源检索和分析卫生相关信息的能力。

34. 具备比较和判断不同来源和性质的各类信息,从中发现问题,并在分析或解决问题中有效利用信息的能力。

领域6——科学研究　批判性评价现有知识、技术和信息,在职业活动中开展科学研究。

35. 保持职业敏感性、探索未知或不确定事物的好奇心。

36. 具备科研思维方法,提出研究问题并开展科学研究的基本能力。

37. 具备综述文献、总结并报告研究结果的能力。

二、我国预防医学人才培养模式

预防医学专科和本科教育是进行预防医学人才培养的起点,公共卫生硕士、科学硕士以及预防医学各专业的博士学位教育是培养预防医学及公共卫生专门人才的继续。当前,我国预防医学人才培养的主要模式有:

(一) 预防医学专业专科和本科教育

在我国主要有5年制预防医学专业本科和3年制预防医学专业专科教育。完成本科教育可授予医学学士学位。专科和本科生毕业后可通过考试获得公共卫生助理执业医师或执业医师资格,主要从事公共卫生实践工作。这是我国预防医学人才培养的主要途径。

预防医学本科专业的培养目标通常描述为:具有良好的政治素质和道德修养,扎实的基础医学、临床医学、预防医学的基本理论、基础知识和基本技能,有一定发展潜力、具有创新精神和实践能力,能从事疾病预防与控制、卫生监督、社区卫生服务以及预防医学研究工作的复合型公共卫生专业人才。

(二) 公共卫生硕士学位教育

随着我国预防医学事业发展的需要,公共卫生硕士学位(master of public health,MPH)教育将成为培养预防医学人才的重要途径。MPH教育为非学历教育,它为公共卫生在职人员提供了接受继续教育、更新知识、提高专业业务水平的机会,是一种培养适应公共卫生服务需要的高素质、高层次实用型专门人才的途径。

(三) 科学硕士教育

对已经获得本科学位的医学或其他专业人才,进行预防医学的某个专业,如流行病学、卫生统计学、营养与食品卫生学、环境卫生学、劳动卫生学、卫生毒理学、妇幼卫生学等专业的进一步培养。通过3~5年专业培训,获得预防医学较全面的基础理论知识,掌握相关专业的科研方法。它是为公共卫生服务机构、科研单位和学校培养专门人才的主要途径。

(四) 预防医学各专业博士学位教育

对已经获得硕士学位的医学或其他专业人才,进行预防医学的某个专业,如流行病学、卫生统计学、营养与食品卫生学、环境卫生学、劳动卫生学、卫生毒理学、妇幼卫生学和放射卫生学等专业的进一步培养。它是为科研单位和学校培养专门人才的重要途径。

三、预防医学人才需要的相关知识

知识结构是指求知者头脑中所吸收和掌握的各种知识的构成情况,包括各类知识的数量、种类和比重。预防医学人才的知识结构包括两大方面的内容,即精深的医学专业知识和宽广的相关知识。

(一) 医学专业知识

医学专业知识构成了预防医学人才知识结构的核心。合格的预防医学人才要努力学习预防医学的专业知识,对预防医学专业学科的概念、理论体系、研究方法、历史现状以及国际国内的最新进展要有充分的了解和把握。熟悉和掌握这些知识,不断跟踪国际国内前沿进展,并熟练运用这些知识来解决工作中的种种问题,是预防医学人才的立身之本。

临床医学和基础医学的专业知识须认真学习,因为只有这样才能解决群体医学中的实际问题,构建坚实的知识结构的核心。临床医学主要涉及个体的诊断、治疗和临床技能等。预防医学从群体的角度进行疾病防制和健康促进时,离不开临床医学的专业知识。例如预防医学的主干学科——流行病学在研究疾病的流行规律时,首先要对患者做出正确诊断,这就需要流行病学工作者具备坚实的临床医学基础。毒理学在研究特定暴露与疾病之间的关系时,以及探讨未明原因疾病的病因时,对于疾病的诊断和治疗也需要用到临床医学的知识和技能。环境卫生、营养与食品卫生以及劳动卫生与职业病学,在研究环境因素及遗传因素对某些疾病的影响,研究人群营养问题以及研究职业性疾病时,都不可避免地会用到临床医学的知识。

基础医学主要从微观的角度研究疾病,也是预防医学人才知识结构不可或缺的成分。例如流行病学研究传染病在人群中的分布,常需要微生物学、血清学、免疫学和寄生虫学等方面的知识;卫生学研究环境因素与肿瘤的发病关系时需要分子生物学、免疫病理学、生物化学和遗传学等方面的知识和技能。预防医学人才如能很好地运用基础学科的理论和方法进行科学研究和探索,可以把研究提高到一个新的水平。

(二) 社会医学知识

社会医学是研究社会因素与健康和疾病之间相互作用及其规律的科学。社会医学的知识基础主要有两个方面,一是医学科学,包括基础医学、临床医学、公共卫生和预防医学等;二是社会科学,包括社会学、政治学、经济学、管理学和伦理学等。医学研究的对象是具有自然属性和社会属性的人,而社会性是人区别于其他生物的本质特征。人的社会性深刻影响人类对健康与疾病的认识,疾病发生、发展和转归的进程,以及预防、治疗和保健实践,人的生、老、病、死不仅仅是自然现象,更是一种社会产物。社会的政治、经济、法律、教育、社会保障、环境保护、行为生活方式以及卫生服务等众多因素,对人类健康有着重要的、甚至是决定性的影响。

随着生产社会化和科技现代化,越来越多的医学科学技术成果阐明了社会因素对健康与疾病有着不可忽视的作用。社会医学的兴起,是医学现代化进程的一个重要的标志。

(三) 卫生事业管理学知识

卫生事业管理学是研究卫生事业发展规律的学科,它的任务是研究中国卫生事业管理的理论和方法;研究与中国国情相适应的卫生政策;研究与正确的政策相适应的组织管理和工作方法;研究中国及世界各国卫生事业管理的经验和教训等。研究对象包括卫生事业管理的理论、方法、政策、资源、组织、系统、行政和绩效等。卫生事业管理学来源于卫生管理工作的实践又反过来对卫生事业管理实践发挥着不可忽视的指导作用。

管理分为三个层次:对全社会的管理;对部门或者区域的管理;对组织的管理或对专业的管理。

1. 宏观管理一般指对全社会的管理,如政治学和宏观经济学,这些学科以国家或世界为范围研究人们的经济和政治关系,研究这些关系演变的内部规律,研究这些关系的成败得失,并在此基础上研究在全社会的层面上如何实施管理。

2. 微观管理一般指对组织(也称为单位、机构或专业)的管理。研究对组织(单位或机构)管理的学科被称为管理学,管理学主要研究在一个组织内如何实施计划、领导、激励、控制。研究对专业管理的学科则根据专业的名称分别命名,如医院管理学、护理管理学、医院后勤管理学等,这些都属于微观管理学。需要注意,各专业管理学并不是管理学的一个分支,虽然它们都涉及了管理学的一些内容,但是它们都存在自己独立的知识体系和特定的研究对象。

3. 位于前两者之间的是对社会部门或区域的管理,研究对社会部门或区域管理的学科有很多,如卫生事业管理学,教育事业管理学,科学事业管理学,城市管理学等,还有一些应当建立而目前尚未建立的学科,如省会城市管理学,民族自治区域管理学,首都管理学等。

我国的卫生管理正处于从经验管理向科学管理的转变之中,卫生管理实践中产生了许多新的问题,迫切需要从卫生事业管理学学科发展的角度予以研究,上升到理论的高度。卫生事业管理学是伴随着卫生管理实践的发展而进步的,我国卫生改革和发展的大形势和丰富的实践活动对卫生事业管理学不断提出了新的要求。预防医学人才须学好卫生事业管理学,才能减少工作中的盲目性,增进科学性和预见性。卫生事业管理学科的系统知识包括:卫生服务体系、卫生保健制度、卫生政策分析、卫生规划、卫生服务经营管理、卫生服务质量管理、卫生人力资源管理、卫生信息管理、卫生改革与发展、卫生系统绩效评价、初级卫生保健、社区卫生服务、医政管理、疾病控制管理、妇幼卫生管理、药品监督管理等方面的内容。

(四) 卫生经济学知识

卫生经济学是研究卫生服务、人民健康与社会经济发展之间的相互关系,卫生领域内的经济关系和经济资源的合理使用,卫生领域内经济规律发生作用的范围、形式和特点的学科。它是多种经济学科在卫生领域中的应用,与医学、卫生学、人口学、社会学也有着密切的联系。卫生经济学在发展过程中又产生若干分支,包括医疗经济学、保健经济学、卫生计划经济学、卫生技术经济学、医院经济管理学、医学经济学等。

卫生经济学首先是在西方发达国家产生和发展起来的,它的理论体系和方法是当代西方经济学的理论体系和方法。近年来,西方卫生经济学在卫生发展的计划与管理方面,发挥了十分重要的作用,形成了一整套的概念与方法。我国卫生经济学结合中国的具体国情,研究西方经济学关于市场经济宏观与微观运行机制的理论与方法,了解各国卫生经济学在卫生计划与管理中的作用、经验和教训的基础上,努力发展和建设有中国特色的卫生经济学,理论联系实际,在卫生改革与发展中不断发展和完善。

卫生经济学的知识体系主要包括:卫生服务需求与供给、卫生服务市场、卫生筹资的理论与实践、卫生总费用、公共卫生服务体系、医疗服务体系、健康保障制度、医疗保险、卫生资源配置、卫生人力资源、医疗服务成本核算、卫生服务价格与管理、药品市场与价格管制、卫生事业单位预算与管理、卫生财务管理与分析、卫生机构资产管理、疾病经济负担、卫生经济分析与评价、计量经济方法与应用、卫生经济政策分析等。

公共卫生与预防医学的人才掌握卫生经济学的知识,将有助于了解卫生资源的开发(人力资源、物质资源、财力资源、信息资源);卫生资源的筹集和合理分配;卫生资源的最优使用;卫生服务产出的评价;健康保障制度;公共卫生与卫生经济的关系等。

(五)卫生信息管理学知识

卫生信息可以认为是与卫生有关的任何形态的信息,它是反映卫生系统的活动特征及其发展变化情况的各种消息、情报(知识)、数据和资料的总称。随着社会发展和科技进步,信息在预防医学中的作用日益增强,成为学科发展与进步的关键要素之一。传统的卫生信息建立在机构统计的基础上,基本数据来自卫生系统的常规报表,往往只反映了卫生机构利用服务的人群情况。现代卫生信息则以整个人群为基础,包括卫生服务的患病者和健康者、利用者和未利用者各方面的综合情况。即反映人们生育、成长、生活中有关卫生服务的一系列供求信息以及公共卫生技术中的信息处理。

卫生信息管理学是信息管理学的一个分支,它是信息管理学的理论与方法在卫生信息管理领域中的应用,是卫生信息管理实践活动赖以生存与发展的理论基础。它是将卫生信息管理科学理论与现代信息环境下卫生信息传播实践融为一体,研究卫生信息收集、存储、传播、交流、利用,对涉及卫生行业领域的信息活动和各种要素(包括信息、人、技术与设备等)进行合理配置,从而有效地满足卫生事业信息的需求。

(六)医学伦理学知识

医学伦理学是运用一般伦理学原则解决医疗卫生实践和医学发展过程中的医学道德问题和医学道德现象的学科,它是医学的一个重要组成部分,又是伦理学的一个分支。医学伦理学是运用伦理学的理论和方法研究医学领域中人与人、人与社会、人与自然关系的道德问题的一门学问。在医学伦理学中有三个最基本的伦理学原则:患者利益第一、尊重患者、公正。

医学伦理学的知识体系主要包括:医学伦理学的主要观点和基本理论,医学伦理学的基本原则、规范与范畴,医患关系的伦理道德,预防医学工作中的伦理道德,临床诊治工作中的伦理道德,特定人群诊治工作的伦理道德,护理工作中的伦理道德,医学科研工作中的伦理道德,卫生管理工作中的伦理道德,生育控制与临终关怀的伦理道德,现代医学技术发展中的伦理问题,医学伦理道德的评价和监督,医学伦理道德的教育和修养等。

(万为人　罗炳德)

第三节　预防医学综合实验学概论

我国现代化建设和公共卫生服务发展对预防医学高等教育人才培养提出了新的、更高的要求。复合型公共卫生人才的培养势在必行。我国《高等教育法》规定:“高等教育的任务是培养具有创新精神和实践能力的高级专门人才。”由此,我国的高等教育把培养大学生实践能力放到了重要的位置。因此要求预防医学专业本科生至毕业时,除应具备良好的职业道德和素质外,还应具备较扎实的基础医学理论、临床医学的理论知识和临床技能,以及较强的实验室工作能力和开展现场调查的能力;尤其是在应对突发性公共卫生问题时应具备综合分析问题,解决问题的能力。

一、预防医学专业本科毕业生应具备的专业技能

预防医学专业本科生至毕业时应具备的专业技能主要包括:①基本掌握内科、外科、妇产科、儿科等常见病的诊断和处理的技能;②具备常见传染病、食物中毒、化学中毒的临床识别与应急处理能力;③具备开展人群健康状况及其相关影响因素的流行病学调查、筛查、监测的技能;④掌握现场采样和检测方法、卫生学评价、安全评价和危险度评价的基本方法和技能;⑤初步掌握诊断社区公共卫生问题,了解卫生服务需求,开展健康教育和健康促进以及疾病预防服务的技能;⑥初步掌握公共卫生项目设计、实施和评估的基本知识和技能;⑦具备运用现代信息技术获取相关信息的基本技能;⑧具备正确运用定量和定性研究的方法,收集、分析资料,解释和表达结果的技能;⑨具备与公众、媒体及其他相关人员进行有效沟通和协调的基本技能;⑩具备自主学习能力和具有终身学习意识,能运用一门外语阅读专业文献的能力。

二、预防医学专业学生实践能力的基本训练

预防医学重点研究的是外界环境因素与人群健康的关系,找出环境中对人体健康的有益因素和危害人群健康的有害因素,提出对这些因素的限量要求和卫生标准,采取措施保护和促进人群健康,提高人群的健康水平。预防医学的性质及研究和服务对象决定着本专业具有很强的实践性和应用性。预防医学专业学生在学习专业课程阶段,除学习和掌握各专业课程的基本理论和专业知识外,对其进行相应的专业能力训练培养显得十分重要。因此,重视对预防医学专业学生进行较全面的实验室工作能力训练,以及现场工作能力训练,十分必要。

（一）实验室工作实践训练

应在充分了解实验室工作规范和实验室管理的有关知识和确保检验检测人员自身安全的基础上，开展相应的实验室检验检测工作。应熟悉和掌握不同环境介质样品的采集方法和注意事项，样品的处理、运输和保存的方法等。根据不同环境介质中有害物质的理化特性，确定其测定方法，例如水中的有害物质按其挥发性可分为挥发性物质和非挥发性物质，空气中有害物质按其存在的形态可分为固态、液态和气态等，食品样品的检测既包括营养物质的检测也包括有害物质的检测。总之，应根据具体检测对象的不同，确定不同的采集方法、前处理、测定方法等。对大多数检测对象而言，最常用的检测方法有分光光度法、原子吸收光谱法（主要检测金属化合物）、气相色谱法、高效液相色谱法等。进行生物材料如血液、尿液、毛发等以及食品中的相关物质的检测时，其样品的前处理各不相同，包括对样品的消化、萃取等。在此基础上，严格按照实验室检验流程和操作步骤，规范性地开展实验室检验检测工作训练，强调基本技能实验操作，使学生牢固树立质量意识和实事求是的工作态度。

在开展环境介质中生物性污染特别是微生物污染检验检测时，首先应对所使用的器材物品进行严格的消毒，牢固树立无菌观念，切实杜绝污染，防止污染对研究结果的影响。

在进行毒理学实验操作训练时，应充分了解受试物的理化特性、具备相应的实验动物基本知识，掌握随机分组原则和有害物质的毒理学评价程序，熟悉不同染毒途径的实验技术和观察指标，了解实验结果的统计学分析和评价的基本方法，充分认识毒理学研究在评价有害化学物质对机体健康影响中的地位和作用。

（二）现场工作实践训练

预防医学专业学生的现场工作实践训练大致可分为两个方面：即现场样品采集和现场人群调查。

1. 现场样品采集　根据检验检测目的的不同，可分别采集空气（室外大气、室内空气、车间空气）、水（水体水、饮用水、工业废水、生活污水等）、土壤、生物样品（食品、各种动植物以及检测对象的血液、尿液和毛发等）等不同环境介质样品。不同样品的采集方法、保存、前处理等不尽相同，应根据具体检测的目的、要求、检测方法等来决定。现场样品采集时，除保证采样器具和采样方法的准确性外，对所采集样品应做好记录包括采样地点、采样时间、采样方法、采样量、采样人员姓名、样品编号等。样品采集结束后，应及时送达实验室尽早进行实验室分析。对于来不及分析的样品，应按照具体要求对样品进行妥善保存。

2. 现场人群调查　根据现场人群调查的目的及流行病学的原理和方法，确定调查对象、调查方法和调查对象的数量，设计相应的调查表格。在开展现场人群调查时，根据调查目的的不同，开展不同类型的调查研究如现况调查、病例对照调查、队列研究调查等。在进行流行病学调查时应注意避免信息偏倚问题，如无应答偏倚、回忆偏倚、测量偏倚、调查人员偏倚等。在开展现场调查过程中除具备足够的专业理论知识及流行病学和卫生统计学的理论知识和方法外，还要掌握一定的技巧，要有足够的人际沟通能力，尽最大努力得到调查对象的支持和配合，使获得的信息真实可靠，避免或减少由此带来误差。

三、预防医学综合实验教学体系的构建

预防医学重点研究外界环境因素与人群健康的关系，揭示环境因素对人群健康影响的发生、发展规律、作用机制，阐明人类赖以生存的环境中各种有益和有害因素对人体健康的影响及人体对上述因素的作用所产生的反应，为充分利用环境有益因素和控制环境有害因素提出卫生要求和预防对策，增进人体健康，提高整体人群健康水平。为了提高预防医学专业本科生综合分析问题，解决问题的能力和创新能力，培养高素质应急型公共卫生人才，根据预防医学专业人才培养目标，我们打破原有的学科界限，合理调配教学资源、互补优势，有效统筹实验设备，开展了“卫生检测与监督实践教学模块”、“疾病预防与控制实践教学模块”、“应急实训与演练实践教学模块”三大模块的实践教学，并以此构建了新的预防医学综合实验教学体系。

（一）卫生检测与监督实践教学模块

以国内一流的经具有CNAS认可的卫生检测实验室为依托，建立卫生检测与监督实践教学模块，进行卫生毒理学、放射卫生学、环境卫生学、儿童少年卫生学、职业卫生与职业医学、营养与食品卫生学等卫生口的验证性实验、综合性实验和设计性、创新性实验，以全面培养学生在卫生检测与监督方面的认知能力、实践能力和工作能力。

（二）疾病预防与控制实践教学模块

以包含BSL-3的病原检测实验室为依托，建立疾病预防与控制实践教学模块，开展流行病学、微生物学、寄生虫学等病原口的验证性实验、综合性实验和设计性、创新性实验，以全面培养学生在重大传染病等疾病预防与控制方面的认知能力、实践能力和工作能力。

（三）应急实训与演练实践教学模块

以富有军事预防医学特色的应急演练实验室为依托，建立应急实训演练实践教学模块，从“侦、检、消、防、治”方面进行应急技术培训、网络模拟演练、单项操练、分组合练和综合演练，以培养学生从“核-化-生”方面应对突发性公共卫生事件的快速侦检能力、综合分析能力、组织协调能力和应急处置能力。

（万为人　罗炳德）

第二章　实验室管理与质量控制

实验室的基本功能之一是为社会提供检测结果和判断依据,要求出具的数据必须具有真实性和准确性。因此,实验室须得到相应的资质认证,如CNAS认证等。为使检测结果始终保持可靠性,对可能影响结果的各种因素和环节进行全面控制、管理,使这些因素都处于受控状态,实验室尚需建立质量管理体系,即:在质量方面指挥和控制实验室的管理体系,其主要内容就是研究影响检测报告质量的各种要素以及各要素之间的相互关系。同时,实验室所接触的标本存在潜在的生物安全问题,实验检测过程涉及火、电、气的使用,因此,实验室的安全管理显得尤为重要。预防医学的实践性强,预防医学专业学生在学习各项操作技能的同时,要了解实验室管理与质量控制方面的知识,养成良好的实验室工作习惯。

第一节　实验室管理

一、实验室质量管理体系

实验室应建立完善的实验室质量管理体系,根据实验室质量方针和质量目标,建立、实施和保持与其活动范围相适应的管理体系,将其政策、制度、计划、程序和指导书制订成文件,并达到确保实验室检测和(或)校准结果质量所需的要求。体系文件应传达至有关人员,并被其理解、获取和执行。实验室管理体系中与质量有关的政策应在质量手册中阐明。实验室的管理工作应严格按照管理体系执行。质量方针声明应在最高管理者的授权下发布,至少包括下列内容:实验室管理者对良好职业行为和为客户提供检测与校准服务质量的承诺;管理者关于实验室服务标准的声明;与质量有关的管理体系及目的;要求实验室所有与检测和校准活动有关的人员熟悉质量文件,并在工作中执行这些政策和程序;实验室管理者对遵循本准则及持续改进管理体系的有效性承诺。

二、实验室质量管理规定

为保障实验室检测分析结果的准确性和可靠性,要求实验室进行计量认证、实验室认可等。计量认证是政府部门对相关实验室的强制要求,是由省级以上政府计量部门依据《中华人民共和国计量法》对检测机构的计量检定、测试能力和可靠性、公正性的一种综合性考核。经计量认证后的实验室出具的检测分析数据,在贸易、产品质量评价和成果鉴定等方面具有法律效应。计量认证是实验室各种资质认证的前提条件。实验室认可是指权威机构对实验室有能力进行规定类型的检测和(或)校准所给予的正式承认,如实验室资质认定计量认证(CMA)和中国合格评定国家认可委员会(CNAS)的实验室认可等。经认可的实验室的管理水平和检测能力与国际惯例接轨,所出具的检测报告在许多国家和地区被承认。

三、实验室安全管理制度

实验室安全管理是实验工作正常进行的基本保证。各个实验室会根据具体情况制订实验室安全管理制度。大体包括以下基本要点：

1. 实验室内安全设施、标志必须齐全有效；实验室工作人员及参加实验的人员必须认真学习有关安全条例和安全技术操作规程。

2. 实验室内不准吸烟、饮食、化妆；一切化学药品严禁入口。

3. 实验时要身着长袖、过膝的实验服，不准穿拖鞋、大开口鞋、凉鞋和底部带铁钉的鞋；长发(过衣领)必须束起或藏于帽内。

4. 实验室供电线路的安装必须符合实验教学的需要和安全用电的有关规定，定期检查，及时维修。

5. 实验室要做好防火、防触电等工作，要配备灭火器等消防器材；加强安全保卫工作，非实验室工作人员不得进入实验室内。使用电器设备时，切不可用湿润的手去开启电闸和电器开关。不要使用漏电的仪器，以免触电。

6. 浓酸、浓碱具有强腐蚀性，切勿溅在皮肤和衣服上。用浓 HNO_3、HCl、$HClO_4$ 等溶解样品时均应在通风橱中进行操作，不准在实验台上直接进行操作。

7. 使用乙醚、苯、丙酮、三氯甲烷等易燃有机溶剂时，要远离火焰和热源，且用后应倒入回收瓶(桶)中回收，不准倒入水槽中，以免造成污染。

8. 汞盐、钡盐、铬盐、As_2O_3、氰化物以及 H_2S 气体毒性较大，使用时要特别小心。由于氰化物与酸作用，放出的 HCN 气体有剧毒，因此，严禁在酸性介质中加入氰化物。

9. 使用易燃、易爆气体(如氢气、乙炔等)时，要保持室内空气流通，严禁明火，严防一切火星的发生。敲击、电器的开关等所产生的火花，有些机械搅拌器的电刷极易产生火花，应避免使用。禁止在此环境内使用移动电话。

10. 开启存有挥发性药品的瓶塞和安瓿时，必须先充分冷却(开启安瓿时需要用布包裹)；开启时瓶口须指向无人处，以免液体喷溅而遭致伤害。如遇到瓶塞不易开启时，必须注意瓶内贮物的性质，切不可贸然用火加热或乱敲瓶塞。

11. 离开实验室前要检查水、电、门窗等设施的关闭情况，并做好记录，确认安全无误后方可离室。

12. 定期检查，发现不安全因素，要及时向有关部门反映，及时整改。实验室应制订安全事故应急预案，如发生事故，按规程进行应急处理。

(李　华)

第二节　质量控制

质量控制是实验室管理体系的核心内容，要求对影响分析测试质量的各个环节和因素制订控制计划和程序，并在实施过程中进行连续评价和验证，对发现的问题和不合格情况进行及时纠正。分析测试过程复杂，检测结果容易受到多种因素的影响，如实验人员、仪器设备、检测环境、样本抽取、检测方法等。由于影响测试质量的环节和因素多，任何测试都可能产生误差。实施实验室质量控制就是尽可能减少误差的产生,包括测试过程的质量控制和测试结果的评价,以保证检测结果的可靠性。

一、质量控制的基本要素

1. 实验人员　合格的分析测试人员是保证合格检测质量的首要条件。实验技术人员应具有良好的执业道德、丰富的实验室工作经验和具有相应技术领域的资质。人员的配备应从年龄、职称、学历、专业等方面形成合理结构,以满足各岗位工作的需要。一方面,实验室管理者应制定各类人员的岗位职责和相应的考核办法,建立各级各类人员定期考核制度,并建立人员的技术档案。另一方面,实验技术人员应增强质量意识,加强自身培训,系统掌握本专业的理论知识和实验操作技能,并在实践中不断提高自身素质。

2. 仪器设备　仪器设备的性能和使用是否得当直接影响检测结果。实验室应制定详细的仪器设备管理制度,确保仪器设备的正常工作状态。如:对仪器设备的装备计划、调研论证、采购验收、安装调试、检定校准、结果确认、标识管理、资料建档、使用维护、期间核查、性能评价、报废处理等环节进行管理;编制仪器设备使用、维护、核查作业指导书;建立仪器设备使用、维护与核查记录制度;建立仪器设备档案等。

3. 检测试剂　试剂的质量直接影响检验结果。主要影响因素为试剂的纯度和有效期,因此,为确保试剂的纯度和有效性,必须建立试剂验证、确认记录和合格供应商、合格与不合格试剂名录制度,为正确采购试剂提供依据。

4. 检测方法　分析测试与检验过程中,样本的采集、运输和处理等一系列过程都会直接影响检测结果。实验室应采用满足客户需要并适用于检测和(或)校准的方法,包括抽样方法。应优先使用国际、区域或国家标准发布的方法。应确保使用标准的最新有效版本,除非该版本不适宜或不可能使用。必要时,应采用附加细则对标准加以补充,以确保应用的一致性。在开始检测或校准之前,实验室应确认能正确运用标准方法。如果标准方法发生了变化,应重新确认。

5. 设施环境　为保证检验工作质量,实验室设施和环境条件必须满足工作需要,除配备必需的能源、照明外,还应根据实验功能的不同配备相应的实验室。对诸如生物消毒、灰尘、电磁干扰、辐射、湿度、供电、温度、声级和振级等影响检验结果的因素进行监控和记录;对不相容的检测活动进行有效隔离;对于高致病病原微生物实验室,应根据工作流程设置污染区、非污染区,并予以明显标识;对影响检测质量和高致病病原微生物实验室应有限制进入标识。实验室还应考虑对实验产生的废气、废水和废渣等废弃物进行收集、降解、破坏、高压灭活等无害化处理,不允许随便排放和丢弃而污染环境和危害健康。

6. 测量溯源　测量溯源是贸易全球化和实验室结果互认的基础,需经计量检定/校准来实现,因此,计量仪器设备或计量器具使用前必须经检定/校准,若没有有证标准物质可用,应通过比对试验、能力验证等方式证明量值的正确和溯源。通过对有证标准物质的检测、对保留样品的再测试、仪器比对、实验室间比对或参加能力验证计划等方式对仪器设备和标准物质进行核查,确保其校准状态的置信度。

7. 样品采集与样品管理　实验室应按照国家标准编制样品采集、封存运输、交接验收、留样保存的程序。每一个过程都应有详细记录，如采样地址、现场环境条件、采样布点示意图、采样容器、采样介质、采样数量、样品唯一性标识、样品运输时间和条件、样品交接和验收记录以及样品保留数量、入库时间和保存条件等。采样人员必须经培训考核，持证上岗。现场采样设备在领用前或用毕返回时必须对其性能是否满足检测要求进行核查或校准，并有详细记录。实验室应配备符合样品保存要求的样品库，以避免样品在检验或保存过程中发生丢失、变质、损坏或交叉污染。

8. 检测程序　检验程序应依据 CNAS《检测和校准实验室能力认可准则》和《实验室资质认定评审准则》的要求，结合实验室检验工作的实际进行编制，用框图的形式将样品受理、样品流转、方法选择、样品检测、结果报告等整个检测活动的路径以及对各路径实施的质量控制与管理等系列信息清晰地标识出来，实现检测工作程序化管理。

二、实验室内的质量控制

操作过程质量控制的目的是将分析误差控制在允许范围内，以保证测量数据的精密度和准确度。它是实验室对检测质量的自我控制过程。做好实验室内部质量控制有利于发现随机因素和系统因素对检测结果的影响。下面简单介绍空白试验、平行试验、加标回收试验和定期绘制标准曲线等常用方法。

1. 空白试验　空白试验又称空白对照试验，是指在不加供试品或以等量溶剂替代供试液的情况下，按同法操作所得的结果。空白试验能消除试剂带来的影响。做空白的意义主要是检测试剂和水的纯度等影响因素从试样分析结果中扣除空白值，可以校正由于试剂和水不纯等原因所引起的误差。空白值过高或不稳定都会影响数据的准确性。痕量检测时要将空白值控制在忽略不计的范围。环境与器皿对样本的污染、试剂和水的纯度都会对空白值产生影响。

2. 平行试验　平行试验就是取同一批次两个以上相同的样品，以完全一致的条件（包括温度、湿度、仪器、试剂，以及试验人）进行试验。平行试验可防止偶然误差对检测结果的影响，是判断检测精密度和同批检测稳定性的常用方法。

3. 加标回收试验　加标回收试验是分析测试中常用的实验方法，也是重要的质控手段。在样品检测过程中，同时取2份样，一份加入定量的标准物进行平行检测。回收率是判定分析结果准确度的量化指标。加标方式可根据项目需要灵活掌握。

加标回收率=（试样加标准物后的测定值−试样测定值）/标准物量×100

加标回收率通常要求在90%～110%，回收率越接近100%表示方法越准确。加标回收试验应掌握的基本原则：

（1）平行原则：样品与加标样同时按同一操作步骤和方法测定，保证实验条件一致。为提高准确度，样品和加标样可分别进行平行测试。

（2）可比原则：加标样中原始样品的取样体积、稀释倍数及测试体积，尽可能与样品测试时一致。

（3）相近原则：加标量应与样品中相应待测物含量相近，一般为试样含量的0.5～2倍，加标后的总量不超过测定上限，如含量小于检出下限时，可按检出限量加标。

(4) 不变原则:加标物的浓度宜高,加标体积宜小,一般不超过原始试样体积的1%,保持样品的基体不变。

(5) 适用原则:容易实施,便于回收率计算。

4. 定期绘制标准曲线　用已知的不同浓度标准液,测量其对应的信号值,根据浓度与信号值绘制标准曲线,如常用的光密度-浓度标准曲线。在制备标准曲线时,标准液浓度的选择一般应能包括待测样品的可能变异最低与最高值,一般可选择5种浓度。比色时,读取光密度至少读2~3次,求其平均值,以减少仪器不稳定所产生的误差;一般应做2次或3次以上的平行测定。重复性良好曲线方可应用。绘制好的标准曲线只能供以后在相同条件下操作测定相同物质时使用。当更换仪器、移动仪器位置、调换试剂及室温有明显改变时,标准曲线需重新绘制。

三、实验室间的质量控制

实验室间质量控制主要是对实验室间分析的精密度和准确度进行评估,控制实验室的偶然误差和系统误差,使各实验室对同一项目不同样品的分析值具有可比性。通过均分试样或其他控制样品,不定期地对各实验室进行误差测验,对实验室定期进行质量检查。如果发现问题,应及时采取措施对已测样品进行可能的校正,如果无法校正应追回已报出的分析数据进行重测或慎重使用这些数据。

1. 标准液的校正　由实验室管理人员或质量保证人统一配置已知浓度的标准液,分发到各个实验室。各实验室用统一发放的标准液与室内配制标准液在相同浓度下进行平行检测,两种标准液测得值的误差控制在5%的范围内。

2. 实验室间测定结果对比　由实验室管理人员或质量保证人向各实验室发放已知标本(1份或多份),要求各实验室按照统一方法检测,根据已知值或平均值进行实验室间评价。

四、实验室检测的质量评价

质量评价的意义在于对检测过程质量控制的监督,保证实验室的检测数据的准确性。包括内部评价和外部评价。实验室内部评价一般可用重复测量、内部控制样品、交换操作者、交换仪器等方法,以评价检测的精密度,控制系统误差。当评估实验室内部系统误差出现困难时,可采用外部评价技术。主要有实验室间对比测试、实验室交换样品测试,分析外部标准品或控制样品。实验室控制样品,又称为连续标定检验样品,是可重复测定的试剂、水或其他空白物质,用以检查仪器系统校正控制状态。应用时应在浓度接近校正范围的中点附近选择实验室控制样品用于仪器分析,尤其怀疑仪器漂移时使用。

(一) 测量误差评价

测量结果与真实值的差值称为测量误差,简称误差。误差越小,表明测量越准确。在检测过程中,不可避免存在影响检测结果的因素,因而,测量误差是客观存在的,但实验室可通过质量控制将误差减少到允许范围内。误差又分为随机误差和系统误差。

1. 随机误差　又称偶然误差,是指在相同的测量条件下,多次测量同一物理量时,误差时大时小,时正时负,以不可预定的方式变化的误差。随机误差由人员、仪器的精度、环境的干扰和一些偶然因素的影响而产生,具有随机性。随机误差的正负和大小变化不定,难以校正,但可以通过增加平行测定次数取平均值的方法减小。

2. 系统误差　系统误差又叫规律误差。它是在一定的测量条件下,对同一个被测值进行多次重复测量时,误差值的大小和正负保持不变;或者在条件变化时,按一定规律变化的误差。系统误差的来源有以下方面:

(1) 仪器误差:是由于仪器本身的缺陷或没有按规定条件使用仪器而造成的。如仪器的零点不准,仪器未调整好,外界环境(光线、温度、湿度、电磁场等)对测量仪器的影响等所产生的误差。

(2) 方法误差:是由于测量所依据的理论公式本身的近似性,或实验条件不能达到理论公式所规定的要求,或实验方法本身不完善所带来的误差。

(3) 操作误差:是由于操作者个人习惯不同而产生的误差,它因人而异,并与操作者当时的精神状态有关。

(4) 试剂误差:指由于所用蒸馏水含有杂质或所使用的试剂不纯所引起的测定结果与实际结果之间的偏差。

系统误差总是使测量结果偏向一边,或者偏大,或者偏小,因此,多次测量求平均值并不能消除系统误差。

(二) 准确度评价

测量的准确度是指在一定实验条件下多次测定的平均值与真值相符合的程度,反映测量的系统误差。在实际工作中,通常用标准物质或标准方法进行对照试验,在无标准物质或标准方法时,常用加入被测定组分的纯物质进行回收试验来判断准确度。在误差较小时,也可通过多次平行测定的平均值作为真实值 μ 的估计值。

绝对误差:$E=x-\mu$(x 代表测量值,μ 代表真实值)

相对误差:$RE=E/\mu\times100\%$

当被测量的差值大小相近时,常用绝对误差进行比较;当被测量的差值较大时,通常用相对误差才能进行有效比较。但由于偶然误差情况不确定,即数据不一定都集中于真实值附近,可能是分散的。故测量的准确度高不一定代表测量的精密度高。

(三) 精密度评价

测量的精密度是指在进行某一量的测量时,各次测量的数据大小彼此接近的程度,它是偶然误差的反映。测量精密度高,说明各测量数据比较接近和集中,测量值越集中说明随机误差越小。但由于系统误差情况不确定,故测量的精密度高不一定测量准确度就高。精密度常用偏差来表示,包括绝对偏差、相对偏差、平均偏差、相对平均偏差、标准差、相对标准差等。

(四) 精确度评价

测量的精确度是指测量数据集中于真实值附近的程度。测量的精确度高,说明测量的平均值接近真实值,且各次测量数据又比较集中,即测量的系统误差和精密度偶然误差都比较小,测量得既准确又精密。因此,测量的精确度是对测量结果的综合评价。精密度、准确度与精确度的关系见图 2-2-1。

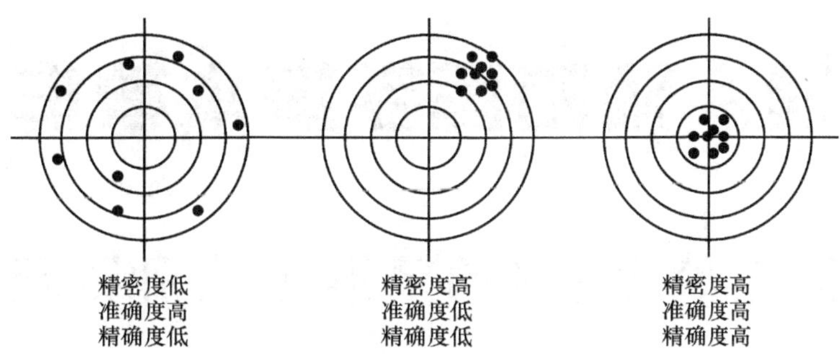

图 2-2-1　精密度、准确度与精确度示意图

（五）测量不确定度评价

测量不确定度是与测量结果关联的一个参数，用于表征合理赋予被测量值的分散性。它可以用“不确定度”方式，也可以是一个标准偏差（或其给定的倍数）或给定置信度区间的半宽度。该参量常由很多分量组成，它的表达（GUM）中定义了获得不确定度的不同方法。定义中的“合理”指应考虑到各种因素对测量的影响所做的修正，特别是测量应处于统计控制的状态下，即处于随机控制过程中。

测量不确定度从词义上理解，意味着对测量结果可信性、有效性的怀疑程度或不肯定程度，是定量说明测量结果的质量参数。实际上由于测量不完善和人们的认识不足，所得的被测量值具有分散性，即每次测得的结果不是同一值，而是以一定的概率分散在某个区域内的许多个值。虽然客观存在的系统误差是一个不变值，但由于我们不能完全认知或掌握，只能认为它是以某种概率分布存在于某个区域内，而这种概率分布本身也具有分散性。测量不确定度就是说明被测量值分散性的参数，它不说明测量结果是否接近真值。在实践中，测量不确定度可能来源于以下十个方面：

1. 对被测量的定义不完整或不完善。
2. 实现被测量的定义的方法不理想。
3. 取样的代表性不够，即被测量的样本不能代表所定义的被测量。
4. 对测量过程受环境影响的认识不足，或对环境条件的测量与控制不完善。
5. 模拟仪器的读数存在人为偏移。
6. 测量仪器计量性能的局限性，测量仪器不准或测量仪器的分辨力不够。
7. 赋予计量标准的值和参考物质（标准物质）的值不准。
8. 用于数据计算的常量和其他参量不准。
9. 测量方法和测量程序的近似性和假定性。
10. 在表面上看来完全相同的条件下，被测量重复观测值发生变化。

越来越多的计量学者认识到使用“不确定度”的科学性，因此，在测量领域被广泛应用。测量不确定度已成为检测和校准实验室必不可少的工作之一。

（李　华）

第二篇　预防医学基本操作技术

第三章　样品的采集、保存和处理

第一节　样品采集、保存与运输的原则

一、实验目的

通过教学使学生了解样品采集、保存与运输的原则。

二、实验内容

样品的采集简称采样(又称检样、捡样、取样、抽样等)，是为了进行检验而从大量物料中抽取的一定量具有代表性的样品。采样是一种困难而且需要非常谨慎的操作过程。要从一大批被测物品中，采集到能代表整批被测物质的小量样品，必须遵守一定的规则，掌握适当的方法。因此样品采集是分析工作中的重要环节，不合适的或非专业的采样会使可靠正确的测定方法得出错误的结果。

(一) 采样前准备

采样之前，对样品的环境和采样现场进行充分的调查是必要的，需要弄清的问题如下：

1. 采样的地点和现场条件如何？
2. 样品中的主要组分是什么，含量范围如何？
3. 采样完成后要做哪些分析测定项目？
4. 样品中可能会存在的物质组成是什么？

在弄清以上问题的基础上，要进行样品采集前的精心准备，包括：

1. 采样工具的准备　根据不同的样品和采样目的准备合适的采样工具，包括取样器和盛装样品的容器等，对无菌取样的工具进行无菌准备和包装。

2. 采样人员的设施准备　工作服、发网、无菌手套或消毒处理过的清洁的鞋靴等。

3. 贮运工具的准备　如果样品在贮运过程中必须保持冷却，还需准备制冷剂或制冷设备，如干冰、制冷皿、保温箱等。

(二) 样品采集的原则

正确采样必须遵循的原则是：

1. 代表性原则　采集的样品必须具有代表性，即采集的样品能真正反映被采样本的总

体水平。影响采样代表性的因素包括采样量、采样部位、采样时间、采样的随机性和均匀性等。比如以查明突发公共卫生事件或疾病暴发流行的原因为目的的样品采集，应尽可能采集病原微生物含量最多的部位和足够检测用的样本。

2. 一致性原则　采样方法必须与分析目的保持一致，以确保能采集到想要的样本。

3. 不污染原则　采样及样品制备过程中设法保持原有的理化指标，要防止和避免待测组分的沾污，避免待测组分发生化学变化或丢失。同时采样中避免造成采样人员感染和环境的污染，为此应加强采样人员的个人防护，加强污染废弃物的适当处理。

4. 适时性原则　因为不少被检物质总是随时间发生变化的，为了保证得到正确结论应尽快检测，样品的处理过程尽可能简单易行。

5. 适量性原则　样品采集数量应满足检验要求，同时不应造成浪费。

6. 无菌性原则　对于需要进行微生物项目检测的样品，采样必须符合无菌操作的要求，一件采样器具只能盛装一个样品，防止交叉污染，并注意样品的冷藏运输与保存。

7. 程序性原则　采样按规定的程序进行，应有完整手续，对样品进行详细的标记，应标明样品名称、编号、采样时间、采样量、采样者、检测项目等。

（三）样品保存的原则

1. 检测病原体样品的保存　原则是尽量保护待检微生物和注意生物安全。保护待检微生物可以从温度、湿度、营养、pH 和抑制杂菌等方面考虑，可通过温度调节、加入保护剂和去除其他不利于待测微生物生存的因素来实现。一般低温可增加微生物的存活和抑制杂菌的过度生长，但某些微生物如淋病奈瑟菌等检验的样品，应放置在适宜的温度条件下运送。有的样品要使用运送培养基。分离培养细菌或病毒的标本，若在 48 小时内检测，保存于 4℃；若在 48 小时后检测，保存于-70℃，但原则是尽快检测。

2. 化学因子或毒物样品的保存　各类样本要分别盛装于容器中，包装固定，及时冷藏保存。多数毒物检验样本对保存的条件不是特别严格，需要特殊条件保存的样本要在标签上和清单中标明，同时将保存条件要求告知具体承办人员，并注意防止外泄。样本不要加防腐剂，若为防止腐败必须加用时，可加乙醇（化学纯），并附一瓶所用乙醇样品作对照。福尔马林是用于固定样本以便病理检查，不能用于毒物鉴定分析的样本中。

（四）样品运输的原则

1. 含病原体样品的运输　原则是尽量保护待检微生物和注意生物安全。必须遵循 WHO 对传染性物质和诊断性标本的安全运送指南（WHO，1997）。标准的包装方法和材料应能确保即使在运送中包装意外受损时也能保护人员的安全及标本的完整。运输标本的外包装必须有明确的标签，标明寄送人和接收人的详细联系方式、包装日期和运输日期等。附带的文件包含标本的详细资料（材料的种类、性质、数量、采样日期），相应的生物危害标签及所需的保存温度。

2. 化学因子或毒物样品的运输　用密封性良好材料进行包装，送检的样本要根据对温度、湿度的要求分类处理。大多数样本都可以常温下运送，对需要特殊条件运送的样本要专门标出，需要冷藏的可以根据冷藏温度和运送所需时间决定用冷藏箱、车载冷柜等方式。

运送毒性高的环境样本,除在保障运送途中完整外,要严防泄漏,污染环境,并应严格按照化学品管理的有关规定及时到公安部门备案。为防止在运输过程中的意外情况,要制定应急预案,对剧毒化学品要专人押运。

(五) 样品检测结果的判读原则

样品检测结果与流行病学调查结果,以及临床表现相符时,得出调查结论或进行卫生质量评价并不难。但在很多情况下,检验结果可能不支持调查结果,因此需要调查人员综合分析,查找原因,对检测结果进行正确的判读,最后得出比较可靠的推论。对检测结果进行正确判读应注意如下几点:

1. 流行病学调查资料的可靠性。
2. 样品采集时间是否恰当,样品量是否足够用于检测,样品保存和运送条件是否恰当。
3. 检验方法的灵敏度和特异性如何?应详细了解检测过程和结果,尽量得到原始数据或图谱,对有结论性质的报告,分析其合理性和可靠性。

三、思 考 题

1. 样品采集前要做好哪些准备工作?样品采集的原则有哪些?
2. 含病原体样品的贮藏和运输原则是什么?
3. 化学毒物样品的贮藏和运输需要注意什么?

(罗炳德 甘 露)

第二节 空气样品的采集与处理

一、实 验 目 的

掌握空气及室内空气采样技术及气体流量计的校准方法。

二、采 样 方 法

大气样品的采集方法一般分为直接采样法和富集(浓缩)采样法两种。

直接采样法适用于大气中被测组分浓度较高或者所用监测方法十分灵敏的情况,此时直接采取少量气体就可以满足分析测定要求。直接采样法测得的结果反映大气污染物在采样瞬时或者短时间内的平均浓度。富集(浓缩)采样法适用于大气中污染物的浓度很低,直接取样不能满足分析测定要求的情况,此时需要采取一定的手段,将大气中的污染物进行浓缩,使之满足监测方法灵敏度的要求。由于浓缩采样法采样需时较长,所得到的分析结果反映大气污染物在浓缩采样时间内的平均浓度。

1. 直接采样法　直接采样法按采样容器不同分为玻璃注射器采样法、塑料袋采样法、球胆采样法、采气管采样法和采样瓶采样法等。

（1）玻璃注射器采样：用大型玻璃注射器（如 100mL 注射器）直接抽取一定体积的现场气样，密封进气口，送回实验室分析。注意：取样前应必须用现场气体冲洗注射器 3 次，样品需当天分析完。

（2）塑料袋采样：用塑料袋直接取现场气样，取样量以塑料袋略呈正压为宜。注意：应选择与采集气体中的污染物不起化学反应，不吸附、不渗漏的塑料袋；取样前应先用二联橡皮球打进现场空气冲洗塑料袋 2 ~ 3 次。

（3）球胆采样：要求所采集的气体与橡胶不起反应，不吸附。用前先试漏，取样时同样先用现场气冲洗球胆 2 ~ 3 次后方可采集封口。

（4）采气管采样：采气管是两端具有旋塞的管式玻璃容器，容积为 100 ~ 500mL。采样时，打开两端旋塞，将二联球或抽气泵接在管的一端，迅速抽进比采样管容积大 6 ~ 10 倍的欲采气体，使采气管中原有气体被完全置换，关上两端旋塞，采气体积即为采气管容积。

（5）采样瓶采样：采样瓶是一种用耐压玻璃制成的固定容器，容积为 500 ~ 1000mL。采样时先将瓶内抽成真空并测量剩余压力，携带至现场打开瓶塞，则被测空气在压力差的作用下自动充进瓶中，关闭瓶塞，带回实验室分析。

2. 富集（浓缩）采样法　浓缩采样法有以下几种，可根据监测目的和要求进行选择。

（1）溶液吸收法：用抽气装置使待测空气以一定的流量通入装有吸收液的吸收管，待测组分与吸收液发生化学反应或物理作用，使待测污染物溶解于吸收液中。采样结束后，取出吸收液，分析吸收液中被测组分含量。根据采样体积和测定结果计算大气污染物质的浓度。常用的吸收液有水、水溶液、有机溶剂等。吸收液吸收污染物的原理分为两种：一种是气体分子溶解于溶液中的物理作用，例如用水吸收甲醛；另一种是基于发生化学反应的吸收，例如用碱性溶液吸收酸性气体。伴有化学反应的吸收速度显然大于只有溶解作用的吸收速度。故除溶解度非常大的气体外，一般都选用伴有化学反应的吸收液。对吸收液的要求：一是对气态污染物质溶解度大，与之发生化学反应的速度快；二是污染物质在吸收液中有足够的稳定时间；三是要便于后续分析测定工作；四是价格便宜，易于得到。根据吸收原理不同，常用吸收管分为气泡式吸收管、冲击式吸收管、多孔筛板吸收管（瓶）3 种类型。

1）气泡式吸收管：管内装有 5 ~ 10mL 吸收液，进气管插至吸收管底部，气体在穿过吸收液时，形成气泡，增大了气体与吸收液的界面接触面积，有利于气体中污染物质吸收。气泡吸收管主要用于吸收气态、蒸气态物质。

2）冲击式吸收管：适宜采集气溶胶态物质。因为该吸收管的进气管喷嘴孔径小，距瓶底又很近，当被采气样快速从喷嘴喷出冲向管底时，气溶胶颗粒因惯性作用冲击到管底被分散，从而易被吸收液吸收（图 3-2-1）。但冲击式吸收管不适合采集气态和蒸气态物质，因为气体分子的惯性小，在快速抽气情况下，容易随空气一起逃逸。冲击式吸收管的吸收效率是由喷嘴口径的大小和喷嘴距瓶底的距离决定的。

3）多孔筛板吸收管（瓶）：气体经过多孔筛板吸收管的多孔筛板后，形成很小的气泡，同时气体的阻留时间延长，大大地增加了气-液接触面积，从而提高了吸收效果。各种多孔筛板的孔径大小不一，要根据阻力要求进行选择（图 3-2-2）。多孔筛板吸收管（瓶）不仅适用于采集气态和蒸气态物质，也适用于采集气溶胶态物质。

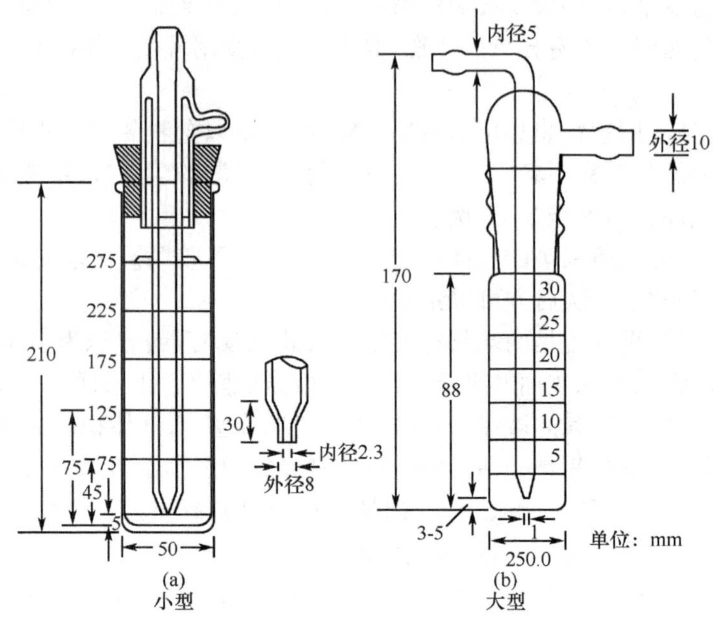

图 3-2-1　冲击式吸收管

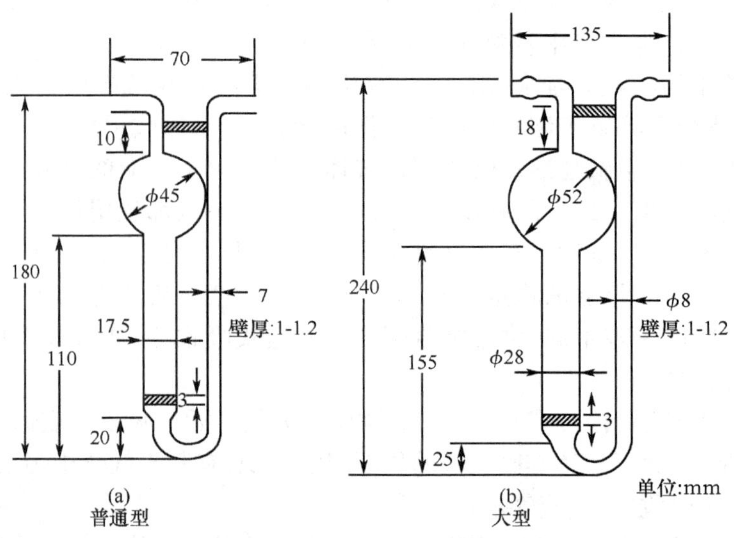

图 3-2-2　多孔玻板吸收管

溶液吸收法的吸收效率主要决定于吸收速度，而吸收速度又取决于吸收液对待测物质的溶解速度和待测物质与吸收液的接触面积和接触时间。因此，提高吸收效率，必须根据待测物质的性质和在大气中的存在形式，正确地选择吸收溶液和吸收管。

（2）滤纸和滤膜阻留法：主要用以采集尘粒状气溶胶。它是使用动力装置使空气通过滤料，通过机械阻留、吸附等方式采集空气中的气溶胶。常用的滤料有玻璃纤维滤料，有机合成纤维滤料，微孔滤膜和浸渍试剂滤料等。针对空气中被测组分选择合适的滤料是一个关键性问题，通常应考虑以下几方面的要求：

1）所选用的滤料和采样条件要能保证有足够高的采样效率。

2）滤料的种类，例如分析空气中无机元素应选用有机滤料（因本底值低），而分析空气中有机成分时，应选用无机玻璃纤维滤料。

3）滤料的阻力要尽量小，这样可提高采样速度，且易解决动力问题。

4）滤料的机械强度，本身重量以及价格等也要考虑。

（3）固体吸附剂阻留法：空气通过装有固体吸附剂采样管时，被测组分被固体吸附剂吸附而浓缩，送实验室后经解吸作用后分析测定（图 3-2-3）。

图 3-2-3　填充柱采样管

常用吸附剂有颗粒状吸附剂和纤维状吸附剂。它们是由颗粒状或纤维状载体上涂某种化学试剂而制成的。该法的主要特点是有较好的采样效率，且稳定时间较长，可长时间采样。

三、采 样 仪 器

大气采样设备通常由样本收集器和动力装置所组成。

1. 收集器　根据被测组分在空气中的存在状态，选择合适的收集器。

2. 采样器　几种常用的采样器：

（1）小流量气体采样器：常用的小流量气体采样器的流量范围为 0.1 ~ 3L/min，其体积小，便于携带至现场使用，能用于多种气态或气溶胶空气污染物采样。

（2）小流量可吸入颗粒采样器：采气流量范围 1 ~ 30L/min，如国产的 KC-8310 可吸入颗粒采样器，它使用直径 10cm 圆形玻纤滤纸，当采气流量为 13L/min 时，所采集的颗粒物直径≤10μm，但由于采气量小，所需采样时间较长，且称量滤纸时需 1/10 万分析天平，故难于推广应用。

（3）大流量颗粒物采样器：流量范围 1.1 ~ 1.7m^3/min，用于测定空气中总悬浮颗粒物。

（4）个体采样器用于评价个体对污染物接触量，按工作原理，分主动式与被动式两类。

1）主动式个体采样器：由样品收集器、流量计、抽气泵与电源几部分组成，是一种随身携带的微型采样装置，技术要求：重量不大于 550g，体积上长度≤150mm，宽度≤75mm，厚≤50mm，连续采样时间≥8h，流量可达 2.8L/min，功率损失<20%，携带方便等。

2）被动式个体采样器：无动力装置，污染物通过扩散或渗透作用与采样器中的吸收介质反应，以达到采样的目的，按作用原理分为扩散式个体采样器和渗透式个体采样器，这些采样器体积小、重量轻、结构简单、使用方便、价格低廉，是一类新型的采样工具，适用于气态污染物采样。

3. 现场监测仪　这类仪器可直接用于对现场某种被测组分直接测定。例如：CO 监测仪，可吸入颗粒物计数仪等，这类快捷的监测方法是未来的发展方向。

四、采 样 要 求

1. 采样点现场的要求　采样点设在空旷地点；气体采样器放置高度为 1.5m 左右，即呼吸带高度;颗粒物采样器放置高度为3～5m,避免地面扬尘。

2. 采集的样品在时间空间上都具有代表性。

3. 采样速度能保证最佳吸收效率,且采样量应能满足分析方法的需要。

4. 记录现场采样条件包括采样点及其周围环境;采样器类型及编号;采气流量;采样持续时间;采样者;采样日期;现场气候条件,包括晴天、雨天、气温、气压、气湿等。

五、室内空气采样

1. 采样点　采样点的数量根据监测对象的面积大小来定,公共场所可按100m^2设2～3个点;居室面积小于10m^2的设一个点,10～25m^2设2个点,25～50m^2设3～4个点。两点之间相距5m左右,采样点离墙不得少于1m,除特殊目的外,一般采样分布均匀,离开门窗一定距离,高度1.5m,同时应在室外设置一个对照点。

2. 采样时间

(1) 长期累积浓度的监测:这种监测多用于对人体健康影响的研究。一般采样需24小时以上,甚至连续几天进行累积性的采样,以得出一定时间内的平均浓度。

(2) 短期浓度的监测:为了解瞬时或短时间内室内污染浓度的变化,可采用短时间的采样方法,采样时间为几分钟至1小时。可反映瞬时浓度的变化及每日各时点的变化,主要用于公共场所及室内污染的研究。该法对仪器及测定方法的灵敏度要求较高。

(3) 监测持续时间安排:为反映一个地区室内污染水平,一般应选择采暖期门窗关闭的情况下与非采暖期门窗开放的情况下进行监测。每次监测时间不应少于7天(包括一个星期天)。如用短期采样方法,其采样频率一般每天不少于8次,每次不少于半小时,也可根据室内污染的规律和特点,安排采样时间。

六、空气采样体积的测量

1. 直接采样法　直接用塑料袋、注射器、真空瓶等采样时,只需校准这些器具的容积,就可知道准确的采样体积。

2. 有动力采样法　采样前事先对采样器的气体流量计进行校准。在现场,当采样流量稳定时,用流量乘以采样时间可得到空气采样体积。

3. 标准状态下的采样体积换算　由于空气的体积随温度、气压等气象因素的变化而变化。因此,需按下式换算成标准状况下的空气体积。其目的是为了便于资料的可比性。

$$V_0 = V_t \times \frac{T_0}{T} \times \frac{P}{P_0} = V_t \times \frac{273}{273+t} \times \frac{p}{101.3\text{kPa}}$$

式中:

V_0——标准状况下的采样体积(L或m^3);

V_t——实际采样体积(L或m^3);

T_0——标准状况下的绝对温度(273K);

t——采样时摄氏温度(℃);

P_0——标准状况下的大气压(101.325kPa)；
P——采样时的大气压(kPa)。

七、流量计的校准

空气采样器均带有流量计,测定所采空气的流量。流量计的种类很多,目前采样最常用的是转子流量计。为获取正确的采样体积,需对采样器所带的转子流量计进行校正。现以皂膜流量计校正气体采样器所带的转子流量计为例(图3-2-4)。

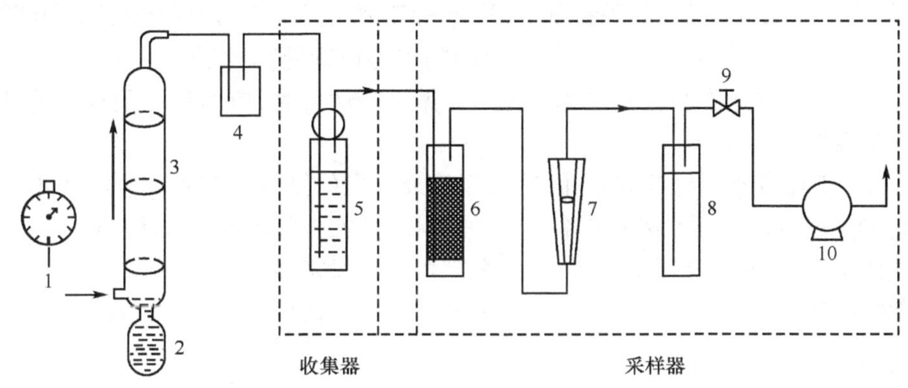

图3-2-4 用皂膜剂校准采样系列中转子流量计

1. 秒表;2. 装皂液橡皮球;3. 皂膜剂;4. 皂膜捕集器;5. 吸收管;6. 滤水井;7. 转子流量计;8. 缓冲瓶;9. 针阀;10. 抽气泵

当空气流经皂膜流量计时,捏一下皂膜流量计下端装有肥皂液的橡皮球。使管下产生一个肥皂膜,随气流带动向管上端移动,此时用秒表记录皂膜通过一定容积刻度所用时间,即可计算出流量,即转子流量计的实际流量。该方法简便、可靠,常用于校准流量较小的流量计。

(覃 旻)

第三节 水样的采集与处理

一、实验目的

1. 掌握水样采集布点方法。
2. 掌握水样采集器的使用方法。

二、水样采集

水样采集的目的是为了分析水样的物理和化学组成的浓度水平,以显示水体的质量,从而确定其对某种用途的适宜性,同时,便于有关部门对水质进行评价、控制,以及对污染源进行鉴别、管理及采取有效处理措施。因此，水样采集是水质分析工作的第一步骤。

采集的水样必须有代表性，对被监测的水体（如海域、河流、湖泊、水库及工业废水，生活污水等）的采样断面、位置、采样时间及样品数等需周密的调查和设计，使水样能真正反映水体的实际情况。

（一）采样点布设

1. 河流　在每个采样断面上，可根据分析测定的目的、水面宽度和水流情况，沿河宽和河深方向布设一个或若干个采样点。一般采样点设在水下 0.2 ~ 0.5m 处。还可根据需要，在平面采样点的垂线上分别采集表面水样（水面下约 0.5 ~ 1m）、深水水样（距底质以上 0.5 ~ 1m）和中层水样（表层和深层采样点之间的中心位置处）3 个点。

2. 地下水　布点通常与抽水点相一致。如做污染调查时，应尽量利用现有的钻孔进行布点，特殊需要时另行布点。

3. 废水　工业废水采样应在总排放口，车间或工段的排放口布点。生活污水采样点应在排出口，如考虑废水或污水处理设备的处理效果，应在进水和出水口处布点。

4. 湖泊、水库　可划分若干方块，在每个方块内布设采样点。

5. 给水管网　采样布点应在出厂水口、用户水龙头或污染物有可能进入管网地方布点。

（二）采样器

要求采样器具的材质化学性质稳定、容易清洗、瓶口易密封。采样器可用无色具塞硬质玻璃瓶、具塞聚乙烯瓶或水桶。采集深水水样时，要用专门的采样器。

（三）样品类型

1. 瞬时样品　已知水体组成在较长时间与较大范围内是稳定的，可采取瞬时样品。

2. 混合样品　在同一采样点于不同时间采集的瞬时样品的混合样品，这种混合样品对观察平均浓度是很有用的。

3. 综合样品　把从不同采样点同时采集的各个瞬时水样混合起来所得到的样品。根据一定的目的，分析同时取自不同采样点的混合样品。

（四）采集量

测定项目不同对水样量有不同的要求。应该适当增加 20% ~ 30% 的过量，作为实际采样量。测定氨氮的水样用量为 400mL；亚硝酸盐为 50mL；硝酸盐为 100mL。

（五）采集水样时现场测定项目及水文参数的测量

测定项目一般包括水温、pH、溶解氧、电导率、氧化还原电位等，水文测量的内容包括水位、流速、流量等。

（六）采样方法

采集水样前，应用水样冲洗采样瓶 2 ~ 3 次，采集水样时，水样距瓶口不少于 2cm。采集不同形式的水源应用不同的方法。

1. 船只采样　适用于一般河流和水库的采样，但不容易固定采样地点，往往使数据不具有可比性。

2. 桥梁采样　安全、可靠、方便，不受天气和洪水的影响，适合于频繁采样，并能在横向和纵向准确控制采样点位置。

3. 涉水采样　较浅的小河和靠近岸边浅的采样点可涉水采样，但要避免搅动沉积物而使水样受污染。

4. 索道采样　在地形复杂、险要，地处偏僻处的小河流，可架索道采样。

（七）注意事项

1. 做好采集记录。采样前印制好详细的记录表。采样的同时，要认真填写采样记录表。内容包括：水体（河流、湖泊、水库）名称，样点，编号，采样时间，天气，气温，水位，流速，现场监测项目，采样人姓名。

2. 按水样存储时间的要求，采样时要加入相应的保存剂。氨氮、亚硝酸盐氮、硝酸盐氮加保存剂 H_2SO_4 至 $pH<2$ 可保存时间 24 小时。

3. 在较浅的小河和靠近岸边的水样采集时，要注意避免搅动沉积物而使水样受污染。此时采样应从下游向上游方向采样。

4. 采集表层水样时，应注意不能混入漂浮于水面上的物质。

三、水样的保存

水样的保存要求：减缓化学反应速度，防止组分的分解和沉淀产生；减缓化合物或配位化合物的水解、离解及氧化还原作用；减少组分的挥发和吸附损失；抑制微生物的作用。

按照科学的正确方法采集了所需的水样后，要使各种干扰因素的影响降低到最小程度，减少水样组分的变化。使水样具有代表性，应该缩短从采样到分析的间隔时间，及时分析，如果做不到现场分析，除尽量缩短水样的运送时间外，需采取水样的保存。测定“三氮”水样的冷藏保存方法即水样在 4℃ 左右保存，最好放在暗处或冰箱中，抑制生物的活动，减缓物理作用和化学作用的速度。这种保存方法对以后的分析测定没有影响。

四、水样的预处理

（一）过滤

水样浑浊会影响分析结果，用适当孔径的滤器可以有效地除去藻类和细菌，过滤后的样品稳定性更好，一般来说，可以用澄清、离心、过滤等措施分离悬浮物。以 0.45μm 的滤膜区分可过滤态与不可过滤态物质。

（二）浓缩

若水样中被分析组分含量低，可通过蒸发、萃取或离子交换等措施浓缩后再分析。

(三) 蒸馏

在测定水中的氰化物、氟化物、酚类化合物时,在适当的条件下可通过蒸馏将它们蒸出后再测定,共存干扰物质残留在蒸馏液中,从而消除干扰。

(四) 消解

1. 酸性消解　水样中同时存在无机结合态和有机结合态的金属时使用,经过强烈的化学作用,使金属离子释放出来再进行测定。

2. 干式消解　进行金属离子或无机离子测定时,通过高温灼烧去除有机物,将灼烧后的残渣用硝酸或盐酸溶解,滤于容量瓶中再进行测定。

3. 改变价态消解　测定水样中的总汞时,要加强酸和加热条件下用高锰酸钾和过硫酸钾将水样进行改变价态消解,使汞全部转化为二价汞后,再进行测定。

(覃　旻)

第四节　土壤样品的采集与处理

一、实验目的

1. 掌握土壤样品的采集技术。
2. 掌握土壤样品的处理方法。

二、土壤污染

土壤是指地球陆地地表能生长绿色植物的疏松层,能为植物提供水、空气和养分。土壤是植物生长的基地,是动物、人类赖以生存的物质基础,土壤质量的优劣直接影响人类的生产、生活和发展。

(一) 土壤污染的来源

1. 化肥、农药污染　由于大量使用化肥、农药,许多有害物质进入土壤并累积起来。

2. 污水灌溉　污灌有许多好处,可充分利用污水的营养成分。但污灌也使一些有害元素进入土壤,并在土壤和作物中累积,危害人体。

3. 大气和水体污染物经迁移、转化进入土壤,而造成土壤污染。

4. 工业废渣、生活垃圾和污泥堆积,经雨水浸泡后污染物进入土壤。

(二) 土壤污染物

无机污染物、有机污染物、有害微生物。

(三) 土壤背景值

土壤背景值又称土壤本底值,是指在未受或少受人类活动影响下,尚未或轻微受破坏的土壤中元素的含量。

三、土壤样品的采集

（一）采样点的布设

为使样品具有代表性，在采样布点前，首先要对监测地点的自然条件、农业生产情况、土壤性状、污染历史等进行调查研究，并在此基础上选择代表一定面积的地区或地块布置一定数量的采样点。例如在受大气点污染源影响的地段，以污染源为中心，根据常年主导风向的下风向方位布点，烟云落地区域应多设采样点。

受污灌影响的区域，应考虑水流途径和距离，同时选择对照地区布置采样点。土壤样品的采集方法主要有：对角线法、梅花形法、棋盘式法、蛇形法。

1. 对角线法　适用于面积小、地势平坦的污水灌溉或受污染河水灌溉的田块。

2. 梅花形法　适用于面积较小、地势平坦、土壤较均匀的田块。

3. 棋盘式法　适用于中等面积、地势平坦、地面完整、但土壤较不均匀的田块，该法也适用于受固体废物污染的土壤。

4. 蛇形法　适用于面积较大、地势不平坦、土壤不够均匀、采样点较多的田块。

（二）采样工具

常用的采样工具包括：土钻、采样筒、小型铁铲等。

（三）采样深度

采样深度应是监测目的而定。了解土壤污染情况，则采样深度取 20cm 耕作层土壤，20～40cm 耕作层以下的土壤；如需了解土壤污染的深度，则应按土壤剖面依层次取样。

（四）采样量

可单点取样测定，也可多点取样混合后测定。每个采样点取样 1kg，多点混合样可用四分法缩分，保留 1kg 样品。四分法的方法是：将采集的土样弄碎，除去石砾和根、叶、虫体，并充分混匀铺成正方形，划对角线分成四份，淘汰对角两分，再把留下的部分合在一起，即为平均土样，如果所得土样仍嫌太多，可再用四分法处理，直到留下的土样达到所需数量（1kg），将保留的平均土样装入洁净的玻璃瓶或聚乙烯瓶中，并附上标签（图 3-4-1）。

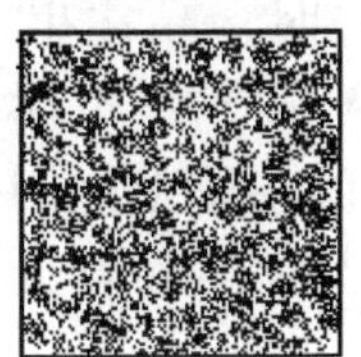
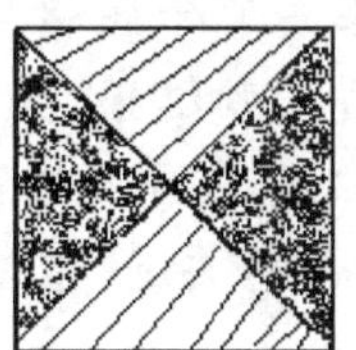
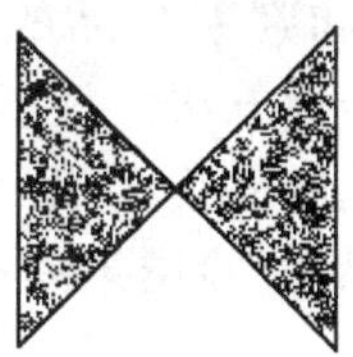

图 3-4-1　四分法取样步骤

（五）记录现场采样条件

记录现场采样条件包括采样点及其周围环境；采样器类型及编号；采样量；采样持续时间；采样者；采样日期；现场气候条件，包括晴天、雨天、气温、气压、气湿等。

四、土壤样品的制备与保存

(一) 样品制备

1. 风干　室温下自然风干,并剔除杂物,避免阳光直射;
2. 碾碎　机械或人工方法把全部样品逐级破碎;
3. 过筛　全部通过 2mm 筛孔,不可随意丢弃难于破碎的粗粒;
4. 缩分　四分法反复缩分,弃去多余样品;
5. 制样　用玛瑙研钵研细,全部通过 0.15mm 筛孔,混匀。

(二) 样品保存

样品装于洁净的玻璃瓶或聚乙烯瓶中,并贴好标签,写明编号、采样地块名称、采样日期、采样人等有关事项,在常温、阴凉、干燥、避光、密封条件下保存。

(覃　旻)

第五节　食品样品的采集与制备

一、实 验 目 的

1. 了解食品样品的采集对实验分析数据的影响。
2. 熟悉食品样品的采样原则、采样数量和采用方法,掌握食品检测样品采集的四分法。
3. 熟悉食品样品的制备方法,掌握食品样品的保存方法。

二、食品样品的采集

被检验的“一批食品”,称为总体,从某一总体中抽出的一部分称为样品。食品采样是指从较大批量食品中抽取能较好地代表其总体样品的方法。食品卫生监督部门或食品企业自身为了解和判断食品的营养与卫生质量,或查明食品在生产过程中的卫生状况,可使用采样检验的方法。根据抽样检验结果,结合感官检查,可对食品营养价值和卫生质量作出评价,或协助企业找出某些生产环节中存在的主要卫生问题。样品采集和保存的正确与否是食品检验结果准确与否的关键,也是食品卫生专业人员必掌握的一项基本技能。

(一) 采样目的

食品采样的主要目的是鉴定食品的营养价值和卫生质量,包括食品中营养成分的种类、含量和营养价值;食品及其原料、添加剂、设备、容器、包装材料中是否存在有毒有害物质及其种类、性质、来源、含量、危害等。

（二）样品分类

1. 根据采样的目的可分为客观样本和选择性样本。

（1）客观样品：在日常卫生监督管理工作过程中，为掌握食品卫生质量，对食品企业生产销售的食品应进行定期或不定期的抽样检验。这是在未发现食品不符合卫生标准的情况下，按照日常计划在生产单位或零售店进行的随机抽样。通过这种抽样，有时可发现存在的问题和食品不合格的情况，也可积累资料，客观反映各类食品的卫生质量状况。为此目的而采集供检验的样品称为客观样品。

（2）选择性样品：在卫生检查中发现某些食品可疑或可能不合格，或消费者提供情况或投诉时需要查清的可疑食品和食品原料；发现食品可能有污染，或造成食物中毒的可疑食物；为查明食品污染来源，污染程度和污染范围或食物中毒原因；以及食品卫生监督部门或企业检验机构为查清类似问题而采集的样品，称为选择性样品。

2. 根据样本的性质可分为原始样本和平均样本。

（1）原始样本：根据待检食品的性质，按相应规则从待测食品的各个部位采集少量的小样，混合在一起即是该批食品的原始样本。

（2）平均样本：将原始样本混合均匀按四分法平均分出一部分作为全面检验所用样本。

3. 根据样本的作用可分为试验样本、复检样本和保留样本。

（1）试验样本：由平均样本中分出用于全部项目检验用的样本。

（2）复检样本：对检验结果有怀疑、有争议或分歧时，可根据具体情况进行复检，故必须有复检样本。

（3）保留样本：对某些样本需封存保留一段时间，以备再次验证。

原始样本通常数量较大，需要采用一定的方式进行取舍，即四分法。具体做法是将采得的原始样本置于一大而洁净的平面上，用洁净器具充分搅拌均匀后堆成一圆锥形，将锥顶压平，使厚度为 3cm 左右，然后等分四份，弃去对角两份，将剩下的两份按上法再进行混合，分四份，重复上述操作直至剩余量为所需的样本量为止。

（三）采样的基本顺序

食品样品采样的基本程序见图 3-5-1。

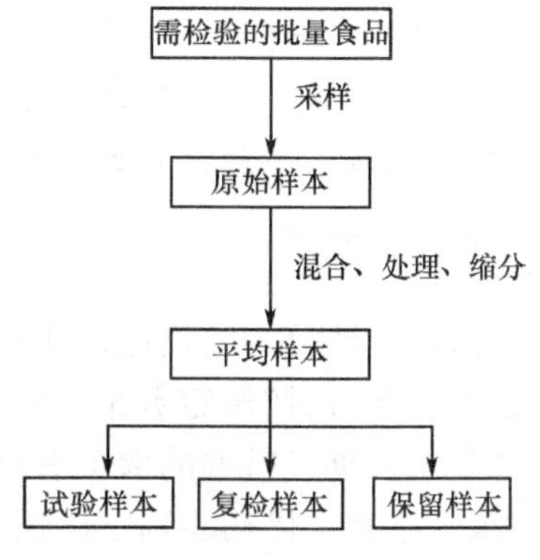

图 3-5-1　食品样品采样的基本程序

（四）采样原则

1. 代表性原则　采集的样本能真正反映被采样的总体水平，也就是通过对具代表性样本的监测能客观推测食品的质量。

2. 典型性原则　采集能充分说明达到监测目的的典型样本，包括污染或怀疑污染的食品、掺假或怀疑掺假的食品、中毒或怀疑中毒的食品。

3. 适时性原则　因为不少被检物质总是随时间发生变化的，为了保证得到正确结论就必须很快送检。

4. 适量性原则　样品采集数量应满足检验要求，同时不应造成浪费。

5. 不污染原则　所采样品应尽可能保持食品原有的品质及包装状态,选取包装完整、无破损;不同属性的食品,不得混合采样。所采集的样品不得掺入防腐剂、不得被其他物质或致病因素所污染。

6. 无菌原则　采样人员应接受无菌取样操作程序培训。采样必须符合无菌操作的要求,防止一切外来污染。一件采样器具只能用于一个样品,防止交叉污染。

7. 程序原则　采样、送检、留样和出具报告均按规定程序进行,各阶段要有完整的手续,交接清楚。

8. 同一原则　采集样品时检测及留样、复检要为同一份样品,即同一单位、同一品牌、同一规格、同一生产日期、同一批号。

(五) 采样工具

1. 一般常用工具　包括钳子、螺丝刀、小刀、剪刀、镊子、罐头及瓶盖开启器、手电筒、蜡笔、圆珠笔、胶布、记录本、照相机等。

2. 专用工具　如长柄勺,适用于散装液体样品采集;玻璃或金属采样器,适用于深型桶装液体食品采样;金属探管和金属探子,适用于采集袋装的颗粒或粉末状食品;采样铲,适用于散装粮食或袋装的较大颗粒食品;长柄匙或半圆形金属管,适用于较小包装的半固体样品采集;电钻、小斧、凿子等可用于已冻结的冰蛋;搅拌器,适用于桶装液体样品的搅拌。

3. 盛样容器

(1) 盛装样品的容器应密封,内壁光滑、清洁、干燥,不含有待鉴定的物质及干扰物质。容器及其盖、塞应不影响样品的气味、风味、pH 及食物成分。

(2) 盛装液体或半液体样品常用防水防油材料制成的带塞玻璃瓶、广口瓶、塑料瓶等;盛装固体或半固体样品可用广口玻璃瓶、不锈钢或铝制盒或盅、搪瓷盅、塑料袋等。

(3) 采集粮食等大宗食品时应准备四方搪瓷盘供现场分样用;在现场检查面粉时,可用金属筛筛选,检查有无昆虫或其他机械杂质等。

(六) 采样方法

采样方法分为随机性采样和代表性采样。随机性采样是指均衡地、不加选择地从全部批次的各部分,按规定数量采样。采用随机性采样方式时,必须克服主观倾向性。代表性采样是指根据已掌握的情况有针对性地选择。如怀疑某种食物可能是食物中毒的原因食品,或者感官上已初步判定出该食品存在卫生质量问题,而进行有针对性地选择采集样品,现场快速检测采集样品一般选用代表性采样。

1. 散装食品采样方法

(1) 液体、半液体采样:采样前先检查样品的感官性状,然后将样品搅拌均匀后采样,采用三层五点法。对流动的液体样品,可定时定量,从输出口取样后混合留取检验所需样品。

(2) 固体食品采样方法:采用三层五点法,从各点采出的样品要做感官检查,感官性状基本一致,可以混合成一个样本,如果感官性状明显不同,则不要混合,要分别盛装。

注:三层五点法是指按堆形和面积大小采用分区设点,或按粮堆高度采用分层采样。分区设点,每区面积不超过 $50m^2$,各设中心和四角共五点;区数在两个以上的两区界线上的

两个点为共有点。将样品分为上、中、下三层，在各层的四角和中间各取等量样本混合后，再取检验所需样本。

2. 大包装食品采样方法

（1）液体、半液体食品采样：采样前摇动或用灭菌棒搅拌液体，尽量使其达到均质。采样前应先将采样用具浸入液体内略加漂洗，然后再取所需量的样品；装入灭菌盛样容器的量，不应超过其容量的四分之三，以便于检验前将样品摇匀。

大包装样本一般用铁桶或塑料桶，容器不透明，很难看清楚容器内物质的实际情况。采样前，应先将容器盖子打开，用灭菌采样管直通容器底部，将液体吸出，置于透明的玻璃容器内，作现场感官检查。检查液体是否均一，有无杂质和异味，然后将这些液体充分搅拌均匀，装入样本容器内。

（2）颗粒或粉末状的固体食品采样方法：分层取样，每份样品应用灭菌采样器由几个不同部位采取，一起放入一个灭菌容器内。

3. 小包装食品采样方法　直接食用的小包装食品，尽可能取原包装，直到检验前不要开封，以防止污染。

4. 其他食品采样方法

（1）肉类：在同质的一批肉中，采用三层五点法；如品质不同，可将肉品分类后再分别取样，也可按分析项目的要求重点采取某一部位。

（2）鱼类：经感官检查质量相同的鱼采用三层五点法；大鱼可只割取其局部作为样品。

（3）烧烤熟肉（猪、鹅、鸭）检查表面污染情况，采样方法可用表面涂抹法。大块熟肉采样，可在肉块四周外表均匀选择几个点。如作理化指标检查，可以每只（或一大块肉）为单位，采取有代表性的若干小块 500g 为一份样本，放入广口玻璃瓶中送检。

5. 冷冻食品采样方法　对大块冷冻食品，应从几个不同部位用灭菌工具采样，在将样品检验前，要始终保持样品处于冷冻状态。样品一旦融化，不可使其再冻，保持冷却即可。

采集冷冻食品时，不要使样品过度潮湿，以防食品中固有的细菌增殖。

（七）采样数量

根据检测项目来确定采样量，既要满足检测项目要求，又要满足产品确认及复检的需要量。下面是理化样品的采样数量。总量较大的食品，可按 0.5%～2% 比例抽样；对于小数量样品食品，则抽样量约为总量的 1/10；对于包装固体样品，按单位包装重量：>250g 的包装，取样件数不少于 3 件；<250g 的包装，不少于 6 件。罐头食品或其他小包装食品，一般取样量取 3 件；肉类则采取一定重量食品作为一个样品；肉、肉制品，100g/只；蛋、蛋制品样品，每份不少于 200g；一般鱼类，都采集完整的个体，大鱼（0.5kg 左右）三条作为一份样本，小鱼（虾）可取混合样本，每份 0.5kg。

（八）采样的注意事项

1. 采样工具应该清洁，不应将任何有害物质带入样品中。例如，测定 3,4-苯并芘的样品不可用石蜡封口，因为有的石蜡中含有该种物质；测定锌的样品不能用含锌的橡皮膏封口；测定汞的样品不能用橡皮塞；需要进行微生物检验的食品，应采取无菌操作取样等。

2. 样品在检测前，不得受到污染，不得发生变化。有些样品，如测定核黄素的样品要避免阳光、紫外灯照射等。

3. 样品抽取后，应迅速送检测室进行分析。

4. 在感官性质上差别很大的食品不允许混在一起，要分开包装，并注明其性质。

5. 盛样容器可根据要求选用硬质玻璃或聚乙烯制品，容器上要贴上标签，并做好标记。

（九）采样记录

1. 现场采样记录　采样记录应采用固定格式采样文本（见表 3-5-1），内容包括：采样目的；被采样单位名称；采样地点；样本名称、样本产地、商标、数量、生产日期、批号或编号、样本状态；被采样的产品数量、包装类型及规格，感官所见（有包装的食品包装有无破损、变形、受污染）；无包装的食品外观有无发霉变质、生虫、污染等；采样方式；采样现场环境条件（包括温度、湿度及一般卫生状况）；采样机构，采样人；采样日期；被采样单位负责人签名。

表 3-5-1　食品安全检验现场采样记录

样本编号		采样目的	
样本名称		采样地点	
样本商标		样本产地	
样本生产日期、批号或编号		样本状态	
样本感官所见			
样本数量		采样方式	
被采样的产品数量	被采样的产品包装及规格		
采样现场环境条件	温度：　湿度：	一般卫生状况：	
被采样单位		被采样单位负责人(签名)	
		采样机构(盖章)	
		采样人(签名)	
		采样日期　年　月　日	

注：本单一式二联，第一联由采样单位保存，第二联交被采样单位

表 3-5-2　食品安全检验样本签封

样本编号________　品名________

数　量________　来源________

采样地点________________

采样人________________

采样时间______年______月______日

2. 样本签封和编号　采样完毕整理好现场后，将采好的样本分别盛装在容器或牢固的包装内，在容器盖接处或包装上进行签封（表 3-5-2），明确标记品名、来源、数量、采样地点、采样人、采样日期等内容。如样本品种较少，应在每件样本上进行编号，所编的号应与采样记录上的编号相符。

三、样本保存

（一）要保持样本原来的状态

样本应尽量从原包装中采集，不要从已开启的包装内采集。从散装或大包装内采集的样本若是干燥的，一定要保存在干燥清洁的容器内，不要同有异味的样本一同保存。根据

检验样本性状及检验目的选择不同容器,一个容器装量不可过多,尤其液态样本不可超过容量的80%,以防冻结时容器破裂。装入样本后必须加盖,然后用胶布或封箱胶带固封,如是液态样本,在胶布或封箱胶带外还须用融化的石蜡加封,以防液体外泄。若选用塑料袋,则应用两层袋,分别用线结扎袋口,防止液体流出或流入水污染样本。

（二）易变质的样本要冷藏

易腐食品在温度较高情况下采样,一定要冷藏保存,防止在送检验室前发生变质。亦可将装入样本的容器装入隔热保温瓶内,再放入冰块,然后按100g冰块加35g NaCL,立即将隔热保温瓶塞紧。特别应注意:装样本的容器应贴上标签,标签要防止因冻结而脱落。

四、样本的制备与前处理

样本的制备和前处理,两者间没有本质上的区别,是指样本分析测定之前的一系列准备工作,包括样本的整理、清洗、匀化、缩分、粉碎、匀浆、提取、净化、浓缩、衍生等一系列过程。有时为方便,将样本整理、清洗、匀化、缩分等步骤称为样本制备,而将粉碎、匀浆、消化、提取、净化、浓缩等步骤称为样本前处理。

（一）样品的制备

样品的制备是指对所采取的样品进行分取、粉碎、混匀等过程,以保证其能代表全部样品的情况并满足分析对样品的要求。

1. 常规食品样品的制备

（1）液体、浆体或悬浮液体:一般将样品充分摇匀或搅拌均匀即可。常用的搅拌工具有玻璃棒、搅拌器等。

（2）互不相溶的液体:如油和水的混合物,可分离后再分别取样测定。

（3）固体样品:可视情况采用切细、捣碎、粉碎、反复研磨等方法将样品研细并混合均匀。常用的工具有研钵、粉碎机、绞肉机、高速组织捣碎机等。

（4）罐头水果类:水果罐头在捣碎前要先清除果核;鱼类罐头、肉禽罐头应先剔除骨头、鱼刺及调味品(葱、姜、辣椒等)后再捣碎、混匀。

制备过程中,应注意防止易挥发性成分的逸散和避免样品组成及理化性质发生变化。

2. 测定农药残留量时样品的制备

（1）粮食:充分混匀后用四分法取20g粉碎,全部过0.4mm筛。

（2）肉类:除去皮和骨,将肥瘦肉混合取样,每份样品在检测农药残留量的同时还应进行粗脂肪的测定,以便必要时分别计算脂肪与瘦肉中的农药残留量。

（3）蔬菜、水果:洗去泥沙并除去表面附着水,依当地食用习惯,取可食用部分沿纵轴剖开,各取1/4,然后切碎、混匀。

（4）蛋类:去壳后全部混匀。

（5）禽类:去毛及内脏,洗净并除去表面附着水,纵剖后将半只去骨的禽肉绞成肉泥状。检测农药残留量的同时应进行粗脂肪的测定。

（6）鱼:每份鱼样至少三条,去鳞、头、尾及内脏后,洗净并除去表面附着水,纵剖取每条的一半,去骨、刺后全部绞成肉泥状,混匀。

(二) 样品的预处理

食品的杂质或某些组分(如蛋白质、脂肪、糖类等)对分析测定常常产生干扰,因此,在测定前必须对样品加以处理。此外,有些被测组分在样品中含量很低时,测定前还必须对样品进行浓缩。

1. 处理原则

(1) 消除干扰因素,即将干扰组分减少至不干扰被测组分的测定。

(2) 完整保留被测组分,即被测组分在分离过程中的损失要小至可忽略不计。

(3) 使被测组分浓缩,以便获得可靠的检测结果。

(4) 选用的分离富集方法应简便。

2. 常用的预处理方法

(1) 有机物破坏法:食品中存在多种微量元素,其中有些是食品的正常成分,如 K、Na、Ca、P、Fe 等;有些则是在生产、运输或销售过程中由于污染引入的,如 Pb、As、Hg 等。这些金属离子常与食物中的蛋白质等有机物质结合成为难溶的或难于离解的有机金属化合物,使离子检测难以进行。因此在测定前,必须破坏有机结合体,使被测组分释放出来。分解有机质的方法,根据具体操作的不同,可分为干灰化法和湿消化法两大类。

1) 干灰化法:干灰化法是将样品在高温下长时间灼烧,使有机质彻底氧化破坏,生成 CO_2 和 H_2O 逸出,而与有机物结合的金属部分则变成简单的无机化合物。灰化温度一般为 500～600℃,灰化时间以灰化完全为度,一般为 4～6 小时。干灰化法的优点是破坏彻底、简便易行、消耗药品少,适用于除 Pb、As、Hg、Sb 以外的其他金属元素的测定。缺点是需要温度高、操作时间长,易造成某些元素的损失。

2) 湿消化法:湿消化法是向样品中加入强氧化剂(如 H_2SO_4、HNO_3、H_2O_2、$KMnO_4$ 等)并加热消煮,使有机物氧化破坏的方法。本法的优点是加热温度低,减少了低沸点元素挥发散失的机会。但在消化过程中产生大量酸雾和刺激性气体,对人体有害,因此整个消化过程必须在通风柜中进行。

(2) 溶剂提取法:利用混合物中各物质溶解度的不同,将混合物组分完全或部分分离的方法称为溶剂提取法。

(3) 挥发和蒸馏分离法:挥发和蒸馏是利用物质的挥发性的差异进行分离的一种方法。可以用于除去干扰组分,也可使被测组分定量分离出去后再测定。如测定食品中微量砷时,可先用锌粒和稀硫酸将试样中的砷还原为砷化氢,经挥发和收集后,再用比色法测定。

(4) 色层分离法:色层分离法又称层析分离法或色谱分离法,是一种在载体上进行物质分离的一系列方法的总称。这种方法不仅分离效率高,能将各种性质极相似的组分彼此分离,而且分离过程往往也就是鉴定过程,尤其是对有机物质的分离测定具有独到之处。

(5) 离子交换分离法:离子交换分离法是利用离子交换剂与溶液中的离子之间所发生的交换反应进行分离的方法。离子交换法也是基于物质在固相与液相之间的分配,因此也常将其归类于色层分离法。

(6) 沉淀分离法:沉淀分离法是一种经典的分离方法,它是利用沉淀反应有选择地沉淀某些组分,而其他组分则留存于溶液中,从而达到分离的目的。

(7) 皂化法和磺化法:这两种方法是处理油脂或含脂食品常用的分离方法。油脂被强碱皂化或被硫酸磺化后,由憎水性转变为亲水性。这样,油脂中那些要测定的非极性物质就能被适当的溶剂提取出来。

(8) 浓缩:食品样品经提取、净化等处理后,有时试液体积很大、待测组分浓度很低,故在测定前需进行浓缩,以提高被测组分浓度,常用浓缩方法有常压浓缩法和减压浓缩法。

(卢晓翠)

第六节　生物材料的采集与处理

生物样品是各种体液(如血液)、排泄物(如呼出气、尿液)、毛发、指甲以及组织器官等的总称。最常用的是比较容易得到的尿液、血液(血浆、血清、全血)、毛发及唾液,特殊情况下也可选用乳汁、脊髓液、精液等。

一、尿液样品

(一) 尿样的采集

尿液是人体不断产生和排出的液体。其主要成分是水,还含有少量尿素(脲)和盐类等。尿液的含水量为92%~99%,随膳食、饮水和生理变化而改变。因此,尿液的成分即使在健康良好的情况下变化也较大。已知尿液中含有上千种物质,经证实的有200多种。尿液的成分,绝大多数来自血液,几乎血液中所有的成分,尿液中都含有。但它们的浓度在2种体液中极少相等,有的尿液中多一些(如脲等),有的血液中多一些(如葡萄糖等)。进入机体的绝大多数毒物及其代谢产物均可从肾脏排出,且多数毒物在尿中的浓度与其在血中的含量有一定的相关关系。分析尿液不仅可以反映毒物排出的情况,也可以间接反映毒物被吸收及其在体内负荷的情况。因此,尿样测定主要用于毒物剂量回收研究、尿清除率、生物利用度的研究,同时根据毒物剂量回收研究可以预测毒物的代谢过程及测定毒物的代谢类型(代谢速率,MR)等。

由于尿液是机体的废弃物,容易得到和收集,收集时无疼痛,受检者容易接受,故尿液是最常用的生物样品,适于金属毒物、水溶性物质和代谢产物的测定。为使收集的尿样具有代表性、分析结果能反映实际情况,应根据测定目的、要求、条件选择不同收尿方法。

1. 某些毒物从体内排出无规律,一昼夜间尿中含量波动较大,常需取24小时尿混合后,取适量进行分析,此称为全日尿或24小时尿。全日尿不会受某些毒物排出无规律的影响,也不受饮水和排汗量的影响,分析结果比较稳定,具有代表性,能够较好地反映机体的毒物负荷。但收集全日尿需要随身携带较大的收尿容器,很不方便,在夏天因保存时间过长还容易腐败。因此,这种收尿方法一般只用于住院检查的患者。收尿时,应先将膀胱中尿排空再计时间,到达24小时后,再留一次尿于容器中。由于留尿时间长,应注意避免漏收、尿液腐败变质、容器吸附和污染等问题。

2. 晨尿是指清晨起床后立即留取的尿液。晨尿不受当天饮食的影响,尿液较浓,其成分也比较稳定,对多数测定均能反映实际情况,采样简单方便,不影响当天的工作和活动,容易为受检者所接受。实践证明,晨尿与全日尿测定结果并无明显差异。因此,在实际工作中常用晨尿代替全日尿。

3. 夜尿又称12小时尿,指收集夜间至清晨这一阶段(一般指晚8点钟至次日清晨8点钟)的尿液。同样,收尿时也应先将膀胱中尿排空再收集12小时,到达12小时后,再留一次尿于容器中。由于尿量较晨尿为多,可使分析结果趋于稳定,又避免了全日尿需要携带容器的缺点。

4. 定时尿是指收集上班前、下班后或工作时某一时间的尿液。某些有机毒物在体内代谢转化较快,一旦停止接触,尿液中的浓度明显下降,甚至检查不出来。如甲苯经机体代谢,以马尿酸的形式随尿排出体外,绝大部分在12~16小时排出,24小时几乎全部排完。因此,测定定时尿,可以了解短时间内毒物在机体吸收、停留、代谢的情况。

5. 随机尿是指收集任意一次尿液送检。这种方法虽然方便了受检者,但由于尿液浓淡不一,往往使分析结果的波动性较大。

(二)收集尿样的容器

收集尿液的容器,宜用玻璃瓶或塑料瓶;根据收尿时间的长短,选用大小不同的容器。如光照影响测定结果时,应选用棕色瓶。容器发放之前,一般都应该用稀硝酸浸泡,然后用自来水和蒸馏水冲洗干净,晾干备用。对采样用的容器本底值抽查率不能低于5%,空白值要低于方法的检测限。值得注意的是,容器吸附微量元素这一现象已被证实并引起重视,这种吸附常与尿样保存时间成正比。为了避免吸附损失,可加酸保护(如尿液1000mL,加硝酸5mL)或尽早分析样品。对因尿液腐败而影响测定结果时,可冷藏或加防腐剂(如尿液1000mL,加氯仿2.5mL)保护。但加入任何保护剂和防腐剂,都应该以不影响测定结果或引入外来干扰物为先决条件。

(三)尿样浓度校正

当1天内的尿量有较大波动时,随尿排泄的物质浓度会有很大变异,造成被检物分析结果有出入。为使分析结果具有可比性、对毒物接触者的尿样进行测定时,应尽可能消除尿量对毒物浓度的影响,使之能较准确地评价毒物的内负荷及其对机体的毒理学损害。为此,常需对尿样浓度进行校正。

1. 尿比重校正法　用尿比重校正被测物质浓度的公式如下

$$C_{校}=C_{测}\times\frac{d_{标}-1.000}{d_{测}-1.000}=C_{测}\times k$$

式中:

$C_{校}$——校正后尿液中被测物质的浓度(mg/L);

$C_{测}$——实测尿液中被测物质的浓度(mg/L);

$d_{标}$——尿液标准密度,我国定为1.020;

$d_{测}$——实测尿液密度;

k——校正系数,实际应用时可查表3-6-1。

表 3-6-1　尿密度校正系数表

尿样密度	校正系数	尿样密度	校正系数	尿样密度	校正系数
1.003	6.667	1.013	1.538	1.023	0.870
1.004	5.000	1.014	1.428	1.024	0.833
1.005	4.000	1.015	1.333	1.025	0.800
1.006	3.333	1.016	1.250	1.026	0.769
1.007	2.856	1.017	1.176	1.027	0.740
1.008	2.500	1.018	1.111	1.028	0.714
1.009	2.222	1.019	1.050	1.029	0.690
1.010	2.000	1.020	1.000	1.030	0.667
1.011	1.818	1.021	0.952	1.031	0.654
1.012	1.669	1.022	0.909	1.032	0.625

尿比重校正法比较简单，可消除液体摄入量和排汗量等对尿液稀释、浓缩的影响，明显缩小各次采样之间的误差、使一次尿样和24小时尿样的结果较接近。但尿糖、尿蛋白等均可明显影响尿的密度而致结果不够准确。因此，对于密度大于1.030和小于1.010的尿样应弃之不用，另采一份样品。

2. 尿肌酐校正法　此法以尿中肌酐的排泄量为标准，对尿中毒物浓度进行校正。1980年WHO正式推荐，将这种校正方法用于重金属毒物的尿浓度校正。肌酐排泄变化很小，普遍认为其排泄不受饮食、饮水量和利尿剂等的影响，每日的变化很小，是一种较好的校正方法。其换算公式为：

$$待测物(mg/g\ 肌酐)=\frac{实测物浓度(mg/L)}{肌酐浓度(g/L)}$$

（四）尿液的贮存

尿液性质不稳定，一经排出就开始发生变化，因此，尿样采集后应尽快进行测定。但实际工作中较难做到，为了避免样品中待测物的挥发和在容器中滞留损失，或因尿液腐败而影响测定结果、可适当加入保护剂和防腐剂予以保存。常用的防腐剂有甲苯、二甲苯、氯仿、麝香草酚以及醋酸、浓盐酸等改变尿液的酸碱性，以抑制细菌的繁殖。加入的防腐剂是否干扰测定或与被测组分发生化学反应，应由实验验证，以便选取合适的防腐措施。例如，24小时尿常于1L中加2～3mL氯仿或甲苯5mL或盐酸5mL防腐；对测定尿铅、尿汞等的样品，常在1L尿中加入5mL浓硝酸，以防腐、防盐类沉淀和防止汞挥发及容器壁吸附。但加入任何保护剂和防腐剂，都应该以不影响测定结果或引入外来干扰元素为先决条件。所有样品最好都在冷藏下运输、保存。若保存时间为24～36小时，可置冰箱(4℃)，中、长时间保存时，应冰冻(-20℃)。

二、血液样品

（一）血样的采集

毒物无论从何种途径进入体内，都要经吸收后进入血液，经血液循环分布全身，血液中有毒物质的浓度常与体内毒物的含量有一定的相关关系，因而测定血液中的毒物浓度，能代表毒物在体内的近期接触水平，对判断人体受危害情况具有重要意义。由于血液成分比较恒定、个体差异小、采样时污染机会少以及不受肾功能的影响等，测定血中毒物或代谢物更有意义。但由于取血手续较烦，而且会带来疼痛和创伤，不易被受检者所接受。随着现代分析仪器的发展，大大提高了分析方法的灵敏度，使血液用量大为减少，指血和耳垂血现已可用来代替静脉血进行检验。而且，血样贮存条件要求较高，因而在实际工作中远不如尿样应用普遍。另外，供测定的血样应能代表毒物在整个血液中的浓度，所以应在血中毒物浓度比较稳定时检测才有意义。血样的采集时间间隔也应随测定目的不同而异。在进行毒物浓度监测时，由于每种毒物的半衰期不同，因此达到稳态的时间也不同，取样时间也随之不同，血样可用全血或血清。一些毒物及代谢物在全血、血浆、血清和红细胞中分布是不同的，所以取血样时要分别对待。

1. 全血　采集血样后，立即将其注入有抗凝剂的试管中，轻轻转动试管使血液抗凝剂充分混匀。

2. 血浆的制备　将采取的血液置于含有抗凝剂（如：肝素、草酸盐、枸橼酸盐 EDTA 和氟化钠等）的试管中，混合后，以 2500 ~ 3000r/min 离心 5 分钟使血浆与血细胞分离，取上清液即为血浆。血浆比血清分离快，而且制取的量多，其量约为全血的一半。

3. 血清的制备　将采取的血样在室温下至少放置 0.5 ~ 1 小时，待凝结出血饼后，用细竹棒或玻璃棒轻轻地剥去血饼，然后以 2000 ~ 3000r/min 离心分离 5 ~ 10 分钟，取上清液，即为血清。血浆和血清的主要区别是血浆含有纤维素蛋白原，而血清不含该物质。

4. 红细胞的制备　将血液缓慢注入干燥试管中（或放在有抗凝剂的试管中），于室温下放置 15 ~ 30 分钟，离心后分离出上清液为血清（或血浆），立即转入另一容器中。取出沉淀的红色部分为红细胞。

全血在加肝素或柠檬酸、草酸盐等抗凝剂后，离心分取血浆，其体积约为全血的一半。对大多数毒物来说，血浆浓度与红细胞中的浓度呈正比，测定全血不能比测定血浆提供更多的信息。而全血的净化较血浆与血清复杂，尤其是溶血后，血色素等可能会给色谱测定带来影响，血浆（plasma）和血清（serum）是体内药物分析经常采用的样本，其中尤以血浆最为常用。因为毒物在体内达到平衡状态时，血浆中毒物浓度一般与毒物在作用部位的浓度密切相关，可以反映毒物在靶器官的状况，所以通常采用血浆做样品。但是，一些毒物可与红细胞结合，或毒物在血浆和红细胞的分布比率因人而异，在这些情况下，宜采用全血。

（二）常用的抗凝剂

1. 肝素是一种含硫酸基的黏多糖，常用其钠、钾、锂盐。它是体内正常的生理成分，因而不会改变血样的化学组成或引起毒物的变化，一般不会干扰测定。这是一种良好的抗凝剂，极少产生溶血，但价格较贵。通常 1mL 血液采用 20 个单位的肝素即可抗凝。可将配制好的肝素溶液均匀地涂布在试管壁上，于 60 ~ 70℃ 烘干备用。现已发现肝素盐抗凝剂中含钡 1.2 ~ 2.5mg/mL、钙 200 ~ 300mg/mL、锰 3.6mg/mL、硒 5 ~ 92mg/mL、碲 28mg/mL。因此，当测定血液中上述物质的含量时，以不用肝素盐作抗凝剂为好。

2. 草酸盐（钾、钠或铵盐）能与血液内的钙离子结合形成不溶性草酸钙，可阻止血液凝固。草酸钾和草酸钠因其溶解度较大，抗凝作用较强。10% 水溶液 0. 1mL(相当于 10mg 固体)可抗凝 5mL 血液，烘烤温度 55℃。若超过 80℃，草酸盐可分解成碳酸盐和一氧化碳，而失去抗凝作用。

此外，柠檬酸盐、氟化钠、EDTA 等也可用作抗凝剂，但它们可能引起被测组分发生变化或干扰某些毒物的测定，故较少使用。

（三）采血过程注意事项

1. 防止溶血　如用注射器采血，在转移血液时应把注射器针头取下，再转移血样；注射器、针头、试管等器具应清洁干燥，不剧烈振摇血样，采血后，立即进行分离(放置时间过长也会出现溶血)，溶血现象就可以避免。取末梢血时不得用力挤压采血部位，避免因渗出组织液使血液稀释，要尽量让其自然流出，并弃去第 1 滴血。

2. 避免污染　使用不干净的采样器具、皮肤消毒不良、血中加入含杂质的抗凝剂以及使用不适当的容器存放血样，都会造成严重污染。目前国际上要求使用不带颜色的塑料器皿，一般按以下次序选择：聚四氟乙烯、聚乙烯、石英、白金、硅硼玻璃。分析血中金属毒物时，容器应先用洗涤剂洗净，再用稀硝酸浸泡，然后用去离子水反复冲洗，干燥备用。全血血样所用抗凝剂不得干扰被检物分析。

（四）血样的贮存

血样在运输过程中应避免振动和温度改变。采取血样后，应及时分离血浆或血清，并最好立即进行分析。若不预先分离，血凝后冰冻保存，会因冰冻引起细胞溶解从而妨碍血浆或血清分离或因溶血影响毒物浓度变化。血浆或血清样品不经蒸发、浓缩，必须置硬质玻璃试管中完全密塞后保存。若血样临时存放过夜，可放在 4℃冰箱保存，否则必须保存在 −18℃冷冻箱。测酶活性的血样、须尽快分析，放置时间过长会使酶活性降低。

三、头发的收集和保存

近年来，头发与微量元素之间的关系受到营养学、环境科学及职业病学的广泛关注。头发是机体的一个组成部分，分析头发中微量元素含量，可以反映机体某些毒物的蓄积情况。头发主要是由纤维素性的角质蛋白所组成，其代谢活动极低，各种微量元素如铅、汞、砷、硒、铋等在毛囊内与角质蛋白的巯基、氨基结合而进入毛发，如砷、汞、铅、锰、镉、铬等可较长时间蓄积于头发中。因此，在脱离接触后，毒物在尿液、血液中含量已经明显降低，而在头发中含量仍然较高，故测定毒物在头发中的含量就具有一定的价值。目前，发铅、发汞、发砷、发锰等作为人体受环境污染影响的监测和职业中毒诊断的参考指标已引起重视。

头发作为活体样品的主要优点是：采样时，受检者无疼痛无创伤，样品容易贮存和运送，不需要特殊容器；样品不易变质，可长期保存，必要时可重复检验；头发很像录像带，它能反映过去某个时期微量元素吸收和代谢的历史，这是其他生物样品所不能比拟的。在进行职业流行病学调查时，头发是一种合适的分析样品。

但由于疾病、污染、头发的长短、发色、使用化妆品等因素的影响，使头发的采集、洗涤和分析方法还没有统一和标准化。头发中的有毒物质可来自人体内部,也可通过外环境污染直接被吸附在发丝上,测定前必须洗涤干净。实践证明,用 EDTA 络合剂、稀酸溶液和强洗涤剂,虽然可洗去头发的外源性污染物质,但头发内部的元素,可因浸渍而被部分洗去。目前推荐的洗涤头发的方法是:将头发依次在乙醚、丙酮、中性洗涤剂、蒸馏水、丙酮、乙醚中搅拌清洗,每个程序浸泡 10 分钟,最后晾干备用。

应当注意的是,头发生长较慢,每月生长约 1cm,故剪下的那一段头发中所含的毒物,仅仅反映其过去的历史性接触。因此,在头发取样时应记录下头发剪下的长度和保留在头发根基部的长度,有时需要分段测量,以反映实际情况。一般固定取枕部头发为样品,在不影响美观的同时,一般男性常剪取发端,女性剪取发端、耳后或颈部发为分析样品,用不锈钢剪刀在紧贴头皮处采集距头皮 2.5cm 之内的发样。近年来由于烫发美发所招致头发成分的改变,也给头发作为样品带来极大影响和困难。由于分析头发中微量元素的方法尚未标准化,因此应该强调分析方法的准确度、精密度和灵敏度,并进行必要的空白实验。

四、唾液样品

(一)唾液样品的采集

由于某些毒物在唾液中的浓度与血浆浓度密切相关,即可利用唾液中的浓度反映血浆中的毒物浓度。由于唾液样品采集时无伤害、无痛苦,取样不受时间、地点限制,故样品容易获得。唾液的采集应尽可能在刺激少的安静状态下进行,采集前应漱口,除去口腔中的食物残渣,唾液自然分泌流入收集管中。采集后离心,分取上清液作为毒物浓度测定的样品。也可采用物理方法(嚼石蜡片等)或化学方法(广泛应用的是柠檬酸或维生素 C 等,有的将约 10mg 柠檬酸结晶放在舌尖,或者将 10% 的柠檬酸溶液喷在舌上,弃去开始时的唾液后再取样)刺激,使在短时间内得到大量的唾液,但这样可能影响唾液中的药物浓度。

(二)唾液样品的贮存

一般成人分泌唾液 1 ~ 1.5L/d。唾液的比重为 1.003 ~ 1.008,黏度是水的 1.9 倍;唾液的 pH 在 6.2 ~ 7.6 之间变动,分泌量增加时趋向碱性而接近血液的 pH,通常得到的唾液含有黏蛋白。唾液中的黏蛋白决定了唾液的黏度,它是在唾液分泌后受唾液中的酶催化而生成的。为阻止黏蛋白的生成,应将唾液在 4℃以下保存。如果分析时没有影响,则可用碱处理唾液,使黏蛋白溶解而降低黏度。唾液在保存过程中,会放出 CO_2,而使 pH 升高,需要测定唾液 pH 时,应在取样时测定较好。冷冻保存的唾液解冻后应将样品混匀后使用,以免产生误差。需要指出的是只有知道唾液中毒物浓度与血清中毒物的总浓度有一定的比值时,唾液中毒物浓度的监测才有意义。

五、粪便样品

新鲜粪便收集之后应立即冷冻处理。因粪便内含有大量蛋白质,且微量毒物包含在大量固体食物残渣中,对毒物的分离和测定都带来麻烦。因此,必须采取蛋白变性处理及毒物分离、纯化等措施。

六、其他样品的收集和保存

（一）呼出气

采集终末呼出气或混合呼出气，气体可收集在采气管，吸收液或装有活性炭、硅胶等固体吸附剂的吸收管中。采集呼出气时必须在清洁的场所进行，当停止接触或接触情况改变时，呼出气中被测物浓度变化很快。因此，尽可能在接触期间或接触后短期内采样，要特别注意采样时机。当停止接触时肺泡气浓度明显下降，血液中的原有气体或以蒸气形态存在的毒物即向肺泡气方向扩散，并随呼气排出。从鼻腔至不参与气体交换的细支气管的容积称为死腔，这部分的气体组成与肺泡气的组成不完全相同。采集呼出气时收集一次全部的呼出气称为混合呼出气，包括死腔气体和来自肺泡的气体；如采集末段呼出气则代表肺泡气。在接触毒物时混合呼出气中的毒物浓度高于末段呼出气，在停止接触以后则相反。因此美国政府工业卫生学家会议（ACGIH）的生物接触指数（BEI）中规定，末段呼出气中毒物容许浓度高于混合呼出气。

（二）乳汁

采样前用去离子水棉球擦洗乳头，然后将乳汁挤入采样容器。采样后样品如不能及时分析，应冷冻保存。

（三）其他

机体的脏器、组织、骨骼、脑等，也可以作为生物样品用于分析目的。不过，这对活体是很难实行的（尽管必要时可以通过穿刺或活检采集样品），但对尸体则容易采集。如测定组织和器官中金属元素的正常值，可采集尸体样品进行分析。通常将采集的组织和脏器切成碎块，于100℃条件下烘干，保存于干燥器中。分析时，取一定量的干燥样品经消化处理后即可进行有关物质含量的测定。

目前，以指甲、呼气、乳汁、汗液、唾液、粪便等为样品分析毒物含量还不多见，由于采样和分析方法尚存在一些问题，此类样品的分析还有待于进一步研究。

总之，在生物样品的采集及贮存之前，首先必须了解毒物的毒性和代谢的知识，决定选择何种样品、何种监测指标、在何时采样最具代表性及其测定结果对毒物的真实反映程度。其次，了解毒物的理化性质、生产或使用的工艺过程、现场空气中与毒物共存的干扰物质，了解生物样品本身及可能对分析物产生干扰的物质等也是非常重要的。而且，在开展职业医学检验之前，应对国内外发表文献及标准方法进行调研，了解本监测指标的生物接触限制和本底值，以决定所研制的方法灵敏度要求，写出文献综述并提出评论性意见。在此基础上选定技术路线并论证其理由。只有在职业人群生物样品检验之前做好充分准备，才能真正为职业人群的健康监测提供有力证据。

（万为人）

第四章　环境样品采样仪器及使用

第一节　空气采样器及使用

一、实 验 目 的

1. 熟悉空气采样仪器的使用。
2. 了解空气采样器的类型及构造、原理。

二、仪器构造、原理及使用要求

空气采样器是采集大气污染物或受污染空气的仪器或装置。其种类很多，按采集对象可分为气体采样器和颗粒物采样器；按使用场所可分为环境采样器、室内采样器和污染源采样器。此外，还有特殊用途的大气采样器，如同时采集气体和颗粒物质的采样器。气体采样器一般由收集器、流量计和抽气动力系统三部分组成。

（一）大气采样器

1. 普通便携式大气采样器　采样器将抽气泵控制在恒转速，调节转子流量调节旋钮可以得到需要的采样流量，根据采样器采样时间，可以计算累计采样体积(图 4-1-1)。

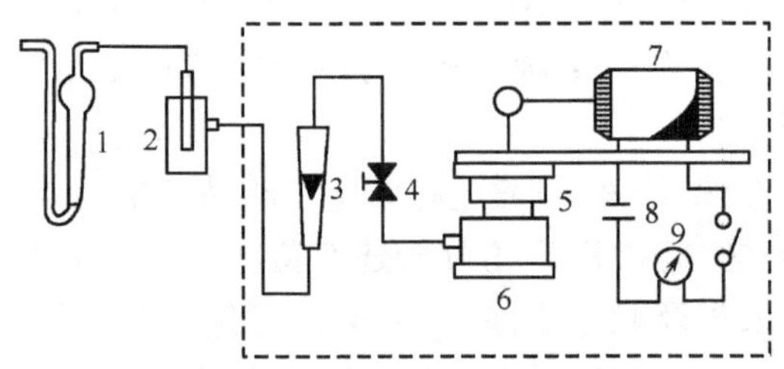

图 4-1-1　普通便携式大气采样器结构图

1. 吸收管；2. 滤水阱；3. 流量计；4. 流量调节网；5. 抽气泵；6. 稳流器；7. 电动机；8. 电源；9. 定时器

(1) 使用方法

1) 将采样器面向所检测方向水平放置在呼吸带高处。

2) 把所要采样的吸收管放在]型金属架上，然后与仪器旁侧吸气接头相连接。注意吸收管方向不能接反，以免吸收液倒流入流量计内。

3) 按下电源开关，状态指示灯亮显示橙色，按"设定/启动"键，状态指示灯显示绿色，表示当前处于时间设定状态，同时数码管显示"15"，为仪器默认设定时间。此时按"定时调整"按键即可分别调整时间的十位和个位，时间最大设定值为 99，单位为分。时间设定后再次按下“设定/启动”键，状态指示灯显示红色，内部抽气泵开始工作，同时数码显示的时间开始倒计时并显示。然后调整流量调节旋钮，使流量计指示到需要采样的流量红线处，即可自动进行采样，到指定时间仪器自动停止采样。如需继续采样时，可重新换上新的吸收管，按以上操作继续工作即可。

4）为了使用方便，仪器底部有一个支架安装孔，另外增加一个活动支架作为附件，用时只要将支架撑起1.6米，将其中心固定螺丝旋入仪器安装座孔内即可。

（2）注意事项

1）吸收管吸气、出气不能接反，以防止吸收管内的吸收液倒流入流量计内。

2）流量测节达不到0.5L/min时应考虑以下因素：电池已用完，需要更换。如用蓄电池则需要重新充电；橡皮管或泵有漏气现象，应进行检修。

2. 24小时恒温恒流大气连续采样器　采样气体经过吸收瓶，流过恒流限流孔，得出瞬时流量，并根据采集到的计前温度及大气压，换算成标况流量，并根据采样时间自动累加标况体积。同时自动控制调温装置将恒温箱温度设定在设定温度（图4-1-2）。

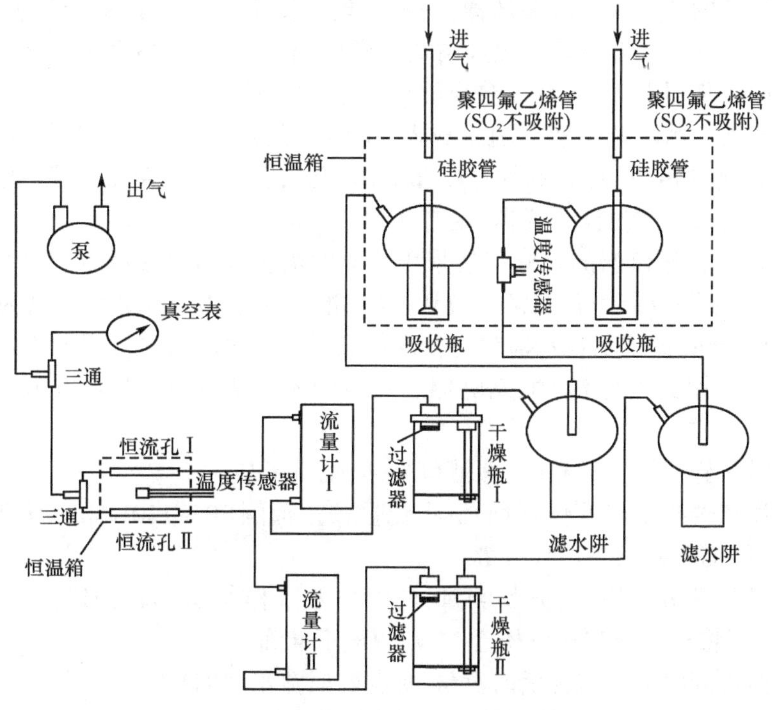

图4-1-2　恒温恒流大气连续采样器结构图

（1）使用要求：恒温箱内吸收液温度为(23.5±0.5)℃；仪器有载抽气负压≥0.071MPa；采样流量单路0.20%±10%范围内。

（2）注意事项及日常维护：恒温恒流采样器流量需定期校准（每周一次）；采样所用吸收瓶须选择并要阻力检测，瓶阻应在6.6%±10%　KPa；禁止不装试液开机运行，灰尘、杂物会被吸入传感器及采样泵，损坏采样器；在运输、使用过程中应尽量避免强烈的震动碰撞及灰尘、雨、雪的侵袭；现场接入电源时，请务必确认是220V交流电。防止误接其他工业电源。以免损坏采样器，甚至造成人身伤害；电源可靠接通后再打开采样器电源开关，不能用采样器来检测电源是否接通；关机后应间隔5秒钟以上才能再开机；吸收瓶不能接反，否则试液会被吸入主机，损害采样器；采样过程中务必保证干燥剂有充分的干燥能力，干燥剂失效后需及时更新；不要将气路连接管折弯过大，防止气路堵死；一定不要接错气路，否则会引起试液倒吸，损坏主机；不要随意更改维护里面的参数设置，否则采样器不能正常工作。

（二）颗粒物采样器

1. 分类　常用过滤法采样，大体可分为两类：

（1）通用的颗粒物采样器：采集一定粒度范围内的颗粒物。这种采样器按抽气量的大小分为大流量采样器和小流量采样器（抽气量每分钟在20升以下）。大流量采样器采集的颗粒物粒度可大到40～60μm，采样时受风速风向的影响较大。

（2）粒度分级采样器：主要有两种。一种是多层孔板结构的冲击式分级采样器。颗粒物随气流进入采样器，通过不同孔径的孔板，各种不同粒径的颗粒物被分离开来，留在各层滤膜上。现今设计的冲击式分级采样器，一般收集粒度小于15μm的颗粒物，有10级以下各种级数的分级型式。如安德森多级冲击式采样器，有6～10级的各种类型。也可在上述大流量采样器的收集器上，安装粒度分离器（狭缝式的或圆孔式的金属板），即成为大流量冲击式分级采样器。另一种是双分道采样器，是利用颗粒物在气流中的惯性，把粒度小于15μm的颗粒物用喷嘴分成大于和小于3.5μm两部分，分别进入两个通道，收集在滤膜上。颗粒物采样器还有条带式过滤采样器、定时连续过滤采样器等各种型式。

2. 流量校准　根据仪器的采样流量采用相应的流量孔口流量校准仪对仪器进行流量校准，将校准仪流量调节开关置在某一位置，使校准仪显示为100L（大流量为1050L）调节面板上流量校准旋钮，使仪器显示流量与校准仪显示流量对应起来。误差为±2%。

（1）校准器使用充电电池，配充电器。长时间不用需关机，以防电池长时间放电而损坏。

（2）校准时采样器需加负载（一张滤膜），否则，偏差较大。

（3）特别注意选择正确的仪器型号，中流量校正范围70～130L/min，大流量校正范围0.7～1.3m^3/h，超范围将无法正常测量。

（4）校准开机两分钟后，再开始测量，此时仪器工作状态比较稳定。自动校零一次，+-取压嘴悬空，再将校准器与孔口相连，否则测量不准确。

（5）校准器可同时显示工况瞬时流量，标况瞬时流量，满足不同需要。

3. 使用注意事项

（1）仪器禁止不装滤膜开机运行，否则灰尘、杂物会被吸入传感器及采样泵，而损坏采样器。

（2）采样器在运输、使用过程应尽量避免强烈的震动碰撞及灰尘、雨、雪的侵袭。

（3）现场接入电源时，请务必确认是220V交流电。防止误接其他工业电源。以免损坏采样器，甚至造成人身伤害。

（4）电源可靠接通后再打开采样器电源开关，不能用采样器来检测电源是否接通。

（5）关机后应间隔5秒钟以上才能再开机。

（6）该仪器仅适用于非防爆场合。

4. 运行维护

（1）指示灯同时亮，显示紊乱，或不能输入数据，一般是因电网电压过低引起此时应关机一会，重新开机即可。

（2）采样器开始工作后，约需 20 分钟达到热平衡，故无人看守时，瞬时流量预置时以 98～100L/min（采样流量为 100L/min）为宜。

（3）交流电工作时，各种功能正常，但停电时断电保护显示时间不长或乱显示或均显示零。此种现象均因操作不当所致，原因是停电或工作结束时未能将电源开关关闭，蓄电池过度放电引起。解决的方法是将仪器接通交流电源，连续充电 18～20 小时即可。仪器连续几个月不用时，每月应例行充电 18～24 小时，方法同上。

（4）仪器若过期不用，应将开关打在“关”状态，因置“开”时断电保护已接通，日期过长，电池会因过度放电而损坏。

（覃　旻）

第二节　水质采样器及使用

一、实验目的

1. 熟悉水质采样仪器的使用。
2. 了解水质采样器的类型及构造、原理。

二、仪器构造、原理及使用要求

水质采样器是采集水质样品的一种装置。有水质人工采样器和水质自动采样器两种。

水质人工采样器的材料必须对水样的组成不产生影响，且易于洗涤，对先前的样品不能有任何残留。水质自动采样器是适合于与流量成比例的库斗式采样器，它是一种智能化多功能吸入式水样分瓶采样装置。它可以根据水样采样要求实现多种采样方式（定量采样、定时定量采样、定时流量比例采样、定流定量采样和远程控制采样）及多种装瓶方式（每瓶单次采样-单采和每瓶多次采样-混采），是对江、河、湖泊、企业排放水等实现科学监测的理想采样工具。

（一）水质人工采样器

1. 瓶式深水采样器　属于人工采集水样的一种使用工具，主要应用于环保、卫生防疫、自来水、化工等单位。用于采集深、远等人工不便采集水样的地区使用。

（1）主要构成：瓶式深水采样器主要有两部分组成：采样杆和采样瓶组成。采样杆采用优质合金材料制造，全部制造成伸缩型，在野外作业时可以通过连接接头拧紧，长度可达 4 米。不使用情况下可收缩成一段一米长的杆子，便于携带；采样瓶采用优质的 PVC 材料制造,重量轻,不易摔坏,纯度好,不影响水质。拉线主要是控制阀门用。

(2) 使用方法:①野外作业时,首先把采样瓶装配到采样杆上。②再将采样杆连接好,通过接头接好。③安装完后就可以采集水样,同时配有其他采样瓶,交替使用。④当采样瓶深入到采样深度后,拉动阀门拉线,阀门就打开自动进水,完成后松开拉线,阀门会自动关闭。取出后,将采集的水装入采样瓶中。

2. 桶式深水采样器　适用于环保及其他相关部门进行水质或水中浮游生物等分析时采集水样之用。

(1) 主要构成:有机玻璃组成,无色透明,仪器上下活动翻盖自动打开与封闭,实现对所需深处的水样进行采集,使用方便。

(2) 使用方法:用绳子连接后往水中投放。

(二) 水质自动采样器

水质自动采样器又称“等比例采样器”,可在无人值守的情况下按时间比例、流量比例等多种模式自动采样。水质采样器可与在线监测仪联机使用,超标留样功能可将检测超标的水样自动保存,以进一步分析是否真的超标,分清是监测仪责任还是企业责任;同步留样功能可大大减轻监测部门进行在线监测仪比对测试时的工作强度;输送混合样可使测量值更具代表性,减少测量值以点代面带来的弊端;远程控制采样可实现随时控制任意采样。

1. 仪器主要特点

(1) 分瓶采样模式:仪器可实现 1 ~ 25 瓶分瓶采样,瓶数可自由设定。

(2) 多种采样模式:可实现定时模式、时间等比例、流量等比例、液位等比例、同步留样、超标留样、外控采样、远程采样、定时供样(提供混合样给在线监测仪)等多种采样模式。

(3) 仪器还可实现平行采样,即将一次采集的水样分装到不同的瓶中,得到若干同质水样以满足多方检测的需要。

(4) 采样记录功能:可记录每次采样的采样时间、采样量、采样触发方式等信息,最多可存储 1000 条采样记录。

(5) 通讯功能:可通过 RS232、数字 1/0、4 ~ 20mA 等接口形式可与多种在线监测仪通讯,以实现同步采样、超标留样等功能。

(6) 远程控制功能:仪器配置 GPRS 模块及监控平台,实现多台采样器集中管理,可远程设置各种采样模式参数,可远程随意控制立即采样,可上传采样记录、仪器状态、开关门记录。

(7) 外控功能:当外控信号(开关型继电器信号)接通时启动采样器进行采样。

(8) 对外接口:能接入流量计信号及液位计信号。

2. 与流量计、监测仪在废水处理中的应用　废水在线监测系统是由污水排放监测子站、监测中心站和管理中心(城市环保局)组成的城市废水监测网络系统。该系统可实现对企业废水和城市污水的自动采样、流量的在线监测和主要污染因子的在线监测;实时掌握企业及城市污水排放情况及污染物排放总量,实现监测数据自动传输;由监测中心站的计算机控制中心进行数据汇总、整理和综合分析。

(1) 系统要求:能适应现场恶劣环境,完全工业级产品;对工业废水所含的有害化学成分进行采集分析，得出各项精确数值；分析采集到的数据，实施报警并监控废水处理装置，使废水达到排放要求；将现场采集到的数据通过网络传送至中心控制室。

（2）系统框图：监测的基本参数有COD、NH_3-N、pH、石油类、氰化物、酚、Cr^{6+}流量等浓度和排放总量，监测系统由取水预处理装置、监测仪表、数据采集处理控制系统、系统平台软件等部分组成。

（3）系统组成

1）监测子站：在每个排污口建一座监测子站，监测子站设有实验台，站内安装在线流量计、水质自动采样器、污染物在线监测仪以及计算机控制系统。监测子站计算机系统能完成检测仪表输出信号的采集、数据处理、存储、显示、记录、统计、打印等功能；能满足各个排污口对监测数据的要求，通过无线通信系统与计算机控制中心进行实时数据传输。

2）监测中心站：在城市环境监测中心站建立一个中心实验室、一个无线接收系统和一个计算机控制中心。计算机控制中心负责接收监测子站传输的信息和其他污染源的监测信息；负责对监测信息分类、筛选和综合分析；完成对数据的统计、运算、处理，能自动生成各种报表；具有存储、显示、记录、打印、统计等功能，并实现与市环保局信息中心联网。设置一个大屏幕投影系统，显示全市重点污染源分布和监测结果，同时用计算机多媒体语音系统进行环境质量状况演示。

3）管理中心：管理中心由城市环保局相关部门组成，是本系统的决策中心，主要对从监测中心站获得的监测信息进行分析、调研，及时做出管理决策，增加管理力度。

（覃　旻）

第三节　土壤采样器及使用

一、实验目的

1. 熟悉土壤采样仪器的使用。
2. 了解土壤采样器的类型及构造、原理。

二、仪器构造、原理及使用要求

土壤采样器大体分为两类：手动采样器和动力采样器。

1. 手动土壤采样器

（1）软土采样器：软土采样器就是通常所说的土壤土钻。土壤土钻是根据土的物理性质来选择钻头。水分较多，黏性较大的土壤适合用黏土型土钻；土壤中有些沙粒型的适合用砂石型土钻，这种土壤能够减少在取土时的摩擦力，物理作用降到最低（图4-3-1）。

对于需要采2m以上深度的土，可以采用双节钻，这种土钻可以延长。双节钻能延长10m。可以根据用户的需求定制。

1）直压式半圆槽钻：适用于表层土样的采集。将取样器垂直向下，双手握着手柄来回旋转,同时下压(用力要均匀,力度要视土壤的抗剪强度而定,以保持土壤的自然状况),到位后将取样器提出,出口(有柄的那端)对着样品袋入口,用食指在入土端轻轻一按,土样即顺利滑出,清除采样筒口多余的土壤,采样筒内的土壤即为所取样品。

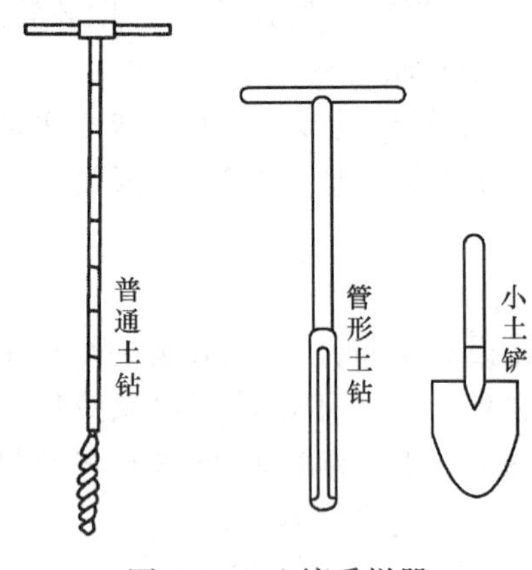

图 4-3-1 土壤采样器

2) 挖坑取样铁铲:适用于采集分层的土样。先用铁铲挖一截面 1.5m×1m,深 1m 的坑,平整一面坑壁,并用干净的取样小刀或小铲刮去坑壁表面 1~5cm 的土,然后在所需层次内采样 0.5~1kg,装入容器内。

3) 稀泥土钻:用一字型取样器,将推杆抽到适当位置(一般 150~200cm),垂直插入泥中,到位后来回旋,使取样器内充满土壤(泥)后向上提出,然后对准样品袋子,用推杆将样品推出。

(2) 硬土采样器:主要是针对在野外取土,土壤硬度相对较大土壤。通常采用直径很小,能配套锤子直接将采样器打入土壤中,取出土。然后根据要取土的深度,和采样器的孔径,选择适合的土壤采样器。

使用方法:用锤子敲击把手将取样器推入土壤中,卷轴会切断土壤,并使样品保存在样品收集室,移除圆柱即可得到样品。

2. 动力土壤采样器　采用汽油等动力、以大幅减免土壤取样人员的劳动力,可达到快速、简便取样,其特点为:取得的样本直径和长度较大、采样深度 2m;通过冲击锤钻入土壤会比较容易,取出也不困难;样品处于比较宽松的柱状圆筒中,取出十分容易;柱状土壤很难被压缩(保持原状);采集一个样本就可以研究整个土壤剖面情况;比开挖一个采样坑要节约时间和减少样本破坏;可有效地用于所有类型的土壤。

(覃　旻)

第五章 气象监测仪器及使用

第一节 气温测量仪器及使用

一、实验目的

1. 熟悉气温测量仪器的使用。
2. 了解气温测量仪器的类型及构造、原理。

二、仪器构造、原理及使用要求

气温是衡量空气冷热程度的量，表示空气分子运动的平均动能。用摄氏度(t)表示，也有用华氏度(F)表示的，理论研究工作中常用绝对温度(T)表示。地面气温一般指距地面1.25～2.0m处的大气温度。测量时，为了防止太阳辐射对测量值的影响，测温仪器必须放在百叶箱或防辐射罩内，还要满足测量元件有良好的通风条件。

（一）分类

测量气温的仪器依分类的依据不同有按原理分、用途分、测温质分、几何形状分、直读记录分等。其中按原理将气温测量仪器可分为：

1. 根据液体和固体随温度变化而膨胀与收缩原理。这类仪器中使用最为广泛的有各种液体玻璃温度表和双金属温度计。
2. 利用某些导体或半导体的电阻随温度变化的原理设计的各种电阻温度表和热敏电阻温度仪器。
3. 依据金属热电偶温差电效应的测温仪器，有热电偶温度表、热电堆温度仪器。
4. 应用电动势变化而设计的硅二极管、锗二极管温度表。
5. 依靠物体表面的辐射原理测定表面温度的红外测温仪。
6. 运用石英晶体的谐振频率与温度之间的关系测量温度的仪器。
7. 按照声波速度的变化是温度函数的原理制成的超声波测温仪。

（二）常用仪器

1. 玻璃温度表　感应部分是一个充满测温液体的玻璃球或柱，示度部分为玻璃毛细管。测温液体常用的有水银，酒精和甲苯等。由于玻璃球内的液体的热胀系数远大于玻璃，毛细管中的液柱随温度变化而升降，可表示温度。常用的有最高温度表，最低温度表和干湿球温度表。最高温度表的构造是在球部底处置一根玻璃针，直伸到毛细管口，使毛细

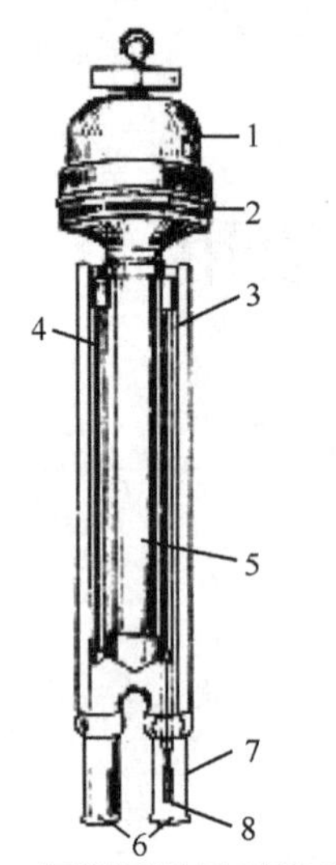

图 5-1-1 阿斯曼通风干湿球温度计结构图

1. 风扇外罩;2. 出气口;3. 湿球温度表;4. 干球温度表;5. 空气主导管;6. 进气口;7. 防辐射套管;8. 包在温度表球部浸透蒸馏水的脱脂纱布

管口变狭。温度上升时,水银膨胀上升,温度下降时,狭管阻止水银下降,因而可测得最高温度。最低温度表用酒精作测温液,在毛细管内放一枚游标,温度上升时,酒精可越过游标上升,温度下降时,液面的表面张力带动游标下滑,游标位置可读出最低温度。阿斯曼通风干湿球温度表是德国人 R · 阿斯曼 1887 年所创,两支棒状温度表放置在防辐射性能极好的通风管道内,机械或电动通风速度为 2. 5m/s。仪器测量精度高,使用方便,常用作野外测量气温和湿度(图 5-1-1)。

2. 双金属温度计 利用双金属片随空气温度变化而伸缩的原理,测定空气温度连续变化。主要由感应部分、传动放大部分、自记部分与支承保护部分等组成。这类仪器有日记、周记自记双金属温度计,能自动连续记录气温变化。感应元件是双金属片,由膨胀系数相差较大的两片金属焊接成,将其一端固定,另一端随温度变化而发生位移,位移量与气温接近线性关系。自记系统由自记钟,自记笔组成,自记笔与放大杠杆相连并受感应元件操纵(图 5-1-2)。

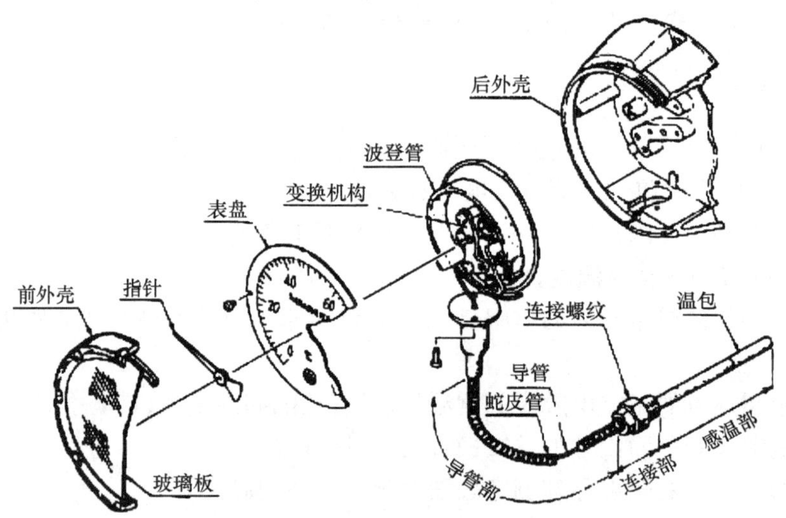

图 5-1-2 双金属温度计结构图

3. 金属电阻温度表 利用金属丝的电阻正比于温度变化的原理制成。常用的金属丝有铂丝、铜丝、铁丝等三种,阻值在几十～100 欧之间,其中铂丝稳定性最好,可用来作标准温度表。电阻温度表适用于遥测。

4. 热敏电阻温度表 通常由热敏电阻元件、测温线路、支承与保护壳体等组成。这类温度表多由金属锰、镁、钴、镍、铁等的氧化钫混合体制成。例如氧化镍—氧化锰等混合物。改变这些成分含量比例,可改变其电导率、电阻温度系数及其他特性。

感应元件由几种金属氧化物混合烧结成的导体电阻,电阻值通常几十千欧,其电阻温度系数大,灵敏度高于金属电阻温度表,但稳定性稍差,广泛应用于高空遥测。

5. 温差电偶温度表 利用温差电现象制成,将两个物理和化学性质不同金属导体,连接成一个闭合回路,称为热电偶。测量时,将热电偶一个接点置于恒温条件(如冰水溶液中)称参考端,另一个接点放在欲测物体上称工作端,两个接点的温度不同,就会产生温差电动势,电动势正比于两接点的温度差。气象常用的铜-康铜热电偶温差电动势只有几十微伏(41 微伏/℃),所以,为了提高测温灵敏度,常将几十对热电偶串接起来组成热电堆。热电偶温度表可用于遥测,在小气候观测中被广泛应用。

6. 硅二极管温度表 利用硅二极管的正向电压随温度和电流会发生变化做成测温传感器。其灵敏度取决于电流的大小,但在很大范围内是近似常数。在保持电流恒定时(一般选择 I=0. 5mA),硅二极管的正向电压与温度之间具有良好的线性,通常硅二极管在温度为 0 ~40℃范围内,可以做到偏离线性约±0. 1℃,但随温度的增大,其温差也增大。

7. 红外测温仪 由物体的温度辐射而产生的电磁波能量与温度间的函数关系,通过测量辐射能量,可求得温度的仪器。

(覃 旻)

第二节 气湿测量仪器及使用

一、实验目的

1. 熟悉气湿测量仪器的使用。
2. 了解气湿测量仪器的类型及构造、原理。

二、仪器构造、原理及使用要求

1. 物理指标 空气的湿度是表示空气中的水汽含量和潮湿程度的物理量。表示空气湿度的物理量重要的有:

(1) 水汽压:空气中水汽部分的压力。空气吸收水汽有一定限量,达到了限量就不再吸收,这个限量叫“饱和点”。空气中水汽达到饱和点时的水汽压,称为饱和水汽压(或称最大水汽张力)。饱和水汽压是温度的函数,随温度升高而增大。在同一温度下,纯冰面上的饱和水汽压要小于纯水面上的饱和水汽压。单位以毫巴(mbar),取一位小数。

(2) 相对湿度:空气中实际水汽压与当时气温下的饱和水汽压之比。以百分数(%)表示,取整数。相对湿度的大小能直接表示空气距离饱和的相对程度。空气完全干燥时,相对湿度为零。相对湿度越小,表示当时空气越干燥。当相对湿度接近于100%时,表示空气很潮湿,越接近于饱和。

(3) 露点(或霜点)温度:指空气在水汽含量和气压都不改变的条件下,冷却到饱和时的温度。形象地说,就是空中的水蒸气变为露珠时候的温度叫露点温度。露点温度本是个温度值,却用它来表示湿度,是因为,当空气中水汽已达到饱和时,气温与露点温度相同;当水汽未达到饱和时,气温一定高于露点温度。所以露点与气温的差值可以表示空气中的水汽距离饱和的程度。

2. 分类　气象上用于测量空气湿度的一般方法,主要有以下几种:

(1) 干湿表法:利用蒸发表面冷却降温的程度随湿度而变的原理来测定湿度。主要用于观测工作,也常作为工作校准。

(2) 吸收法:利用吸湿物质吸湿后的尺度变化或电性能变化来测湿度。主要用于自动测量上。有毛发、肠膜元件、氯化锂元件、氧化铝元件等。

(3) 凝结法:又称冷镜法测量凝结面降温产生凝结时的温度,可用于观测或作为工作标准、参考标准等。即露点温度,主要仪器是露点仪。

(4) 水汽吸收电磁辐射法:利用测量水汽对光辐射的吸收衰减作用,来测定水的含量。主要仪器有红外湿度计和赖曼-α 湿度计。

(5) 称量法:直接称量出一定体积湿空气中的水汽含量。此法测量的要求较高,需要时间长,操作较繁,但其测湿准确度相当高,可优于 0.2% ,是湿度计量基准的一级标准,通常用于国家计量标准中心对参考标准器进行绝对的校准。

3. 常用仪器

(1) 干湿球温度表是由两支型号完全一样的温度表组成。温度表是根据水银(酒精)热胀冷缩的特性制成的,分感应部、毛细管、刻度磁板、外套管四个部分。用两支大小形状完全相同的普通温度表,垂直安放在百叶箱内的支架两侧的环内,球部向下,球部均离地面 1.5m。其中东边的一支用来测量大气温度,叫干球温度表;西边的一支球部缠上湿润的纱布(纱布下端浸在水杯中,杯口距湿球球部约 3cm,杯中盛蒸馏水,供湿润湿球纱布用),叫湿球温度表(图 5-2-1)。当空气未饱和时,纱布上的水分就会蒸发,而蒸发所需要的热量直接取自于流经湿球周围的空气,湿球温度就会低于干球温度。另一方面,蒸发快慢与空气中湿度大小有关,因此,可以根据当时的外界条件(气压、风速)与干湿球温度差,用相应公式推算出当时空气的湿度。

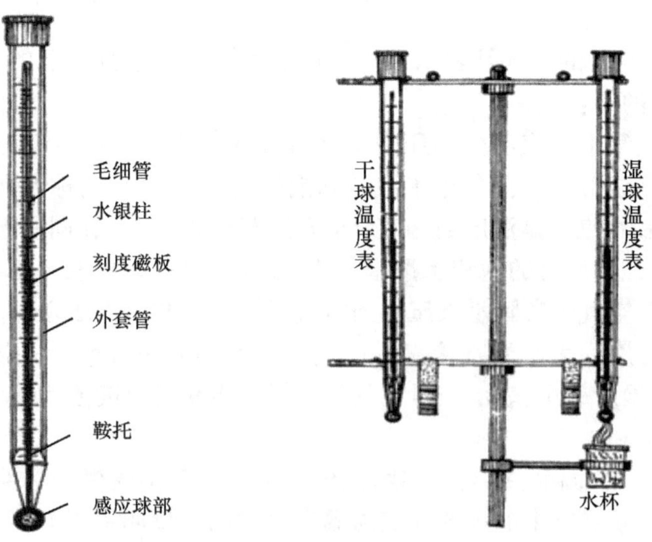

图 5-2-1　干湿球温度表结构图

（2）通风干湿表是一种携带方便，精度较高，适宜于野外勘测的良好仪器。整套仪器由一对感应部分为柱状的温度表、支架、三通管及通风管组成，并附有专用直流稳压电源、双控开关和电缆。其作用原理和百叶箱中的干湿球温度表基本相同，所不同的是它采用电动通风装置，使流经湿球球部的空气速度恒定（2.5m/s），以提高测定湿度的准确性（图 5-2-2）。

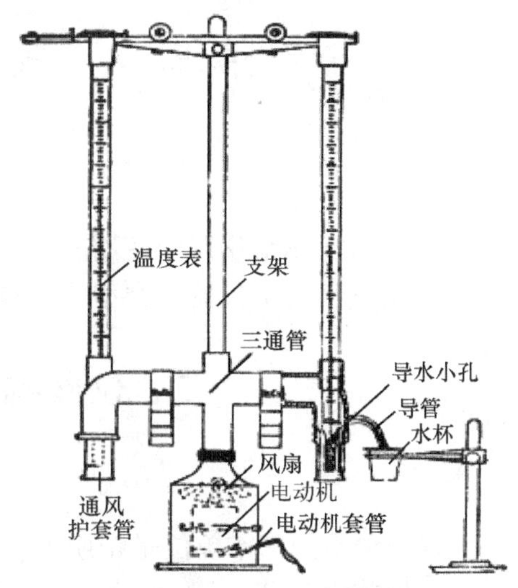

图 5-2-2　百叶箱通风干湿度表结构图

（3）毛发湿度表和湿度计其感湿元件是脱脂人发。脱脂人发具有随空气湿度大小而改变长度的特性。相对湿度增大时，毛发会伸长；反之，毛发会缩短。索修尔研究指出，当相对湿度从 0 变到 100% 时，毛发总伸长量是原有长度的 2.5% 。后来盖 · 吕萨克研究发现，在湿度很小时，毛发延伸极快，到相对湿度为 28% 时，毛发可达到其延伸量的一半，以后逐渐减小。毛发湿度表的刻度就是根据毛发的这一变化规律刻制的，即所谓盖 · 吕萨克尺度。

毛发湿度表的构造如图（图 5-2-3），利用一根脱脂人发作为其感应部分。毛发固定在金属架上，其上端的调节螺丝可用来调整毛发表的零点，下端固定在弧钩上，其固定点到轴心的距离比起同一轴上指针要短得多，因而可以起到传递放大的作用，小锤是用来平衡毛发弹性力的，刻度盘采用盖 · 吕萨克尺度。当空气中相对湿度增大时，毛发伸长，小锤因重力作用下降，拉紧毛发并使指针向右移动；湿度减小时，毛发缩短，使小锤与弧钩上抬指针向左移动。

（4）常用的湿敏电容湿度传感器是用有机高分子膜作介质的一种小型电容器。湿敏电容器上电极是一层多孔金属膜，能透过水汽；下电极为一对刀状或梳状电极，引线由下电极引出。基板是玻璃（图 5-2-4）。整个感应器是由两个小电容器串联组成传感器置于大气中，当大气中水汽透过上电极进入介电层，介电层吸收水汽后，介电系数发生变化，导致电容器电容量发生变化。电容量的变化正比于相对湿度。

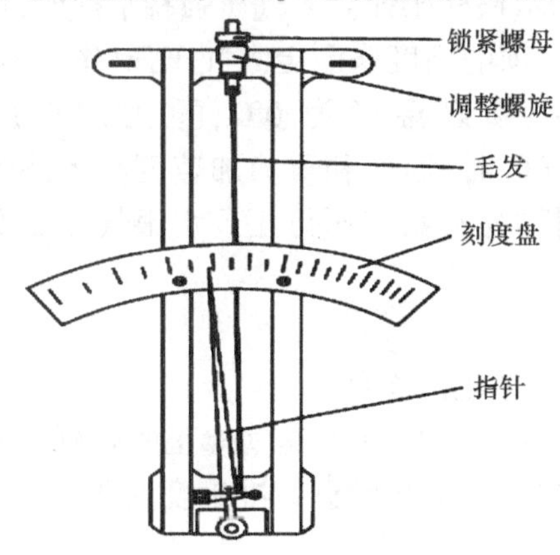

图 5-2-3　毛发湿度表结构图

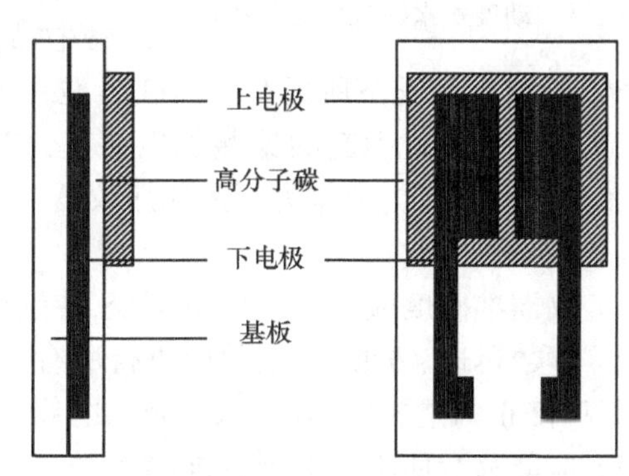

图 5-2-4　湿敏电容湿度传感器结构图

（覃　旻）

第三节 气压测量仪器的使用

一、实验目的

1. 熟悉气压测量仪器的使用。
2. 了解气压测量仪器的类型及构造、原理。

二、仪器构造、原理及使用要求

单位

大气压测量的基本单位是帕斯卡(Pa)(即牛顿每平方米)。气象上报告气压,实际采用在该单位加前缀“百”,成为百帕(hPa),等于100帕。这是气象上选择的术语,主要是因为1百帕(hPa)等于以前使用的单位1毫巴(mbar)。

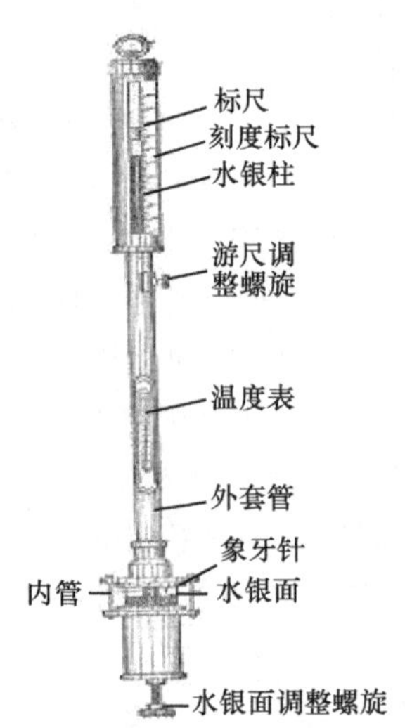

图 5-3-1 动槽式水银气压表结构图

气象上使用的所有气压表的刻度均应以hPa分度。许多气压表以“标准状态下毫米汞柱或英寸汞柱”分度,分别记为(mmHg)n、(inHg)n。当上下文清楚地含有标准状态的意思时,可采用简化术语“毫米汞柱”或“英寸汞柱”。在标准状态下,真实高度被定为760(mmHg)n的水银柱所产生的压强等于1013.25hPa。

1. 水银气压表 水银柱的重量与大气压力相平衡是水银气压表的基本原理。有些水银气压表就采用称量水银柱重量的方法,但气象上常用的水银气压表都是用刻有气压单位的标尺来测量水银柱高度。常见有动槽式水银气压表:用一端封闭并抽成真空的玻璃管,倒插在水银槽中,当水银柱压强与大气压强相平衡时,用水银槽平面到水银柱顶的高度来测定大气压强(图5-3-1)。水银柱的高度必须以温度为0℃,重力加速度为9.80665m^2/s的情况下所具有的高度为准。当测量气压时,温度和重力加速度与上述情况不符,则必须对由此引起的偏差加以订正,气象观测称为本站气压订正。水银气压表测量精度较高,性能稳定,常作为标准测压仪器。

(1) 构造要求

1) 仪器准确度应能长期保持不变,特别要保持小的滞后影响。

2) 读数迅速、方便;对读数应进行所有已知影响量的修正;进行这些修正的观测员必须了解每项修正的重要性,以确保所施加的修正是正确的,不会导致读数准确度变坏。

3) 应能移运而不会降低其准确度。

4) 气压表玻璃管的内径最好为9mm,不应小于7mm。

5) 内管的准备和灌充水银应在真空状态下进行。水银的纯度非常重要,要进行两次蒸馏、脱脂、反复清洗和过滤。

6）应当在水银气压表上刻上标尺能给出正确读数（在标准重力下）的实际温度。标尺最好经过校准，使之能给出在0℃的正确读数。

7）弯月面不应是平坦的，除非内管的内径很大（>20mm）。

8）对于船舶用水银气压表，任意点的误差不应超过±0.5hPa。

（2）读数：当用水银气压表进行观测时，必须先读附属温度表，而且要读得越快越好，因为温度表的温度会由于观测者的出现而上升。必须用手指在弯月面附近和靠近槽部两处轻叩几下，目的是使水银面保持稳定状态。如果所用的水银气压表不是定槽式水银气压表，那么就必须从下向上调整槽部水银面的位置，使之与象牙针尖恰好接触。最后调整标尺的游标，使之对准水银柱弯月面并读数。当游标的下缘与弯月面最高端相切时，就是游标正确地调整好的状态。如果用一个放大镜来观察，应当可以看到在游标下缘与水银面顶部之间有一条极窄的透光缝隙。决不允许游标下缘"切去"弯月面的顶部。观测时，应当使眼睛与游标前部的下缘和后部的下缘都在同一条视线上。

2. 空盒气压表　用金属或非金属材料制成扁圆形的空盒，或串接成空盒组，盒内常留有少量气体，在大气压力作用下，空盒变形，其中心位移量可表示气压的变化。但因为气压引起的位移非常微小，无法直接用肉眼观察，常规的空盒气压表（计）采用机械杠杆放大数十倍后通过指针（或自记笔尖）在刻度上的位置读取气压值，借助自记钟连续记录气压随时间的变化。此外，也有将空盒的位移输出转换成电参量输出，例如空盒中心位移带动电容器的一个极片位移或带动电感衔铁位移或带动电阻器滑动触点位移，就可成为变电容方式、变电感方式和变电阻方式输出，以便实现对气压进行遥测。

用空盒制作的测压仪器具有重量轻，便于携带和安装的优点，但由于金属膜片的弹性系数随温度变化，需采取温度补偿措施，空盒形变存在弹性滞后，以上两因素使空盒测压精度低于水银气压表。

（1）构造要求：空盒气压表的主要部分是一个密封的金属膜盒，其中的空气全部或部分抽空，再用一个强力弹簧支撑以防空盒被外部大气压压扁。在任何给定气压下，弹簧的弹力和外部的压力是平衡的。

空盒可用有弹性的材料（钢或铍青铜）制造，因此空盒本身也具备弹簧的功能。需要有一种方法以测定和显示空盒形状与位置的变化。可以用杠杆系统放大空盒的形变量并驱动一个指针，使之沿着有刻度的标尺移动以指示气压值；或者利用在标尺上移动的光点，以指示气压；也可以不用机械模拟技术，而采用一个人工操作的测微表（千分表），它的计数器可以直接指示气压值并可到零点几 hPa，当发光指示器发出信号表示测微表恰好碰到空盒时可读数。这种空盒气压表既轻便又坚固耐用。

（2）读数：空盒气压表在读数时的放置状态必须与校准时的放置状态（水平放置或垂直放置）一致。在读数之前要先轻击仪器，读数要准确到0.1hPa。光学读数装置或数字显示装置有利于改善读数的准确性，并可减少机械杠杆装置所产生的误差。

3. 振动筒式压力传感器　感应元件是用高导磁率、高弹性的金属制成薄壁圆筒。一端封闭，另一端固定在基座上。振动筒的外侧是用保护筒构成的真空腔；内侧与自由大气相通，并有两个线圈骨架，分别装上激振线圈和拾振线圈（图5-3-2）。观测时，接上电

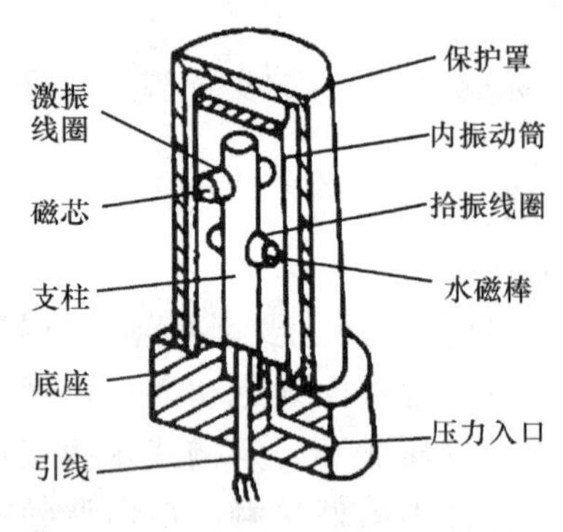

图 5-3-2 振筒式压力传感器结构图

源后,激振线圈和振动筒相互作用下产生固有振动频率。此频率随气压的增大而升高,拾振线圈检测振动频率的变化,从而指示气压的变化。这种感应元件测压精度高,其输出是电参量(频率或周期),便于对气压实行遥测。

4. 电子气压表　用转换器把敏感元件的响应转换为与压力相应的电气量,用两种形式的模拟信号,例如电压信号(直流电压 DC、或频率与实际压力相关的交流电压 AC);或数字信号,例如脉冲频率;或使用标准数据通信协议。模拟信号可以用多种电子显示方式。

(覃　旻)

第四节　气流测量仪器及使用

一、实 验 目 的

1. 熟悉气流测量仪器的使用。
2. 了解气流测量仪器的类型及构造、原理。

二、仪器构造、原理及使用要求

(一) 风向测定

风向标是一种应用最广泛的测量风向仪器的主要部件,由水平指向杆、尾翼和旋转轴组成。在风的作用下,尾翼产生旋转力矩使风向标转动,并不断调整指向杆指示风向。外形分四部分:风尾、指向杆、平衡重锤、旋转主轴。

1. 原理　当风的来向与风向标成某一交角时,风对风向标产生压力,这个力可以分解成平行和垂直于风向标的两个风力。由于风向标头部受风面积比较小,尾翼受风面积比较大,因而感受的风压不相等,垂直于尾翼的风压产生风压力矩,使风向标绕垂直轴旋转,直至风向标头部正好对风的来向时,由于翼板两边受力平衡,风向标就稳定在某一方位。

2. 设计要求　在小风时能反应风向的变动,即有良好的启动性能;具有良好的动态特性,即能迅速准确地跟踪外界的风向变化。

风向标感应的风向必须传递到地面的指示仪表上,以触点式最为简单,风向标带动触点,接通代表风向的灯泡或记录笔电磁铁,作出风向的指示或记录,但它的分辨只能做到一个方位 22.5°。

3. 分类　根据风尾可分为以下几类(图 5-4-1)。

(1) 双叶型风向标:尾翼由两个分开的叶片组成,两翼有 20°左右的张角,增大了垂直方向上的风压,所以灵敏性较好。同时由于张角的存在,当风标做惯性转动时,受到摆回平衡位置的力也要大些,所以稳定性也较好。双叶型尾翼的最大缺陷,是尾翼对气流的破坏较严重，引起了尾翼后的涡流。

（2）菱型风向标：是比较理想的风向标，它的体积和重量都较小；另外，尾翼透空，气流从尾翼透空部分通过，形成一股强气流，使得尾翼不易摆动，并将尾部形成的涡流带走，使得气流稳定。所以它的灵敏性、稳定性都很好。

（3）流线性风向标：具有菱型风向标的优点。但是制造上较难，容易变形。

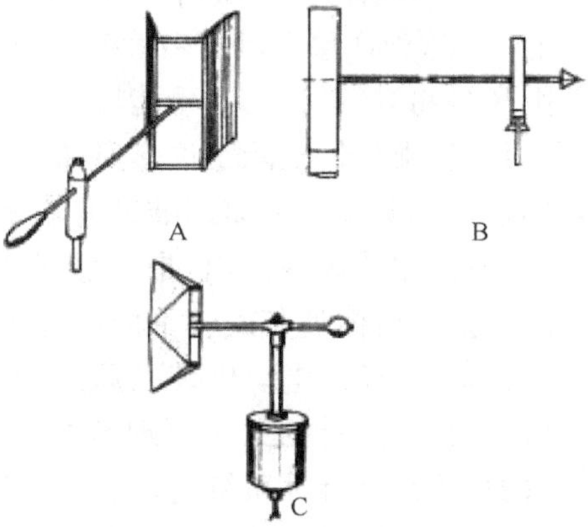

图 5-4-1　风向标类型

A. 双叶型风向标；B. 机翼型风向标；C. 菱型风向标

（二）风速测量

常用的风速测量仪器有以下几类：

1. 旋转式风速计　感应部分是一个固定在转轴上的感应风的组件。常见的有三种型式：螺旋桨叶片组、平板叶片组、半球形的空心杯壳组。

（1）风杯式风速计：它的感应部分是由三个或四个圆锥形或半球形的空杯组成。空心杯壳固定在互成 120°的三叉星形支架上或互成 90°的十字形支架上，杯的凹面顺着一个方向排列，整个横臂架则固定在一根垂直的旋转轴上（图 5-4-2）。

当风从左方吹来时，风杯 1 与风向平行，风对风杯 1 的压力在最直于风杯轴方向上的分力近似为零。风杯 2 与 3 同风向成 60°角相交，对风杯 2 而言，其凹面迎着风，承受的风压最大；风杯 3 其凸面迎风，风的绕流作用使其所受风压比风杯 2 小，由于风杯 2 与风杯 3 在垂直于风杯轴方向上的压力差，而使风杯开始顺时针方向旋转，风速越大，起始的压力差越大，产生的加速度越大，风杯转动越快。

风杯开始转动后，由于杯 2 顺着风的方向转动，受风的压力相对减小，而杯 3 迎着风以同样的速度转动，所受风压相对增大，风压差不断减小，经过一段时间后（风速不变时），作用在三个风杯上的分压差为零时，风杯就变做匀速转动。这样根据风杯的转速（每秒钟转的圈数）就可以确定风速的大小（图 5-4-3）。转速可以用电触点、测速发电机或光电计数器等记录。

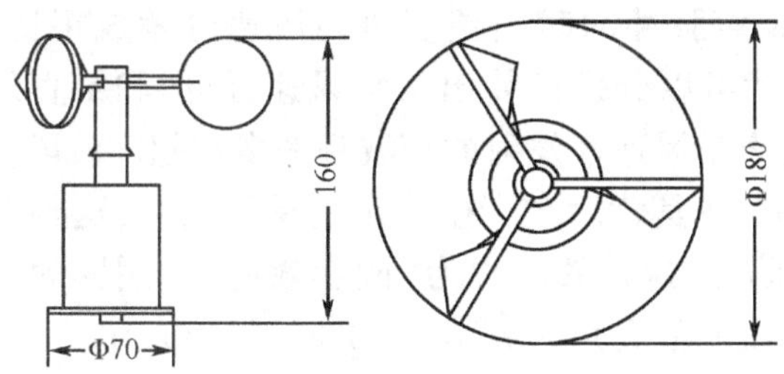

图 5-4-2　风杯风速仪感应结构图

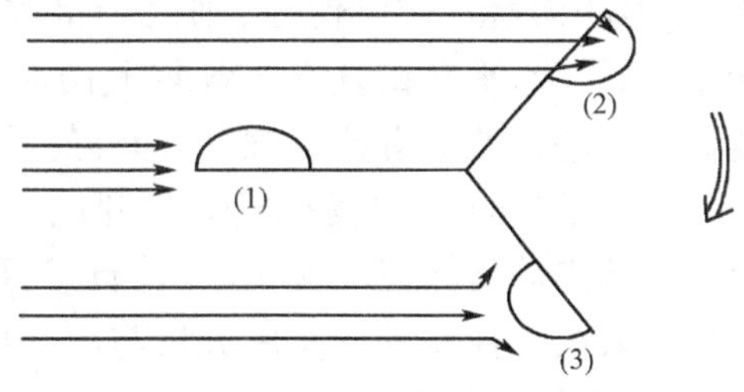

图 5-4-3　三杯风速仪原理

当风杯处于小风速时，必须考虑两种摩擦力矩（动摩擦力矩、静摩擦力矩）的影响。静摩擦力矩是常数，动摩擦力矩应与转速成正比。风速越大，摩擦力矩所占的比例越低。

过高效应：还会受到其他两种影响：垂直风速的影响、风向脉动的影响。风速在 0 ~

20m/s 时,利用风杯测定风速比较准确。风杯达到匀速转动的时间要比风速的变化来得慢(滞后性)。这种现象在风速由大变小时较为严重,如当风速较大,很快地变为 0 时,因为惯性作用,风杯将继续转动,不可能很快停下来。这样,风速计所记录的风速要比实际风速为大。同时这种滞后性消除了许多风速脉动现象,因而,用风杯作感应器的风速表,测定平均风速比较好,而测瞬时风速则准确度较差。试验证明:三杯比四杯好,圆锥形比半球形好。

(2) 螺旋桨式风速计:它是一组三叶或四叶螺旋桨绕水平轴旋转的风速计。螺旋桨装在一个风标的前部,使其旋转平面始终正对风的来向,它的转速正比于风速。

1) 原理:电扇由电动机带动风扇叶片旋转,在叶片前后产生一个压力差,推动气流流动。螺旋桨式风速计的工作原理恰好与此相反,对准气流的叶片系统受到风压的作用,产生一定的扭力矩使叶片系统旋转。这种能量如果加以利用就是风力发电。

2) 结构:螺旋桨式风速计是由若干片桨叶按一定角度等间隔地装置在一铅直面内。螺旋桨式风速计的叶片旋转平面应始终对准风的来向,因此它的感应部分需要与风向结合在一起。风向标部分则制成与风机机身相似的外形,保持良好的流线型。

2. 热线风速计　一根被电流加热的金属丝,流动的空气使它散热,利用散热速率和风速的平方根成线性关系,再通过电子线路线性化(以便于刻度和读数),即可制成热线风速计。热线风速计分旁热式和直热式两种。旁热式的热线一般为锰铜丝,其电阻温度系数近于零,它的表面另置有测温元件。直热式的热线多为铂丝,在测量风速的同时可以直接测定热线本身的温度。热线风速计在小风速时灵敏度较高,适用于对小风速测量。它的时间常数只有百分之几秒,是大气湍流和农业气象测量的重要工具。优点:感应速度快,时间常数只有百分之几秒,在小风速时灵敏度较高,探头体积小,对流场干扰小,响应快,能测量非定常流速;宜应用于室内和野外的大气湍流实验。缺点:金属丝过细,易断;对工作环境要求较高,灰尘不易过多。

热线测量的主要误差:气温变化造成的误差、测风热线方向与气流方向不垂直造成的误差(要求夹角 10 度)、空气密度的改变造成的误差。

3. 声学风速表　在声波传播方向的风速分量将增加(或减低)声波传播速度,利用这种特性制作的声学风速表可用来测量风速分量。声学风速表至少有两对感应元件,每对包括发声器和接收器各一个。使两个发声器的声波传播方向相反,如果一组声波顺着风速分量传播,另一组恰好逆风传播,则两个接收器收到声脉冲的时间差值将与风速分量成正比。如果同时在水平和铅直方向各装上两对元件,就可以分别计算出水平风速、风向和铅直风速。由于超声波具有抗干扰、方向性好的优点,声学风速表发射的声波频率多在超声波段。

阴影效应:由于绕流的作用,迎风面的探头,在其背后会产生一定的尾流区域,这种现象将导致声波传播路径偏长,而使计算风速值偏低,这种效应称为"阴影效应"。阴影效应的大小取决于探头外形及风矢量与超声探头轴线间的夹角。夹角为 90°时,效应为 0。

4. 激光风速仪建立在激光技术和多普勒频移原理基础上,通过频率测量来测定风速。

激光通过大气层时,大气层中的气溶胶粒子对入射光有散射效应,而运行的气溶胶粒子将使散射光的频率产生多普勒频移效应。在接收器内比较发射光的参考光和散射光的频差,就可确定运载气溶胶粒子的气流速度。激光风速仪测得的风速并不是真正的大气流动速度,而是悬浮于气流中的散射粒子的运动速度。因为粒子与流体的密度有显著差异,粒子不可能完全跟随流体运动,其速度总会有差异,这就造成了激光测量的误差。

5. 数字风速仪　专为各种大型机械设备研制开发的大型智能风速传感报警设备,其内部采用了先进数字风速仪的微处理器作为控制核心,外围采用了先进的数字通讯技术。系统稳定性高、抗干扰能力强,检测精度高,风杯采用特殊材料制成,机械强度高、抗风能力强,显示器机箱设计新颖独特,坚固耐用,安装使用方便。所有的电接口均符合国际标准,安装时免调试,适用于不同的工作环境。数字风速仪用于测量瞬时风速和平均风速,具有自动监测、实时显示、超限报警控制等功能。

6. 轻便风速表　用于野外小气候观测风速的一种轻便仪器。其构造分风杯感应部分和机械指示部分。四个半球形风杯刻度盘中心大指针指示十位数和个位数,右边小指针指示百位数,左边小指针指示千位数。仪器的右下方有一启动开关,用启动和关闭开关时间内的指针刻度数求得每秒时间内指针所走刻度数,再从所附检定表上即可查得风速。

(覃　旻)

第五节　辐射测量仪器及使用

一、实 验 目 的

1. 熟悉辐射测量仪器的使用。
2. 了解辐射测量仪器的类型及构造、原理。

二、仪器构造、原理及使用要求

(一) 指标

气象上常测量的辐射指标如下:

1. 太阳直接辐射　指来自日盘0.5°立体角内与该立体角轴垂直的面的太阳辐射。
2. 天空辐射(或称太阳散射辐射)　指地平面上收到的来自天穹2π立体角向下的大气等的散射和反射太阳辐射。
3. 太阳总辐射　指地平面接收的太阳直接辐射和散射辐射之和。
4. 反射太阳辐射　指地面反射的太阳总辐射。
5. 地球辐射　指由地球(包括大气)放射的辐射。
6. 净辐射　指向下和向上(太阳和地球)辐射之差。

(二) 常用仪器

1. 直接辐射表　太阳直接辐射是用太阳直接辐射表(简称直接辐射表或直射表)测量。当太阳直辐射量超过120W/m^{2}时和日照时数记录仪连接,也可直接测量日照时数。此辐射表可广泛应用于太阳能利用、气象、农业、建筑材料及生态考察部门。

结构:直接辐射表由进光筒、感应件、跟踪架(赤道架)及附件组成(图5-5-1)。

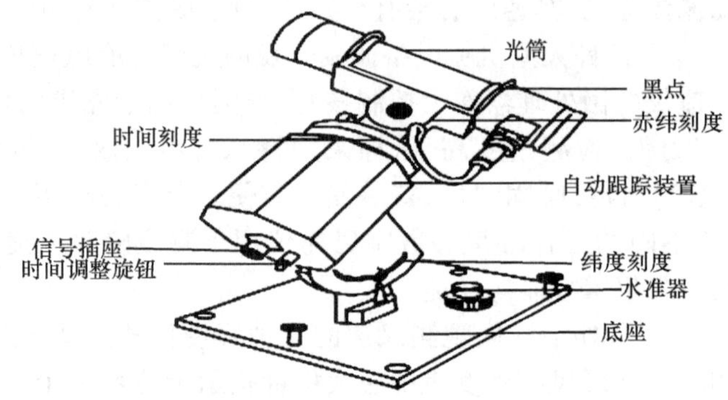

图 5-5-1 直接辐射表结构图

1）进光筒是一个金属圆筒，为使感光面不受风的影响，同时又减少管壁的反射，筒内有几层煮黑的光栏，光栏的坡度使得进入光筒的半开敞角为 2. 5° ~5. 5°，为保证筒内清洁，筒口装有石英玻璃片。进光筒前有一金属箍用来安放各种滤光片，筒内装有干燥气体以防止产生水汽凝结物。为了对准太阳，进光筒两端分别固定两个固定圆环，筒口圆环上有一小孔，筒末端白色圆盘有一黑点，小孔和黑点的连线与筒中轴线相平行。如果光线透过小孔落在黑点上，说明进光筒已对准太阳。

2）感应件是仪器的核心部分，由感应面与热电堆组成。安装在光筒的后部。当光筒对准太阳，黑体感应面吸收太阳直射增热，使得热电堆产生温差电动势，由导线输出。仪器灵敏度约为 $7 \sim 14\mu V \cdot W^{-1} \cdot m^2$，响应时间为 35s 左右（响应稳态度 99% 时）。

3）跟踪架是支撑进光筒使之自动准确跟踪太阳的一种装置，常用的跟踪架有时钟控制、直流电机控制和全自动三种形式。

4）附件包括仪器底座（刻有南北方位线）、水准器与调整螺旋、进光筒帽盖与外罩等。

2. 散射辐射表　散射辐射是短波辐射，须用总辐射表配上有关部件加以测量。

（1）结构：散射辐射表由总辐射表和遮光环两部分组成。遮光环作用是保证从日出到日落能连续遮住太阳直接辐射。它由遮光环圈、标尺、丝杆调整螺旋、支架、底盘组成。

（2）安装：散射辐射表安置的条件及台架安装的要求与总辐射表相同。由于遮光环很重而且底盘较大，因此仪器安置更应牢固。先将遮光环安装在观测台架上，遮光环的方向和水平很重要，因此，遮光环安装在台架上时必须使底盘边缘对准南北向，使仪器标尺指向正南北（遮光环丝杆调整旋钮柄朝北）。然后用螺栓将遮光环底板固定在观测支架，根据当地的地理纬度固定标尺位置。把总辐射表水平地安装在遮光环的平台上，使输出插头朝北，其位置应正好使辐射表黑漆感应面位于遮光环中心。调好总辐射表水平并固定。将遮光环按当日的太阳赤纬调到相应的位置上，使遮光环恰好全部遮住总辐射表的感应面和玻璃罩。再把总表输出线与记录仪连接（图 5-5-2）。

（3）使用和维护：观测散射辐射时，日出前，转动丝杆调整螺旋，将遮光环按当日赤纬调在标尺相应的位置上（有时也可几天调整一次），使遮光环全天遮住太阳直射辐射。每日上下午巡视一次，检查遮光环阴影是否完全遮住仪器的感应面与玻璃罩，否则应及时调整。平时要经常保持遮光环部件的清洁和丝杆的转动灵活。发现丝杆有灰尘或转动不灵活时，尤其是风沙过后，要用汽油或酒精将丝杆擦净。较长时间不使用，应将遮光环取下或用罩盖好，以免丝杆和有关部件锈蚀。长时间使用遮光环，当圈环颜色（外白内黑）褪色或脱落时，应重新上漆。

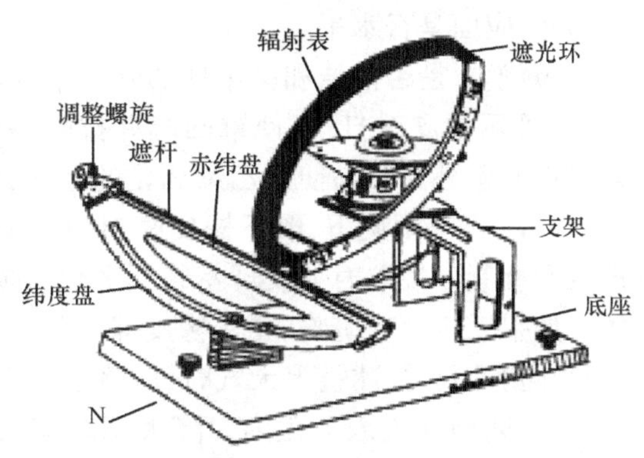

图 5-5-2　散射辐射表的结构与安装

3. 净全辐射表　净全辐射为正表示地表增热，即地表接收到的辐射大于发射的辐射，净全辐射为负表示地表损失热量。净全辐射用净全辐射表测量。

（1）结构：净全辐射表由感应件、薄膜罩和附件等组成图（图 5-5-3）。

净全辐射表感应件也是由涂黑感应面与热电堆组成。但与总辐射表不同，它有上下两个感应面，两面均能吸收波长为 0.3 ~ 100μm 全波段辐射。热电堆两端与上下两个感应面相贴。由于上下感应面吸收的辐照度不同，使得热电堆两端产生温度差异，其输出的电动势与涂黑感应面接收的辐照度差值成正比。净全辐射表有长波与全波段两个灵敏度，其要求范围均在 $7 \sim 14\mu V \cdot W^{-1} \cdot m^2$。长波与全波段灵敏度允许误差≤15%。响应时间≤60s（响应稳态值 99%）。

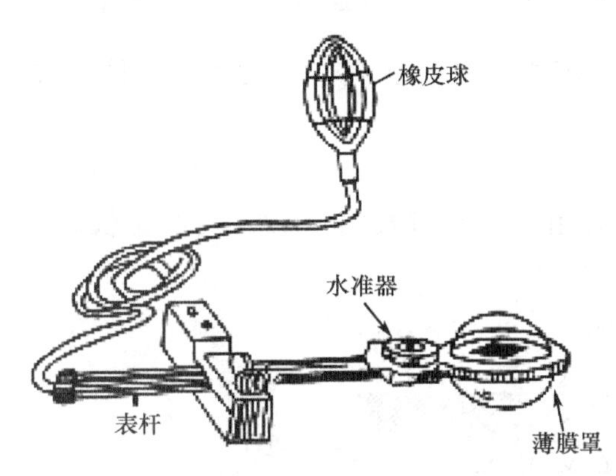

图 5-5-3　净全辐射表结构图

白天（净全辐射为正值）采用全波段灵敏度，夜间（净全辐射为负值）采用长波灵敏度。为防止风的影响和保护感应面，净全辐射表上下感应面装有既能透过短波（0.3 ~ 3μm），又能透过长波辐射（3 ~ 100μm）的半球形专用聚乙烯薄膜罩。薄膜罩上放置橡皮密封圈，然后用压圈旋紧，使得薄膜罩牢牢固定住。

附件有表杆、干燥器、底板、上下水准器与调节螺旋、接线柱和橡皮球等。干燥器（内装硅胶）装在表杆内与感应件相通，用橡皮球打气，通过干燥器即使上下薄膜罩充成半球形，并提供干燥气体，排除罩内潮气。此外还有上下两个金属盖和固定压圈用的金属环等。

（2）安装：安装净全辐射表的架子是由台柱和伸出的长臂所组成，长臂的末端固定一块比净全辐射表底座稍大的金属板或木板。安装架子时，要求台柱离地面约 1.5m，长臂基本水平，方向朝南。台柱埋入地下部分要很牢固，不要因长臂末端安装仪器长期承受重量而下垂。安装时，把表的底板用不锈螺旋固定在金属板上，使感应件伸出长臂，接线柱方向朝北。用调整螺旋将感应面调平。最后用电缆线连接记录仪，接线时要注意正负极。

（3）使用与维护：净全辐射表观测的是全辐射差额，不仅白天观测夜间也要观测。记录仪显示的是瞬时值、时累计量和 0 ~ 24 小时日总量，一般白天显示正值，夜间为负值。

净全辐射表和总辐射表一样，除每日上下午至少各检查一次仪器状态外，夜间还应增加一次检查。每次检查和维护的内容如下：

1）感应面是否水平。

2）薄膜罩是否清洁和呈半球凸起。罩外部如有水滴，应用脱脂棉轻轻抹去，若有尘埃、积雪等，可用橡皮球打气，使罩凸起并排除湿气。薄膜罩通常每月更换一次，风沙多、大气污染严重或紫外光强易使聚乙烯老化的地区，要增加更换次数。更换薄膜罩时要用专用工具（金属环）把压圈旋下，取下橡皮密封圈与旧罩，然后换上新罩，放上密封圈，再用专用工具把压圈旋紧。换罩时如发现密封圈老化或损坏应同时更换，更换时注意不要弄脏或碰坏黑体。如果感应面有脏物，要用橡皮球清除，不要用刷子等硬物去清除。

3）遇有雨、雪、冰雹等天气时，应将上下金属盖盖上，加盖条件同总辐射表，稍大的金属盖在上，以防雨水流入下盖内。降大雨时应另加防雨装置。降水停止后，要及时开启。由于薄膜罩密封性能不好或金属盖盖得不紧，大雨时，常把感应面弄湿，使得仪器短路或出现负值，应及时把仪器烘干或换上备份表。

4）注意观测结果正负值。正常天气净全辐射夜间为负值，日出后 1 ~2 小时升为正值至中午为最大，日落前 1 ~2 小时又转为负值。若出现相反情况，可能仪器的正负极接错。

5）干燥剂失效要及时更换。

6）注意保持下垫面的自然和完好状态。平时不要乱踩草面，降雪时要尽量保持积雪的自然状态。

4. 便携辐射仪

（1）热电辐射表：由感应面与温差电堆两部分组成。辐射表（传感器）与测量仪表（显示器，如辐射电流表）构成一套辐射仪器（图 5-5-4）。

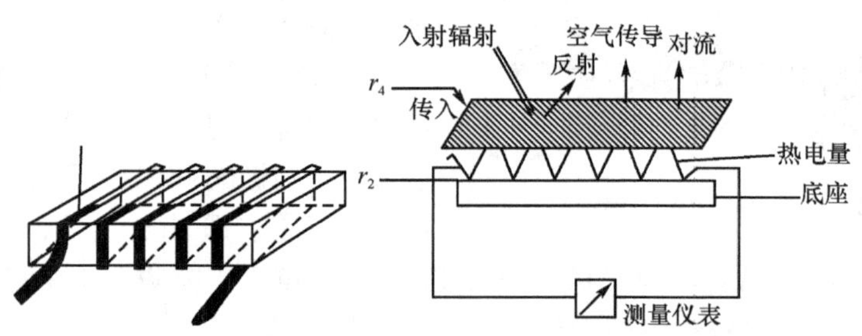

图 5-5-4　热电辐射表结构图

（2）辐射电流表是各种仪器的指示仪器，与直接辐射表、天空辐射表、反辐射表、辐射平衡表等一起测量各种辐射强度。

1）构造：辐射电流表由外壳、刻度表、调节螺丝、绝电器几部分构成。

2）使用方法：接通辐射电流表后，读数精确到 0.1 小格。从读数中减去零点读数为辐射电流表观测读数值。此数值不能直接使用，需订正后才能得到正确电流表刻度值。

（覃　旻）

第六章　生长发育常用指标的测量

第一节　人体测量的基本要求和测量点

一、实验目的

掌握人体测量的基本要求和常用人体测量点。

二、实验内容

（一）基本要求

1. 所用测量仪器须经过严格校准，器械误差在允许范围内。

2. 嘱被测者在裸露条件下，保持正确测量姿势；按规定测量点和测量方法测量，记录数值精确到小数后一位。

3. 统一测量时间和记录方法。

（二）常用人体测量点

详见图 6-1-1，有以下 11 个骨性标识点：

1. 颅顶点　当头部保持眼耳水平面时，头顶部正中矢状平面上的最高点。眼耳水平面是指通过左、右耳屏点上缘和眼眶下缘形成的水平面。

2. 肩峰点　在肩胛骨肩峰外侧缘上，最向外突出的点。

3. 桡骨点　桡骨小头上缘的最上端点。

4. 桡骨茎突点　桡骨茎突的最下端点。

5. 指极点　手臂下垂时，中指尖端最向下的点。

6. 髂嵴点　髂嵴的最外突点。

7. 大转子点　股骨大转子的最高点。

8. 胫骨点　胫骨之胫侧踝上缘最高位之点。

9. 腓骨点　腓骨头最向外凸出的点。

10. 内踝点　胫骨内踝最下端的点。

11. 胸骨中点　左右第四胸肋关节上缘的连线与正中矢状面的交点。

测量以上各点高度时应采取直立姿势。

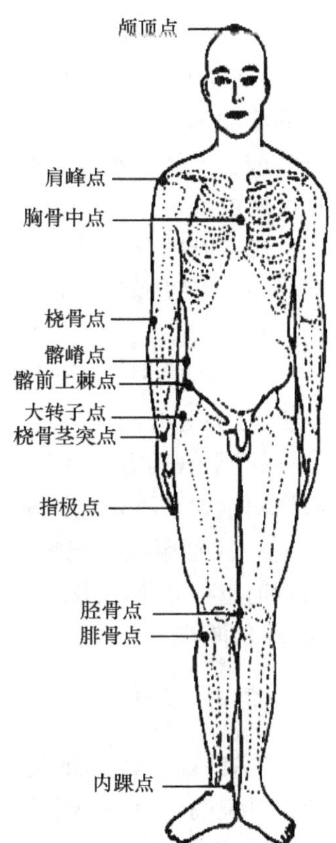

图 6-1-1　人体测量点

（叶菊风）

第二节　人体形态测量方法与仪器

一、实验目的

1. 掌握人体形态测量方法及其注意事项。
2. 熟悉有关测量工具的使用和校准方法。

二、实验内容

（一）身高

身高（stature height）是立位时颅顶点到地面的垂直高度，是生长发育最有代表性的指标之一。

1. 测量器材

（1）身高坐高计：一个长 2m 的立柱垂直固定于方木底台上，沿立柱左侧有 cm 和 mm 刻度；立柱上装可移动的滑测板；板与底台平行，与立柱垂直；40cm 高处装有可翻开测坐高用的活动坐板。

（2）人体测高计：由带 mm 刻度的主尺、底座、顶端固定尺座、套在主尺上的活动尺座及直尺组成。

（3）卧式身长计：测量 3 岁前婴幼儿的卧位身长；它通常比同个体所测立位身高值大 2～3mm。使用前应用水平仪检查身高计是否放置平稳；用直角尺检查滑测板与立柱（或活动尺）是否垂直；用标准钢卷尺校正刻度尺，误差不得超过±0.2%。

2. 测量方法　受试者脱鞋帽，仅穿内衣裤，立正姿势站在底板上，两手自然下垂，足跟靠拢，足尖分开约 45°；足跟、臀部、肩胛部三点紧靠立柱，躯干自然挺直；头部保持眼耳水平位，两眼平视前方。测试者立于右侧，轻移滑测板向下，直到与头顶点接触。读数并记录结果。测量误差不得超过±0.5cm。

3. 注意事项　测量时应将身高坐高计放置于平坦的地面，并将标尺杆盖固定在墙上；测量前应检查身高坐高计的零件有无松弛；滑尺与头顶接触时，松紧要适宜；读数时切勿仰视，亦勿俯视。

（二）坐高

坐高（sitting height）是坐位时头顶点至椅面的垂直距离。可反映躯干生长状况，与身高结合可说明下肢与躯干的比例关系。

1. 测量器材　身高坐高计。

2. 测量方法　受测者脱帽，坐板上，骶骨部、两肩胛间紧靠立柱，躯干自然挺直，头部与测身高时姿势同，两腿并拢，大、小腿呈直角；测量者移动滑测板轻压头顶点后读数，测量误差不得超过±0.5cm。

3. 注意事项　平视滑尺，读取读数（一般将滑尺移动 3 次，3 次之间的误差在 0.5cm 以内时,记录3次测量的结果,最后求其平均值)。

(三)体重

体重(body weight)是人体总的质量,综合反映骨骼、肌肉、皮下脂肪及内脏重量,在一定程度上反映营养状况。

1. 测量器械 杠杆式体重秤(不能用弹簧秤)。

2. 测量方法 受试者排空大小便,穿短内裤(女孩可戴胸罩或穿小背心),赤足轻轻踏上秤台,直立于正中或坐于座板上,手不乱动或接触其他物体。调整砝码至杠杆平衡,记下读数至最小刻度,测量误差不超过±0.1kg。

3. 注意事项 水平放置,使用前调节零点;用标准砝码校准体重计准确度(50kg)和灵敏度(体重±0.1kg)。杠杆式婴儿秤要求每20g刻度间距在2mm以上。

(四)胸围

胸围(chest circumference)表示胸腔容积、胸背肌发育和呼吸器官的发育程度。

1. 测量器械 带mm刻度软皮尺,用前先用钢尺校正,误差不超过±0.2%。

2. 测量方法 3岁以下婴幼儿取卧位,3岁以上儿童取立位,测量时儿童两手自然平放或下垂,男生及未发育的女生,测量者用左手拇指将软尺零点固定在受试者胸前右乳头上缘,已发育的女生,将软皮尺的零点固定在乳头上方与第四肋骨平齐;协助者将软尺固定在两肩胛下角下缘。在被试者呼气末而吸气开始前读数记录,为平静状态下胸围。再令受试者作最大深吸气,终末测其吸气胸围;稍停再令其作最大深呼气,终末测其呼气胸围;二者之差为呼吸差。胸围测试误差不得超过±1cm。

3. 注意事项 测量前受试者不得进行体育活动和体力劳动;测试人员应严格掌握皮尺的松紧度。

(五)围度

1. 上臂围(biceps circumference)有两项指标 ①上臂紧张围:被测者用力屈曲肘关节、在肱二头肌最隆起处测量读数;②上臂放松围:放松上臂,自然下垂,原处测量、读数。

2. 大腿围(thigh circumference) 受试者自然站立,两腿稍分开,测试者站其左侧,卷尺由左腿臀肌皱纹下,经腿间水平绕至大腿前面测量其围度。

3. 小腿围(calf circumference) 受试者直立位,身体重量平均落于两下肢上,将卷尺绕腓肠肌最隆起处测量。

4. 腰围 使用尼龙带尺。受试学生自然站立,两肩放松;双臂交叉抱于胸前。测试人员面对受试者,带尺经脐上0.5~1cm处(肥胖者可选择腰部最粗处)水平绕1周。带尺绕腰部的松紧度应适宜(使皮肤不产生明显凹陷)。带尺上与"0"点相交的值即为测量值。记录以cm为单位,精确到小数点后1位。

5. 臀围 使用尼龙带尺。受试学生自然站立,两肩放松,双臂交叉抱于胸前。测试人员立于受试者侧前方,将带尺沿臀大肌最突起处水平绕一周,松紧度适宜(皮肤不产生明显凹陷)。带尺上与"0"点相交的值即为测量值。记录以cm为单位,精确到小数点后1位。

（六）肩宽和骨盆宽

肩宽（shoulder breadth）为左右肩峰点间的直线距离。骨盆宽（crista breadth）为左右髂嵴点间的直线距离。

1. 测量器材　测径规，仪器误差不得超过±0.5cm。

2. 测量方法　受试者取直立位，姿势同测胸围。测量者在受试者正后方，用两食指沿肩胛冈向外摸到肩峰外侧缘中点，用测径规测量读数为肩宽。测骨盆宽使用仪器、受试者和测量者位置与肩宽测量同。用食指摸到受试者两髂嵴外缘最宽处，用测径规测量读数。两指标的测试误差都不得超过±0.5cm。

（七）皮褶厚度

皮褶厚度（skinfold thickness）是反映人体成分中脂肪定量的客观指标之一，常用以推算全身体脂含量，判断营养状况，评价体成分。

1. 测量器械　皮褶厚度计。使用前调整零点，将圆盘内指针调整到圆盘刻度标上的"0"位；检测皮脂厚度计两接点的压力，接点的压力对测量的结果影响很大，一般压力规定为10g/mm^2，测量前需用200g砝码，对其压力进行检测，操作如下：①将200g的砝码悬挂在下方弓形臂远端的小孔上；②再将皮脂厚度计下方弓形臂的根部与该臂顶端的接点呈一水平线，此时观察圆盘内指针偏离情况，若指针在15～25mm范围内说明两接点压力符合要求。若指针盘的刻度小于15mm或大于25mm时，均需调整皮质厚度计的压力调节旋钮。

2. 测量方法　测量者右手持皮褶厚度计，用左手拇、食指将测试皮肤和皮下组织捏紧提起（拇、食指间约保持3cm距离），将皮褶计在距离手指捏起部位附近处钳入约1cm，放开活动把柄，读指针数值并记录。测试误差不得超过±5%。常用测试部位有：①肱三头肌部：位于肩峰点与桡骨点连线中点、肱三头肌的肌腹上。②肩胛下角部：位于肩胛下角下端约1cm处，皮褶方向与脊柱成40°角。③腹部：锁骨中线与脐水平线交叉处水平位。④大腿部：腹股沟中点与髌骨顶连线中点和下肢长轴平行的皮褶处。

3. 注意事项　准确选取测量的点，捏起皮肤及皮下脂肪时的力度要适宜。一般测量3次，取中间值或两次相同的值。

（八）手长和足长

1. 手长（hand length）　桡、尺骨茎突点的掌侧面连线中点到中指指尖的直线距离。测量时令受试者左手前伸，五指并拢，掌心向上。测量者面对受试者，用钢板尺测桡骨远端腕横纹至中指尖的距离，cm为单位。

2. 足长（foot length）　足跟后缘至足趾尖点距离。受试者直立位，左腿稍抬起，屈膝将脚踩于测量尺底板上。测量尺与足纵轴平行，尺的固定挡板紧贴脚跟后缘，移动滑板至最长趾端，读数记录，cm为单位。

（叶菊风）

第三节　儿童少年功能发育的测量

一、实验目的

1. 掌握人体功能测量方法及其注意事项。
2. 熟悉有关测量工具的使用和校准方法。

二、实验内容

（一）肺活量

肺活量(vital capacity)指一次尽力深吸气后能呼出的最大气量，反映肺容量及呼吸肌力量。

1. 测量器械　常用回转式肺活量计。用前检查有无漏气、漏水，然后盛满与室温相近的清洁水至标志线。校正时用带有准确刻度的量瓶(最小刻度<20mL)连接于吹嘴橡皮管上(不得漏气)，按1000、2000、……、5000mL顺序导入空气，记录肺活量计上读数，反复3次求均值，再计算差值，误差应在±50mL内。

2. 测量方法　在已充满水的肺活量计内插入水内温度计，测温度后移动肺活量计读数指针基部至相应的摄氏度处为零点。必须使用一次性吹口。受试者直立，先做一两次扩胸动作，然后尽力深吸气，吸满后憋住气，向肺活量计口嘴内以中等速度尽力深呼气，到不能再呼气为止。每人测3次，单位mL，选最大值记录。

3. 注意事项　为保证测量准确性，应做到：①测试前向受试者扼要说明测试方法及要领，对第一个受试者可先作示范。②注意受试者吸气、呼气是否充分，呼气时不能有漏气或第二次吸气；允许弯腰呼气，但呼气开始后不得再吸气。③测前检查回转筒是否恢复原位。每测一人要更换一次性吹嘴。④放气时不要使水溢出，同时需经常观察温度游标指示器的读数与水温是否一致。

（二）血压

1. 测量器械　常用水银柱血压计。自动血压计虽使用方便，但精确度较低，人群监测时易出现系统误差，仅3岁以下小儿(听诊法较困难时)考虑应用。

2. 测量准备　应为不同年龄儿童选择适宜宽度的袖带(有5、6、8、10、12、13cm等型号，配相应长度)，宽度应覆盖上臂2/3左右，长度包绕上臂1周，无短缺或重叠现象。袖带过窄、过短均可导致测量不准确。其次，要保证正确体位：一律取坐位，右上臂充分暴露，调节椅子高度(最好使用升降式椅子)使上臂与心脏处同一水平位。使用水银血压计前应校正零点，水银槽内应有足量水银，水银柱内不能有气泡(出现气泡应排除)。

3. 测量方法　水银柱血压计平放，捆扎袖带要平整，松紧适宜，测试者用手触及肱动脉搏动位置，将听诊器置于其上，不施压。向气囊内充气使水银柱上升，直到脉搏声消失，继续加气4kPa左右，然后开阀慢慢排气。充气、放气速度应均匀，不宜过快，一般速度为0.4kPa/s左右。当听到第一个清晰的脉跳声时记录为收缩压。对舒张压的记录尚未统一。目前多以声音消失为舒张压(消音点)。若声音持续不消失，则以变音点作为舒张压，即在听到收缩压后继续放气过程中，辨别当脉跳声由高调变为低沉的低音调时，作为舒张压（变音点）记录。为获得较恒定的血压读数，应连续测量三次，以其中较接近的两次读数的均值作为受试者的血压值。

4. 注意事项　测定前2小时内不做剧烈活动；测定前15分钟内静坐休息。对年幼儿童进行测量前应先耐心解释，以免因哭闹、紧张、情绪紧张等原因而使血压升高。上衣袖口不应压迫上臂；袖口过紧，宜脱去衣袖。室温过高、过低，茶、咖啡和某些药物可影响血压，测试时应尽量避免这些因素。

（三）脉率

脉率（pulse rate）　脉搏指体外触得的动脉搏动，而脉率为单位时间内测得的脉搏次数（次/分）。脉率是反映心血管功能的重要指标；因年龄、性别、健康及锻炼水平不同，个体间差异很大。

1. 测量器械　秒表。

2. 测量方法　测定前令受试者休息15分钟，然后右前臂平放于桌面，掌心向上。检测人用食、中、无名指指端置于受试者的腕部桡动脉上，施以适当压力，可感到动脉搏动。连续测量三个10秒钟脉搏数，直到其中两次相同而与另一次仅差一次（提示处于相对安静状态）时，测量30秒钟脉搏数再乘2，记录为脉率。所用秒表误差不超过0.2s/min。脉率易因体力活动或随情绪而波动，故测前2小时内不得从事剧烈活动。

（四）握力

握力（grip strength）用于反映上肢肌肉的力量。

1. 测量器械　有指针式蹬型握力计及椭圆形钢圈握力计。前者使用较普遍，可调节内外蹬距离，以适应受检者手的大小。

2. 测量方法　测前先调整握力计握距，将握力计指针拨至零点。测量时令受试者取直立位，手持握力计，双足分开半步，手臂自然下垂，握力计离身侧10cm左右，勿与身体和衣物接触，也不可臂靠腰部或者其他物件；握紧把柄至不能再用力为止，记录读数（kg或牛顿N）。左右手都测，各重复三次，记录最大值。

（五）背肌力

背肌力（back strength）反映腰背部及上、下肢大部分肌肉的力量。

1. 测量器械　指针式背肌力计。

2. 测量方法　先校正背肌力计，注意刻度单位是kg或牛顿N（1kg=9.80665N）。受试者预先做腹部活动，双脚立于脚踏盘上，躯干前倾30°，两臂及两腿伸直，调节链条长短使把柄高度到膝盖水平，将指针拨至零点。受试者双手握紧把柄，用最大背部力量向上牵拉至不能再用力，记录读数，反复3次，取最大值记录。

3. 注意事项　牵拉时宜以中等速度徐徐提起，动作不能过慢或过猛。患腰背痛、疝和女生月经期禁止测量。

（叶菊风）

第七章　实验动物的基本操作技术

第一节　实验动物的选择和处理

一、实验目的

通过本次实验了解实验动物的选择原则。

二、实验内容

毒理学的动物实验是以实验动物作为研究对象的，为获得可靠的研究结果，先决条件是正确地选用实验动物。

（一）实验动物物种的选择

外源化学物的固有毒性往往在人和不同物种实验动物之间表现不同，物种差别可以表现在量方面，引起毒性的剂量差别（毒性大小的差别），也可以表现在质方面（毒性效应的差别）。故需对实验动物物种进行选择。对实验动物物种选择的基本原则是：①选择对受试物在代谢、生物化学和毒理学特征与人最接近的物种。②自然寿命不太长的物种。③易于饲养和实验操作的物种。④经济并易于获得的物种。

在毒理学研究中常用的实验动物物种如下：大鼠、小鼠、豚鼠、兔、狗。其他可能用到的实验动物有地鼠、猕猴、小型猪、鸡等。其中，大鼠、小鼠、豚鼠和地鼠为啮齿目动物。以上所述毒理学实验常用的实验动物各物种中，实际上没有一种完全符合上述物种选择的原则。系统毒性研究最常用的动物是大鼠、小鼠和狗；豚鼠常用于皮肤刺激试验和致敏试验，兔常用于皮肤刺激试验和眼刺激试验；遗传毒理学试验多用小鼠；致癌试验常用大鼠和小鼠；致畸试验常用大鼠、小鼠和兔；迟发性神经毒性试验常用母鸡。一般假设，如以与人相同的接触方式、大致相同的剂量水平，在两个物种有毒性反应，则人有可能以相同的方式发生毒性反应。当不同物种的毒性反应有很大的差异时，必须研究外源化学物在不同物种的代谢、动力学及毒作用机制，然后才可将实验结果外推到人。

（二）实验动物品系的选择

品系（strain）是实验动物学的专用名词，指用计划交配的方法，获得起源于共同祖先的一群动物。实验动物按遗传学控制分类可分为：

1. 近交系　指全同胞兄妹或亲子之间连续交配20代以上而培育的纯品系动物。如小鼠有津白Ⅰ、津白Ⅱ、615，DBA/1和DBA/2，BALB/C，C3H，C57B/6J，A和A/He等。

2. 杂交群动物　杂交1代(F1),指两个不同的近交系之间有目的进行交配,所产生的第一代动物。

3. 封闭群　一个种群在五年以上不从外部引进新血缘,仅由同一品系的动物在固定场所随机交配繁殖的动物群。如昆明种小鼠、NIH小鼠、LACA小鼠、F344大鼠、Wistar大鼠、SD(sprague-dauley)大鼠等。

不同品系实验动物对外源化学物毒性反应有差别,故毒理学研究要选择适宜品系,对某种外源化学物毒理学系列研究中应固定使用同一品系动物,以求研究结果的稳定性。

遗传毒理学一般利用小鼠或大鼠。在致癌试验中对实验动物品系有一定要求,特别重视有关病理损害的自发发生率。如某些大鼠品系垂体肿瘤发生率高,则不适用于靶器官为内分泌系统的毒性研究。又如B6C3F1雄小鼠肝肿瘤高发生率可能有碍于肝致癌反应的检测。

(三) 对实验动物微生物控制的选择

按微生物控制分类,实验动物分为四级,见表7-1-1。对于毒性试验及毒理学研究应尽可能使用二级(或二级以上)的动物,以保证实验结果的可靠性。

表7-1-1　实验动物微生物等级

级别	要　求
Ⅰ级	普通动物:应没有传染给人的疾病
Ⅱ级	清洁动物:除Ⅰ级标准外,种系清楚,没有该动物特有的疾病
Ⅲ级	无特定病原体动物(SPF):除Ⅱ级标准外,动物为剖腹产或子宫切除产、按纯系要求繁殖,在隔离器内或层流室内饲养,可有不致病细菌丛,没有致病病原体
Ⅳ级	无菌动物:在全封闭无菌条件下饲养的纯系动物,动物体外不带任何微生物和寄生虫(包括大部分病毒)

(四) 个体选择

实验动物对外来化学物的毒性反应还存在个体差异,应注意实验动物的个体选择。

1. 性别　同一物种、同一品系的实验动物雌雄两性通常对相同外源化学物毒性反应类似,但雌雄两性对化学物的毒性敏感性上存在着差别。

如果已知不同性别的动物对受试物敏感性不同,应选择敏感的性别。如对性别差异不清楚,则应选用雌雄两种性别。如实验中发现存在性别差异,则应将不同性别动物的实验结果分别统计分析。

2. 年龄和体重　实验动物同人类一样,生命全程大体上可区分三个阶段,即幼年期(从出生到性成熟之前)、成年期和老年期。在成年期,各种激素(包括性激素)、代谢酶都处于高峰稳定期,并对外源化学物的毒性反应差异较小,且有代表性。在幼年期和老年期,对外源化学物的生物转运和生物转化,靶器官和受体的敏感性均与成年期不同。

毒理学试验选用实验动物的年龄取决于试验的类型。急性试验一般选用成年动物;慢性试验因实验周期长,应选用较年幼的或初断乳的动物,以使实验周期能复盖成年期。

3. 生理状态　在毒理学试验中动物如出现妊娠,则影响体重及其他指标的检测结果,并且性激素对外源化学物代谢转化有影响,故应选用未产未孕的雌性动物。雌雄动物应分笼饲养。但在某些试验如显性致死试验、致畸试验及繁殖试验等,则需有计划地合笼交配。

4. 健康状况　实验动物的健康状态对毒理学试验结果有很大的影响,因此应选用健康动物。对于实验动物微生物控制的选择实际上是选择健康状况的一个重要指标,健康个体的选择还包括了其他方面。为确保选择健康动物,一般在实验前观察5～7天。对于大鼠和狗的亚慢性和慢性试验,可在实验前采血进行血液学和血液生化学检查,异常的动物应剔除;对狗应常规驱除肠道寄生虫。健康动物检查时要求达到:外观体型丰满,被毛浓密有光泽、紧贴体表,眼睛明亮,行动迅速,反应灵活,食欲及营养状况良好。选择时重点检查以下项目:

(1) 眼睛:明亮,瞳孔双侧等圆,无分泌物。

(2) 耳:耳道无分泌物溢出,耳壳无脓疮。

(3) 鼻:无喷嚏,无浆性黏液分泌物。

(4) 皮肤:无创伤、无脓疮、疥癣、湿疹。

(5) 颈部:要求颈项端正,如有歪斜提示可能存在内耳疾患,不应选作实验动物。

(6) 消化道:无呕吐、腹泻,粪便成形,肛门附近被毛洁净。

(7) 神经系统:无震颤、麻痹。若动物(大鼠、小鼠)出现圆圈动作或体位倒置呈圆圈摆动,应该放弃动物。

(8) 四肢及尾:四肢、趾及尾无红肿及溃疡。

三、思　考　题

1. 实验动物物种选择的基本原则是什么?

2. 按微生物控制分类,实验动物分为哪几级?这些分级是如何定义的?毒理学研究一般选择什么级别的动物?

(甘　露)

第二节　实验动物的准备

一、实 验 目 的

通过本次实验了解实验动物的性别鉴定、抓取与固定、编号与随机分组的方法。

二、实 验 内 容

实验动物购进之后,应雌雄分开饲养。一般应进行5～7天检疫,在此期间应多次观察动物,及时剔除不健康动物。观察期结束,将实验动物按实验设计要求进行标记和分组。

(一) 性别鉴定

动物实验中,经常要涉及雌雄动物的鉴别。性成熟后的哺乳类动物性别一般易于区分,因为雄性个体睾丸已从腹腔下降至阴囊内,雌性动物的阴道也已开口。除了生殖器官本身外,在某些动物中还可以根据第二性征来判断。但是,对于新生动物来说,性别鉴定就较为困难。一般情况下,哺乳类动物性别依据动物的肛门与外生殖器(阴茎或阴道)之间的距离加以区分。雄性要比雌性的距离更长。

1. 大、小鼠的性别鉴定　离乳仔鼠性别鉴定主要以生殖器与肛门之间的距离长短及肛门与生殖器有无被毛为标志。识别要点是:①雄性的生殖器与肛门之间的距离较远,雌鼠较近;②雄性的生殖器与肛门之间有毛;③雄性的生殖器突起较雌鼠大;④雌鼠乳头较雄鼠明显。成熟后,雄性可见阴囊,雌性乳头明显而易于区分。

2. 豚鼠的性别鉴定　豚鼠的性别鉴定主要是通过生殖器形态来判断。雌性外生殖器阴蒂突起比较小,用拇指按住阴蒂突起,余指拨开大阴唇的皱褶,可见阴道口呈"V"形(注意发情间期的闭锁现象,即一种除了发情和分娩时外,关闭阴道口的细胞结构);雄性外生殖器有包皮覆盖的阴茎小隆起,用拇指按住其基部包皮,可见龟头向外突出。

3. 家兔的性别鉴定　幼兔的性别鉴定主要以尿道开口部与肛门之间的距离及尿道开口部的形状来判别。哺乳期仔兔,雄性尿道开口部与肛门之间的距离较远,为雌性的1.5~2倍,雌性较近。雌性尿道开口扁形,大小与肛门同;雄性圆形,略小于肛门。1月龄仔兔,雄性生殖孔呈圆形,翻出可见呈圆柱体的突起;雌性生殖孔呈Y形,翻出仅见有裂缝,裂缝及于肛门。3月龄以上成年兔,雄性阴囊明显而雌性无阴囊;雄性头大短而圆而雌性头小略呈长形。

4. 犬类的性别鉴定　新生犬类动物可用肛门-生殖器距离加以区分。成年公犬睾丸下降于阴囊中,悬于会阴部下方,阴茎由耻骨下缘朝腹部方向延伸,至后腹壁开口。母犬的尿生殖道开口于肛门下方,较易观察识别。

5. 灵长类的性别鉴定　区分灵长类动物雌雄较为困难。首先应检查其尿道开口,许多雌性动物有较大的阴蒂,其腹侧形成沟状通向尿道口,而雄性动物的尿道开口在阴茎头上。触摸阴囊内是否有睾丸是确定其雌雄的最可靠方法。

(二)实验动物的抓取和固定

正确地抓取固定动物,是为了在不损害动物健康、不影响观察指标、并防止被动物咬伤的前提下,确保实验顺利进行。

1. 小鼠的抓取方法　先用右手抓住鼠尾提起,置于鼠笼或实验台上向后拉,在其向前爬行时,用左手拇指和食指抓住小鼠的两耳和颈部皮肤,将鼠体置于左手心中,把后肢拉直,以无名指按住鼠尾,小指按住后腿即可,右手即可作注射或其他实验操作。取尾血及尾静脉注射时,可将小鼠固定在特制的小鼠固定器上。

2. 大鼠的抓取方法　大鼠的抓取基本同小鼠,只是大鼠比小鼠性情凶猛,不易用袭击方法抓取。为避免咬伤,可戴上帆布或棉纱手套。采用左手固定法,用拇指和食指捏住鼠耳,余下三指紧捏鼠背皮肤,置于左掌心中,这样右手可进行各种实验操作。若进行手术或解剖,则应事先麻醉或处死,然后用棉线活结缚四肢,用棉线固定门齿,背卧位固定在大鼠固定板上。需取尾血及尾静脉注射时,可将其固定在大鼠固定器里,将鼠尾留在外面供实验操作。

3. 豚鼠的抓取方法　豚鼠胆小易惊,在抓取时要稳、准、迅速。用手掌迅速扣住鼠背,抓住其肩胛上方,以拇指和食指环握颈部,另一只手托住臀部即可。

4. 兔的抓取方法　用右手抓住兔颈部的毛皮提起,然后左手托起臀部或腹部,让其体重的大部分重量集中在左手上。注意不要抓取双耳或抓提腹部。做家兔耳血管注射或取血时，可用家兔盒固定。作各种手术时，可将家兔麻醉后固定在手术台上。固定方式分仰卧位和俯卧位，仰卧位固定时，四肢用粗棉线固定，头用家兔头固定夹固定或用棉线钩住家兔门齿后再固定在家兔台头端柱子上。进行头颅部手术时，多采用仰卧位固定配合马蹄形固定器进行。

抓取固定动物需要注意以下几点：

（1）抓取固定某一动物之前，要对该动物的习性有一定的了解。

（2）抓取固定动物时须小心谨慎，大胆果断，但切不可粗暴。

（3）大鼠牙齿锋利，为避免咬伤，抓取动作要轻，不可鲁莽，如果大鼠过于凶猛，可待其安静后，再抓取或用卵圆钳夹鼠颈部抓取。

（4）抓取动物过程中要以规范性的方法抓取和固定动物，要避免因动作粗暴而造成动物的损伤。例如家兔这样的动物，不能采用抓双耳或抓提腹部的错误方法。

（5）抓取大鼠或小鼠尾部时动作要轻，防止拉断鼠尾。不可提起动物玩耍！提起动物后，应迅速放在粗糙台面上。

（6）抓取动物过程中应防止被动物咬伤，若不慎被动物咬伤、抓伤。应及时用碘酒、乙醇消毒，随后到有关医疗机构诊治。

（三）实验动物的编号

1. 称重　大、小鼠秤的感应量需在 0.1g 以下。根据实验的不同要求，选择一定数量的大、小鼠，体重要求在同一组内、同性别动物体重差异应下于平均体重的 10%，不同组间同性别动物体重均值差异应小于 5%。

2. 编号

（1）染色法是用有色化学试剂在动物身体明显处，如被毛、四肢等不同部位进行涂染或用不同颜色区别各组动物，是实验中最常用、最易掌握的方法。编号标记液有如下几种：

1）涂染红色：0.5% 中性红或品红溶液。

2）涂染黄色；3%～5% 苦味酸溶液。

3）涂染黑色：煤焦油的酒精溶液。

4）涂染咖啡色：2% 硝酸银溶液。

编号可按如下顺序：头顶为 1，右前肢为 2，右腰为 3，右后肢为 4，尾根为 5，左后肢为 6，左腰为 7，左前肢为 8，背中为 9，第 10 号不作标记。若动物编号超过 10，再涂染另一种涂料，表示相应的十位数，即头顶为 10，右前肢为 20，以此类推。由于被毛上颜色会逐步消失，故需重复染色。

（2）剪耳法：在耳朵不同部位剪一小孔代表某个号码。常以右耳代表个位，左耳代表十位。

（3）烙印法：用刺数钳在动物耳上刺上号码，然后用棉签蘸着溶在酒精中的黑墨在刺号上加以涂抹，烙印前最好对烙印部位预先用酒精消毒。

（4）号牌法：用金属的牌号固定于实验动物的耳上，大动物可系于颈上。

（四）实验动物的随机分组

实验动物分组的原则要求所有的动物分配到各剂量组和对照组的机会均等，避免主观选择倾向,减少偏性,以保证结果的准确可靠。正确的分组方法是随机分组。实验动物按性别、体重顺序编号,然后利用统计学的随机数字表,按完全随机分组法或配伍组随机分组法,将实验动物分配到各剂量组和对照组。然后应计算各组实验动物体重的均值和标准差,必要时可将实验动物适当调组,以使各组实验动物体重的均值的差别不超过允许范围。

1. 当分为二组时

例:设有雄性 Wistar 大鼠 12 只,按体重大小依次编为 1,2,3,…,12 号,试用完全随机的方法,分为甲、乙两组。

分组方法:假设所产生的点是随机数字表上第 21 行第 31 列的 78,则从 78 开始,由上向下抄 12 个随机数字,以随机数字的奇数代表甲组,偶数代表乙组,结果如表 7-2-1 所示:

表 7-2-1 随机分组

动物编号	1	2	3	4	5	6	7	8	9	10	11	12
随机数字	78	38	69	57	91	0	37	45	66	82	65	41
组别	乙	乙	甲	甲	甲	乙	甲	甲	乙	乙	甲	甲

调整组别:因两组数字不等,继续用随机方法将甲组多余的一只调整给乙组。从上面最后一随机数字 41,接下去抄一个数为 62,以 7 除之(因甲组原分配 7 只)得 6,即把原分配在甲组的第 6 个甲(即 11 号大鼠)调入乙组。如果甲组多两个,则接下去抄两个数。分别以 8,7 除之,余数即指要调入乙组的第几个甲,余此类推。最后各组的鼠数就相等了。调整后各组鼠的编号如表 7-2-2 所示。

表 7-2-2 调整组别

组别	鼠的编号					
甲组	3	4	5	7	8	12
乙组	1	2	6	9	10	11

2. 当分为三组时

例:设有雄性的 SD 大鼠 12 只,按体重大小依次编为 1,2,3,…,12 号,试用完全随机的方法,分为 A、B、C 三组。

分组方法:假设所定的点是随机数字表第 40 行 17 列的 08,则从 08 开始,自左到右抄 12 个随机数字,将每个数字一律除以 3(组数),根据余数 1、2、0(整除者)分别将动物分配到 A、B、C 组,结果 A 组为 4 只,B 组为 3 只,C 组为 5 只,如表 7-2-3:

表 7-2-3 三组分组

动物编号	1	2	3	4	5	6	7	8	9	10	11	12
随机数字	08	27	01	50	15	29	39	39	43	79	69	10
除 3 余数	2	0	1	2	0	2	0	0	1	1	0	1
组别	B	C	A	B	C	B	C	C	A	A	C	A

调整组别:C 组多一只应调入 B 组。方法同上。仍采用随机方法;从 10 后面接着抄,为 61。除以 5,余数为 1,则将第一个 C,即第 2 号鼠调入 B 组。调整后各组鼠的编号如表 7-2-4:

表 7-2-4 调整组别

组别	鼠的编号			
A 组	3	9	10	12
B 组	1	2	4	6
C 组	5	7	8	11

对于将动物随机分为四组或更多组原理基本一致。

3. 当每个动物一组时

例：设有 A，B，C，D，E，F 代表的 6 只家兔，试用完全随机法将其每只分为一组。

分组方法：从随机数字表上用铅笔任指一点，若为第 21 行第 17 列的 33，则从 33 向左抄用 6 个数字，然后分别以 6，5，4，3，2，1 除之。凡除不尽的即将余数写下。除尽的，写余数时即将其除数写下。如表 7-2-5：

表 7-2-5　随机分组

随机数字	33	46	9	52	68	7
除数	6	5	4	3	2	1
余数	3	1	1	1	2	1
随机排列	C	A	B	D	F	E

上表第一个随机数字余数为 3，意即将 6 个字母中列在第三位的字母 C 写在该数下，第二个数字的余数为 1，即在剩下的 5 个字母列在第一位的 A 写在该数字下面，余此类推。

三、思　考　题

1. 实验动物染色法编号原则是什么？

2. 设有 30 只雄性动物，试查随机数字表，用完全随机的方法平均分成 A、B、C、D、E、F 六组，每组 5 只动物。

（甘　露）

第三节　受试物和样品的准备

一、实 验 目 的

通过教学使学生了解受试物的配制方法。

二、实 验 内 容

（一）受试物的应用原则

1. 应了解受试物的纯度及杂质成分，了解受试物的化学结构和理化性质，特别是其挥发性和溶解性。

2. 对各个毒理学试验应该用同一种、同一批号受试物。

3. 受试物成分和配方必须固定。如是异构体混合物，异构体比例必须固定。活性成分的百分含量和可检测的杂质的浓度也应固定。

4. 受试物在贮存期内稳定性和在饲料中的稳定性必须进行研究并报告。

5. 受试物应一次备齐全部实验的用量。

$$所需受试物总量=(A\times B\times C\times D)\times 1.2$$

式中：

A——每组动物数(只)；

B——各处理组的剂量和(如0.1+0.3+1.0mg/kg=1.4mg/kg)；

C——染毒次数(通常为天)；

D——动物的平均体重(g)；

1.2为安全因子，防止损耗。

(二) 配制受试物的原则

染毒前根据染毒途径的不同，应将受试物制备成一定的剂型，常用的是制备成水溶液、油溶液或混悬液。对溶剂和助溶剂的要求是，所用的溶剂或助溶剂应该是无毒的，与受试物不起反应，受试物在溶液中应稳定。对水溶性受试物，体内试验适当的溶剂为水(经口染毒)和等渗盐水(胃肠道外染毒)。水不溶性受试物应溶于或悬浮于适当的有机溶剂中。天然植物油(如玉米油，橄榄油)可以用作为溶剂，但有两个缺点，即不可能保证得到成分完全一致的植物油，植物油中的抗氧化剂成分等可影响受试物的毒性/遗传毒性。二甲基亚砜(DMSO)不适用于体内实验，因其毒性较高，并且溶于DMSO的受试物在染毒后出现沉淀。

新药安全性评价推荐混悬液赋形剂为0.5%羧甲基纤维素钠或10%阿拉伯树胶；受试物溶液应新鲜配制，除非已证明贮存稳定。在准备染毒制剂时应注意以下要点：

1. 在准备制剂时加热受试物不应接近改变其化学性质或物理性质的温度。
2. 如受试物为固体，并且评价其对皮肤的毒性，应保持其形状和颗粒大小。
3. 多成分的受试物(混合物)应按配方配制，以使染毒制剂准确地反映原混合物(即其成分不应被选择性地悬浮或溶解)。
4. 制剂应保持化学稳定性和受试物的一致性。
5. 制剂应减少总试验容积，利用溶剂或赋形剂的量不应过多。
6. 制剂应易于准确染毒。
7. 如可能，制剂pH应为5～9。
8. 不应用酸或碱使受试物解离(基于保护动物的原因，并避免改变肠道或肾小管内pH)。
9. 如果应用非胃肠道途径，终溶液应尽可能接近等渗。

(三) 受试物的配制方法

1. 受试化学物的量取　固体化学物采用称量法，液体化学物可用称量法或吸量法。

(1) 称量法：将受试化合物放入已知重量的容器内称量。加溶剂溶解或稀释，倾入刻度容器内，混匀，再加溶剂至刻度。算出浓度(mg/mL)备用。

(2) 吸量法：依设计剂量计算应吸取液态受试物容积，加入容量瓶中用溶剂加至刻度。

计算公式为：

$$X=\frac{A \cdot V}{d \cdot 1000}$$

式中：

X——应吸取受试物的容积(mL)；

A——设计要求的受试物浓度(mg/mL);

V——容量瓶容积(mL);

d——受试化学物比密。

2. 受试化学物的稀释

(1) 等浓度稀释法:将受试化学物配成一种浓度,此时各剂量组的实验动物将给予不同体积的受试化学物。例如受试物配成1000mg/10mL的溶液,五个剂量组的剂量分别为100、200、400、800、1600mg/kg·bw,则各剂量组动物将依次给予1.0、2.0、4.0、8.0、16mL/kg·bw。

(2) 等容量稀释法:按照事先设计的剂量分别稀释配制几种不同浓度的受试物溶液,此时各剂量组的动物将给予相同单位体重体积的受试化学物。如上例的情况,将受试物分别配成100、200、400、800、1600mg/10mL等5个浓度的溶液,则各剂量组动物给予受试物的体积均为10mL/kg。

三、思　考　题

1. 在配制染毒制剂时应注意些什么?
2. 在稀释受试化学物时,等浓度稀释法和等容量稀释法各有什么优缺点?

(甘　露)

第四节　实验动物染毒途径和技术

一、实 验 目 的

通过本次实验了解实验动物的染毒途径,并掌握各种染毒技术。

二、实 验 内 容

染毒的途径和方法多种多样,可根据实验目的、动物种类和药物剂型等情况确定,应尽可能模拟人接触该受试物的方式。最常用的染毒途径为经口、经呼吸道、经皮及注射途径。

(一) 经口(胃肠道)染毒

常有喂饲、灌胃和吞咽胶囊等方式。

1. 喂饲　将受试物掺入动物饲料或饮水中供实验动物自行摄入。该法符合人类接触受试物的实际情况,但有如下缺点:如受试物口感差则实验动物拒食;不适用于易挥发或易水解的受试物;实验动物需单笼喂饲,以食物消耗量计算其实际染毒剂量。

2. 灌胃　将受试物配制成溶液或混悬液,以灌胃针注入动物胃内。该法适用小鼠、大鼠、兔、犬等动物,优点是剂量准确,缺点是工作量大,并有伤及食管或误入气管的可能。

(1) 小鼠、大鼠或豚鼠:灌胃时将针按在注射器上,吸入药液。左手抓住鼠背部及颈部皮肤将动物固定,右手持注射器,将灌胃针插入动物口中,沿咽后壁徐徐插入食管。针插入时应无阻力,若感到阻力或动物挣扎,应立即停止进针或将针拔出,以免损伤或穿破食管及误入气管。

(2) 犬和家兔灌胃法:先将动物固定,再将特制的扩口器放入动物口中,扩口器的宽度可视动物口腔大小而定,中间钻一小孔。灌胃时将扩口器放在动物上下门牙之后,并用绳固定于嘴部,将带有弹性的橡皮导管,经扩口器上的小圆孔插入,沿咽后壁进入食管,此时应检查导管是否正确插入食管,可将导管外口置于一盛水的烧杯中,如不发生气泡,即认为此导管确实在食管中,此时可将药液灌入。

3. 吞咽胶囊 将一定剂量的受试物装入胶囊中,放至动物的舌后部,迫使动物咽下。此法常适用于犬等。优点是剂量准确,适用于易挥发、易水解和有异味的受试物。

(二) 经呼吸道染毒

1. 吸入染毒 将动物放在染毒柜中,加入易挥发的液态或气态受试物。包括静式吸入染毒和动式吸入染毒。

(1) 静式吸入染毒:将动物放在密闭的染毒柜中,该法染毒简易,但缺点较多,主要是随试验进行氧分压逐渐降低,柜内受试物浓度也逐渐下降,因此,实验动物数量受限制,而且实验动物有经皮吸收的可能。

静式吸入染毒时应根据染毒柜容积和染毒时间,确定放置的实验动物数,以保证动物的最低需气量(表 7-4-1)。染毒柜所需容积也可按实验动物总体重(kg)×100×染毒时间(h)来估算,相当于动物每 kg 体重每小时所需空气体积为 100L。

表 7-4-1 实验动物的最低需气量及不同染毒柜容积应放置的动物数(染毒 2 小时)

实验动物	呼吸量	最低呼吸量	静式染毒 2 小时可放动物数				
			25L	50L	100L	300L	1000L
小鼠	1.45	4.50	3 ~ 5	6 ~ 10	12 ~ 15	36 ~ 40	120 ~ 150
大鼠	10.18	30.54	0	1	1 ~ 2	5 ~ 6	16 ~ 18
豚鼠	10.18	30.54	0	1	1 ~ 2	5 ~ 6	16 ~ 18
猫	19.30	57.90	0	0	0	3 ~ 4	9 ~ 10
家兔	42.25	126.80	0	0	0	1	4 ~ 5
猴	51.60	154.80	0	0	0	1	3 ~ 4
狗	312.60	97.80	0	0	0	0	1

静式吸入染毒多以计算方法得到染毒柜内受试物浓度,受试物浓度以 mg/m^3 表示,易挥发液体化学物计算公式为:$C=(a \cdot d \cdot 1000)/L$

式中:

C——设计的染毒浓度(mg/L);

a——加入受试物的量(mL);

d——受试物的比重(g/mL);

L——染毒柜容积(L)。

气态化学物加入为 mL 数,可依据染毒柜容积折算为 ppm。单位 mg/m^3 与 ppm 的换算公式为:$mg/m^3 = (MW \cdot ppm)/22.4$(式中 MW 为受试物的分子量)。

可在染毒期内测定受试物浓度 2 ~ 3 次,以其均值作为实际染毒浓度。

(2) 动式吸入染毒:由染毒柜、机械通风系统和配气系统三部分构成。优点是在染毒过程中染毒柜内氧分压及受试物浓度较稳定,缺点是消耗受试物的量大,并容易污染环境。

2. 气管内注入　此法用于建立急性中毒模型及尘肺研究。

(三) 经皮肤染毒

为了鉴定化学物质经皮肤的吸收作用、局部作用、致敏作用和光感作用等,需采用经皮肤染毒方法。试验前用机械法(剪剃毛)或化学法(硫化钡)脱毛。

1. 斑贴法(家兔)　在脱毛区(一般 $1cm^2$ 即可)贴敷浸有受试化合物的多层纱布(应低于致死剂量),再盖上一层油纸或塑料薄膜,贴牢固定。于 12 ~ 24 小时后解开敷料,用温水清洗皮肤,观察皮肤反应。

2. 浸尾法(小鼠及大鼠)　目的是定性地判定受试物的经皮吸收作用。染毒前先将鼠放入固定盒内,并使其尾巴露出固定盒外。继之将尾巴插入装有受试物液体的试管内,浸泡 2 ~ 6 小时,观察中毒症状。

(四) 注射染毒

1. 皮下注射　注射时以左手拇指和食指提起皮肤,将连有针头的注射器刺入皮下。注射部位一般在大腿外侧、内侧、背部、耳根部、腹部。

2. 皮内注射　将注射的局部脱去被毛,消毒后,用左手拇指和食指按住皮肤并使之绷紧,在两指之间,将连有针头的注射器紧贴皮肤表层刺入皮内,然后再向上挑起并再稍刺入,即可注射药物,此时可见皮肤表面鼓起一白色小皮丘。

3. 肌肉注射　肌肉注射应选肌肉发达、没有大血管通过的部位,一般多选用臀部,注射时垂直迅速刺入肌肉,回抽针拴如无回血,即可进行注射。

4. 腹腔注射　用大、小鼠作实验时,以左手抓住动物,使腹部向上,右手将注射针头于左或右下腹刺入皮下,使针头向前推进 0.5 ~ 1.0cm,再以 45°穿过腹肌,固定针头,缓慢注入药液。若实验动物为家兔,进针部位为下腹部的腹白线离开 1cm。

5. 静脉注射

(1) 小白鼠和大白鼠:一般采用尾静脉注射,鼠尾静脉有三根,左右两侧尾静脉较易固定,多采用。操作时先将动物固定在固定盒内,使尾巴露出,尾部用温水浸润或用酒精擦拭,以左手拇指和食指捏住鼠尾两侧,中指从下面托起尾巴,以无名指和小指夹住尾巴的末梢,右手持注射器,使针头与静脉平行,从尾下四分之一处进针,先缓慢注入少量药液,如无阻力可继续注入。注射完后把尾部向注射侧弯曲以止血或用消毒棉球压迫针眼止血。

(2) 兔:兔耳中央为动脉,耳外缘为静脉。内缘静脉深不易固定,故一般不选用,常用外缘静脉。先拔去注射部位的被毛,用手指弹动或轻揉兔耳,使静脉充盈,左手食指和中指夹住静脉的近端,拇指绷紧静脉的远端,无名指及小指垫在下面,右手持针尽量从静脉的远端刺入,待有回血后,将拇指移到针头处以固定针头,放开食指和中指,将药液注入,然后拔出针头，用手压迫针眼片刻。

（五）染毒途径最大容积

对于各种染毒途径的最大容积，以受试的实验动物物种或制剂来确定。一般推荐，染毒最大容积为：①经口 20mL/kg（对空腹动物）；②经皮 2mL/kg（根据体表面积计算，限于染毒的准确性）；③静脉 lmL/kg（5min 以上）；④肌肉注射 0.5mL/kg（一个部位）；⑤吸入 2mg/L。英国药业会推荐的最大给药/染毒容量见表 7-4-2。

表 7-4-2　推荐的最大给药/染毒容量（mL/kg）（英国药业会，1995）

物种	灌胃	静脉注射	腹腔注射	肌肉注射	皮下注射	皮内注射
小鼠	20	10	20	0.05/只	20	0.5
大鼠	20	5	10	0.1/只	5	0.5
豚鼠	20	5	10	0.1/只	5	0.5
兔	10	2	4	0.25	1	0.5
犬	10	2.5	1	0.25	1	0.5
灵长类	10～15	2～2.5	–	0.5	2	0.5

三、思　考　题

1. 经口染毒途径有哪几种方式，操作要点是什么？
2. 腹腔注射染毒和静脉注射染毒操作过程中需要注意什么？

（甘　露）

第五节　实验动物生物标本采集和处死

一、实验目的

掌握实验动物生物标本采集和处死的方法。

二、实验内容

（一）生物标本采集

1. 血液采集　采血方法的选择，决定于实验的目的所需血量以及动物种类。动物采血应注意：①采血场所有充足的光线；室温夏季最好保持在 25～28℃，冬季保持在 15～20℃为宜；②采血用具有采用部位一般需要进行消毒；③采血用的注射器和试管必须保持清洁干燥；④若需抗凝全血，在注射器或试管内需预先加入抗凝剂。

（1）大小鼠鼠尾采血方法：适用于需血量少的实验。方法：将动物固定后，把鼠尾浸入

45 ~ 50℃温水中使尾静脉充血，擦干皮肤后，再用酒精棉球擦拭消毒。剪去尾尖(约0.2 ~ 0.3cm)，拭去第一滴血，用血色素吸管(根据需要事先在吸管内加入或不加抗凝剂)吸去一定量尾血，然后用干棉球压迫止血。

(2) 大小鼠眼眶静脉丛采血法：操作者以左手拇指、食指紧紧握住大鼠或小鼠颈部压迫颈部两侧使眶后静脉丛充血(注意用力要恰当，以防止动物窒息死亡)，右手持玻璃毛细管从一侧眼内眦部以45°刺入，捻转前进。如无阻力继续刺入，有阻力就抽出玻璃毛细管调整方向后再刺入，直至出血为止。右手持容器收集血液后，拔出毛细管，用干棉球压迫止血。

(3) 小鼠摘除眼球采血法：左手抓住小鼠颈部皮肤，轻压在实验台上，取侧卧位，左手食指尽量将小鼠眼周皮肤往颈后压，使眼球突出。用眼科弯镊迅速夹去眼球，将鼠倒立，用器皿接住流出的血液。采血完毕立即用纱布压迫止血。每次采血量0.6 ~ 0.1mL。

(4) 腹主动脉或股动(静)脉采血法：为一次性采血方法。大、小鼠麻醉后，仰卧位固定动物，剪开腹腔，剥离暴露腹主动脉或暴露股动(静)脉，用注射器刺入采血。

(5) 家兔耳缘静脉采血法：家兔在兔盒中固定，拔掉一侧耳缘部细毛，轻轻以手指弹耳，使耳缘静脉充血，酒精消毒。左手压迫耳根，右手持针刺破静脉收集血液；或直接用注射器进针，耳缘静脉采血。

(6) 心脏采血法：将兔或大、小鼠以仰卧位固定，家兔需在左侧胸3 ~ 4肋部位剪毛，常规消毒。于第3 ~ 4肋间近胸骨左缘处，手触心搏最明显处进针，采血。采血完毕迅速拔针，用酒精棉球压迫止血。大、小鼠则在手触心搏最明显处进针。

(7) 断头采血法：该法可用于大、小鼠。操作者左手握住动物，右手持剪刀，快速剪断头部，倒立动物将血液滴入容器。注意防止剪断的毛发掉入接血容器内。

2. 尿液收集

(1) 代谢笼法：代谢笼能将尿液和粪便分开而达到收集动物尿液的目的。此法较常用，适用于大鼠和小鼠的尿液采集。

(2) 导尿法：此法常用于雄性兔、犬。动物轻度麻醉后，固定于手术台上，由尿道插入导管(顶端应涂抹液体石蜡)，可以采到未污染的尿液。

(3) 压迫膀胱法：此法适用于兔、犬等动物。动物轻度麻醉后，实验者用手在动物下腹部加压，动作轻柔有力，当外加压力足以使膀胱括约肌松弛时，尿液会自动由尿道排出。

(二) 实验动物的处死方法

1. 脊椎脱臼法　左手按住鼠头，右手抓住鼠尾猛力向后拉，使动物颈椎拉断脱节而立即死亡。此法多用于处死小鼠。

2. 断头法　操作者用右手按住大鼠或小鼠头部，左手握住背部，露出颈部，助手用大剪刀或断头器剪断颈部使之死亡。

3. 急性大失血法　可用鼠眼眶动脉和静脉急性大量失血法使大、小鼠立即死亡。

4. 麻醉致死法　在密闭容器中预先放入麻醉剂(氯仿或乙醚)，然后将动物放入，密封盖好，使动物吸入过量麻醉剂致死。

5. 麻醉后急性放血法　该法多用于处死大鼠。先腹腔注射麻醉动物后，固定动物于仰卧位，右手持镊子提起大腿内侧皮肤，右手用剪刀作一切口并向腹股沟方向剪开皮肤，皮肤切口长约 3 ~4cm。用镊子分离筋膜，于腹股沟中点大腿内侧深部，暴露股动脉和静脉，用剪子剪断股动脉即有大量血液流出，动物迅速死亡。

6. 空气栓塞法　用注射器向动物静脉内迅速注入一定量的空气，使之形成气栓栓塞血管，引起循环障碍致死。该法适用于大动物如兔、狗、猴等。使用时需注入足量的空气。

三、思　考　题

不同实验动物常用的采血方法及其优缺点是什么？

（甘　露）

第三篇　预防医学基础性实验

第八章　环境有害因素检测

第一节　空气中二氧化硫的测定

一、实验目的

1. 掌握甲醛吸收——副玫瑰苯胺分光光度法测定环境空气中二氧化硫。
2. 熟悉空气采样及检测的基本操作。

二、实验原理

二氧化硫被甲醛缓冲溶液吸收后,生成稳定的羟甲基磺酸化合物,在样品溶液中加入氢氧化钠使化合物分解,释放出的二氧化硫与副玫瑰苯胺、甲醛作用,生成紫红色化合物,用分光光度计在波长577nm处测量吸光度。

三、试剂和仪器

(一)试剂

除非另有说明,分析时均使用符合国家标准的分析纯试剂,实验用水为新制备的蒸馏水或同等纯度的水。

1. 碘酸钾(KIO_3)　优级纯,经110℃干燥2小时。
2. 氢氧化钠溶液,$c(NaOH)=1.5mol/L$　称取6.0g NaOH,溶于100mL水中。
3. 环己二胺四乙酸二钠溶液,$c(CDTA\text{-}2Na)=0.05mol/L$　称取1.82g反式1,2-环己二胺四乙酸[CDTA],加入氢氧化钠溶液6.5mL,用水稀释至100mL。
4. 甲醛缓冲吸收贮备液　吸取36%~38%的甲醛溶液5.5mL,CDTA-2Na溶液20.00mL;称取2.04g邻苯二甲酸氢钾,溶于少量水中;将三种溶液合并,再用水稀释至100mL,贮于冰箱可保存1年。
5. 甲醛缓冲吸收液　用水将甲醛缓冲吸收贮备液稀释10倍。临用时现配。
6. 氨磺酸钠溶液,$\rho(NaH_2NSO_3)=6.0g/L$　称取0.60g氨磺酸[H_2NSO_3H]置于100mL烧杯中,加入4.0mL氢氧化钠,用水搅拌至完全溶解后稀释至100mL,摇匀。此溶液密封可保存10天。

7. 碘贮备液，$c(1/2I_2)=0.10mol/L$　称取12.7g碘(I_2)于烧杯中，加入40g碘化钾和25mL水，搅拌至完全溶解，用水稀释至1000mL，贮存于棕色细口瓶中。

8. 碘溶液，$c(1/2I_2)=0.010mol/L$　量取碘贮备液50mL，用水稀释至500mL，贮于棕色细口瓶中。

9. 淀粉溶液，ρ(淀粉)=5.0g/L　称取0.5g可溶性淀粉于150mL烧杯中，用少量水调成糊状，慢慢倒入100mL沸水，继续煮沸至溶液澄清，冷却后贮于试剂瓶中。

10. 碘酸钾基准溶液，$c(1/6KIO_3)=0.1000mol/L$　准确称取3.5667g碘酸钾溶于水，移入1000mL容量瓶中，用水稀释至标线，摇匀。

11. 盐酸溶液，$c(HCl)=1.2mol/L$　量取100mL浓盐酸，加到900mL水中。

12. 硫代硫酸钠标准贮备液，$c(Na_2S_2O_3)=0.10mol/L$　称取25.0g硫代硫酸钠($Na_2S_2O_3\cdot5H_2O$)，溶于1000mL新煮沸但已冷却的水中，加入0.2g无水碳酸钠，贮于棕色细口瓶中，放置一周后备用。如溶液呈现混浊，必须过滤。

标定方法：吸取三份20.00mL碘酸钾基准溶液分别置于250mL碘量瓶中，加70mL新煮沸但已冷却的水，加1g碘化钾，振摇至完全溶解后，加10mL盐酸溶液，立即盖好瓶塞，摇匀。于暗处放置5分钟后，用硫代硫酸钠标准溶液滴定溶液至浅黄色，加2mL淀粉溶液，继续滴定至蓝色刚好褪去为终点。硫代硫酸钠标准溶液的浓度按下式计算：

$$c_1=\frac{0.1000\times20.00}{V}$$

式中：

c_1——硫代硫酸钠标准溶液的浓度(mol/L)；

V——滴定所耗硫代硫酸钠标准溶液的体积(mL)。

13. 硫代硫酸钠标准溶液，$c(Na_2S_2O_3)\approx0.01000mol/L$　取50.0mL硫代硫酸钠贮备液置于500mL容量瓶中，用新煮沸但已冷却的水稀释至标线，摇匀。

14. 乙二胺四乙酸二钠盐(EDTA-2Na)溶液，ρ(EDTA-2Na)=0.50g/L　取0.25g乙二胺四乙酸二钠盐[$C_{10}H_{14}N_2O_8Na_2\cdot2H_2O$]溶于500mL新煮沸但已冷却水中。用时现配。

15. 亚硫酸钠溶液，$\rho(Na_2SO_3)=1g/L$　称取0.2g亚硫酸钠(Na_2SO_3)，溶于200mL EDTA-2Na溶液中，缓缓摇匀以防充氧，使其溶解。放置2～3小时后标定。此溶液每毫升相当于320～400μg二氧化硫。

标定方法：

(1) 取6个250mL碘量瓶(A1、A2、A3、B1、B2、B3)，在A1、A2、A3内各加入25mL乙二胺四乙酸二钠盐溶液，在B1、B2、B3内加入25.00mL亚硫酸钠溶液，分别加入50.0mL碘溶液和1.00mL冰乙酸，盖好瓶盖，摇匀。

(2) 立即吸取2.00mL亚硫酸钠溶液加到一个已装有40～50mL甲醛吸收液的100mL容量瓶中，并用甲醛吸收液稀释至标线，摇匀。此溶液即为二氧化硫标准贮备溶液，在4～5℃下冷藏，可稳定6个月。

(3) A1、A2、A3、B1、B2、B3六个瓶子于暗处放置5分钟后，用硫代硫酸钠溶液滴定至浅黄色，加5mL淀粉指示剂，继续滴定至蓝色刚刚消失。平行滴定所用硫代硫酸钠溶液的体积之差应不大于0.05mL。

二氧化硫标准贮备溶液的质量浓度由下式计算：

$$\rho(SO_2)=\frac{(\overline{V}_0-\overline{V})\times c_2\times 32.02\times 10^3}{25.5}\times\frac{2.00}{100}$$

式中：

$\rho(SO_2)$——二氧化硫标准贮备溶液的质量浓度（μg/mL）；

V_0——空白滴定所用硫代硫酸钠溶液的体积（mL）；

V——样品滴定所用硫代硫酸钠溶液的体积（mL）；

c_2——硫代硫酸钠溶液的浓度（mol/L）。

16. 二氧化硫标准溶液，$\rho(SO_2)=1.00$μg/mL 用甲醛吸收液将二氧化硫标准贮备溶液稀释成每毫升含1.0μg二氧化硫的标准溶液。此溶液用于绘制标准曲线，在4～5℃下冷藏，可稳定1个月。

17. 盐酸副玫瑰苯胺（pararosaniline，PRA，即副品红或对品红）贮备液 $\rho(PRA)=2.0$g/L。其纯度应达到副玫瑰苯胺提纯及检验方法的质量要求。

18. 盐酸副玫瑰苯胺溶液，$\rho(PRA)=0.50$g/L 吸取25.00mL副玫瑰苯胺贮备液于100mL容量瓶中，加30mL 85%的浓磷酸，12mL浓盐酸，用水稀释至标线，摇匀，放置过夜后使用。避光密封保存。

19. 盐酸-乙醇清洗液 由三份（1+4）盐酸和一份95%乙醇混合配制而成，用于清洗比色管和比色皿。

（二）仪器与设备

1. 分光光度计
2. 多孔玻板吸收管 10mL多孔玻板吸收管，用于短时间采样。
3. 恒温水浴 0～40℃，控制精度为±1℃。
4. 10mL具塞比色管 用过的比色管和比色皿应及时用盐酸-乙醇清洗液浸洗，否则红色难以洗净。
5. 空气采样器 用于短时间采样的普通空气采样器，流量范围0.1～1L/min。
6. 一般实验室常用仪器。

四、操作步骤

（一）采样

采用内装10mL吸收液的多孔玻板吸收管，以0.5L/min的流量采气45～60分钟。吸收液温度保持在23～29℃的范围。

（二）校准曲线的绘制

取14支10mL具塞比色管，分A、B两组，每组7支，分别对应编号。A组按表8-1-1配制校准系列。

表 8-1-1　二氧化硫校准系列

管　号	0	1	2	3	4	5	6
二氧化硫标准溶液 mL	0.00	0.50	1.00	2.00	5.00	8.00	10.00
甲醛缓冲吸收液 mL	10.00	9.50	9.00	8.00	5.00	2.00	0.00
二氧化硫含量 μg	0.00	0.50	1.00	2.00	5.00	8.00	10.00

在 A 组各管中分别加入 0.5mL 氨磺酸钠溶液和 0.5mL 氢氧化钠溶液，混匀。

在 B 组各管中分别加入 1.00mL PRA 溶液。

将 A 组各管的溶液迅速地全部倒入对应编号并盛有 PRA 溶液的 B 管中，立即加塞混匀后放入恒温水浴装置中显色。在波长 577nm 处用 10mm 比色皿，以水为参比测量吸光度。以空白校正后各管吸光度为纵坐标，以二氧化硫含量（μg）为横坐标，绘制标准曲线。

（三）样品测定

采样后，将吸收液全部移入比色管中，用少量吸收液冲洗吸收管合并于比色管中，使总体积为 10mL。然后，将该样品管与上述各标准系列管同步操作，加入各试剂，并测定吸光度，查标准曲线得样品管二氧化硫含量（μg）。

（四）计算

$$C=\frac{A}{V_0}$$

式中：

C——二氧化硫浓度（mg/m^3）；

A——二氧化硫含量（μg）；

V_0——换算成标准状态下的采样体积（L）。

五、注 意 事 项

1. 本方法使用 10mL 吸收液，采样体积为 30L 时，测定空气中二氧化硫的检出限为 $0.007mg/m^3$，测定下限为 $0.028mg/m^3$，测定上限为 $0.667mg/m^3$。

2. 本标准的主要干扰物为氮氧化物、臭氧及某些重金属元素。采样后放置一段时间可使臭氧自行分解；加入氨磺酸钠溶液可消除氮氧化物的干扰；吸收液中加入磷酸及环已二胺四乙酸二钠盐可以消除或减少某些金属离子的干扰。

3. 显色剂的浓度和用量对显色效果有影响，如空白管底色深，可降低盐酸副玫瑰苯胺溶液的浓度；盐酸副玫瑰苯胺溶液中的盐酸过多，标准系列显色浅，过少，空白管显色深。为达到足够的灵敏度，又有较低的空白值，盐酸浓度以 6%（V/V）为宜。

（章　旻）

第二节　饮用水中漂白粉消毒实验

一、实 验 目 的

1. 掌握漂白粉中有效氯,水中余氯量的测定方法,水中需氯量的测定与计算方法。
2. 熟悉碘量法的基本原理与操作。

二、漂白粉中有效氯含量的测定(碘量法)

(一) 实验原理

漂白粉中的有效氯在酸性溶液中可氧化碘化钾而析出碘,用硫代硫酸钠标准溶液滴定析出的碘,根据硫代硫酸钠的消耗量即可计算出漂白粉中有效氯的含量。

$$2KI+2CH_3COOH \rightarrow 2CH_3COOK+2HI$$

$$2HI+Ca(OCl)Cl \rightarrow CaCl_2+2H_2O+I_2$$

$$I_2+2Na_2S_2O_3 \rightarrow Na_2S_4O_6+2NaI$$

(二) 实验器材

250mL 碘量瓶;量筒;刻度吸管;碱性滴定管。

(三) 试剂

0. 71% 漂白粉溶液;0. 05mol/L $Na_2S_2O_3$ 溶液;0. 5% 淀粉溶液;10% KI 溶液;冰醋酸。

(四) 操作步骤

1. 在 250mL 碘量瓶中加入 10% KI 溶液 7. 5mL 及 80mL 蒸馏水,使之溶解,再加入 2mL 冰醋酸,然后用刻度吸管吸取 25mL 0. 71% 漂白粉溶液,加入碘量瓶中。此时立即产生棕色,振荡混匀,加塞静置 5 分钟。

2. 自滴定管至碘量瓶中加 0. 05mol/L $Na_2S_2O_3$ 溶液,不断振摇,直至变成淡黄色,然后加 1mL 0. 5% 淀粉溶液至碘量瓶中,溶液即呈蓝色,继续滴定至蓝色刚消失,记录用量 V。

3. 计算

$$\text{有效氯}(Cl_2\%)=\frac{V\times 0.05\times\frac{70.91}{2000}\times\frac{100}{25}\times 100}{0.71}=V\%$$

式中:

V——0. 05mol/L 硫代硫酸钠标准溶液用量(mL)。

滴定时用去的 0. 05mol/L 硫代硫酸钠的 mL 数即代表该种漂白粉的百分数。

三、余氯的测定(邻联甲苯胺比色法)

(一) 实验原理

在 pH 小于 1.8 的酸性溶液中,水中余氯与邻联甲苯胺(甲土立丁)作用产生黄色的联苯醌化合物,根据其颜色的深浅进行比色定量。

(二) 实验器材

余氯比色色阶本;10mL 具塞比色管。

(三) 试剂

甲土立丁溶液。

(四) 操作步骤

加 10 滴(或 0.5mL)甲土立丁溶液于 10mL 具塞比色管中,加水样至 10mL 刻度处,混匀。如立即进行比色,所得结果为游离性余氯;如放置 10 分钟使其产生最高色度再比色,所得结果为总余氯。总余氯减去游离性余氯等于化合性余氯。余氯的浓度为 mg/L。

(五) 注意事项

1. 水样温度在 15 ~20℃时显色最好,如水温较低时,可适当加温再进行比色。
2. 如产生淡蓝绿色,可能由于水样碱度过高所致,可加入 1 : 2 稀盐酸 1mL 再进行比色。

四、漂白粉加入量测定

(一) 实验原理

取一定体积的水样数份,分别加入不同量的已知浓度的漂白粉稀释液,半小时后,用邻联甲苯胺比色法测定余氯,根据需氯量求出合适的加氯量。

(二) 实验器材

300mL 烧杯;刻度吸管;10mL 具塞比色管。

(三) 试剂

甲土立丁溶液;0.71% 漂白粉溶液。

(四) 操作步骤

1. 将 3 个 300mL 烧杯依次排好,编好号,每瓶加入 200mL 水样。然后于各瓶中依次加入 0.1、0.2、0.3mL(或根据水样情况酌定)0.71% 漂白粉溶液,玻棒摇匀,静置半小时。

2. 半小时后,用邻联甲苯胺比色法测定各杯中余氯含量(见余氯的测定)。

3. 选择余氯为 0.5mg/L 的那杯为合适的漂白粉加入量,代入公式计算求得加氯量。

4. 计算

$$\text{漂白粉需要量(g/L)} = 0.71\%\text{漂白粉溶液用量(mL)} \times 0.71\% \times \frac{1000}{200}$$

$$\text{漂白粉用量(g)} = \text{漂白粉需要量(g/L)} \times \text{欲消毒水量(L)}$$

(覃　旻)

第三节　住宅设计图纸卫生审查

一、实验目的

1. 了解住宅居室设计的基本卫生要求。
2. 掌握运用看图法基本技能。

二、审查依据

目前住宅设计卫生审查主依据是《住宅居室容积卫生标准》(GB11727-8)。

三、实验器材

绘图尺;图纸;卷尺(5m);照度计;声级计。

四、实验内容

(一) 住宅平面配置

在住宅的平面配置中要考虑住宅的朝向,住宅群中相邻住宅之间的距离,住宅内部各户之间的关系以及一户之中各个房间的相互配置。要求每户住宅有自己独用的成套房间,包括主室和辅室。主室包括一个起居室和数目适当的卧室。辅室是主室以外的房间,包括厨房,卫生间,贮藏室,户内过道和室外活动空间等设施。主室应与其他房间充分隔离,卧室应配置在最好的朝向。厨房和卫生间应有良好通风。

(二) 居室朝向

住宅的朝向是指住宅建筑物主要窗户所面对的方向。住宅的朝向决定着室内的日照时间,日照面积,太阳辐射强度及获得紫外线量的多少。一般说来,寝室需要最好的日照,推荐窗朝向为南、东南;而厨房、卫生间、贮藏室不需要日照,推荐窗朝向为北。

从日照角度考虑,住宅楼的长轴应该采取东西走向,也就是使建筑物主要房间方向朝南,而将辅助房间放在北面。但是,在不同地区,对居室朝向的要求是不同的,主要与当地冬、夏季的主导风向有关。像在北方寒冷地区居室朝向要尽量避免和减轻居室的热损耗,选择与主导风向平行或有一定角度的朝向;在夏季南方炎热地区居室朝向要利用当地的主导风向,组织好室内的通风换气,降低居室内过潮过热的气候。

(三)住宅的间距

在住宅设计中住宅群中相邻的两建筑物一定要有足够的距离,才能保证室内得到适量的日照。间距的确定是以日照的卫生要求为根据的。一般是根据室内在冬季中午前后能有 3 个小时左右的日照时间这样要求来进行计算的。

确定两建筑物之间的距离我们需要知道这样两个条件,当地某时间的太阳高度角与方位角,根据数学余弦、余切原理就可算出两建筑物应有的间距。大家都知道任何一个有高度的物体在太阳的照射下都会产生阴影,阴影长度的顶端和物体高的连线与阴影连线形成的角度为太阳高度角。

(四)居室净高

居室净高是指室内地板到天花板之间的高度。按照《住宅建筑设计规范(GB50096-1999)》规定,住宅建筑室内净高为 2.4 ~ 2.8m。

居室净高与居室容积直接相关。过高增加造价,冬季不利保暖;过低不利采光、通风和室内小气候,还可使人产生压迫感。

(五)居室进深

居室进深是指开设窗户的外墙内表面至对面墙壁内表面的距离。进深的大小与室内采光和换气有关。例如室内采光在靠近窗户处得到的照度最大,离窗 2 ~ 2.5m 处,照度显著降低。进深大的居室中,离外墙远的地点空气停滞不动,换气困难。

衡量居室的进深用室深系数来表示,是指居室进深与地板至窗上缘高度的比。室深系数在一侧采光的居室不应超过 2 ~ 2.5,两侧采光的居室不应超过 4 ~ 5。

(六)居室面积

居室面积是指每人实际居住面积。按照居住容积 $20m^3$,居室净高 2.8m,每人的居住面积至少应为 $7.14m^2$,一般居住面积为每人 $8 \sim 12m^2$。随着我国经济发展和人民生活水平的不断提高,大多数地区人均居住面积已超过 $20m^2$,达到小康水平。

居室进深与居室宽度之比,不宜大于 2 : 1,最好为 3 : 2。

(七)居室容积

居室容积是指每个居住者所占有的居室的空间容积。容积大小是通过利用评定空气清洁度指标室内 CO_2 的含量来推算的。同时结合我国的实际情况规定全国城镇住宅居室容积的卫生标准为 $24 \sim 36m^3$/人。

居室容积的大小关系到居住者的生活方便、室内的小气候和空气的清洁程度,是评价住宅的卫生条件和居住条件的重要指标之一。

(八) 住宅的采光

1. 采光系数是指室内工作水平面上散射光的照度与同时室外空旷无遮光物地方接受整个天空散射光的水平面上照度的百分比。居室采光系数指采光口有效的采光面积(指窗玻璃面积)与室内地面面积的比。一般居室的采光系数要求为1∶8~1∶10,厨房等辅室为1∶10~1∶12。

2. 投射角是指室内工作点与采光口上缘的连线和水平面所成的夹角。投射角推荐标准为不小于27°。

3. 窗地面积比值是指天然采光口的窗玻璃的面积与室内地面面积之比。

4. 开角是室内工作点与对侧室外遮光物上端连线和工作点与采光口上缘连线之间的夹角。

五、评　　价

住宅建筑是用来隔绝外界环境不良因素如寒冷、暑热、风雨、噪声等的有害影响,并为居民创造一个供家庭团聚、休息、家务劳动和学习的人为小环境。人的一生至少有1/2的时间是在住宅内度过的。住宅对人类的健康和儿童生长发育有着重要的影响。住宅卫生条件的好坏,直接影响着居民的发病率和死亡率。因此,在住宅建筑设计时,除了要考虑适用、经济和可能条件下美观外,更重要的是在卫生上要保证室内有适宜的微小气候,良好的日照、采光和通风,清新的空气,以满足居民生活水平不断提高的需要和促进居民身心健康。结合实验结果,对照相关标准,对所审查住宅进行综合评价。

(章　旻)

第四节　室内空气中甲醛的测定

一、实验目的

1. 熟悉室内空气中甲醛浓度的测定方法。
2. 掌握室内空气采样的要求和方法。

二、实验原理

甲醛与酚试剂反应生成嗪(含有一个或几个氮原子的不饱和六节杂环化合物的总称),在高铁离子(本法氧化剂选用硫酸铁铵)存在下,嗪在酸性溶液中被高铁离子氧化形成蓝绿色化合物,根据颜色深浅,比色测定。

三、检验仪器及设备

1. 大型气泡吸收管　出气口内径为 1mm，与管底距离应为 3 ~ 5mm。

2. 空气采样器　流量范围 0 ~ 2L/min，流量稳定。

3. 10mL 具塞比色管；分光光度计；1、2、5、10mL 刻度移液管；100、1000mL 棕色容量瓶。

四、试　　剂

1. 吸收液原液　称量 0.10g 酚试剂[$C_6H_4SN(CH_3)C:NNH_2 \cdot HCl$，简称 MBTH]，加水溶解，倾于 100mL 具塞量筒中，加水至刻度。放冰箱中保存，可稳定三天。

2. 吸收液　量取吸收原液 5mL，加 95mL 水，即为吸收液。采样时，临用现配。

3. 1% 硫酸铁铵溶液　称量 1.0g 硫酸铁铵[$NH_4Fe(SO_4)_2 \cdot 12H_2O$]用 0.1mol/L 盐酸溶解，并稀释至 100mL。

4. 甲醛标准储备溶液　取 2.8mL 含量为 36% ~ 38% 甲醛溶液，放入 1L 容量瓶中，加水稀释至刻度。此溶液 1mL 相当于 1mg 甲醛。其准确浓度用碘量法标定。

5. 甲醛标准溶液　临用时，将甲醛标准储备溶液用水稀释至成 1.00mL 含 10μg 甲醛、立即再取此溶液 10.00mL，加入 100mL 容量瓶中，加入 5mL 吸收原液，用水定容至 100mL，此液 1.00mL 含 1.0μg 甲醛，放置 30 分钟后，用于配置标准色列管。此标准溶液可稳定 24 小时。

五、实 验 步 骤

（一）采样

用一个内装 5mL 吸收液的大型气泡吸收管，以 0.5L/min 流量，采气 10L。并记录采样点的温度和大气压力。采样后样品在室温下应在 24 小时内分析。

（二）标准曲线的绘制

取 10mL 具塞比色管，用甲醛标准溶液按下表(表 8-4-1)制备标准系列。

表 8-4-1　甲醛标准系列配制表

管号	0	1	2	3	4	5	6	7	8
标准溶液，mL	0.00	0.10	0.20	0.40	0.60	0.80	1.00	1.50	2.00
吸收液，mL	5.00	4.90	4.80	4.60	4.40	4.20	4.00	3.50	3.00
甲醛含量，μg	0.00	0.10	0.20	0.40	0.60	0.80	1.00	1.50	2.00

各管中，加 0.4mL 1% 硫酸铁铵溶液，摇匀，放置 15 分钟。用 1cm 比色皿，在波长 630nm 下，以水作参比，测定各管溶液吸光度。以甲醛含量为横坐标，吸光度为纵坐标，绘制曲线。

（三）样品测定

采样后，将样品溶液全部转入比色管中，用少量吸收液洗吸收管，合并使总体积为5mL。按绘制标准曲线的操作步骤测定吸光度（A）；在每批样品测定的同时，用5mL未采样的吸收液作试剂空白，测定试剂空白的吸光度（A_0）。并计算回归线斜率，以斜率倒数作为样品测定的计算因子Bg（μg/吸光度）。

（四）结果计算

空气中甲醛浓度按下式计算：

$$c=\frac{(A-A_0)\times Bg}{V_0}$$

式中：

C——空气中甲醛（mg/m^3）；

A——样品溶液的吸光度；

A_0——空白溶液的吸光度；

Bg —计算得到的计算因子（μg/吸光度）；

V_0——换算成标准状态下的采样体积（L）。

六、测量范围

用5mL样品溶液，本法测定范围0.1～1.5μg；采样体积为10L时，可测浓度范围0.01～0.15mg/m^3。

七、注意事项

1. 室温低于15℃时，显色不完全，应在25℃水浴中保温操作。

2. 标定甲醛时，在摇动下逐滴加入30%氢氧化钠溶液，至颜色明显减褪，再摇片刻，待褪成淡黄色，放置后应褪至无色。

3. 显色温度低于15℃时反应慢，显色不完全。20～35℃时，15分钟显色达最完全，放置4小时稳定不变。

（覃　旻）

第五节　发汞含量测定

一、实验目的

1. 熟悉头发中汞含量的测定方法。

2. 掌握测汞仪的原理和操作方法。

二、实 验 原 理

汞是常温下唯一的液态金属且有较大的蒸汽压,测汞仪利用汞蒸气对荧光光源发射的253. 7nm 谱线具有特征吸收来测汞的含量。

三、实验仪器及设备

测汞仪;25mL 容量瓶;50mL 烧杯;1、5mL 刻度吸管;100mL 锥形瓶。

四、试　　剂

所用的水均为三级水,所用的试剂纯度一般为分析纯。

1. 浓硫酸(优级纯)。

2. 饱和高锰酸钾溶液(5% $KMnO_4$ 溶液)　称量 5g 高锰酸钾(优级纯)溶于去离子水,倒入 100mL 容量瓶,稀释至刻度。

3. 10% 盐酸羟胺　称 10g 盐酸羟胺溶于水,用去离子水稀释到 100mL,以 2. 5L/min 的流量通氮气 30 分钟,以去除微量的汞。

4. 10% 氯化亚锡　取 10g 的氯化亚锡溶于 20mL 的浓盐酸中,用去离子水稀释到 100mL,以 2. 5L/min 的流量通氮气 30 分钟,以除去微量汞。加几粒金属锡,密塞保存。如溶液配制后有白色沉淀出现,水浴加热至白色沉淀消失。

5. 汞标准贮备液的配制　称取干燥过的氯化汞($HgCl_2$)0. 1354g 溶解于 10mL 浓硫酸,用去离子水定容至 100mL,摇匀。汞标准液置于冰箱可保存 6 个月。

6. 汞标准使用液配制　临用时用硝酸稀释为终浓度是 0. 05μg/mL 的汞标准使用液。

五、实 验 步 骤

(一) 发样的处理

1. 发样的预处理　剪头发少许,用中性洗涤剂水溶液洗 15 分钟,然后用乙醚浸洗 5 分钟。上述过程的目的在于去除头发上的油脂污染物。将洗净的发样在空气中晾干,用不锈钢剪刀剪成 3mm 长。

2. 发样的消化　准确称取 30 ~ 50mg 洗净的干燥发样于 50mL 烧杯中,加入饱和高锰酸钾溶液 8mL,小心加入浓硫酸 5mL,盖上表面皿。小心加热至发样完全消化,如消化过程中紫红色消失应立即滴加 $KMnO_4$。冷却后,滴加盐酸羟胺至紫红色刚消失,以除去过量的高锰酸钾,所得溶液不应有黑色残留物或发样。稍静置(去氯气),转移到 25mL 容量瓶稀释至标线,立即测定。

(二) 标准曲线的绘制

1. 微分测量档标准溶液的配制　取 6 只 100mL 的容量瓶,分别加入 0. 05μg/mL 汞标准使用液0、1.0、2.0、3.0、4.0、5.0mL，再分别加入去离子水至50mL，再加入2.0mL的饱和高锰酸钾溶液和2.0mL的浓硫酸，摇匀，加热10分钟，冷却后，滴加盐酸羟胺至紫红色刚消失。分别用去离子水稀释至刻度，摇匀。

2. 调好测汞仪后将标准液和样品液分别倒入25mL的翻泡瓶中，从翻泡瓶的中央加入0.5mL的10%氯化亚锡，待微分电压归零后进行测量，记录电压值。测量前应将溶液摇晃均匀。

3. 以标准溶液系列作电压值-微克数的标准曲线。

（三）计算

$$c(\mu g/g)=\frac{A}{m}$$

式中：

C——发样含汞量（μg/g）；

A——查标准曲线所得的微克数（μg）；

m——发样克数（g）。

六、注意事项

各种型号测汞仪操作方法、特点不同，使用前应详细阅读仪器说明书。

（覃　旻）

第六节　水的硬度测定

一、实验目的

1. 掌握配位滴定法测定水中硬度的原理和方法。
2. 掌握水中硬度的常用表示方法及铬黑T指示剂的使用条件。

二、实验原理

水的硬度的测定一般采用EDTA滴定法测定。水中的钙、镁离子与铬黑T指示剂形成紫红色螯合物，这些螯合物的不稳定常数大于乙二胺四乙酸钙和镁螯合物的不稳定常数。当pH=10时乙二胺四乙酸二钠与钙离子，再与镁离子形成螯合物，滴定至终点，溶液呈现铬黑T指示剂的纯蓝色。

三、实验器材与试剂

（一）器材

锥形瓶；酸式滴定管；10、25mL移液管。

（二）试剂

1. pH=10 的氨性缓冲溶液　称取 16.9g 氯化铵溶于 143mL 氨水（ρ_{20}=0.88g/mL）中。

2. 铬黑 T 指示剂　称取 0.5g 铬黑 T（$C_{20}H_{12}O_7N_3SNa$）用乙醇 95% 溶解，并稀释至 100mL。放置于冰箱中保存，可稳定一个月。

3. 钙标准液（10mmol/L）　将一份碳酸钙（$CaCO_3$）在 150℃ 干燥 2 小时，取出放在干燥器中冷至室温，称取 1.001g 于 500mL 锥形瓶中，用水润湿。逐滴加入 4mol/L 盐酸至碳酸钙全部溶解，避免滴入过量酸。加 200mL 水，煮沸数分钟赶除二氧化碳，冷至室温，加入数滴甲基红指示剂溶液（0.1g 溶于 100mL 60% 乙醇），逐滴加入 3mol/L 氨水至变为橙色，在容量瓶中定容至 1000mL。此溶液 1.00mL 含 00.4008mg（0.01mmol）钙。

4. Na_2EDTA 标准溶液［c（Na_2EDTA）= 0.01mol/L］　将一份 EDTA 二钠二水合物（$Na_2EDTA \cdot 2H_2O$）在 80℃ 干燥 2 小时，放入干燥器中冷至室温，称取 3.725g 溶于水，在容量瓶中定容至 1000mL，盛放在聚乙烯瓶中，定期校对其浓度。

四、实验步骤

（一）标定

移取 10.00mL 钙标准液于锥形瓶中，加缓冲液 1mL，指示剂 2 滴，用 Na_2EDTA 标准溶液平行滴定 2～3 次，并记录数据 V_0。

（二）测定

移取 25.00mL 自来水于锥形瓶中，加缓冲液 1mL，指示剂 2 滴，滴定至终点，平行滴定 2～3 次，并记录数据 V_1。

（三）结果计算

水的硬度按下式计算：

$$\rho(CaCO_3) = (V_1 - V_0) \times c \times 100.09 \times \frac{1000}{V}$$

式中：

$\rho(CaCO_3)$——总硬度（以 $CaCO_3$ 计）（mg/L）；

V_0——空白滴定所消耗 Na_2EDTA 标准溶液的体积（mL）；

V_1——水样滴定中消耗 Na_2EDTA 标准溶液的体积（mL）；

c——Na_2EDTA 标准溶液的浓度（mol/L）；

V——水样体积（mL）；

100.09——与 1.00mLNa_2EDTA 标准溶液［c（Na_2EDTA）= 1.000mol/L］相当的以毫克表示的总硬度（以 $CaCO_3$ 计）。

五、注意事项

1. 各个使用仪器用前需要润洗应加以注意。

2. 络合反应速度较慢,滴定时滴加速度不能太快,特别是临近终点时,要边滴边摇晃。

3. 水样中钙、镁的重碳酸盐含量较大时,要预先酸化水样,并加热除去二氧化碳,以防碱化后生成碳酸盐沉淀,影响滴定时反应进行。

（覃　旻）

第七节　生活饮用水细菌学检测

一、实验目的

1. 了解和学习水中细菌总数和大肠菌群的测定原理和测定意义。
2. 学习和掌握用稀释平板计数法测定水中细菌总数的方法及水中大肠菌群检测方法。

二、实验原理

（一）细菌总数测定

标准平板计数法的原理是,通过将处理后的检材在一定条件下培养后生长出来的菌落数(colony form unit,CFU)计算细菌总数。

（二）大肠菌群的测定

滤膜法的原理是,孔径为 0.45 ~0.65μm 的滤膜用于滤过大量水样时,可将水中含有的细菌截留在滤膜上,将此滤膜贴于选择性培养基上,经 37℃、24 小时培养后,可直接计数滤膜上生长的典型大肠菌群菌落,得出每 100mL 水样中含有的总大肠菌群。

三、实验器材与试剂

1. 菌落总数的测定

(1) 培养基:牛肉膏蛋白胨琼脂培养基,无菌生理盐水。

(2) 器材:灭菌三角瓶,灭菌的具塞三角瓶,灭菌平皿,灭菌吸管,灭菌试管等。

2. 大肠菌群的测定

(1) 培养基

1) 品红亚硫酸钠培养基(远腾培养基)

A. 成分:蛋白胨 10g、乳糖 5g、磷酸氢二钾 3.5g、琼脂 10 ~30g、蒸馏水 1000mL、无菌亚硫酸钠 5g 左右、5% 碱性品红乙醇溶液 20mL。

B. 储备培养基的制备:先将琼脂加至 900mL 蒸馏水中,加热溶解,然后加入磷酸氢二钾及蛋白胨,混匀使之溶解,再用蒸馏水补足至 1000mL,调整 pH 为 7.2 ~7.4,立即用脱脂棉过滤,再加入乳糖,混匀后定量分装于烧瓶内,置高压蒸汽灭菌器中,以 115℃ 灭菌 20 分钟,贮存于冷暗处备用。

C. 平皿培养基的配制:将储备培养基加热融化,依瓶内培养基的容量,用灭菌吸管按比例吸取一定量已灭菌的5%碱性品红乙醇溶液于灭菌空试管中，再按比例数取所需的无水亚硫酸钠置于另一灭菌空试管内，加少许灭菌水使之溶解后，置于沸水浴灭菌10分钟。用灭菌吸管取已灭菌的亚硫酸钠溶液滴加于碱性品红乙醇溶液内至深红色褪成淡粉红色为止。将此混合液全部加入已融化的储备培养基内，充分混匀，防止气泡产生，迅将此培养基适量倾入已灭菌的空平皿内，待其冷却凝固后反转置冰箱内备用。此培养基保存期限不宜超过二周，若其颜色由淡红色变成深红色不能再用。

2）乳糖蛋白胨培养基

A. 成分：蛋白胨10g、牛肉浸膏3g、乳糖5g、氯化钠5g、1.6%溴甲酚紫乙醇溶液1mL、蒸馏水1000mL。

B. 制法：将蛋白胨、牛肉浸膏及氯化钠置于1000mL蒸馏水加热溶解，调整pH为7.2～7.4，再加入1mL 1.6%溴甲酚紫乙醇溶液，充分混匀，分装于装有导管的试管中，置高压蒸汽灭菌器中，以115℃灭菌20分钟，贮存于冷暗处备用。

（2）器材

1）灭菌器材：灭菌三角瓶，灭菌的具塞三角瓶，灭菌平皿，灭菌吸管，灭菌试管，滤器等。

2）滤膜，孔径0.45～0.65μm。根据常用滤器规格选定。

3）抽滤设备，无齿镊子。

四、实验步骤

（一）水样的采集

水样的采集见第二篇第三章第三节。

（二）测定

1. 细菌总数的测定

（1）水样稀释及培养：

1）按无菌操作法，将水样作10倍系列稀释。

2）根据对水样污染情况的估计，选择2～3个适宜稀释度（饮用水如自来水、深井水等），一般选择1、1：10两种浓度；水源水如河水等，比较清洁的可选择1：10、1：100、1：1000三种稀释度；污染水一般选择1：100、1：1000、1：10000三种稀释度，吸取1mL稀释液于灭菌平皿内，每个稀释度作3个重复。

3）将熔化后保持温度45℃的牛肉膏蛋白胨琼脂培养基倒平皿，每皿约15mL，并趁热转动平皿混合均匀。

4）待琼脂凝固后，将平皿倒置于37℃培养箱内培养22～24小时后取出，计算平皿内菌落数目，乘以稀释倍数，即得1mL水样中所含的细菌菌落总数。

（2）菌落计数及报告方法：平皿菌落计数时，可用肉眼直接观察，必要时用放大镜检查，以防遗漏。计算同稀释度平均菌落数时，若遇其中一个平皿有较大片状菌落生长情况，则不宜采用，而应以无片状菌落平皿作为该稀释度的平均菌落数；若片状菌落未占平皿一半，应以另一半分布均匀的菌落之计数乘2代表全皿菌落数，再求该稀释度平均菌落数。

1）各种不同情况的计算方法

A. 首选平均菌落数在 30～300 之间的平皿进行计算，当只有一个稀释度的平均菌落数在此范围时，即以该平均菌落数乘其稀释度报告之。

B. 若有 2 个稀释度的平均菌落数均在 30～300 范围，则应按两者菌落总数之比值来决定，若比值<2 报告两者的平均数；若>2 则报告其中较小稀释度的菌落总数。

C. 若所有稀释度的平均菌落均大于 300，则应以最高稀释度的平均菌落数乘其稀释度报告之。

D. 若所有稀释度的平均菌落均小于 30，则应以最低稀释度的平均菌落数乘其稀释度报告之。

E. 若所有稀释度的平均菌落均不在 30～300 之间，则以最接近 300 或 30 的平均菌落数乘其稀释度报告之。

2）菌落计数的报告：菌落数在 100 以内按实数报告；>100 时采用二位有效数字，其后数值四舍五入计算，数字后的零数也可用 10 的指数表示。菌落数需以“无法计数”报告时，应注明水样的稀释倍数。

2. 大肠菌群数的测定

（1）滤膜灭菌：在盛有滤膜的烧杯中，加入蒸馏水，置沸水浴煮沸灭菌三次，15min/次。前两次煮沸后需更换水洗 2～3 次，以除去残留溶剂。

（2）滤器灭菌：用点燃的酒精棉球火焰对滤器灭菌或用 121℃ 灭菌 20 分钟。

（3）过滤水样：用无菌镊子取滤膜，使其粗糙面向上贴放在已灭菌的滤床上，固定滤器，注入 100mL 水样于滤器中，加盖，打开滤器阀门，在-0.5 个大气压下抽滤。水样滤完后，再抽 5 秒钟，关滤器阀门，取下滤器，用灭菌镊子夹取滤膜边缘移放在品红亚硫酸钠培养基上，阻留细菌面向上，另一面与培养基完全紧贴，不可留有气泡，然后倒置平皿放入 37℃ 恒温箱培养 22～24 小时。

（4）观察结果：挑选符合以下描述的菌落：紫红色，有金属光泽；深红色，不带或略带金属光泽；浅红色，中心色较深。再进行涂片、革兰染色、镜检。凡系革兰染色阴性无芽胞杆菌，再穿刺接种于乳糖蛋白胨培养基（接种前应将此培养基放入水浴中煮沸排气，冷却凝固后方能使用），经 37℃ 培养 6～8 小时产气者，判定为大肠菌群阳性。也可接种在乳糖蛋白胨培养液中，经 37℃、24 小时培养后产酸产气者，则视为大肠菌群阳性。

（覃 旻）

第九章　食品营养成分分析与食品卫生质量检验

第一节　食品中蛋白质的测定

一、微量凯氏定氮法

（一）实验目的

食物中蛋白质含量是计算人体蛋白质摄入量的基础资料。各类食物的蛋白质含量很不均衡，故蛋白质含量测定可作为评价食物营养价值的重要指标。通过本方法的学习要求掌握方法的原理、步骤，并了解蛋白质系数在蛋白质含量计算中的应用。

（二）原理

蛋白质是含氮的有机化合物。食品与硫酸、硫酸铜、硫酸钾一同加热消化，使蛋白质分解，分解的氨和硫酸结合生成$(NH_4)_2SO_4$，在凯氏定氮器中与碱作用，通过蒸馏释放出氨，用硼酸将氨吸收后以盐酸标准溶液滴定，根据酸的消耗量乘以换算系数，计算蛋白质含量。

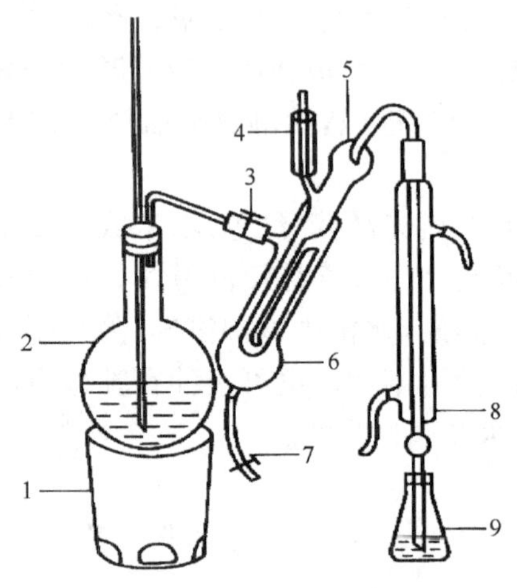

图 9-1-1　微量凯氏定氮蒸馏装置

1. 电炉；2. 水蒸气发生器；3. 螺旋夹；4. 小玻杯及棒状玻塞；5. 反应室；6. 反应室外层；7. 橡皮管及螺旋夹；8. 冷凝管；9. 蒸馏液接收瓶

（三）仪器与试剂

1. 定氮蒸馏装置（如图 9-1-1），微量滴定管，硫酸铜，硫酸钾，硫酸，0.050mol/L 盐酸标准溶液。

2. 硼酸溶液（20g/L）：称取 20g 硼酸溶解在少量蒸馏水中，再稀释至 1000mL。

3. 混合指示剂：1 份甲基红乙醇溶液（1g/L）与 5 份溴甲酚绿乙醇溶液（1g/L）临用时混合。

4. 氢氧化钠溶液（400g/L）：40g 氢氧化钠溶解于蒸馏水中，再稀释至 1000mL。

（四）操作步骤

1. 样品处理　精密称取 0.20～2.0g 固体样品或 2.00～5.00g 半固体样品或吸取 10.00～20.00mL 液体样品（约相当氮 30～40mg），移入干燥的 100mL 或 500mL 定氮瓶中，加入 0.2g 硫酸铜、6g 硫酸钾及 20mL 硫酸，稍摇匀后于瓶口放一小漏斗，将瓶以 45°角斜支于有小孔的石棉网上。小心加热，待内容物全部炭化，泡沫完全停止后，加强火力，并保持瓶内液体微沸，至液体呈蓝绿色澄清透明后，再继续加热 0.5～1 小时。取下放冷，小心加 20mL 水。放冷，移入 100mL 容量瓶中，并用少量水洗定氮瓶，洗液并入容量瓶中，再加水至刻度，混匀备用。取与处理样品相同量的硫酸铜、硫酸钾、硫酸按同一方法做试剂空白试验。

2. 按图 9-1-1 装好定氮装置　于水蒸气发生瓶内装水至约 2/3 处，加甲基红指示液数滴及数毫升硫酸，以保持水呈酸性，加入数粒玻璃珠以防暴沸，用调压器控制，加热煮沸水蒸气发生瓶内的水。

3. 向接收瓶内加入 10mL 硼酸溶液(20g/L)及混合指示液 1～2 滴，并使冷凝管的下端插入液面下，吸取 10.0mL 样品消化稀释液由小玻杯流入反应室，以 10mL 水洗涤小玻杯并使其流入反应室内，塞紧小玻杯的棒状玻塞。将 10mL 氢氧化钠溶液(400g/L)倒入小玻杯，提起玻塞使其缓缓流入反应室，立即将玻塞盖紧，并加水于小玻杯以防漏气。夹紧螺旋夹，开始蒸馏。蒸气通入反应室使氨通过冷凝管而进入接收瓶内，蒸馏 5 分钟。移动接收瓶，使冷凝管下端离开液面，再蒸馏 1 分钟，然后用少量水冲洗冷凝管下端外部。取下接收瓶，以 0.05mol/L 盐酸标准溶液滴定至灰色或蓝紫色为终点。

同时吸取 10.0mL 试剂空白消化液按“(四)操作步骤 3.”操作。

4. 结果计算

$$X=\frac{(V_1-V_2)\times c\times 0.014}{m\times\frac{10}{100}}\times F\times 100$$

式中：

X——样品中蛋白质的含量(g/100g)；

V_1——样品消耗盐酸标准液的体积(mL)；

V_2——试剂空白消耗盐酸标准液的体积(mL)；

c——盐酸标准溶液的摩尔浓度(mol/L)；

m——样品的质量(或体积)[g(或 mL)]；

F——氮换算为蛋白质的系数；

0.014——1mol/L 盐酸标准溶液 1mL 相当于氮的质量(g)。

蛋白质中的氮含量一般为 15%～17.6%，按 16% 计算乘以 6.25 即为蛋白质含量。一般食物的换算系数为 6.25；乳制品为 6.38；面粉为 5.70；玉米、高粱为 6.24；花生为 5.46；米为 5.95；大豆及其制品为 5.71；肉与肉制品为 6.25；大麦、小米、燕麦、裸麦为 5.83；芝麻、向日葵为 5.30。计算结果保留三位有效数字。

(五) 注意事项

1. 在重复性条件下获得的两次独立测定结果的绝对差值不得超过算术平均值的 10%。

2. 消化要在通风橱内进行，消化时要把附在管壁上的食物用少量硫酸冲下，使消化完全。蒸馏时要随时注意防止蒸馏器漏水漏气等现象的发生。

3. 蒸馏时向反应室内加 NaOH 动作要快，玻璃塞塞严并立即用少量水密封，以免氨逸出。

4. 严禁酸碱污染硼酸吸收液及冲洗用水。

5. 测定前应先用标准 $(NH_4)_2SO_4$ 做氮回收率的测定，借以验证所用仪器，试剂及操作等条件的可靠性。氮回收率应在95%与105%之间。

（六）思考题

1. 试述蛋白质测定中，样品消化过程所必须注意的事项，消化过程中内容物颜色发生什么变化？为什么？

2. 样品经消化进行蒸馏前，为什么要加入氢氧化钠？这时溶液发生什么变化？为什么？如果没有变化，说明什么问题？须采用什么措施？

3. 硫酸铜及硫酸钾在测定中起了什么作用？

4. 试述氨基酸态氮的测定原理。

5. 结果计算中为什么要乘上蛋白质系数？

二、KDN-1000全自动凯氏定氮仪测定蛋白质含量的方法

微量凯氏定氮法测定食物中蛋白质现多用仪器进行测定，下面介绍KDN-1000全自动凯氏定氮仪的使用。

（一）实验目的

食物中蛋白质含量是计算人体蛋白质摄入量的基础资料。各类食物的蛋白质含量很不均衡，故蛋白质含量测定可作为评价食物营养价值的重要指标。通过本方法的学习要求掌握方法的原理、步骤，并了解蛋白质系数在蛋白质含量计算中的应用，同时熟悉凯氏定氮仪操作方法。

（二）实验原理

有机物中的氮在强热和浓H_2SO_4作用下，生成$(NH_4)_2SO_4$，在凯氏定氮器中与碱作用，通过蒸馏释放出氨，用硼酸将氨吸收后以盐酸标准溶液滴定，根据酸的消耗量乘以换算系数，计算蛋白质含量。

（三）测定程序

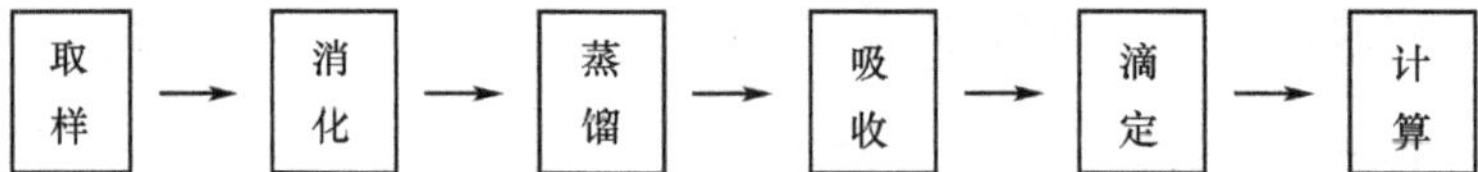

（四）试剂准备

1. 浓硫酸（比重1.84）。

2. 40% NaOH溶液　称取400gNaOH溶于蒸馏水中，并稀释至1000mL。

3. 2% H_3BO_3溶液　称取20g H_3BO_3溶于蒸馏水中，并稀释至1000mL。

4. 0.05mol/L HCl标准滴定溶液　吸取4.5mL HCl溶于蒸馏水中，并用容量瓶定容至1000mL。

5. 催化剂　硒粉（定氮高效催化剂）或硒+无水硫酸钠（1∶1000）。

6. 指示剂　1 份 0.1% 甲基红和 5 份 0.1% 溴甲酚绿，临用时混合。

0.1% 甲基红：称取 0.1g 甲基红溶于 100mL 的 60% 酒精溶液中。

0.1% 溴甲酚绿：称取 0.1g 溴甲酚绿溶于 100mL 的 20% 酒精溶液中。

（五）操作方法

1. 样品消化

（1）称取食物样品 0.2～2g（视含氮量而定），移入已洗涤烘干的消化管中，加 0.1g 硒粉和 10mL 浓硫酸。为防止试样因急沸而飞溅可在消化管内加玻璃珠 5、6 粒。

（2）将消化管分别放入消化炉各个孔内，然后套上消化架，并与排污管连接。

（3）开启抽吸泵水阀，使抽吸泵处于吸气状态。

（4）接通电源，开始消化。初始温度设定在 380℃ 为宜，消化 20 分钟后，温度调至 450℃，继续加热 40～60 分钟，消化至液体呈浅黄色澄清透明。关闭电源，待消化液冷却后即可进行蒸馏。

（5）试剂空白实验：取与样品消化相同量的硒粉、浓硫酸，与样品同时进行消化。

2. 蒸馏、接收

（1）打开仪器左侧壁下端的旋钮，检查排空蒸发炉内水后，关闭旋钮。

（2）将冷却水进水管连接到水龙头上，打开水龙头，调节水流适中；将出水管和排水管出口端都放入水池中。

（3）将标有 NaOH 和 H_2O 的橡胶管分别放入盛有 40% NaOH 溶液和蒸馏水的容器中。

（4）在 250mL 三角烧瓶中加入 30mL 2% H_3BO_3 和 2～3 滴混合指示剂（此时吸收液变为淡淡的浅红色），然后将接收瓶套在接收管上后置于接收瓶托架上，调节托架的高低使接收管管口浸没在 2% H_3BO_3 液体中。

（5）插上电源，按下定氮仪的电源开关。仪器显示日期及其相关内容，5 秒钟后显示如图 9-1-2，此即为仪器的常规状态。

1. 设置了加水、加碱的量和蒸馏时间后装上消化管按工作键开始工作。 2. 仪器使用完毕，请先按清洗键清洗后再关机。

图 9-1-2　定氮仪显示屏内容

加水量 10mL 加碱量 50mL 蒸馏时间 480 秒 设置好后请按确认键

图 9-1-3

（6）将已消化并冷却的消化管套在定氮仪消化管托架上。

（7）然后设置加水、加碱的量和设置蒸馏时间（可以先设置后装消化管，也可以先装消化管后设置）。按一下设置键，显示屏显示图 9-1-3。图 9-1-3 显示的是仪器默认的加水量、加碱量和蒸馏时间。仪器默认的 480s 的蒸馏时间，大约可收集到 150mL 左右的液量（不包括 30mL 硼酸的液量），如果你不需要修改，那么你可以按退出键退出，显示屏将回到图 9-1-2 的显示界面中。如果需要修改，可按↑、↓、←、→ 4 个光标移动键，将光标移到你需要修改数值的那个数字上，然后按"+、-"键进行修改，修改好后按确认键确认即可（只要仪器不关机，设置的参数一直有效），确认后显示屏将回到图 9-1-2 的显示界面中。需要说明的是，仪器认可的最大的蒸馏时间为 600 秒（600 秒的蒸馏时间大约可以收集到 190～200mL

左右的液量)，如果你设置的蒸馏时间大于600秒，则仪器将按照600s的蒸馏时间进行蒸馏。

(8) 按一下工作键，仪器即开始工作(注意，如果你是第一次使用仪器或是当天第一次使用仪器，由于仪器内加水和加碱管路中没有相应的液体，将可能导致加到的水和碱不够量，这时你可以先装上一根没有样品的干净的消化管，按下工作键，等仪器运行到加水和加碱结束显示屏上显示“正在进行预热”时再按下退出键，程序回到图9-1-2的状态中，此时你再取下仪器上的消化管，装上样品已消化过的消化管，再按下工作键即可)，显示屏显示蒸馏过程中的各种工作状态，你可以依据显示屏的显示了解仪器的工作情况。仪器的蒸馏时间是以接收瓶接收到液体开始计时的，仪器对蒸馏时间采用倒计时。倒计时到0，蒸馏结束，显示屏显示如图9-1-4所示，同时蜂鸣器鸣叫，提示本次样品蒸馏已完成。10秒后，程序回到图9-1-2的显示界面。

本次样品蒸馏已完成，请取下回收液进行滴定。 如需继续工作，请换上新的样品进行蒸馏。

图9-1-4 显示屏显示内容

(9) 用蒸馏水冲洗接收管出气口，然后取下接收瓶，待滴定用。

3. 滴定

(1) 将0.05mol/LHCl标准滴定液装入微量滴定管中，冲洗滴定管后将液面调至“0”刻度。

(2) 接收瓶内的吸收液用0.05mol/L HCl标准滴定溶液滴定，滴定至吸收液由浅蓝色变成淡淡的暗灰色或淡红色时为止，记下消耗HCl的毫升数。注意先滴定空白对照管。

4. 计算 按下列公式计算蛋白质含量：

$$X = \frac{(V_1 - V_2) \times M \times 0.0140}{W} \times F \times 100$$

式中：

X——食物蛋白质含量(g/100g)；

V_1——样品消耗HCl标准溶液的毫升数(mL)；

V_2——试剂空白消耗HCl标准溶液的毫升数(mL)；

M——HCl标准溶液的摩尔浓度(mol/L)；

0.014——1mL HCl标准溶液的克当量数；

W——试样重量(g)；

F——氮换算为蛋白质的系数(一般食物为6.25；乳制品为6.38；面粉为5.70；高粱为6.24；花生为5.46；米为5.95；大豆及其制品为5.71；肉与肉制品为6.25；大麦、小米、燕麦、裸麦为5.83；芝麻、向日葵5.30)。

(六) 注意事项

1. 消化时若有气体外溢，加大抽吸泵水的流速。

2. 严禁酸碱污染硼酸吸收液及冲洗用水。

3. 因长期不用，残留在管道里的NaOH溶液容易产生黏固现象，每天工作完毕必须在关机前对蒸馏器清洗：先准备好1500mL以上的温度在40~50℃左右的水(对清洗碱效果最好)。在蒸馏器上装消化管的位置上装上清洗管，在清洗管的水嘴上套上橡胶管，橡胶管的另一端放入下水道。将原先放在碱容器内的橡胶管放入盛有1500mL以上水的容器内，然后按清洗键，按显示屏上的提示操作即可。

（七）实验记录表

实验记录见表9-1-1。

表9-1-1　食品中蛋白质含量测定记录表

样品编号	样品名	样品重量(g)	硒粉(g)	硫酸(mL)	0.05mol/L HCl消耗量(mL)

（卢晓翠）

第二节　食品中粗脂肪的测定

一、实验目的

1. 掌握索氏抽提法测定食品中粗脂肪含量的基本方法。
2. 熟悉重量分析的基本操作，包括样品处理、烘干、恒重。
3. 进一步巩固学习脂肪的生理功能和食物来源。

二、实验原理

脂肪能溶于有机溶剂，在索氏提取器中将样品用无水乙醚或石油醚等溶剂反复萃取，样品中脂肪被抽提后，蒸去溶剂，所得物质即为脂肪或称粗脂肪，即总脂肪含量。

三、试剂和仪器

（一）试剂

除非另有规定，所有试剂均使用分析纯试剂。

无水乙醚（不含过氧化物）；石油醚（沸程30～60℃）；海砂（直径0.65～0.85mm）：二氧化硅含量不低于99%。

（二）仪器

1. 索氏提取器　（如图9-2-1所示）；电热恒温鼓风干燥箱（温控103℃±2℃）；分析天

平(感量0.1mg);绞肉机(篦孔径不超过4mm);组织捣碎机;研钵;干燥器;水浴锅;滤纸筒。

2. 称量皿　铝质或玻璃质,内径60~65mm,高25~30mm。

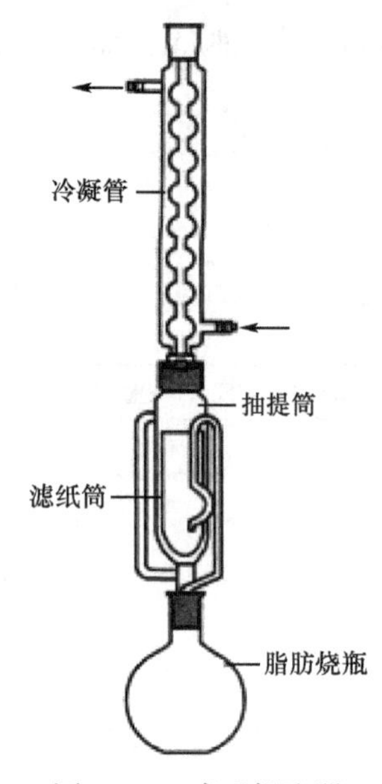

图9-2-1　索氏提取器

四、操作步骤

(一) 试样的制备

1. 固体样品　取有代表性的样品至少200g,用研钵捣碎、研细、混合均匀,置于密闭玻璃容器内;不易捣碎、研细的样品,应切(剪)成细粒,置于密闭玻璃容器内。

2. 粉状样品　取有代表性的样品至少200g(如粉粒较大,也应用研钵捣碎、研细)混合均匀,置于密闭玻璃容器内。

3. 糊状样品　取有代表性的样品至少200g,混合均匀,置于密闭玻璃容器内。

4. 固、液体样品　按固、液比例,取有代表性的样品至少200g,用组织捣碎机捣碎,混合均匀,置于密闭玻璃容器内。

5. 肉制品　取去除不可食部分,具有代表性的样品至少200g,用绞肉机至少绞2次,混合均匀,置于密闭玻璃容器内。

(二) 索氏提取器的清洗

充分洗涤索氏提取器各部位并用蒸馏水清洗、烘干。脂肪烧瓶在103℃±2℃的电热恒温鼓风干燥箱内干燥至恒重(前后两次称量差不超过0.002g)。

(三) 称样、干燥

1. 用洁净称量瓶称取5g试样,精确到0.001g。

2. 含水量约40%以上的试样,加适量海砂,置沸水浴上蒸发水分;用一端扁平的玻璃棒不断搅拌,直至松散状;含水量约40%以下的试样,加适量海砂,充分搅匀。

3. 将上述拌有海砂的试样全部移入滤纸筒内,用沾有无水乙醚或石油醚的脱脂棉擦净称量瓶和玻璃棒,一并放入滤纸筒内。纸筒上方塞少许脱脂棉。

4. 将盛有试样的滤纸筒移入电热鼓风干燥箱内,在103℃±2℃温度下,烘干2小时,西式糕点应在90℃±2℃烘干2小时。

(四) 提取

将干燥后盛有试样的滤纸筒放入索氏提取筒内,连接已干燥至恒重的底瓶,注入无水乙醚或石油醚,至虹吸管高度以上。待提取液流净后,再加提取液至虹吸管高度的三分之一处。连接回流冷凝管。将底瓶放在水浴锅上加热。将少量脱脂棉塞入冷凝管上口。

水浴温度控制在使提取液每6~8分钟回流一次。肉制品、豆制品、谷物油炸制品、糕点等食物提取6~12小时,坚果制品提取约16小时。提取结束时,用磨砂玻璃接取1滴提取液,磨砂玻璃上无油斑表明提取完毕。

(五) 烘干、称量

提取完毕后,回收提取液,取下底瓶,在水浴上蒸干并除去残余的无水乙醚或石油醚。用脱脂滤纸擦净底瓶外部,在103℃±2℃的干燥箱里干燥1小时,取出,置于干燥器内冷却至室温,称量。重复干燥0.5小时,冷却,称量,直至前后两次称量差不超过0.002g。

(六) 结果计算

食品中粗脂肪含量按下列公式计算:

$$X = \frac{m_2 - m_1}{m} \times 100$$

式中:

X——食品中粗脂肪含量的质量分数(以%表示);

m_2——底瓶和粗脂肪的质量(g);

m_1——底瓶的质量(g);

m——试样的质量(g)。

五、注意事项

1. 本方法适用于肉制品、豆制品、谷物、坚果、油炸果品、中西式糕点等粗脂肪含量的测定,不适用于乳及乳制品。

2. 样品应干燥后研细,装样品的滤纸筒一定要紧密,不能往外漏样品,否则重做。

3. 抽提剂乙醚属易燃,易爆物质,抽提全过程应注意通风并且不能有火源。

4. 样品滤纸筒的高度不能超过虹吸管,否则乙醚不能穿透样品,上部脂肪不能提尽而造成误差。

5. 样品和醚浸出物在烘箱中干燥时,时间不能过长,以防止不饱和脂肪酸受热氧化而增加质量。

6. 脂肪烧瓶在烘箱中干燥时,瓶口侧放,以利空气流通。而且先不要关上烘箱门,在90℃以下鼓风干燥10~20分钟,驱尽残余溶剂后再将烘箱门关紧,升至所需温度。

7. 乙醚若放置时间过长,会产生过氧化物。过氧化物不稳定,当蒸馏或干燥时会发生爆炸,故使用前应严格检查,并去除过氧化物。

(1) 检查方法:取5mL乙醚于试管中,加KI(100g/L)溶液1mL,充分振摇1分钟。静置分层。若有过氧化物则放出游离碘,水层是黄色(或加4滴5g/L淀粉指示剂显蓝色),则该乙醚需处理后使用。

(2) 去除过氧化物方法:将乙醚倒入蒸馏瓶中加一段无锈铁丝或铝丝,收集重蒸馏乙醚。

8. 反复加热可能会因脂类氧化而增重,质量增加时,以增重前的质量为恒重。

9. 在重复性条件下获得的两次独立测定结果的绝对差值不得超过算术平均值的5%。

六、思 考 题

1. 简述索氏提取器的提取原理和应用范围。
2. 潮湿的样品可否采用乙醚直接提取？
3. 用乙醚作为脂肪提取溶剂时，应注意哪些事项？

（卢晓翠）

第三节 食品中维生素C的测定

一、食品中总抗坏血酸含量的测定（2，4-二硝基苯肼比色法）

（一）实验目的

1. 熟悉2，4-二硝基苯肼比色法测定抗坏血酸总量的基本原理。
2. 掌握比色法测定总抗坏血酸的操作方法。
3. 熟悉食品样品制备、提取的基本操作技能。
4. 了解影响测定准确性的因素。

（二）实验原理

总抗坏血酸包括还原型、脱氢型和二酮古乐糖酸，样品中还原型抗坏血酸经活性炭氧化为脱氢抗坏血酸，在一定条件下，脱氢抗坏血酸与2，4-二硝基苯肼作用生成红色的脎，其呈色强度与总抗坏血酸含量呈正比，将脎溶解后可进行比色定量。

（三）仪器与试剂

1. 试剂

（1）4.5mol/L 硫酸：量取 250mL 浓硫酸小心加入 700mL 水中，冷却后用水稀释至 1000mL。

（2）85% 硫酸：小心加 900mL 浓硫酸于 100mL 水中。

（3）2，4-二硝基苯肼溶液（20g/L）：溶解 2g 2，4-二硝基苯肼于 100mL 4.5mol/L 硫酸中，过滤。不用时存于冰箱内，每次使用前必须过滤。

（4）草酸溶液（20g/L）：称 20g 草酸，加水至 1000mL。

（5）草酸溶液（10g/L）：称 10g 草酸，加水至 1000mL。

（6）硫脲溶液（10g/L）：溶解 1g 硫脲于 100mL 草酸溶液（10g/L）中。

（7）硫脲溶液（20g/L）：溶解 2g 硫脲于 100mL 草酸溶液（10g/L）中。

（8）1mol/L 盐酸：取 100mL 盐酸，加入水中，并稀释至 1200mL。

（9）抗坏血酸标准溶液：称取 100mg 纯抗坏血酸溶解于 100mL 草酸溶液（20g/L）中，此溶液每毫升相当于 1mg 抗坏血酸。

（10）活性炭：将100g活性炭加到750mL 1mol/L盐酸中，回流1～2小时，过滤，用水洗数次，至滤液中无铁离子（Fe^{3+}）为止，然后置于110℃烘箱中烘干。

2. 仪器　恒温箱或恒温水浴锅（37℃±0.5℃）；可见-紫外分光光度计；组织捣碎机；回流装置。

（四）实验步骤

1. 样品制备（全部实验过程应避光）。

（1）鲜样的制备：称取100g鲜样，立即加入等量的20g/L草酸溶液，倒入捣碎机中制成匀浆，用小烧杯称取10.0～40.0g匀浆（含1～2mg抗坏血酸）倒入100mL容量瓶，用10g/L草酸溶液稀释至刻度，混匀。过滤，滤液备用。

（2）干样制备：称取1～4g干样（含1～2mg抗坏血酸）放入乳钵内，加入等量的10g/L草酸溶液磨成匀浆，连固形物一起倒入100mL容量瓶内，用10g/L草酸溶液稀释至刻度，混匀。过滤，滤液备用。

2. 样品中还原型抗坏血酸的氧化　量取25.0mL上述滤液，加入2g活性炭，振摇1分钟，使样品中还原型抗坏血酸充分氧化，过滤，弃去最初数毫升滤液。吸取10.0mL该氧化提取液与10.0mL 20g/L硫脲溶液混匀，得样品稀释液。

3. 呈色反应

（1）取3支试管，各加入4mL经氧化处理的样品稀释液。其中一支试管作为空白，向其余两试管各加入1.0mL 20g/L 2,4-二硝基苯肼溶液，将全部试管放入37℃±0.5℃恒温箱或恒温水浴锅中，保温3小时。

（2）3小时后取出试管，除空白管外，将所有试管放入冰水中。空白管取出后使其冷到室温，然后加入20g/L 2,4-二硝基苯肼溶液1.0mL，在室温中放置10～15分钟，后放入冰水内。其余步骤同试样。

4. 脎的形成　当试管放入冰水冷却后，向所有试管（连同空白管）中加入85%硫酸5mL，滴加时间至少需要1分钟，需边加边摇动试管。将试管自冰水中取出，在室温放置30分钟后比色。

5. 样品比色测定　用1cm比色杯，以空白液调零点，于500nm波长处测定吸光值。

6. 标准曲线绘制

（1）加2g活性炭于50mL标准溶液中，振动1分钟后过滤。

（2）吸取10.00mL滤液放入500mL容量瓶中，加5.0g硫脲，用10g/L草酸溶液稀释至刻度，得抗坏血酸浓度20μg/mL。

（3）吸取5，10，20，25，40，50，60mL稀释液，分别放入7个100mL容量瓶中，用10g/L硫脲溶液稀释至刻度，使最后稀释液中抗坏血酸的深度分别为1，2，4，5，8，10，12μg/mL，为抗坏血酸标准应用液。

（4）按试样测定步骤形成脎并比色。

（5）以吸光度值为纵坐标，抗坏血酸浓度（μg/mL）为横坐标，绘制标准曲线或计算回归方程。

（五）结果计算

$$X = \frac{c \cdot V}{m} \times F \times \frac{100}{1000}$$

式中：

X——样品中总抗坏血酸含量(mg/100g)；

c——由标准曲线查得或由回归方程算得“样品氧化液”中总抗坏血酸的浓度(μg/mL)；

V——试样用10g/L草酸溶液定容的体积(mL)；

F——样品氧化处理过程中的稀释倍数；

m——试样质量(g)。

计算结果精确到小数点后两位。

（六）注意事项

1. 实验全程注意避光，尽量缩短实验时间。
2. 加85%硫酸液时应边加边摇，防止炭化现象。
3. 加入硫酸30分钟后必须立刻比色，否则颜色会逐渐加深。
4. 硫脲的作用在于防止抗坏血酸的继续被氧化和有助于脎的形成。
5. 本实验适用于水果、蔬菜及其制品中总抗坏血酸的测定。
6. 在重复性条件下获得的两次独立测定结果的绝对差值不得超过算术平均值的10%。

二、食品中还原型坏血酸的测定(2,6-二氯酚靛酚滴定法)

维生素C是一种已糖醛基酸，有抗坏血病的作用，所以又称作抗坏血酸。维生素C广泛存在于植物组织中，新鲜的水果、蔬菜，特别是枣、辣椒、苦瓜、柿子叶、猕猴桃、柑橘等食品中含量尤丰富。维生素C具有较强的还原性，对光敏感，氧化后的产物称为脱氢抗坏血酸，仍然具有生理活性。进一步水解则生成2,3-二酮古乐糖酸，失去生理作用。

（一）实验目的

1. 学习掌握还原型抗坏血酸测定方法(2,6-二氯酚靛酚法)。
2. 了解食品样品的采集、制备方法；含维生素C较多的食品。
3. 熟悉维生素C的推荐摄入量标准。

（二）实验原理

2,6-二氯酚靛酚(下简称染料)在碱性溶液中呈蓝色，在酸性溶液中呈红色。还原型抗坏血酸具有还原染料的能力。故将染料滴入含有抗坏血酸的酸性溶液时，由于该染料被还原而变无色，继续滴加染料，直至抗坏血酸与染料作用完毕时，当过量一滴染料时，溶液即呈红色。在没有杂质干扰时，溶液还原染料的量与抗坏血酸的量成正比。从2,6-二氯酚靛酚标准液的消耗量，即可计算出样品中抗坏血酸含量。

（三）器材

匀浆机；电子天平；纱布；滤纸；烧杯；100mL 具塞量筒；手术剪或菜刀砧板；漏斗；5mL 吸管；50mL 三角烧瓶；2mL 微量滴定管；滴定架；吸管架；吸耳球等。

（四）试剂

1. 草酸溶液（20g/L）　称取 20g 草酸溶于蒸馏水中，稀释至 1000mL。

2. 草酸溶液（10g/L）　称取 10g 草酸溶于蒸馏水中，稀释至 1000mL。

3. 碘化钾溶液（60g/L）　称取碘化钾 0.6g 溶解于 10mL 蒸馏水中。临用前配制。

4. 淀粉指示剂（10g/L）　称取 0.5g 可溶性淀粉，加水数毫升，搅拌成糊状后倒入 50mL 沸水中，混匀，冷却后贮存。

5. 0.001mol/L 碘酸钾标准溶液　称取 0.2140g 碘酸钾（105℃烘干 2 小时），蒸馏水溶解定容至 100mL，此为 0.01mol/L 的碘酸钾标准储备液。使用时稀释 10 倍，即为 0.001mol/L 碘酸钾标准溶液，此液 1.0mL 相当于抗坏血酸 0.088mg。

6. 抗坏血酸标准液　称取 20mg 纯抗坏血酸粉末溶于 10g/L 草酸中，并稀释至 100mL，此为抗坏血酸储备液。使用前吸取抗坏血酸储备液 5mL 于 50mL 容量瓶中，加入 1% 草酸至刻度，此溶液为抗坏血酸标准液，每毫升含有 0.02mgVC。抗坏血酸不稳定，用时现配。

7. 0.02% 2,6-二氯酚靛酚溶液　称取 50mg 2,6-二氯酚靛酚溶于 200mL 含有 52mg 碳酸氢钠热溶液中，冷却后稀释至 250mL，过滤后装在棕色瓶内，保存于冰箱中，每周标定一次。

（五）标定

1. 抗坏血酸标准溶液的标定　吸取抗坏血酸标准溶液 2mL 于 50mL 三角瓶中，加入 1% 草酸溶液 5mL，6% KI 溶液 0.5mL，1% 淀粉溶液 2 滴，用 0.001mol/L 碘酸钾标准溶液滴定至溶液为浅蓝色为止。用下式计算抗坏血酸浓度。

$$\text{抗坏血酸浓度(mg/mL)}=\frac{\text{消耗 0.001mol/L 碘酸钾标准溶液的 mL 数}\times 0.088}{\text{所取抗坏血酸 mL 数}}$$

2. 2,6-二氯酚靛酚溶液标定　取已标定的抗坏血酸标准液 5mL，加 1% 草酸 5mL 于三角瓶中，用待标定的 0.02% 2,6-二氯酚靛酚溶液滴定至溶液呈淡红色，15 秒钟内不褪色为终点。计算 1mL 0.02% 2,6-二氯酚靛酚溶液相当于抗坏血酸多少毫克。

$$\text{1mL 染料相当于抗坏血酸的 mg 数}=\frac{\text{抗坏血酸浓度(mg/mL)}\times\text{抗坏血酸的 mL 数}}{\text{滴定消耗染料的 mL 数}}$$

（六）操作步骤

1. 样品处理

（1）新鲜样品剪碎后取 10g 于捣碎机中，加入等量（10mL）20g/L 草酸溶液，制成匀浆。

（2）用 10g/L 草酸将匀浆液洗入 100mL 具塞量筒中，并定容。若泡沫过多可加数滴异戊醇除去。

(3) 用四层纱布或滤纸过滤匀浆液。若滤液有色,可按 20mL 滤液加 1 勺白陶土振摇几次脱色。静置取上层液滴定或用滤纸过滤后滴定。

2. 滴定　吸取滤液 5mL 于 50mL 三角瓶中,用 0. 02% 2,6-二氯酚靛酚溶液滴定至浅红色,在 15 秒钟内不褪色为终点。

取 10g/L 草酸 5mL 代替样品用 0. 02% 2,6-二氯酚靛酚溶液滴定为空白对照。

(七) 计算

$$X = \frac{(V_1 - V_2) \times T}{W} \times 100$$

式中:

X——还原型 VC 含量(mg/100g);

V_1——滴定食物样品时所用 0. 02% 2,6-二氯酚靛酚溶液的量(mL);

V_2——滴定 1% 草酸时所用 0. 02% 2,6-二氯酚靛酚溶液的量(mL);

T——1mL 0. 02% 2,6-二氯酚靛酚溶液相当于抗坏血酸的 mg 数;

W——滴定时所用样品液中含样品的量(g)。

(八) 注意事项

1. 实验全程要迅速,避光,因 VC 易氧化。
2. 样品取样后,应浸泡在已知量的 20g/L 草酸中,以免氧化。
3. 使用微量滴定管时要防止“跑、冒、滴、漏”。
4. 测定样品时必须同时作 10g/L 草酸的空白对照,样品溶液滴定的毫升数须扣除空白液滴定的毫升数。
5. 滴定开始时,染料应迅速加入,直至红色不立即消失,以后逐滴加入,并不断振荡,直到粉红色 15 秒钟内不褪色为止。样品中可能有其他杂质也能还原 2,6-二氯酚靛酚,但一般杂质还原该染料的速度均较抗坏血酸慢,所以滴定时以 15 秒钟红色不褪为终点。
6. 2,6-二氯酚靛酚的用量一般在 1 ~4mL,VC 含量高时,可稀释或减少用量。

(卢晓翠)

第四节　食品中维生素 A 测定

维生素 A 存在于动物性脂肪中,主要来源于肝脏、鱼肝油、蛋类、乳类等动物性食品中。植物性食品中不含维生素 A,但在深色蔬果中含有胡萝卜素,它在人体内可转变为维生素 A,故称为维生素 A 原。维生素 A 的测定常用的方法有三氯化锑比色法、紫外分光光度法、荧光分析法、液相色谱法。本实验主要介绍三氯化锑比色法。

一、实 验 目 的

通过测定食物中维生素 A 含量，评价一种食物中该种维生素的营养价值，同时帮助了解人体维生素 A 的摄入情况。

二、实 验 原 理

维生素 A 在三氯甲烷中与三氯化锑相互作用，产生蓝色物质，其深浅与溶液中所含维生素 A 的含量成正比。该蓝色物质虽不稳定，但在一定时间内可用分光光度计于 620nm 波长处测定其吸光度。

三、试剂与仪器

（一）试剂

本实验所用试剂皆为分析纯，所用水皆为蒸馏水。

1. 无水硫酸钠（Na_2SO_4）；乙酸酐；乙醚（不含有过氧化物）；无水乙醇（不含有醛类物质）。
2. 三氯甲烷　应不含分解物，否则会破坏维生素 A。检查方法：三氯甲烷不稳定，放置后易受空气中氧的作用生成氯化氢和光气。检查时可取少量三氯甲烷置试管中加水振摇，使氯化氢溶到水层。加入几滴硝酸银溶液，如有白色沉淀即说明三氯甲烷中有分解产物。
3. 三氯化锑-三氯甲烷溶液（250g/L）　用三氯甲烷配制三氯化锑溶液，储于棕色瓶中。
4. 氢氧化钾溶液（1+1）。
5. 维生素 A 标准液　视黄醇（纯度 85%）或视黄醇乙酸酯（纯度 90%）经皂化处理后使用。用脱醛乙醇溶解维生素 A 标准品，使其浓度大约为 1mL 相当于 1mg 视黄醇。临用前用紫外分光光度法标定其准确浓度。
6. 酚酞指示剂（10g/L）　用 95% 乙醇配制。

（二）仪器

分光光度计；回流冷凝装置。

四、操 作 步 骤

维生素 A 极易被光破坏，实验操作应在微弱光线下进行。

（一）样品处理

根据样品性质，可采用皂化法或研磨法。

1. 皂化法　适用于维生素 A 含量不高的样品，可减少脂溶性物质的干扰，但全部实验过程费时,且易导致维生素 A 损失。

(1) 皂化:根据样品中维生素 A 含量的不同,称取 0.5 ~ 5g 样品于三角瓶中,加入 20 ~ 40mL 无水乙醇及 10mL 氢氧化钾(1+1),于电热板上回流 30 分钟至皂化完全为止。

(2) 提取:将皂化瓶内混合物移至分液漏斗中,以 30mL 水洗皂化瓶,洗液并入分液漏斗。如有渣子,可用脱脂棉漏斗滤入分液漏斗内。用 50mL 乙醚分两次洗皂化瓶,洗液并入分液漏斗中。振摇并注意放气,静置分层后,水层放入第二个分液漏斗内。皂化瓶再用约 30mL 乙醚分两次冲洗,洗液倾入第二个分液漏斗中。振摇后,静置分层,水层放入三角瓶中,醚层与第一个分液漏斗合并。重复至水液中无维生素 A 为止。

(3) 洗涤:用约 30mL 水加入第一个分液漏斗中,轻轻振摇,静置片刻后,放去水层。加 15 ~ 20mL 0.5mol/L 氢氧化钾液于分液漏斗中,轻轻振摇后,弃去下层碱液,除去醚溶性酸皂。继续用水洗涤,每次用水约 30mL,直至洗涤液与酚酞指示剂呈无色为止(大约洗涤 3 次)。醚层液静置 10 ~ 20 分钟,小心放出析出的水。

(4) 浓缩:将醚层液经无水硫酸钠滤入三角瓶中,再用约 25mL 乙醚冲洗分液漏斗和硫酸钠两次,洗液并入三角瓶内。置水浴上蒸馏,回收乙醚。待瓶中剩约 5mL 乙醚时取下,用减压抽气法至干,立即加入一定量三氯甲烷使溶液中维生素 A 含量在适宜浓度范围内。

2. 研磨法　适用于每克样品维生素 A 含量大于 5 ~ 10μg 样品的测定,如肝样品的分析。步骤简单,省时,结果准确。

(1) 研磨:精确称 2 ~ 5g 样品,放入盛有 3 ~ 5 倍样品重量的无水硫酸钠研钵中,研磨至样品中水分完全被吸收,并均质化。

(2) 提取:小心地将全部均质化样品移入带盖的三角瓶内,准确加入 50 ~ 100mL 乙醚。紧压盖子,用力振摇 2 分钟,使样品中维生素 A 溶于乙醚中。使其自行澄清(大约需 1 ~ 2 小时),或离心澄清(因乙醚易挥发,气温高时应在冷水浴中操作。装乙醚的试剂瓶也应事先置于冷水浴中)。

(3) 浓缩:取澄清提取乙醚液 2 ~ 5mL,放入比色管中,在 70 ~ 80℃ 水浴上抽气蒸干。立即加入 1mL 三氯甲烷溶解残渣。

(二) 标准曲线的制备

准确取一定量的维生素 A 标准液于 4 ~ 5 个容量瓶中,以三氯甲烷配制标准系列。再取相同数量比色管顺次取 1mL 三氯甲烷和标准系列使用液 1mL,各管加入乙酸酐 1 滴,制成标准比色列。于 620nm 波长处,以三氯甲烷调节吸光度至零点,将其标准比色列按顺序移入光路前,迅速加入 9mL 三氯化锑-三氯甲烷溶液。于 6 秒钟内测定吸光度,以吸光度为纵坐标,以维生素 A 含量为横坐标绘制标准曲线图。

(三) 样品测定

于一比色管中加 10mL 三氯甲烷,加入一滴乙酸酐为空白液。另一比色管中加 1mL 三氯甲烷,余比色管中分别加 1mL 样品溶液及 1 滴乙酸酐。余步骤同标准曲线制备。

五、结 果 计 算

$$X = C/m \times V \times 100/1000$$

式中：

X——样品中含维生素 A 的量，mg/100g（如按国际单位，每 1IU = 0.3μg 维生素 A）；

C——由标准曲线上查得样品中含维生素 A 的含量（μg/mL）；

m——样品质量（g）；

V——提取后加三氯甲烷定量之体积（mL）；

100——以每百克样品计。

六、注 意 事 项

1. 在重复性条件下获得的两次独立测定结果的绝对差值不得超过算术平均值的 10%。
2. 维生素 A 极易被光破坏，实验操作应在微弱光线下进行，或用棕色玻璃仪器。
3. 本法适用于维生素 A 含量较高的各种样品（高于 5 ~ 10μg/g），对低含量样品，因受其他脂溶性物质的干扰，不易比色测定。
4. 该法的主要缺点是生成的蓝色络合物的稳定性差。比色测定必须在 6 秒钟内完成，否则蓝色会迅速消退，将造成极大误差。
5. 三氯化锑腐蚀性强，不能沾在手上；三氯化锑遇水生成白色沉淀，因此用过的仪器要先用稀盐酸浸泡后再清洗。

（卢晓翠）

第五节　多酚氧化酶活力的测定（比色法）

多酚氧化酶（polypheno1 oxidase，PPO）又称酪氨酸酶、儿茶酚酶、酚酶等，是自然界中分布极广的一种含铜氧化酶，普遍存在于植物、真菌、昆虫的质体中。植物受到机械损伤和病菌侵染后，PPO 催化酚与 O_2 氧化形成醌，使组织形成褐变，以便损伤恢复，防止或减少感染，提高抗病能力。研究多酚氧化酶的特性对制定食品的加工与保藏工艺有非常重要的意义。因此，检测食品中多酚氧化酶具有重要意义。多酚氧化酶活性通常采用操作较简便的比色法进行测定。

一、实 验 目 的

1. 掌握植物体内多酚氧化酶活性的测定方法。
2. 了解影响多酚氧化酶活性的因素。

二、实 验 原 理

多酚氧化酶催化分子态氧将酚类化合物氧化为醌类，以儿茶酚为多酚氧化酶的底物，其氧化产物在 525nm 处有最大光吸收，故可通过测定 525nm 处 OD 值的变化，来测定过氧化物酶的活性。

三、试剂和仪器

（一）试剂

0.05mol/L 磷酸缓冲液（pH5.5）；20% 三氯乙酸溶液；0.1mol/L 儿茶酚溶液。

（二）仪器

分光光度计；恒温水浴箱；实验常用设备。

四、操作步骤

（一）酶液的提取

1. 取 1g 果肉，切碎，放入研钵中，加入 1mL 磷酸缓冲液，将果肉研磨成匀浆。

2. 将匀浆液全部转入离心管中，再用 1mL 缓冲液冲洗，一并转入离心管中，在 10 000r/min 条件下离心 10 分钟。

3. 将上清液转入 25mL 容量瓶中，沉淀用 3mL 磷酸缓冲液再提取一次，上清液也转入容量瓶中，用磷酸缓冲液定容后，于低温下保存备用。

（二）测定

1. 取 4 支试管，编号 1，2，3，4。

2. 空白对照　1，2 号试管各加 0.1mL 酶液，在沸水中加热 5 分钟，冷却，再加入 3.9mL 0.05mol/L 磷酸缓冲液和 1mL 儿茶酚溶液。

3. 反应液　3，4 号试管各加 3.9mL 0.05mol/L 磷酸缓冲液和 1mL 儿茶酚溶液，最后加入 0.1mL 酶液，计时。

4. 把 4 支试管立即于 37℃ 水浴中保温 10 分钟，然后迅速转入冰浴，并各加入 2.0mL 20% 三氯乙酸终止反应，并 4 000r/min 离心 5 分钟，取上清液，适当稀释。

5. 以空白为对照，用分光光度计测定其在 525nm 波长下的 OD 值。

五、结果计算

$$X = \frac{\Delta A}{0.01 \times m \times t} \times D$$

式中：

X——酶的比活力，0.01△A/（g · min）；

ΔA——为 OD 值的变化；

t——为反应时间（min）；

D——为稀释倍数；

m——为样品的鲜重（g）。

六、注 意 事 项

1. 多酚氧化酶在植株幼嫩阶段及生长旺盛期活性最高。

2. 不同品种的果蔬,同一品种不同部位中 PPO 具有不同的底物特性。

3. PPO 的最适 pH4 ~7 之间波动。不同种类,同一种果蔬不同品种的 PPO,具不同最适 pH。不同部位,pH 也有差异。

4. 酶的提取或分离方法对最适 pH 也有影响。测定酶活力时,采用的底物和缓冲液对酶最适 pH 有影响。

5. 不同底物表现出不同的 PPO 酶活力最适温度:如马铃薯,底物为儿茶素,最适温度 22℃。底物为焦醅酚,最适温度 15 ~35℃,线性上升。

6. PPO 在果蔬的不同部分含量存在很大差异。大多数水果中 PPO 以结合状态存在。葡萄皮中 PPO 活力高,葡萄成熟时 PPO 活力下降幅度最大。

(卢晓翠)

第六节　乳品的卫生质量检验

2010 年 3 月 26 日,经第一届食品安全国家标准审评委员会通过,卫生部颁布了修订后的《生乳》等 66 项乳品安全国家标准。其中包括乳品产品标准 15 项,生产规范 2 项,检验方法标准 49 项。新标准提高了乳品安全国家标准的科学性,形成了统一的乳品安全国家标准体系。基本解决了此前乳品标准中矛盾、重复、交叉和指标设置不科学等问题。该体系乳品安全国家标准将乳品分为生乳、巴氏杀菌乳、灭菌乳、调制乳和发酵乳等 10 类。

生乳(raw milk)是指从符合国家有关要求的健康奶畜乳房中挤出的无任何成分改变的常乳。产犊后七天内的初乳、应用抗生素期间和休药期间的乳汁、变质乳不应用作生乳。

巴氏杀菌乳(pasteurized milk)则指仅以生牛(羊)乳为原料,经巴氏杀菌等工序制得的液体产品。

灭菌乳又分为超高温灭菌乳和保持灭菌乳。超高温灭菌乳(ultra high-temperature milk)是以生牛(羊)乳为原料,添加或不添加复原乳,在连续流动的状态下,加热到至少 132℃并保持很短时间的灭菌,再经无菌灌装等工序制成的液体产品。保持灭菌乳(retort sterilized milk)是以生牛(羊)乳为原料,添加或不添加复原乳,无论是否经过预热处理,在灌装并密封之后经灭菌等工序制成的液体产品。

调制乳(modified milk)是以不低于 80% 的生牛(羊)乳或复原乳为主要原料,添加其他原料或食品添加剂或营养强化剂,采用适当的杀菌或灭菌等工艺制成的液体产品。

发酵乳(fermented milk)是以生牛(羊)乳或乳粉为原料,经杀菌、发酵后制成的 pH 降低的产品。

一、实 验 目 的

1. 了解乳品安全国家标准项目。
2. 掌握某些特殊意义的乳品卫生检验项目、方法、内容及卫生标准。

二、检验项目与方法

(一) 乳品的感官检查

1. 感官要求
(1) 生乳、巴氏杀菌乳、灭菌乳的感官要求
1) 色泽:呈乳白色或微黄色。
2) 滋味、气味:具有乳固有的香味,无异味。
3) 组织状态:呈均匀一致液体,无凝块、无沉淀、无正常视力可见异物。
(2) 调制乳的感官要求
1) 色泽:呈调制乳应有的色泽。
2) 滋味、气味:具有调制乳应有的香味,无异味。
3) 组织状态:呈均匀一致液体,无凝块、可有与配方相符的辅料的沉淀物、无正常视力可见异物。

(3) 发酵乳的感官要求:发酵乳分为一般发酵乳和风味发酵乳。其感官要求各不相同。

1) 色泽:发酵乳色泽均匀一致,呈乳白色或微黄色。风味发酵乳则具有与添加成分相符的色泽。

2) 滋味、气味:发酵乳具有发酵乳特有的滋味、气味。风味发酵乳具有与添加成分相符的滋味和气味。

3) 组织状态:组织细腻、均匀,允许有少量乳清析出;风味发酵乳具有添加成分特有的组织状态。

2. 检验方法　取适量试样置于50mL烧杯中,在自然光下观察色泽和组织状态。闻其气味,用温开水漱口,品尝其滋味。

(二) 乳品相对密度的测定

本方法适用于生乳相对密度的测定。
1. 实验原理　使用密度计检测试样,根据读数经查表可得相对密度的结果。
2. 仪器与器材
(1) 密度计:20℃/4℃。
(2) 玻璃圆筒或200~250mL量筒:圆筒高度应大于密度计的长度,其直径大小应使在沉入密度计时其周边和圆筒内壁的距离不小于5mm。

3. 操作步骤

（1）取混匀并调节温度为 10～25℃的试样，小心倒入玻璃圆筒内，勿使其产生泡沫并测量试样温度。

（2）小心将密度计放入试样中到刻度 30°处，然后让其自然浮动，但不能与筒内壁接触。

（3）静置 2～3 分钟，眼睛平视生乳液面的高度，读取数值。

（4）根据试样的温度和密度计读数查表 9-6-1 换算成 20℃时的度数。

表 9-6-1　密度计读数变为温度 20℃时的度数换算表

密度计读数	生乳温度/℃															
	10	11	12	13	14	15	16	17	18	19	20	21	22	23	24	25
25	23.3	23.5	23.6	23.7	23.9	24.0	24.2	24.4	24.6	24.8	25.0	25.2	25.4	25.5	25.8	26.0
26	24.2	24.4	24.5	24.7	24.9	25.0	25.2	25.4	25.6	25.8	26.0	26.2	26.4	26.6	26.8	27.0
27	25.1	25.3	25.4	25.6	25.7	25.9	26.1	26.3	26.5	26.8	27.0	27.2	27.5	27.7	27.9	28.1
28	26.0	26.1	26.3	26.5	26.6	26.8	27.0	27.3	27.5	27.6	28.0	28.2	28.5	28.7	29.0	29.2
29	26.9	27.1	27.3	27.5	27.6	27.8	28.0	28.3	28.5	28.8	29.0	29.2	29.5	29.7	30.0	30.2
30	27.9	28.1	28.3	28.5	28.6	28.8	29.0	29.3	29.5	29.8	30.0	30.2	30.5	30.7	31.0	31.2
31	28.8	29.0	29.2	29.4	29.6	29.8	30.0	30.3	30.5	30.8	31.0	31.2	31.5	31.7	32.0	32.2
32	29.8	30.0	30.2	30.4	30.6	30.7	31.0	31.2	31.5	31.8	32.0	32.2	32.5	32.8	33.0	33.3
33	30.8	31.8	31.1	31.3	31.5	31.7	32.0	32.2	32.5	32.8	33.0	33.3	33.5	33.8	34.1	34.3
34	31.7	32.9	32.1	32.3	32.5	32.7	33.0	33.2	33.5	33.8	34.0	34.3	34.4	34.8	35.1	35.3
35	32.6	32.8	33.1	33.3	33.5	33.7	34.0	34.2	34.5	34.7	35.0	35.3	35.5	35.8	36.1	36.3
36	33.5	33.8	34.0	34.3	34.5	34.7	34.9	35.2	36.6	35.7	36.0	36.2	36.5	36.7	37.0	37.2

4. 结果计算　相对密度与密度计刻度关系式见下式：

$$\rho_4^{20} = \frac{X}{1000} + 1.000$$

式中：

ρ_4^{20}——样品的相对密度；

X——密度计读数。

当用 20℃/4℃密度计，温度在 20℃时，将读数代入上式相对密度即可直接计算；不在 20℃时，要查表 9-6-1 换算成 20℃时读数，然后再代入上式计算。

5. 注意事项

（1）乳品试样温度一定要调节为 10～25℃，否则不能查用表 9-6-1。

（2）鲜奶的相对密度一般在 1.028～1.034 之间，掺水后比重降低；脱脂或加入无脂干物质（如淀粉）后可使相对密度升高。如果牛奶既脱脂又加水，则相对密度可能无变化，这就是牛奶的“双掺假”。因此，单纯根据其相对密度并不能全面、准确地判定其卫生质量。

（三）乳品中酸度的测定

本方法适用于巴氏杀菌乳、灭菌乳、生乳、发酵乳中酸度的测定。

1. 实验原理　以酚酞为指示液，用 0.1000mol/L 氢氧化钠标准溶液滴定 100g 试样至终点所消耗的氢氧化钠溶液体积，经计算确定试样的酸度。

2. 试剂和材料　除非另有规定,本方法所用试剂均为分析纯或以上规格,水为 GB/T 6682 规定的三级水。

(1) 氢氧化钠标准溶液:0.1000mol/L。

(2) 酚酞指示液:称取 0.5g 酚酞溶于 75mL 体积分数为 95% 的乙醇中,并加入 20mL 水,然后滴加氢氧化钠标准溶液至微粉色,再加入水定容至 100mL。

3. 仪器和设备　天平(感量为 1mg);电位滴定仪;滴定管(分刻度为 0.1mL);水浴锅。

4. 操作步骤　称取 10g(精确到 0.001g)已混匀的试样,置于 150mL 锥形瓶中,加 20mL 新煮沸冷却至室温的水,混匀,用氢氧化钠标准溶液电位滴定至 pH8.3 为终点;或于溶解混匀后的试样中加入 2.0mL 酚酞指示液,混匀后用氢氧化钠标准溶液滴定至微红色,并在 30 秒钟内不褪色,记录消耗的氢氧化钠标准滴定溶液毫升数,代入下列公式中进行计算。

5. 结果计算　试样中的酸度数值以(°T)表示,按下式计算:

$$X = \frac{c \times V \times 100}{m \times 0.1}$$

式中:

X——试样的酸度(°T);

c——氢氧化钠标准溶液的摩尔浓度(mol/L);

V——滴定时消耗氢氧化钠标准溶液体积(mL);

m——试样的质量(g);

0.1——酸度理论定义氢氧化钠的摩尔浓度(mol/L)。

6. 注意事项

(1) 滴定终点判定标准颜色的制备方法:取滴定酸度的同批和同样数量的样品如牛奶 10mL,置于 250mL 锥形瓶中,加入 20mL 经煮沸冷凝后的蒸馏水,再加入 3 滴 0.005% 碱性品红溶液,摇匀后作为该样品滴定酸度终点判定的标准颜色。

(2) 在重复性条件下获得的两次独立测定结果的算术平均值表示,结果保留三位有效数字。

(四) 乳品中脂肪的测定

本方法适用于巴氏杀菌乳、灭菌乳、生乳中脂肪的测定。

1. 实验原理　在乳中加入硫酸破坏乳胶质性和覆盖在脂肪球上的蛋白质外膜,离心分离脂肪后测量其体积。

2. 试剂

(1) 硫酸(H_2SO_4):分析纯,ρ_{20} 约 1.84g/L。

(2) 异戊醇($C_5H_{12}O$):分析纯。

3. 仪器和设备

(1) 乳脂离心机;10.75mL 单标乳吸管。

(2) 盖勃氏乳脂计:最小刻度值为 0.1%,见图 9-6-1。

4. 操作步骤

(1) 于盖勃氏乳脂计中先加入 10mL 硫酸,再沿着管壁小心准确加入 10.75mL 样品,使样品与硫酸不要混合，然后加 1mL 异戊醇，塞上橡皮塞，使瓶口向下，同时用布包裹以防冲出，用力振摇使呈均匀棕色液体。

（2）静置数分钟（瓶口向下），置 65 ~ 70℃ 水浴中 5 分钟，取出后置于乳脂离心机中以 1100r/min 的转速离心 5 分钟，再置于 65 ~ 70℃ 水浴水中保温 5 分钟（注意水浴水面应高于乳脂计脂肪层）。

（3）取出，立即读数，即为脂肪的百分数。

5. 注意事项

（1）在重复性条件下获得的两次独立测定结果的绝对差值不得超过算术平均值的 5%。

（2）硫酸比重必须在 1.820 ~ 1.825，比重过高可使乳中有机物炭化影响读数，比重过低则不能使酪蛋白完全溶解，使乳脂含量降低或使脂肪层混浊。

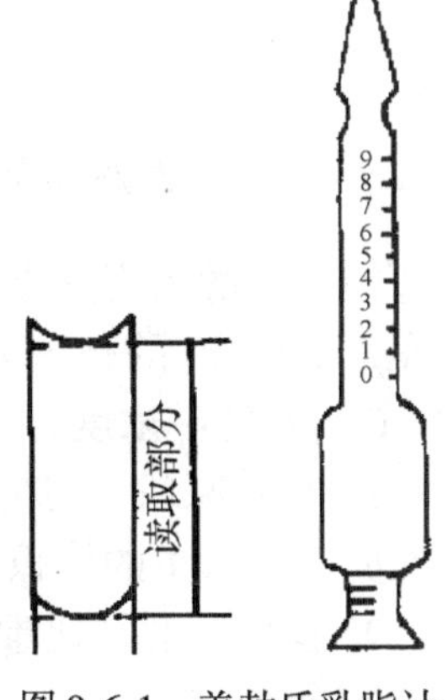

图 9-6-1　盖勃氏乳脂计

（3）加试剂时应严格操作顺序，即先加硫酸，后加乳，最后加异戊醇。如果先加乳，后加硫酸，因硫酸比重大，很快下沉，与乳相混立即产生高热不易塞紧橡皮塞。试剂不得沾污瓶口，否则不易塞紧橡皮塞而使液体溢出导致测定失败。

（4）脂肪读数应在 65 ~ 70℃ 下进行，读数后迅速倒掉乳脂计内容物，否则脂肪凝固难以清洗。

（卢晓翠）

第七节　酒的卫生质量检验

酒的卫生质量检验包括感官检查和理化检验。理化检验包含酒中乙醇含量及酒中有毒有害物质如甲醇、甲醛和氰化物等的检验。甲醇是一种无色透明液体，能无限地溶于酒精与水中，对人体有害，主要是麻痹神经。用含有果胶质、粮食壳的原料酿造的酒类，大多数含有甲醇，其含量往往会超过国家规定的标准。国家标准规定粮谷类蒸馏酒中甲醇含量不得超过 0.6g/L。甲醛是一种无色、具有刺激性且易溶于水的气体，为较高毒性物质，具有凝固蛋白质的作用，可引起人体过敏、肠道刺激反应等。啤酒中的甲醛主要来源于发酵过程中产生的甲醛，其次是在生产过程中为加速絮状物的沉淀，使用甲醛作为食品加工助剂，加快啤酒澄清。国家标准规定啤酒中甲醛含量不得超过 2.0mg/L。

本节有关酒的卫生检验方法适用于以含糖或淀粉的物质为原料，经糖化发酵蒸馏而制得的白酒及以发酵酒或蒸馏酒作酒基，经添加可食用的辅料制成的配制酒中各项卫生指标的分析。

一、实验目的

1. 了解酒类卫生指标要求。
2. 掌握蒸馏酒和发酵酒及其配制酒的卫生标准分析方法。
3. 熟悉国家有关蒸馏酒和发酵酒的卫生标准。

二、检测项目与方法

(一)乙醇浓度的测定(比重计法)

酒中乙醇浓度是指酒中含乙醇的体积百分比,多以酒的度数或酒的体积分数表示,通常是以20℃时的体积比表示的,如50度的酒,表示在100mL的酒中,含有乙醇50mL(20℃),其乙醇浓度为:50%(V/V)。

1. 实验原理　用精密酒精比重计读取酒精体积分数示值,查表进行温度校正,求得在20℃时乙醇含量的体积分数,即为酒中乙醇的浓度。

2. 仪器　酒精比重计。

3. 操作步骤

(1)吸取100mL样品于250mL或500mL全玻璃蒸馏器中,加50mL水,再加入玻璃珠数粒,蒸馏,用100mL容量瓶收集馏出液100mL。

(2)将蒸馏后的样品倒入量筒中,将洗净擦干的酒精计缓缓沉入量筒中,静止后再轻轻按下少许,待其上升静止后,从水平位置观察其与液面相交处的刻度,为乙醇浓度;同时测定温度,按测定的温度与浓度,查附录部分的附录3《酒精比重计温度浓度换算表》,换算成温度为20℃时的乙醇浓度(%体积分数)。

4. 注意事项

(1)酒精比重计要注意保持清洁,因为油污将改变酒精比重计表面对酒精液浸润的特性,影响表面张力的方向,使读数产生误差。

(2)不要用手握住量筒,以免样品的局部温度升高。

(3)注入样品时要尽量避免搅动,以减少气泡混入。注入样品的量,以放入酒精比重计后,液面稍低于量筒口为宜。

(4)读数前,要仔细观察样品,待气泡消失后再读数。

(5)读数时,可先使眼睛稍低于液面,然后慢慢抬高头部,当看到的椭圆形液面变成一直线时,即可读取此直线与酒精比重计相交处的刻度。

(二)白酒中甲醇的测定(品红亚硫酸法)

1. 实验原理　酒中的甲醇在磷酸溶液中被高锰酸钾氧化成甲醛,过量的高锰酸钾及在反应中产生的二氧化锰用草酸-硫酸溶液除去,甲醛与品红-亚硫酸作用生成蓝紫色醌型色素,与标准系列比较定量。

2. 试剂

(1)高锰酸钾-磷酸溶液:称取3g高锰酸钾,加入15mL磷酸(85%)与70mL水的混合液中,溶解后加水至100mL。贮于棕色瓶内,防止氧化力下降,保存时间不宜过长。

(2)草酸-硫酸溶液:称取5g无水草酸($H_2C_2O_4$)或7g含2分子结晶水草酸($H_2C_2O_4·2H_2O$),溶于硫酸(1+1)中至100mL。

(3)品红-亚硫酸溶液:称取0.1g碱性品红研细后,分次加入共60mL 80℃的水,边加入水边研磨使其溶解,用滴管吸取上层溶液滤于100mL容量瓶中,冷却后加10mL亚硫酸钠溶液(100g/L),1mL 盐酸,再加水至刻度,充分混匀,放置过夜,如溶液有颜色,可加少量活性炭搅拌后过滤,贮于棕色瓶中,置暗处保存,溶液呈红色时应弃去重新配制。

(4) 甲醇标准储备液:称取 1.000g 甲醇,置于 100mL 容量瓶中,加水稀释至刻度。此溶液每毫升相当于 10mg 甲醇。置低温保存。

(5) 甲醇标准使用液:吸取 10.0mL 甲醇标准储备液于 100mL 容量瓶中,加水稀释至刻度。再取 25.0mL 稀释液于 50mL 容量瓶中,加水至刻度,该溶液每毫升相当于 0.50mg 甲醇。

(6) 无甲醇的乙醇溶液:取 0.3mL 按操作方法检查,不应显色。如显色需进行处理。取 300mL 乙醇(95%),加高锰酸钾少许,蒸馏,收集馏出液。在馏出液中加入硝酸银溶液(取 1g 硝酸银溶于少量水中)和氢氧化钠溶液(取 1.5g 氢氧化钠溶于少量水中),摇匀,取上清液蒸馏,弃去最初 50mL 馏出液,收集中间馏出液约 200mL,用酒精比重计测其浓度,然后加水配成无甲醇的乙醇(体积分数为 60%)。

(7) 亚硫酸钠溶液(100g/L)。

3. 仪器　分光光度计。

4. 操作步骤

(1) 根据试样中乙醇浓度适当取样(乙醇浓度 30%,取 1.0mL;40%,取 0.8mL;50%,取 0.6mL;60%,取 0.5mL)置于 25mL 具塞比色管中。

着色或混浊的蒸馏酒和配制酒按"(一)乙醇浓度的测定 3. 操作步骤(1)"的方法处理后再按上述取样体积取样。

(2) 吸取 0.00,0.10,0.20,0.40,0.60,0.80,1.00mL 甲醇标准使用液(相当 0.00,0.05,0.10,0.20,0.30,0.40,0.50mg 甲醇)分别置于 25mL 具塞比色管中,并加入 0.5mL 无甲醇的乙醇(体积分数为 60%)。

(3) 于试样管及标准管中各加水至 5mL,再依次各加 2mL 高锰酸钾-磷酸溶液,混匀,放置 10 分钟,各加 2mL 草酸-硫酸溶液,混匀使之褪色,再各加 5mL 品红-亚硫酸溶液,混匀,于 20℃以上静置 0.5 小时。

(4) 用 2cm 比色杯,以零管调节零点,于波长 590nm 处测吸光度,绘制标准曲线比较,或与标准色列目测比较。

5. 结果计算　试样中甲醇的含量按下式进行计算。

$$X = \frac{m}{V \times 1000} \times 100$$

式中:

X——试样中甲醇的含量(g/100mL);

m——测定试样中甲醇的质量(mg);

V——试样体积(mL)。

计算结果保留两位有效数字。

6. 注意事项

(1) 在重复性条件下获得的两次独立测定结果的绝对差值不得超过算术平均值的:含量≥0.10g/100mL 为≤15%;含量<0.10g/100mL 为≤20%。

(2) 品红-亚硫酸溶液呈红色时应重新配制,新配制的品红-亚硫酸液放冰箱中或暗处

24～48 小时后再用。

(3) 白酒中其他醛类,以及经高锰酸钾氧化后由醇类变成的醛类(如乙醛、丙醛等),与亚硫酸-品红溶液作用也显色,但在一定浓度的硫酸酸性溶液中,除甲醛可形成历久不褪的紫色外,其他醛类则历时不久即行褪色或甚至不显色,故无干扰。

(4) 酒样和标准溶液中的乙醇浓度对比色有一定影响,故样品管与标准管中乙醇含量要大致相等。

(5) 加入高锰酸钾-磷酸溶液时若沾染比色管管口,必须在随后加入草酸-硫酸溶液时将其冲入管内,否则影响结果。

(6) 必须按操作掌握时间,不能提早比色,以便其他产生干扰的醛类所形成的有色物质有足够的时间褪色。

(三) 白酒中杂醇油的测定

1. 实验原理　杂醇油成分复杂,其中有正乙醇,正、异戊醇,正、异丁醇,丙醇等。本法测定标准以异戊醇和异丁醇表示,异戊醇和异丁醇在硫酸作用下生成戊烯和丁烯,再与对二甲胺基苯甲醛作用显橙黄色,与标准系列比较定量。最低检出量为 0.03g/100mL(以异戊醇和异丁醇计)。

2. 试剂

(1) 对二甲胺基苯甲醛-硫酸溶液(5g/L):取 0.5g 对二甲胺基苯甲醛,加硫酸溶解至 100mL。

(2) 无杂醇油的乙醇:取 0.1mL 按分析步骤检查不显色,如显色需进行处理,取“白酒中甲醇的测定中的无甲醇的乙醇溶液”制备的中间馏出液,加 0.25g 盐酸间苯二胺,加热回流 2 小时,用分馏柱控制沸点进行蒸馏,收集中间馏出液 100mL。再取 0.1mL 按分析步骤测定不显色即可。

(3) 杂醇油标准溶液:准确称取 0.080g 异戊醇和 0.020g 异丁醇于 100mL 容量瓶中,加无杂醇油乙醇 50mL,再加水稀释至刻度。此溶液每毫升相当于 1mg 杂醇油,低温保存。

(4) 杂醇油标准使用液:吸取杂醇油标准溶液 5.0mL 于 50mL 容量瓶中,加水稀释至刻度。此溶液每毫升相当于 0.10mg 杂醇油。

3. 仪器　分光光度计。

4. 操作步骤

(1) 吸取 1.0mL 试样于 10mL 容量瓶中,加水至刻度,混匀后,吸取 0.30mL,置于 10mL 比色管中。含糖着色、沉淀、混浊的蒸馏酒和配制酒应按“(一)乙醇浓度的测定 3. 操作步骤(1)”的方法操作,取其蒸馏液作为样品。

(2) 吸取 0.00,0.10,0.20,0.30,0.40,0.50mL 杂醇油标准使用液(相当于 0.00,0.01,0.02,0.03,0.04,0.05mg 杂醇油),置于 10mL 比色管中。

(3) 于试样管及标准管中各准确加水至 1mL,摇匀,放入冷水中冷却,沿管壁加入 2mL 对二甲胺基苯甲醛-硫酸溶液(5g/L),使其沉至管底,再将各管同时摇匀,放入沸水浴中加热 15 分钟后取出,立即放入冰浴中冷却,并立即各加 2mL 水,混匀,冷却。

(4) 10 分钟后用 1cm 比色杯以零管调节零点,于波长 520nm 处测吸光度,绘制标准曲线比较，或与标准色列目测比较定量。

5. 结果计算 试样中杂醇油的含量按下式进行计算。

$$X = \frac{m}{V_2 \times V_1/10 \times 1000} \times 100$$

式中：

X——试样中杂醇油的含量(g/100mL)；

m——测定试样稀释液中杂醇油的质量(mg)；

V_2——试样体积(mL)；

V_1——测定用试样稀释体积(mL)；

计算结果保留两位有效数字。

6. 注意事项

(1) 在重复性条件下获得的两次独立测定结果的绝对差值不得超过算术平均值的10%。

(2) 对二甲氨基苯甲醛溶液对丙醇、正丁醇不显色。

(3) 如在室温较高时操作，为防止少量标准溶液挥发，可先在试管内加入需要量的水后再放入标准液。同时加标准液时最好将吸管插到比色管底部，避免损失。

(4) 如酒中乙醛含量过高，干扰比色，可取样品 50mL，加入盐酸间苯二胺 0.25g，煮沸回流 1 小时，再进行蒸馏至剩余约 10mL 时加水 10mL，继续蒸馏至馏液为 50mL 为止，馏液作杂醇油测定用。

(5) 0.5% 对二甲氨基苯甲醛硫酸溶液要求沿管内壁缓缓加入，否则温度升得太高影响变化。

(卢晓翠)

第八节 食用油脂的卫生质量检验

油脂广泛存在于各种动植物体内，是食用油的重要来源，是膳食中不可缺少的营养物质。食用油脂长期存放易发生氧化反应而变质，使酸价和过氧化物升高，从而影响食用油的营养价值和安全性，因此需要进行卫生检验。

一、实验目的

1. 熟悉油脂的卫生标准。
2. 掌握反映油脂氧化酸败的指标，油脂过氧化值和酸价的测定原理与方法。

二、检测项目与方法

(一) 油脂的感官检验

1. 色泽

(1) 仪器器材：烧杯：直径 50mm，杯高 100mm。

(2) 操作步骤:将试样混匀并过滤于烧杯中,油层高度不得少于5mm,在室温下先对着自然光观察,然后再置于白色背景前借其反射光线观察并按下列词句描述:白色、灰白色、柠檬色、淡黄色、黄色、橙色、棕黄色、棕色、棕红色、棕褐色等。

2. 气味及滋味　将试样倒入150mL烧杯中,置于水浴上,加热至50℃以玻璃棒迅速搅拌。嗅其气味,并蘸取少许试样,辨尝其滋味,按正常、焦煳、酸败、苦辣等词语描述。

(二) 油脂酸价的测定

酸价是油脂中游离脂肪酸含量的标志,油脂在长期保藏过程中,由于微生物、酶和热的作用发生缓慢水解,产生游离脂肪酸。而油脂质量与其中游离脂肪酸的含量有关。一般常用酸价作为衡量标准之一。在油脂生产的条件下,酸价可作为水解程度的指标,在其保藏的条件下,则可作为酸败指标。酸价越小,说明油脂质量越好,新鲜度和精炼程度越好。

1. 实验原理　油脂中的游离脂肪酸用氢氧化钾标准溶液滴定,每克油脂消耗氢氧化钾的毫克数,称为酸价。

2. 试剂

(1) 中性乙醚-乙醇混合液:按乙醚-乙醇(2+1)混合,用氢氧化钾溶液(3g/L)中和至酚酞指示液呈中性。

(2) 氢氧化钾标准滴定溶液[c(KOH)=0.050mol/L]。

(3) 酚酞指示液:10g/L乙醇溶液。

3. 操作步骤　称取3.00~5.00g混匀的试样,置于锥形瓶中,加入50mL中性乙醚-乙醇混合液,振摇使油溶解,必要时可置热水中,温热促其溶解,冷至室温,加入酚酞指示液2滴~3滴,以氢氧化钾标准滴定溶液(0.050mol/L)滴定,至初现微红色,且0.5分钟内不褪色为终点。

4. 结果计算　试样的酸价按下式进行计算。

$$X = \frac{V \times c \times 56.11}{m}$$

式中:

X——试样的酸价(以氢氧化钾计)(mg/g);

V——试样消耗氢氧化钾标准滴定溶液体积(mL);

c——氢氧化钾标准滴定溶液的实际浓度(mol/L);

m——试样质量(g);

56.11——与1.0mL氢氧化钾标准滴定溶液[c(KOH)=1.000mol/L]相当的氢氧化钾毫克数。

计算结果保留两位有效数字。

5. 注意事项

(1) 测定深色油的酸价,可减少试样用量,或适当增加混合试剂的用量。不便于观察终点时可以改变指示剂,改用10g/L麝香草酚酚酞乙醇溶液,从无色到蓝色即为终点。

(2) 试验中加入乙醇可以使碱和游离脂肪酸的反应在均匀状态下进行,以防止反应生成的脂肪酸钾盐离解。氢氧化钾标准溶液用30%乙醇溶液配制,滴定终点更为清晰。

(3) 滴定所用氢氧化钾溶液的量应为乙醇量的1/5,以免皂化水解,如过量则有混浊沉淀,造成结果偏低。

(三) 油脂的过氧化值测定

1. 滴定法

(1) 实验原理:油脂氧化过程中产生过氧化物,与碘化钾作用,生成游离碘,以硫代硫酸钠溶液滴定,计算含量。

(2) 试剂

1) 饱和碘化钾溶液:称取14g碘化钾,加10mL水溶解,必要时微热使其溶解,冷却后贮于棕色瓶中。

2) 三氯甲烷-冰乙酸混合液:量取40mL三氯甲烷,加60mL冰乙酸,混匀。

3) 硫代硫酸钠标准滴定溶液[$c(Na_2S_2O_3)$=0.10mol/L]:称取26g硫代硫酸钠及0.2g碳酸钠,加入适量新煮沸过的冷水使之溶解,并稀释至1 000mL,混匀,放置1个月后过滤备用。

4) 硫代硫酸钠标准滴定溶液[$c(Na_2S_2O_3)$=0.002mol/L]:临用前取0.10mol/L硫代硫酸钠标准滴定溶液,加新煮沸过的冷水稀释制成。

5) 淀粉指示剂(10g/L):称取可溶性淀粉0.50g,加少许水,调成糊状,倒入50mL沸水中调匀,煮沸。临用时现配。

(3) 操作步骤:称取2.00~3.00g混匀(必要时过滤)的试样,置于250mL碘量瓶中,加30mL三氯甲烷-冰乙酸混合液,使试样完全溶解。加入1.00mL饱和碘化钾溶液,紧密塞好瓶盖,并轻轻振摇0.5分钟,然后在暗处放置3分钟。取出加100mL水,摇匀,立即用硫代硫酸钠标准滴定溶液(0.002 0mol/L)滴定,至淡黄色时,加1mL淀粉指示液,继续滴定至蓝色消失为终点,取相同量三氯甲烷-冰乙酸溶液、碘化钾溶液、水,按同一方法,做试剂空白试验。

(4) 结果计算:试样的过氧化值按式(1)和式(2)进行计算。

$$X_1 = \frac{(V_1 - V_2) \times c \times 0.1269}{m} \times 100\% \tag{1}$$

$$X_2 = X_1 \times 78.8 \tag{2}$$

式中:

X_1——试样的过氧化值(以碘的百分数表示过氧化值,g/100g);

X_2——试样的过氧化值(以每千克油脂中过氧化物中氧的物质的量表示,meq/kg);

V_1——试样消耗硫代硫酸钠标准滴定溶液体积(mL);

V_2——试剂空白消耗硫代硫酸钠标准滴定溶液体积(mL);

c——硫代硫酸钠标准滴定溶液的浓度(mol/L);

m——试样质量(g);

0.126 9——与1.00mL硫代硫酸钠标准滴定溶液[$c(Na_2S_2O_3)$=1.000mol/L]相当的碘的质量(g);

78.8——换算因子。

计算结果保留两位有效数字。

（5）注意事项

1）在重复性条件下获得的两次独立测定结果的绝对差值不得超过算术平均值的10%。

2）碘与硫代硫酸钠反应须在中性或弱酸性溶液中进行，因为在碱性溶液中将发生副反应，在强酸性溶液中，硫代硫酸钠会发生分解，且I^-在强酸性溶液中易被空气中氧所氧化。

3）碘易挥发，故滴定时溶液的温度不能高，滴定时不要剧烈摇动溶液。

4）为防止碘被空气氧化，应放在暗处，避免阳光照射，析出I_2后，应立即用$Na_2S_2O_3$溶液滴定，滴定速度应适当快些。

5）淀粉指示剂应是新配制的。最好在接近终点时加入，即在硫代硫酸钠标准溶液滴定碘至浅黄色时再加入淀粉。否则碘和淀粉吸附太牢，到终点时颜色不易退去，致使终点出现过迟，引起误差。

6）日光能促进硫代硫酸钠溶液分解，应装于棕色滴定管中。

7）三氯甲烷不得含有光气等氧化物，否则应进行处理。

2. 比色法

（1）实验原理：试样用三氯甲烷-甲醇混合溶剂溶解，试样中的过氧化物将二价铁离子氧化成三价铁离子，三价铁离子与硫氰酸盐反应生成橙红色硫氰酸铁配合物，在波长500nm处测定吸光度，与标准系列比较定量。

（2）试剂

1）盐酸溶液（10mol/L）：准确量取83.3mL浓盐酸，加水稀释至100mL，混匀。

2）过氧化氢（30%）。

3）三氯甲烷+甲醇（7+3）混合溶剂：量取70mL三氯甲烷和30mL甲醇混合。

4）氯化亚铁溶液（3.5g/L）：准确称取0.35g氯化亚铁（$FeC_{l2}\cdot 4H_2O$）于100mL棕色容量瓶中，加水溶解后，加2mL盐酸溶液（10mol/L），用水稀释至刻度（该溶液在10℃下冰箱内贮存可稳定1年以上）。

5）硫氰酸钾溶液（300g/L）：称取30g硫氰酸钾，加水溶解至100mL（该溶液在10℃下冰箱内贮存可稳定1年以上）。

6）铁标准储备溶液（1.0g/L）：称取0.100 0g还原铁粉于100mL烧杯中，加10mL盐酸（10mol/L），0.5～1mL过氧化氢（30%）溶解后，于电炉上煮沸5分钟以除去过量的过氧化氢。冷却至室温后移入100mL容量瓶中，用水稀释至刻度，混匀，此溶液每毫升相当于1.0mg铁。

7）铁标准使用溶液（0.01g/L）：用移液管吸取1.0mL铁标准储备溶液（1.0mg/mL）于100mL容量瓶中，加三氯甲烷+甲醇（7+3）混合溶剂稀释至刻度，混匀，此溶液每毫升相当于10.0μg铁。

（3）仪器器材：分光光度计、10mL具塞玻璃比色管等。

（4）操作步骤

1）试样溶液的制备

A. 精密称取约0.01～1.0g试样（准确至刻度0.000 1g）于10mL容量瓶内，加三氯甲烷+甲醇（7+3）混合溶剂溶解并稀释至刻度，混匀。

B. 分别精密吸取铁标准使用溶液(10.0μg/mL)0、0.2、0.5、1.0、2.0、3.0、4.0mL(各自相当于铁浓度0、2.0、5.0、10.0、20.0、30.0、40.0μg)于干燥的10mL比色管中,用三氯甲烷+甲醇(7+3)混合溶剂稀释至刻度,混匀。

C. 加1滴(约0.05mL)硫氰酸钾溶液(300g/L),混匀。

D. 室温(10～35℃)下准确放置5分钟后,移入1cm比色皿中,以三氯甲烷+甲醇(7+3)混合溶剂为参比,于波长500nm处测定吸光度,以标准各点吸光度减去零管吸光度后绘制标准曲线或计算直线回归方程。

2) 试样测定:精密吸取1.0mL试样溶液于干燥的10mL比色管内,加1滴(约0.05mL)氯化亚铁(3.5g/L)溶液,用三氯甲烷+甲醇(7+3)混合溶剂稀释至刻度,混匀。以下按上述"(4)操作步骤试1)样溶液的制备C. 加1滴(约0.05mL)硫氰酸钾溶液(300g/L)……"起依法操作。试样吸光度减去零管吸光度后与曲线比较或代入回归方程求得含量。

(5) 结果计算:试样中过氧化值的含量按下式进行计算。

$$X = \frac{c - c_0}{m \times \frac{V_2}{V_1} \times 55.84 \times 2}$$

式中:

X——试样中过氧化值的含量(meq/kg);

c——由标准曲线上查得试样中的铁的质量(μg);

c_0——由标准曲线上查得零管铁的质量(μg);

V_1——试样稀释总体积(mL);

V_2——测定时取样体积(mL);

m——试样质量(g);

55.84——Fe的原子量;

2——换算因子。

(6) 注意事项:在重复性条件下获得的两次独立测定结果的绝对差值不得超过算术平均值的10%。

(四) 油脂的羰基价测定

1. 实验原理　羰基化合物和2,4-二硝基苯肼的反应产物,在碱性溶液中形成褐红色或酒红色,在440nm下,测定吸光度,计算羰基价。

2. 试剂

(1) 精制乙醇:取1000mL无水乙醇,置于2000mL圆底烧瓶中,加入5g铝粉、10g氢氧化钾,接好标准磨口的回流冷凝管,水浴中加热回流1小时,然后用全玻璃蒸馏装置,蒸馏收集馏液。

(2) 精制苯:取500mL苯,置于1000mL分液漏斗中,加入50mL硫酸,小心振摇5分钟,开始振摇时注意放气。静置分层,弃除硫酸层,再加50mL硫酸重复处理一次,将苯层移入另一分液漏斗,用水洗涤三次,然后经无水硫酸钠脱水,用全玻璃蒸馏装置蒸馏收集馏液。

（3）2,4-二硝基苯肼溶液：称取50mg2,4-二硝基苯肼，溶于100mL精制苯中。

（4）三氯乙酸溶液：称取4.3g固体三氯乙酸，加100mL精制苯溶解。

（5）氢氧化钾-乙醇溶液：称取4g氢氧化钾，加100mL精制乙醇使其溶解，置冷暗处过夜，取上部澄清液使用。溶液变黄褐色则应重新配制。

（6）三苯膦溶液（0.5g/L）：称取100mg的三苯膦用苯溶解后转入200mL容量瓶中并定容至刻度。

3. 仪器　分光光度计。

4. 操作步骤

（1）称取约0.025～0.10g样品，置于25mL具塞试管中。

（2）加入5mL三苯膦溶液（0.5g/L）（三苯膦还原氢过氧化物为非羰基化合物）溶解样品，室温暗处放置30分钟。

（3）再加3mL三氯乙酸溶液及5mL2,4-二硝基苯肼溶液，仔细振摇混匀。

（4）在60℃水浴中加热30分钟，冷却后，沿试管壁慢慢加入10mL氢氧化钾-乙醇溶液，使成为二液层，塞好，剧烈振摇混匀，放置10分钟。

（5）以1cm比色杯，用不含三苯膦的试剂空白调节零点，含三苯膦还原剂的试剂空白吸收作校正，于波长440nm处测吸光度。

5. 结果计算

$$X = \frac{A}{854 \times m \times V_2/V_1} \times 1000$$

式中：

X——试样的羰基价（mmol/kg）；

A——测定时样液吸光度；

m——试样质量（g）；

V_1——试样稀释后的总体积（mL）；

V_2——测定用试样稀释液的体积（mL）；

854——各种醛的毫克当量吸光系数的平均值。

结果的表述：报告算术平均值的三位有效数。

6. 注意事项　在重复性条件下获得的两次独立测定结果的绝对差值不得超过算术平均值的10%。

（卢晓翠）

第九节　食品中硝酸盐及亚硝酸盐含量测定

硝酸钠（钾）和亚硝酸钠（钾），是我国目前批准使用的发色剂，常用于香肠、火腿、午餐肉罐头等食品中。肉制品中加入硝酸盐后，在细菌作用下还原为亚硝酸盐，亚硝酸盐再生成亚硝酸，亚硝酸分解放出的亚硝基与肌红蛋白反应，生成亚硝基肌红蛋白。肉制品腌制中加入硝酸盐可使亚硝基产生不致过快，发色效果更好。亚硝酸盐也是一种防腐剂，可抑制微生物的增殖。

蔬菜栽培中往往大量施用化肥，植物吸收的多余氮肥便以硝酸盐积存在叶片中。蔬菜采收后，在硝酸盐还原酶的作用下，硝酸盐被还原为亚硝酸盐，使得蔬菜中亚硝酸盐含量升高。

亚硝酸盐是剧毒物质，成人摄入0.2～0.5g即可引起中毒，3g即可致死。其次，亚硝酸盐与蛋白质中的胺类结合生成亚硝胺或亚硝酰胺，亚硝胺有强致癌作用，长期大量食用含亚硝酸盐的食物有致癌的隐患。因此，硝酸盐及亚硝酸盐的使用量及在肉制品中的残留量均应按标准执行。

一、实验目的

1. 熟悉食品中亚硝酸盐与硝酸盐含量的卫生标准。
2. 掌握盐酸萘乙二胺法测定食品中亚硝酸盐的方法及其原理。

二、实验原理

亚硝酸盐采用盐酸萘乙二胺法测定，硝酸盐采用镉柱还原法测定。

试样经沉淀蛋白质、除去脂肪后，在弱酸条件下亚硝酸盐与对氨基苯磺酸重氮化后，再与盐酸萘乙二胺偶合形成紫红色染料，外标法测得亚硝酸盐含量。采用镉柱将硝酸盐还原成亚硝酸盐，测得亚硝酸盐总量，由此总量减去亚硝酸盐含量，即得试样中硝酸盐含量。

三、试剂和仪器

（一）试剂和材料

除非另有规定，本方法所用试剂均为分析纯。水为GB/T 6682规定的二级水或去离子水。

1. 亚铁氰化钾[$K_4Fe(CN)_6 \cdot 3H_2O$]；乙酸锌[$Zn(CH_3COO)_2 \cdot 2H_2O$]；冰醋酸($CH_3COOH$)；硼酸钠($Na_2B_4O_7 \cdot 10H_2O$)；盐酸($\rho$=1.19g/mL)；氨水(25%)；对氨基苯磺酸($C_6H_7NO_3S$)；盐酸萘乙二胺($C_{12}H_{14}N_2 \cdot 2HCl$)；亚硝酸钠($NaNO_2$)；硝酸钠($NaNO_3$)；锌皮或锌棒；硫酸镉。

2. 亚铁氰化钾溶液(106g/L)　称取106.0g亚铁氰化钾用水溶解，并稀释至1000mL。

3. 乙酸锌溶液(220g/L)　称取220.0g乙酸锌，先加30mL冰醋酸溶解，用水稀释至1000mL。

4. 饱和硼砂溶液(50g/L)　称取5.0g硼酸钠，溶于100mL热水中，冷却后备用。

5. 氨缓冲溶液(pH 9.6～9.7)　量取30mL盐酸，加100mL水，混匀后加65mL氨水，再加水稀释至1000mL，混匀。调节pH至9.6～9.7。

6. 氨缓冲液的稀释液　量取50mL氨缓冲溶液，加水稀释至500mL，混匀。

7. 盐酸(0.1mol/L)　量取5mL盐酸，用水稀释至600mL。

8. 对氨基苯磺酸溶液(4g/L) 称取 0. 4g 对氨基苯磺酸,溶于 100mL 20% (V/V) 盐酸中,置棕色瓶中混匀,避光保存。

9. 盐酸萘乙二胺溶液(2g/L) 称取 0. 2g 盐酸萘乙二胺,溶于 100mL 水中,混匀后,置棕色瓶中,避光保存。

10. 亚硝酸钠标准溶液(200μg/mL) 准确称取 0. 1000g 于 110 ~ 120℃干燥恒重的亚硝酸钠,加水溶解移入 500mL 容量瓶中,加水稀释至刻度,混匀。

11. 亚硝酸钠标准使用液(5. 0μg/mL) 临用前,吸取亚硝酸钠标准溶液 5. 00mL,置于 200mL 容量瓶中,加水稀释至刻度。

12. 硝酸钠标准溶液(200μg/mL,以亚硝酸钠计) 准确称取 0. 1232g 于 110 ~ 120℃干燥恒重的硝酸钠,加水溶解,移入 500mL 容量瓶中,并稀释至刻度。

13. 硝酸钠标准使用液(5μg/mL) 临用时吸取硝酸钠标准溶液 2. 50mL,置于 100mL 容量瓶中,加水稀释至刻度。

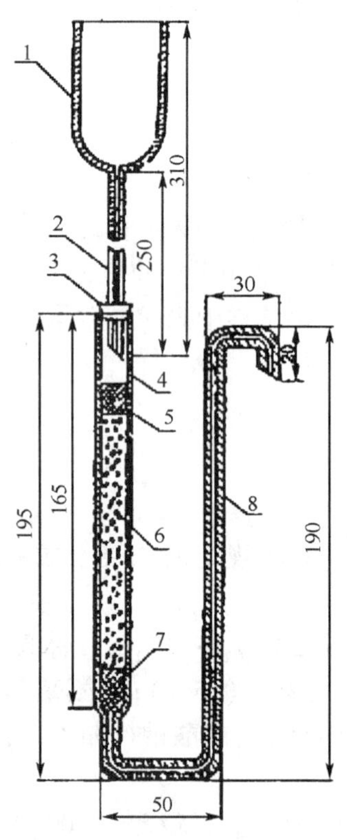

图 9-9-1 镉柱示意图

图中数据单位为 mm

1. 贮液漏斗,内径 35mm,外径 37mm;2. 进液毛细管,内径 0. 4mm,外径 6mm;3. 橡皮塞;4. 镉柱玻璃管,内径 12mm,外径 16mm;5、7. 玻璃棉;6. 海绵状镉;8. 出液毛细管,内径 2mm,外径 8mm

(二) 仪器和设备

1. 天平 感量为 0. 1mg 和 1mg。

2. 组织捣碎机;超声波清洗器;恒温干燥箱;分光光度计。

3. 镉柱。

(1) 海绵状镉的制备:投入足够的锌皮或锌棒于 500mL 硫酸镉溶液(200g/L)中,经过 3 ~ 4 小时,当其中的镉全部被锌置换后,用玻璃棒轻轻刮下,取出残余锌棒,使镉沉底,倾去上层清液,以水用倾泻法多次洗涤,然后移入组织捣碎机中,加 500mL 水,捣碎约 2s,用水将金属细粒洗至标准筛上,取 20 ~ 40 目之间的部分。

(2) 镉柱的装填:如图 9-9-1。用水装满镉柱玻璃管,并装入 2cm 高的玻璃棉做垫,将玻璃棉压向柱底时,应将其中所包含的空气全部排出,在轻轻敲击下加入海绵状镉至 8 ~ 10cm 高,上面用 1cm 高的玻璃棉覆盖,上置一贮液漏斗,末端要穿过橡皮塞与镉柱玻璃管紧密连接。

如无上述镉柱玻璃管时,可以 25mL 酸式滴定管代用,但过柱时要注意始终保持液面在镉层之上。当镉柱填装好后,先用 25mL 盐酸(0. 1mol/L)洗涤,再以水洗两次,每次 25mL,镉柱不用时用水封盖,随时都要保持水平面在镉层之上,不得使镉层夹有气泡。

(3) 镉柱每次使用完毕后,应先以 25mL 盐酸(0. 1mol/L)洗涤,再以水洗两次,每次 25mL,最后用水覆盖镉柱。

(4) 镉柱还原效率的测定:吸取 20mL 硝酸钠标准使用液,加入 5mL 氨缓冲液的稀释液,混匀后注入贮液漏斗,使流经镉柱还原，以原烧杯收集流出液，当贮液漏斗中的样液流完后，再加 5mL 水置换柱内留存的样液。取 10.0mL 还原后的溶液（相当 10μg 亚硝酸钠）于 50mL 比色管中，以下按"五操作步骤（四）亚硝酸盐的测定"中的自"吸取 0.00、0.20、0.40、0.60、0.80、1.00mL……"起依法操作，根据标准曲线计算测得结果，与加入量一致，还原效率应大于 98% 为符合要求。

（5）还原效率计算：还原效率按下式进行计算。

$$X = \frac{A}{10} \times 100\%$$

式中：

X——还原效率（%）；

A——测得亚硝酸钠的含量（μg）；

10——测定用溶液相当亚硝酸钠的含量（μg）。

四、操 作 步 骤

（一）试样的预处理

1. 试样预处理

（1）新鲜蔬菜、水果：将试样用去离子水洗净晾干后，取可食部切碎混匀。将切碎的样品用四分法取适量，用食物粉碎机制成匀浆备用。如需加水应记录加水量。

（2）肉类、蛋、水产及其制品：用四分法取适量或取全部，用食物粉碎机制成匀浆备用。

（3）乳粉、豆奶粉、婴儿配方粉等固态乳制品（不包括干酪）：将试样装入能够容纳 2 倍试样体积的带盖容器中，通过反复摇晃和颠倒容器使样品充分混匀直到使试样均一化。

（4）发酵乳、乳、炼乳及其他液体乳制品：通过搅拌或反复摇晃和颠倒容器使试样充分混匀。

（5）干酪：取适量的样品研磨成均匀的泥浆状。为避免水分损失，研磨过程中应避免产生过多的热量。

（二）提取

称取 5g（精确至 0.01g）制成匀浆的试样（如制备过程中加水，应按加水量折算），置于 50mL 烧杯中，加 12.5mL 饱和硼砂溶液，搅拌均匀，以 70℃左右的水约 300mL 将试样洗入 500mL 容量瓶中，于沸水浴中加热 15 分钟，取出置冷水浴中冷却，并放置至室温。

（三）提取液净化

在振荡上述提取液时加入 5mL 亚铁氰化钾溶液，摇匀，再加入 5mL 乙酸锌溶液，以沉淀蛋白质。加水至刻度，摇匀，放置 30 分钟，除去上层脂肪，上清液用滤纸过滤，弃去初滤液 30mL，滤液备用。

（四）亚硝酸盐的测定

吸取 40.0mL 上述滤液于 50mL 带塞比色管中，另吸取 0.00、0.20、0.40、0.60、0.80、

1. 00、1. 50、2. 00、2. 50mL 亚硝酸钠标准使用液(相当于 0. 0、1. 0、2. 0、3. 0、4. 0、5. 0、7. 5、10. 0、12. 5μg 亚硝酸钠),分别置于 50mL 带塞比色管中。于标准管与试样管中分别加入 2mL 对氨基苯磺酸溶液,混匀,静置 3 ~ 5 分钟后各加入 1mL 盐酸萘乙二胺溶液,加水至刻度,混匀,静置 15 分钟,用 2cm 比色杯,以零管调节零点,于波长 538nm 处测吸光度,绘制标准曲线比较。同时做试剂空白。

(五) 硝酸盐的测定

1. 镉柱还原

(1) 先以 25mL 稀氨缓冲液冲洗镉柱,流速控制在 3 ~ 5mL/min(以滴定管代替的可控制在 2 ~ 3mL/min)。

(2) 吸取 20mL 滤液于 50mL 烧杯中,加 5mL 氨缓冲溶液,混合后注入贮液漏斗,使流经镉柱还原,以原烧杯收集流出液,当贮液漏斗中的样液流尽后,再加 5mL 水置换柱内留存的样液。

(3) 将全部收集液如前再经镉柱还原一次,第二次流出液收集于 100mL 容量瓶中,继以水流经镉柱洗涤三次,每次 20mL,洗液一并收集于同一容量瓶中,加水至刻度,混匀。

2. 亚硝酸钠总量的测定　吸取 10 ~ 20mL 还原后的样液于 50mL 比色管中。以下按“4. 亚硝酸盐的测定”自“吸取 0. 00、0. 20、0. 40、0. 60、0. 80、1. 00mL……”起依法操作。

五、结果计算

(一) 亚硝酸盐含量计算

亚硝酸盐(以亚硝酸钠计)的含量按下式进行计算。

$$X_1 = \frac{A_1 \times 1000}{m \times \frac{V_1}{V_0} \times 1000} \tag{1}$$

式中:

X_1——试样中亚硝酸钠的含量(mg/kg);

A_1——测定用样液中亚硝酸钠的质量(μg);

m——试样质量(g);

V_1——测定用样液体积(mL);

V_0——试样处理液总体积(mL)。

以重复性条件下获得的两次独立测定结果的算术平均值表示,结果保留两位有效数字。

(二) 硝酸盐含量的计算

硝酸盐(以硝酸钠计)的含量按下式进行计算。

$$X_2 = \left\{ \frac{A_2 \times 1000}{m \times \frac{V_2}{V_0} \times \frac{V_4}{V_3} \times 1000} - X_1 \right\} \times 1.232$$

式中：

X_2——试样中硝酸钠的含量(mg/kg)；

A_2——经镉粉还原后测得总亚硝酸钠的质量(μg)；

m——试样的质量(g)；

1.232——亚硝酸钠换算成硝酸钠的系数；

V_2——测总亚硝酸钠的测定用样液体积(mL)；

V_0——试样处理液总体积(mL)；

V_3——经镉柱还原后样液总体积(mL)；

V_4——经镉柱还原后样液的测定用体积(mL)；

X_1——由式(1)计算出的试样中亚硝酸钠的含量(mg/kg)。

六、注 意 事 项

1. 以重复性条件下获得的两次独立测定结果的算术平均值表示,结果保留两位有效数字。

2. 在重复性条件下获得的两次独立测定结果的绝对差值不得超过算术平均值的10%。

(卢晓翠)

第十章　劳动生理与职业有害因素检测

第一节　PWC170 机能试验

一、实验目的

1. 掌握体能素质的评价方法。
2. 评定人体呼吸和心血管机能状态。
3. 衡量旨在提高有氧代谢能力的耐力训练效果。

二、实验原理

PWC170(physical work Capacity at heart rate of 170 ber minute——指心率为170b/min时的体力工作能力)系一种定量负荷试验,指受试者在劳动(训练)负荷下,人体机能被充分动员时的心率,经换算至可比较的稳定状态下心率达170b/min时,单位时间做功的量(即功率)以w表示。可用踏阶,自行车动量计或跑台作为负荷条件。

三、内容与方法

(一) 仪器与设备

体重计;木台阶;心电描记计或脉率计;秒表;节拍器。

(二) 实验方法

PWC_{170} 机能试验可用自行车功量计法、二级或多级台阶运动负荷实验法。本实验选用二级负荷试验法,时间采用4min-4min-4min制,踏阶高0.3m。

1. 踏阶前称量受试者体重(kg)。

2. 用节拍器调整踏阶速度,第一级踏阶运动的踏速为男生25b/min(女生22.5　b/min),第二级踏阶运动的踏速为男生35b/min(女生30b/min)。

3. 第一级踏阶运动,运动时间4分钟,记录踏阶运动停止前第3.5~4.0分钟的运动心率 f_1,计算第一级踏阶运动的功率 N_1。

4. 休息4分钟。

5. 第二级踏阶运动,运动时间4分钟,同第一级踏阶运动般测定 f_2,计算 N_2。

6. 运动心率测定,在无条件用心电图机法测定运动心率时,也可用听诊法或触摸桡动脉或颈动脉法测定运动后的即刻心率或脉率。一般测定运动停止止后即刻的10次心跳时间(s),听或摸到第1次心跳声音或搏动时,立即开动秒表,听或摸到第11次心跳声音或搏动时，立即关停秒表并记录时间，然后换算成每分钟的心率(b/min)，见表10-1-1。本次试验运动心率均采用运动后即刻心率换算法。

表10-1-1　运动后即刻心率与运动心率的换算

立即心(脉)率(b/min)	运动心率(b/min)	立即心(脉)率(b/min)	运动心率(b/min)
120	128	155	159
125	133	160	163
130	137	165	168
135	141	170	172
140	145	175	176
145	150	180	181
150	155		

7. 记录并计算。

(1) 踏阶运动的功率

$$功率(kg \cdot m/min) = 体重(kg) \times 阶高(m) \times 踏速(b/min) \times 4/3$$

(2) PWC_{170} 的计算

$$PWC_{170}(kg \cdot m/min) = N_1 + (N_2 - N_1)[(170 - f_1)/(f_2 - f_1)]$$

式中：

N_1，N_2——两次踏阶运动时做的功(kg·m/min)；

F_1，f_2——两次踏阶运动时的运动心率(b/min)。

四、评　价

参照表10-1-2的标准进行评价。

表10-1-2　PWC_{170} 评价标准

评价标准	PWC_{170}(kg·m/min)	评价标准	PWC_{170}(kg·m/min)
优秀	>1300	较差	770～875
良好	1150～1300	差	<770
中等	876～1150		

五、分析讨论

1. 踏阶运动时要根据受试者年龄、性别、体质来选择运动负荷量，即上、下阶次数。第一次负荷功率70～100W(心率一般为110b/min)，第二次负荷功率140～180W(心率一般为180b/min)，这是因为心率在110～180b/min范围内与所作功率呈直线相关。

2. 就 PWC_{170} 本身而言，当人体机能状态欠佳时，PWC_{170} 下降，且完成定量负荷的能力亦差。经过适应锻炼，PWC_{170} 显著增加，有氧代谢能力明显提高。实践证明，PWC_{170} 与最大吸氧量，最大每搏量呈正相关，与心肌耗氧量呈负相关，它反映了人体的循环呼吸功能，常用作评价劳动能力与耐力的一项客观指标。

3. PWC_{170} 在成年男性正常值范围下限为120W，在成年女性正常值范围下限为95W。

六、注 意 事 项

1. 心功能不好或病后恢复期不宜做。
2. 试验前不得进行任何剧烈运动。
3. 试验时必须按照节拍器的节律上下台阶。
4. 上下台阶时双膝要伸直,腰要挺直,全脚掌着台阶。
5. 试验应在饭后 1 小时开始,进餐不宜过饱。
6. 心率一定严格按照规定的时间准时测定。
7. 试验前半小时禁止吸烟,禁止使用各种可能影响心率的药物或饮料。

七、思 考 题

PWC_{170} 实验的现实意义与主要用途?

(郭进强　罗炳德)

第二节　生产环境噪声、振动测定及其评价

一、实 验 目 的

1. 熟悉声级计、振动测定仪和听力测定计基本原理,噪声、振动污染职业环境的常见状况。

2. 掌握声级计、振动测定仪和听力测定计的基本操作方法,为后期开展的卫生学综合实验打下良好基础。

二、作业环境噪声的测量

测量作业环境噪声最常用的仪器为声级计,声级计有多种类型,可大致分为普通声级和精密声级计。现在出厂的声级计一般智能化比较强,可以直接检测现场噪声,但为了学习的方便,还是以传统的声级计为例作一介绍。

(一) 仪器构造及原理

声级计主要由传声器、放大器、指示器及计权网络等部分组成。

1. 传声器是将声能(声压)转变为电能的换能器。通常采用的有晶体式、电容式及动圈式换能器。

2. 放大器将传声器输出的信号经一级或多级放大,转换成可以显示的信号。

3. 衰减器将放大后的信号精确地按照每档 10dB 衰减,以便读数。仪器面板上输出衰减器由旋钮、按钮或移动键控制。

4. 计权网络常用的有 A、B、C 三种滤波器,是根据不同频率声音的响应曲线而设计的计权网络,用计权网络测出的声级必须注明该计权网络的代号,如 dB(A)、dB(B)或 dB(C)。

5. 倍频程滤波器是一种频谱分析仪,可用以测量各频带声压级的大小,倍频程滤波器

有的与主机组装在一起,有的是与主机分离的,使用时需与主机配套使用。有的声级计还同时设有 1/2 倍频程、1/3 倍频程滤波器,供频谱分析使用。

6. 指示器用以显示所测噪声强度的大小,指针式指示器需与衰减器配合读数,指示器量程为-10 ~ 10dB,并附有“快”、“慢”二挡,一般情况下,如果所测噪声比较稳定,可使用“快”档测量,以便节省测量时间,如果所测噪声稳定性不好,使用“慢”档能够读出比较准确的读数。有的声级计使用液晶数字显示器,使用按键控制衰减器。

（二）仪器使用方法

1. 使用前准备　以指针式声级计为例,装好电池,将开关置于“电池检查”位置,正常情况下,指示灯亮后,指针在红线范围内,否则表示电压不足,应更换电池。电池检查后将开关放置在“快”或“慢”挡的位置(根据需要而定),此时指示器的指针应回到-∞ 处。

2. 校正　声级计使用前需经过校正,以保证测量数据准确可靠。具体方法可以直接送计量部门或单位进行校正,也可使用活塞发声器按照要求予以校正。如无活塞发声器,也可以使用仪器内部电器校正信号进行校正。

3. 声压级测量　两手平握声级计,使传声器指向被测声源,计权网络开关置于“线性”位置,调节输出旋钮顺时针转到底,再调节输入旋钮使指针有适当偏转,由输出旋钮两条红线所指的量程加上指示器指针的读数,即为所测声压级。当所测声压级小,输入旋钮置于 70dB 位置而指针仍无反应时,可按逆时针方向转动输出旋钮,待指针有适当偏转时,即可读数。

4. 声级测量　按照“3”的方法进行声压级测量后,输入及输出旋钮保持原位置不动,将计权网络开关置于“A”、“B”、“C”或“D”的位置,测得的值即声级,读数方法同“3”。测定结果应根据使用的计权网络加以注明,如 85dB(A)。

5. 频谱分析　按照“3”的方法进行声压级测量后,将开关置于“滤波器”位置,滤波器开关按照顺序旋转到相应的中心频率的位置,再按“3”的操作及读数方法,依次测得各中心频率的声压级并做好记录,按倍频程中心频率的大小顺序以及相应的声压级,可绘制出该声音的频谱曲线。

（三）现场噪声测定

1. 现场噪声测定应在生产正常的情况下进行。

2. 测点应选在工人生产操作经常停留的地点,测定位置高度以人的耳高为准。测点数目根据目的要求和噪声源分布情况确定。如果声源比较多且很分散,则应将现场划分若干个小区,每一小区内各处声级的差别不应大于 3dB。测点附近避免有物体遮挡,以免影响噪声测量结果。

3. 一个生产日内如果噪声呈周期性变化,则应根据变化规律安排测定时间,否则测定时间视目的和要求而定。

4. 如果需要了解背景噪声情况,在条件允许的情况下,测定时应将声源关闭。

5. 测量时应同时对现场有关情况进行详细记录。

6. 如果被测噪声为波动声或工人在工作中间断接触不同声级的声音,则应测定并计算等效连续 A 声级;如果是稳态噪声则所测的 A 声级也即等效连续 A 声级。如果有条件,也可使用个体噪声计量仪测量 8 小时工作中噪声的累积暴露量或等效连续 A 声级。

7. 现场测量时应注意减少和避免其他环境因素的干扰，如强气流（避开气流或在传声器上加装防风罩）、电磁场、高温、高湿。

8. 脉冲噪声的测量，应选用脉冲声级计。测量的项目主要包括：峰值声压级（dB），有效声压级（rms，dB），脉冲持续时间（ms）。

等效连续 A 声级的测量和计算

如果在一个工作日内接触不同强度的噪声，应计算等效连续 A 声级，并据此进行评价。

根据能量平均的原则，把一个工作日内各段时间所接触的不同水平噪声，经过测量和计算，用平均的 A 声级来表示，称等效连续 A 声级（equivalent continuous A-weighted sound，ressure level），以 LAeq 表示。

首先测量各时间段 A 声级并记录接触时间，测量数据按声级大小由小到大分段进行排列，按 5dB 分段，以中心声级表示，如 85dB（A）表示由 83～87dB（A），90dB（A）表示由 88～92dB（A），计算出各段声级在一个工作日中总接触时间，填入相应记录表中。以每个工作日 8 小时计算，小于 80dB（A）不记入，一个工作日接触的等效连续 A 声级按下式计算：

$$LAeq = 80 + 10\log\left[\sum_i 10^{(i-1)/2} \cdot Ti\right]/480$$

式中：

$LAeq$——等级连续 A 声级[dB（A）]；

i——中心声级分段序号；

Ti——第 i 段中心声级（Li）在一个工作日内累积接触总时间（min）。

举例：某纺织厂送料工，每天工作 8 小时，其中 4 小时接触 100dB（A）、2 小时接触 90dB（A）、2 小时接触 80dB（A）的噪声，按上式计算其接触的等效连续 A 声级为

$$\begin{aligned} LAeq &= 80 + 10\log[10^{(5-1)/2} \times 240 + 10^{(3-1)/2} \times 120 + 10^{(1-1)/2} \times 120]/480 \\ &= 80 + \log\frac{25320}{480} = 80 + 17.2 \approx 97\text{dB(A)} \end{aligned}$$

（四）注意事项

1. 仪器的电池极性或外接电源极性切勿接反，以免损坏仪器。
2. 使用完毕或长期不使用时，应将电池取出。
3. 装卸电容传声器时，必须将电源关闭，勿随意打开传声器前面的护栅，勿用力触碰内部膜片。
4. 转动衰减器时，勿用力过猛，以免造成错位或损坏仪器。
5. 测声仪器和活塞发生器应定期送交计量单位校准。
6. 职业环境噪声的测定，目前一般采用国内生产的 HS5660A 型精密声级计进行测定，其操作方法详见第四篇第十四章第十二节。

三、作业环境振动的测量

（一）仪器构造及原理

振动的测量是研究和评价振动对人体影响的基础，主要是测量振动的强度，并对振动

进行频谱分析。现在多是测量振动物体不同振动频率下的加速度。目前国内普遍使用的是电子测振仪，一般由传感器（加速度计）、放大器、滤波器（频率计权网络）和指示器几部分构成。其测定原理是将振动的机械能经换能器转换成电能，通过测量电信号取得振动的主要参数，再经计算或利用仪器中的计权网络．获得频率计权振动加速度有效值。

（二）ZDJ-1 型人体振动计

1. 仪器性能　该仪器（图 10-2-1）由我国自行研制，携带方便，适于在现场应用，可直接读取计权加速度或计权加速度级。适用的振动频率测量范围为 0.3～10 000Hz，仪器内设能反映人体对振动感觉特性的频率计权网络，可读取三个轴向的频率计权振动加速度有效值。配用电荷灵敏度 10～100pC/m·S^{-2}、1～10pC/m·S^{-2} 和 0.1～1pC/m·S^{-2} 的三种压电式加速度计，可测加速度有效值范围分别为 0.01～100m·S^{-2}、0.1～1000m·S^{-2} 和 1～10 000m·S^{-2}。所谓电荷灵敏度是指加速度计在能量转换时，单位加速度所输出的电荷量。

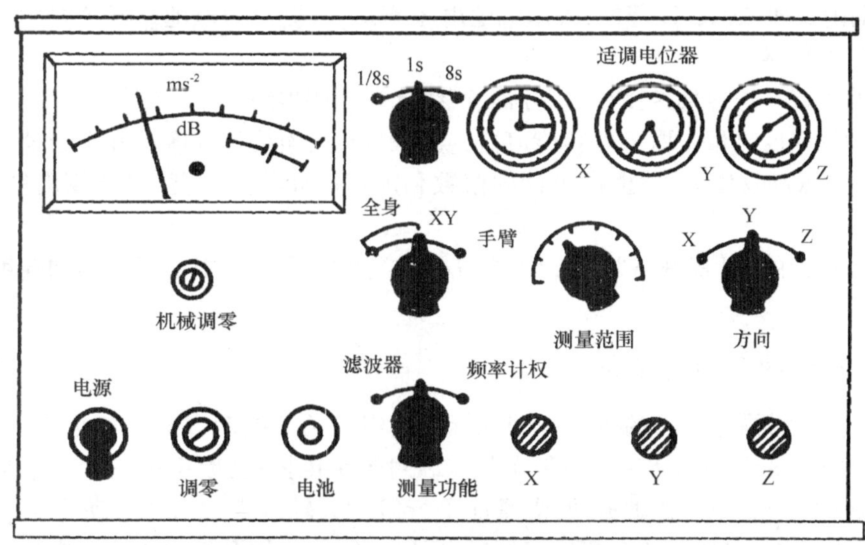

图 10-2-1　ZDJ-1 型人体振动计面板

2. 测量程序　测量前阅读仪器说明书，掌握使用方法和注意事项。安装电池，将三轴向加速度计的 X、Y、Z 电缆插头相应连接在仪器的 X、Y、Z 插座上，若连接单轴向加速度计，将插头连接到 X、Y、Z 三输入插座任一个上即可。仪器水平放置，仪器本身不能受剧烈振动。调节电表指针至机械零点。开启电源，检查电池；将“测量功能”旋钮置“外接滤波器”位置，预热 10 分钟，若指针偏离零位需再调零。将所有旋钮按要求旋好，进行测量。测试完毕，应先关电源，将加速度计拔下，拧上保护帽，取出电池，将仪器妥善存放。

3. 测量方法

（1）仪器开启前，将加速度计按三轴测试方向固定在被测工具手柄或振动物体上，“测量范围”旋钮先置最大量程 150（×100）处。

（2）“适调电位器”指针按加速度计电荷灵敏度对应调好；加速度计电荷灵敏度在 10～100pC/m·5^{-2} 变化，则“适调电位器”指针在 1.0～10.00 变化，从而使输出归一化。

(3) 时间平均一般选择1秒,"测量功能"旋钮置"频率计权",根据测量对象调节"频率计权"旋钮至"手臂"或"全身"。

(4) 测量开始,由大至小调节"测量范围"旋钮,表针应指在0~10dB区间。如果"测量范围"减至90(×0.1)档时,表针仍指不到0~10dB范围,则指示在-10~0dB亦可。如果低于-10dB,说明被测振动已低于测量范围。

(5) 读数方法是指针指示的 $m \cdot s^{-2}$ 数值乘以"测量范围"括弧内数字,即得被测振动的加速度。相应的dB数等于表针指示的dB数加上"测量范围"括弧外的数字。

(三) 精密声级计测振系统

利用精密声级计(如国产ND2型精密声级计、丹麦BK公司2209型声级计)配备加速度计、积分器、倍频程滤波器组成测振系统可进行振动测量。以国产ND2型精密声级计为例,其主要测量步骤如下:

1. 测量准备　装入电池,开关至"电池检查"位置,30秒后红色指示灯亮,电表指针指在红线范围内。如未达红线范围,表示电池电压不足,应更换新电池。开关置"快"或"慢"档,指针回到"∝"处。

2. 仪器连接　连接加速度计、积分器、声级计和倍频程滤波器。

3. 振动加速度测量　取下电容传声器,换上配合器,连接加速度计和配合器,将加速度计固定在被测振动物体上,根据声级计的读数和加速度计的灵敏度,可计算出被测振动的加速度。

4. 将声级计的"计权网络"旋钮置"滤波器"档,可测量相应中心频率的加速度值,进行频谱分析。

(四) 振动的三轴向定位

振动的测量需描述振动的方向。国际标准化组织关于振动方向互相垂直的三个轴对全身振动和局部振动(指手传振动)做了规定。对于手传振动,以手第三掌骨远端为中心,沿前臂长轴方向的振动为Z轴振动,沿掌面平行但与Z轴垂直方向的振动为Y轴振动,与掌面垂直的振动为X轴振动;对于全身振动,用以人体某一位置为中心的正交坐标系描述,头足方向为Z轴振动,胸背方向为X轴振动,左右方向为Y轴振动。分别测量三轴向振动的频率计权加速度,取其中的最大值作为评价量。

(五) 加速度计的固定

将加速度计按三轴向方位固定于所测振动工具的手柄或振动物体上,固定应尽可能牢固,手传振动工具的测量常用夹具安装加速度计。使用压电式加速度计测量高能量连续冲击式振动时,当瞬间加速度消失后,加速度计的输出不能返回零位,出现"零漂"现象,可使低频区测量值偏大。此时可在振动体与加速度计之间加一枚低能机械式滤波器,以防止结果失真,并能保护加速度计。

(六) 等能量频率计权加速度有效值计算方法

1. 频率计权加速度有效值　如果振动测试仪器有计权网络部分(如ZDJ-1型人体振动

计),可直接读取频率计权加速度有效值。没有计权网络部分的仪器,需分别测量各频带的加速度,再按公式计算频率计权加速度有效值,公式如下:

$$ahw = \sqrt{\sum_{i=1}^{n}(Ki \cdot ahi)^2 i}$$

式中:

ahw——手传振动频率计权加速度有效值;

n——频带数;

Ki——第 i 频带的计权系数;

ahi——第 i 频带加速度有效值。

2. 4 小时等能量频率计权加速度有效值　在日接振时间不足或超过 4 小时时,要将测量结果换算为相当于接振 4 小时的频率计权加速度有效值,计算公式如下:

$$ahw(4) = \sqrt{\frac{T}{4}} \cdot ahw(T)$$

式中:

ahw(4)——4 小时等能量频率计权加速度有效值;

T——日接振时间(h)。

(七) 现场振动测量

1. 调查项目　振动作业的性质,如作业名称、振动类型;振动工具或振动体的名称、类型。

2. 振动测量　测量和记录振动工具,工件或振动体的主要振动参数,如工具或工件的振动频谱、频率计权加速度有效值;计算 4 小时等能量频率计权加速度有效值。

3. 气象条件如气温、气湿、风速。

4. 环境条件如有无噪声、毒物、电磁辐射、电离辐射等及其强度。

将上述调查和测量结果填入记录表(表 10-2-1)。调查和测量前做好充分准备,在正常生产条件下测量,能代表接触者平时的振动接触情况。

表 10-2-1　工具振动测量记录表

受调查单位	工厂:			车间:			作业类型:		
振动工具	名称:			型号:					
加工对象									
测量仪器	名称:			型号:			校正:		
环境条件	气温:		气湿:		噪声:		其他:		
振动轴向	振动加速度(m·s^{-2})								
	8	16	31.5	63	125	250	500	1k	(Hz)
X									
Y									
Z									
频率计权	ahw:	m·s^{-2}		接振时间:	h/d		ahw(4):	m·s^{-2}	

5. 职业环境振动的测定，目前一般采用国内生产的 HS5933A 型环境振级分析仪进行测定，其操作方法详见第四篇第十四章第十二节。

四、振动作业工人体检

振动作业工人的主要体检项目是末梢血管功能和末梢神经功能检查。

（一）末梢血管功能检查

1. 皮温测定于 18～22℃室温下，用校正过的点温度计或热电偶皮肤温度计测定双手食指、中指、无名指或小指第二指节背面中央皮肤温度。皮温低于 18℃或各手指皮温相差较大者为异常。近年红外线热描记技术（infrared thermography，IRT）测量皮温已用于局部振动病患者，该法精确、可靠，并可同时测得不同部位的皮温。

2. 冷水复温试验　开始按皮温测定条件，先取得基础皮温，然后将双手浸入 4℃冷水至腕部 2 分钟，沾干双手后立即测量皮温，以后每隔 5 分钟重复测量一次，观察皮温恢复至基础皮温的时间。水中加冰块时，应经常搅拌容器中的水以保持水温恒定。浸手时，双手不得接触冰块和容器。冷水试验后，皮温明显降低或皮温恢复时间超过 30 分钟者为异常。

3. 冷水复温率　开始按皮温测定，先取得基础皮温，然后将双手浸入 10℃冷水至腕部 10 分钟，于出水后即刻、5 分钟、10 分钟测定皮温，按下式计算 5 分钟和 10 分钟复温率为：

$$\text{复温率(5 分或 10 分)}=\frac{\text{冷水试验后 5 分钟或 10 分钟时皮温}-\text{冷水试验后即刻皮温}}{\text{冷水试验前皮温}-\text{冷水试验后即刻皮温}}\times 100\%$$

4. 甲皱毛细血管检查　被检者洗净双手，甲床上涂以镜油，在室温和斜上前方照明下，用总放大倍数为 80～160 的显微镜，检查中指、食指、无名指或小指的甲床毛细血管的形态变化。正常管袢为发夹形，如为点状、扭曲、鹿角状、花瓣状、瘤样、乳头状为异常。一般检查 30 根（或第一排）管袢，计算异型管袢所占百分比。还可用目镜测微尺测量甲床毛细血管的直径，正常在 15～20μm，如小于 15μm 为痉挛型管袢，大于 20μm 称弛张型管袢。

5. 肢端血流图检查

（1）电桥电阻法：使用血流图仪和心电图仪测定。被检者取坐位，双手平放相当心脏高度。用铅板或银板电极两只，绕手指一周，两极间距 1cm。标准信号选 0.1Ω，测双手无名指，用心电图标准 II 导联描记，观察波形、波幅、流入时间等指标。

（2）光敏电阻法：使用血管容积描记仪及心电图仪，同步记录，描记双手无名指的脉搏波形。波形平坦、倾斜时间明显延长可视为血管容积的病理性改变，重搏波消失或降支凸起则反应血管有器质性病变。

（二）末梢神经感觉功能检查

1. 痛觉检查　常温下检查双手食指、中指和无名指中指节背面皮肤痛觉。常用砝码法或注射针管重量法。前法是在 6 号注射针头上焊接一小砝码盘，制成痛觉计。将痛觉计的针尖在支架支持下放于被检查部位，按 1g 递增向盘上加砝码，直至被检者感觉疼痛时为止，砝码加针头和盘子的重量为痛觉阈值；后法用 2mL 注射器作套管，将 6 号注射针头分别制成重量为1g至15g的若干个痛觉刺针。检查时将刺针置入套管内,手持套管,让针头垂直接触受检者皮肤,刺针的重量为痛阈值。正常人痛觉阈值多在6g以下。检查时,受检者采取坐位,双手平伸,轻闭目,集中注意感觉。

2. 触觉检查　包括深度觉和两点分辨检查,可采用改进的嵴试验仪及两点辨别阈试验仪。嵴试验仪的斜率为0.1mm/cm,两点辨别阈试验仪的分开率为0.4mm/cm。受检者轻闭目,集中注意感觉,将中指贴附在"V"型槽内,使指尖皮肤接触在仪器基板上,压力正好达100g红线处。检查者轻轻地缓慢拉动基板,使之在弹性轨道上平稳匀速向前滑动。当受检者刚感到隆起或分开两点时,基板上的距离刻度即表示深度觉(嵴试验)和两点分辨觉的阈值。每手测定3次取平均值。正常人嵴试验0.3mm以下,两点辨别试验在2.0mm以下。

3. 振动觉检查　多采用正弦波音频发生器制作的振动觉测定仪,振动频率为62.5、125、250Hz。检查双手食指、中指、无名指末节指腹中点的振动觉。检查时受检者轻闭目,集中注意感觉,手指末节指腹中点轻轻接触振动觉测定仪的振动处,以刚感到振动时的振动强度作为该频率下的振动觉阈值。利用上升法重复测3次取平均值。

(三)肌电图检查

被检者取合适体位,使肌肉得到支持和稳定,既能自由放松,又能按要求做各种活动。接地电极放在所查肌肉同一肢体。局部皮肤用碘酒和酒精擦洗消毒。

1. 插入时的肌电活动　以同心轴针电极快速插入肌腹,扫描速度为50~100ms/cm,灵敏度为100μV/cm,观察针极插入时电活动的特点及有无肌强直、肌强直样放电或插入电活动延长。

2. 肌肉松弛时的肌电活动　扫描速度为5~10ms/cm,灵敏度为100μV/cm,观察有无自发的纤颤电位、正相电位和束颤电位。

3. 小力收缩时的肌电活动　测定条件同2。测定20个动作电位的平均时限与平均电压,及多相电位的百分数。为测定运动单位平均时限,可将针电极挪至皮下,按顺时针方向,分别更换方向,必要时应在同一肌肉选择不同位置进行检查。为避免误差,每个波要同时出现2~3次,方能计算在内。时限从基线最初的偏斜处起到偏斜回基线为止。运动单位的位相以波峰越过基线者为准。

4. 大力收缩时肌电活动扫描速度为50~100ms/cm,灵敏度为500μV/cm~1mV/cm。

被检者用最大力量收缩受检肌肉时,观察是否为干扰相、混合相或单纯相,并测其波幅峰值。

(四)神经传导速度测定

神经传导速度测定是一种电刺激检查方法,电刺激周围神经观察肌肉有无收缩,有助于判定周围神经的功能。从电刺激伪迹到出现肌电的时间即为电脉冲由刺激点沿神经干经神经—肌肉接头到肌肉的传导时间。根据两侧对比或与正常传导速度所需时间相比,即可作出传导速度是否正常的判断。使用电刺激方法,既可测定运动神经的传导速度,也可测定感觉神经的传导速度。测定时,被检者皮肤保持在30℃以上,用酒精擦洗受检部位,除去油脂。

1. 运动神经传导速度采用表面电极作刺激电极　主要受检神经的电极置放部位是:①尺神经,近端刺激点置于肱骨内上髁与尺骨鹰嘴窝之间,远端刺激点在腕横纹尺侧缘,记录电极放在手小指展肌；②正中神经，近端刺激点置于肱骨内上髁上方，远端刺激点在腕横纹中点，记录电极放在手拇指展肌。给予单脉冲方形波刺激，每秒1～1.5次，方形波时限0.1～0.2ms，刺激强度需达超强刺激后，再增加强度30%。测量从刺激伪迹到诱发电位波形开始出现的时间（ms），称潜伏期，分别测定近端刺激点和远端刺激点的潜伏期，两者之差即为该段神经之间的传导时间（ms）。用钢尺或骨盆尺精确测量近端刺激点与远端刺激点的距离，即为该段神经两点间的长度（cm）。按下式计算该段神经两点间的传导速度：

$$传导速度(m/s)=\frac{距离(cm)}{传导时间(ms)}\times 10$$

2. 感觉神经传导速度　刺激电极采用环形电极，绕于手指，负极置于近端指节，正极置于末端指节，电极间相距至少1cm。电极放置位置：正中神经为食指，尺神经为小指。记录电极用表面电极，放置位置无论远端点或近端点均应放在测定运动神经传导速度时引出最大诱发电位的部位。以单脉冲方形波刺激，每秒1～1.5次，每次0.1～0.2ms，增大刺激强度至被检者感觉手指明显麻木。需用累加仪，累加次数可根据图形的清晰度而定。测量诱发电位的峰-峰高度，即电位波幅（电压）。潜伏期、刺激电极与记录电极间的距离的测定方法及感觉神经传导速度的计算公式同运动神经传导速度测定。

五、思考题

1. 简述声级计的基本结构与原理。
2. 简述振动测定仪的基本结构与原理。
3. 振动作业工人的主要体检项目有哪些？

（万为人）

第三节　射频辐射测量

一、实验目的

1. 熟悉了解高频、超高频电磁场和微波辐射对人体的影响。
2. 熟悉了解高频、超高频电磁场测定仪和微波漏能测定仪的基本原理和性能。
3. 掌握高频、超高频电磁场测定仪的基本操作方法。
4. 重点掌握微波漏能现场测定方法、测量位置与注意事项。

射频辐射包括高频、超高频电磁场和微波，他们对人体的影响因频率不同有所差异，因此在测量技术与评价方法上也有不同要求。高频作业时，工人操作位处在感应近区场，该场区电磁波为非平面波，电场强度和磁场强度的分布复杂。因此应对高频电磁场的电场强度和磁场强度分别测量与评价。超高频或微波作业时，工人位于辐射近区场和远区场，受辐射电场和波能的影响，故多用近区电场强度或功率密度的大小来评价。

二、微波辐射的测量

我国生产的RL-761型、RCO-1A型、ML-91型或RCQ-1型微波漏能仪,进行微波辐射的测试。前三者为宽频带测试仪,而后者只测定2450MHz的微波辐射,属点频测试仪器;ML-91型微波漏能仪是近几年我国生产的能自动调零、自动显示能量变化的电子仪器。为了较为全面的学习,我们还是以传统RL-761型微波漏能仪为例介绍测量方法。

(一)测量原理

微波漏能仪是由传感器和指示器组成。传感器头部装有敏感薄膜,系将高纯度的锑、铋真空喷镀在云母片上形成热电堆。当接收微波能量时,热电堆的热节点温度升高,与冷节点形成温差而产生温差电动势。此时直流电动势是与输入微波能量成正比例的,热电堆输出的微弱直流讯号再输入到高灵敏度和高稳定度的直流微波放大器直接读取功率密度值。外罩泡沫塑料蘑菇头,高度5cm,有保护膜片,控制距离(执行标准规定在设备表面5cm处测试)以及防止红外线和可见光的作用。

(二)技术性能

1. 适用的波长范围3.3~33cm。
2. 测量的功率密度范围为0~30mW/cm^2,分为0.1、0.3、1、3、10和30mW/cm^{2}六档。
3. 可测量连续波和脉冲波的功率密度。探头负荷不超过100mW/cm^2,峰值功率密度不超过3mW/cm^2。

(三)使用方法

1. 使用时首先检查电源电压。将传感器的插头插入指示器左下方的输入插座上。将量程开关放在第一档"+12V"上,然后将量程开关放在第二档"-6V"上。若通电后该二档指针均指示在红线范围内说明电池电压足,否则需更换电池。
2. 将电源开关置于"通"位,预热5分钟后,将量程开关由最大档(30mW/cm^2)逐步减小满刻度量程,直到能读到功率密度值为止。测试时应先将"零功率密度"模拟器套在传感器上以完全屏蔽探头,然后旋动调零电位器使指针指零,再拿下屏蔽罩,为防止传杆器墨片烧毁,必须由远而近,逐步将传感器移近辐射源,转动传感器,当指示器指示最大时读数。
3. 测量结束,将电源开关转向"断"位。除测量外,均应把传感器置于屏蔽罩内。

(四)测量位置和条件

1. 为代表作业人员所受辐射强度,必须在各操作位分别予以测定。一般应以头和胸部为代表。
2. 当操作中某些部位可能受更强辐射时,应予以加减。如需眼观察波导口或天线向下腹部辐射时,应分别加测眼部或下腹部。
3. 当需要探索其主要辐射源,了解设备泄漏情况时,可紧靠设备测试,其测值仅供防护时参考。

4. 微波设备处于通常的工作状态。

5. 测试中仪器探头应避免红外线和阳光的直接照射以及其他外界干扰。

(五) 现场测试方法

1. 在目前使用非各向同性探头的仪器测试时,将探头对着辐射方向,旋转探头至最大值。

2. 各测定点均需重复测试 2 ~3 次,取其平均值。

3. 测值的取舍　全身辐射取头、胸、腹的最高值;肢体局部辐射取肢体某点的最高值;既有局部又有全身辐射时,则取除肢体外所测得的最高值。

三、超高频辐射的测量

国产 DCHY-801 型近区场测量仪监测超高频辐射,现以此型为例介绍测量方法。

(一) 测量原理

电磁场能量被探头(即天线)接收后,经过整流、滤波变成直流讯号,通过双绞传输线,送至测量仪表部分,再经高频滤波器、衰减器和阻抗变换器,最后由直流表直接指示电场强度。

(二) 技术性能

1. 工作频率范围 75 ~600MHz。

2. 量程范围 5 ~500V/m,分四档:5 ~25V/m,20 ~50V/m,50 ~150V/m 和 100 ~500V/m。

3. 测量时环境温度要求在-10 ~40℃,气湿在 80% 以下,气压为 100kPa±4kPa。

(三) 使用方法

1. 把电场测量探头与测量仪表连接,接通电源。将工作选择旋钮分别置于 12、6V 电源检查处,要求指针在红线范围内,否则应更换电池。正式使用前,仪器需预热 5 分钟。

2. 调零点旋钮,使表针指示为零位。每改变量程都要重新调零(调零时不要插探头,以免外部讯号干扰)。

3. 电场强度测量时,量程选择应由高到低逐渐调整。先将工作选择旋钮置“1”档,然后将测量探头由远至近慢慢置于被测场,若表针偏转过小,再逐级调节工作选择旋钮,改变量程,直到获得满意的读数为止。

4. 由于仪器测量精度与气温有关,所以在低温或高温使用时,应查阅温度校正曲线,对读数进行修正。测量结束应关闭电源。

(四) 测试位置

1. 工作地点场强测量时,应分别测量操作位的头、胸、腹各部位。

2. 对设备泄漏场强时,可将仪器天线探头置于设备 5cm 处测量。其所测数值仅供防护时参考。

（五）现场测试方法

由于 DCHY-801 型近区场测量仪器的探头非各向同性，且仅能测电场强度，故使用时应将偶极子天线对准电场矢量，旋转探头读出最大值。测量时手握探头下部，手臂尽量伸直，测量者身体应避开天线杆延伸方向，探头周围 1m 内不应站人或放置其他物品，探头与发射源设备及反馈线保持一定距离（至少 0.3m 以上）。每个测点应重复测三次，取均值。

四、高频电磁场场强的测量

测量高频电磁场场强的仪器，多用 RJ-2 型电磁场场强仪，现以此型为例介绍测量方法。

（一）测量原理

测量电场强度用偶极子天线，天线延长方向与电场向量平行，天线上产生感应电动势（e）。若实际天线长度小于被测电磁辐射波长时，天线有效长度（1e）约等于实际天线长度的一半，此时电场强度 E=e/le，通过测量感应电动势便可换算出电场强度。

测量磁场强度使用环形天线。天线上产生的感应电动势与穿过此环的磁通密度成正比。通过微安电流表测得感应电动势，可换算出磁场强度。

（二）仪器组成

RJ-2 型电磁场强度仪由电磁场探头（偶极子天线和环形天线）和测量仪表两部分组成，后者包括高频滤波器，衰减器，阻抗变换器和直接微安表。

（三）技术性能

1. 工作频率范围 200～30MHz。

2. 测量场强范围 电场强度 1～1500V/m，分为 50，250，500，1 500V/m 四个量程。磁场强度 1V/m～300A/m，量程分 10V/m，50V/m，300A/m。

（四）使用方法

1. 检查电池电压是否正常。先将工作开关置于“检 1”位置，打开电源开关，若指针超过红线表示电池电压正常；再将工作开关置于“检 2”位置，若指针超过红线，说明第二组电池电压正常。可将工作开关置于“工作”位置，调节“零点”旋钮，使表针指示为零（调零时不接天线，以免外部讯号干扰）。

2. 电场强度测量

（1）把偶极子天线杆拧在电场探头的天线座上。

（2）用传输插头将偶极子天线与测量仪表连接。

（3）量程开关置于“电场”位置。探头上的量程开关置于最高档位，若表针偏转很小，则依次调向低档。

（4）探头天线置于被测部位后，转动天线方向，找出最大场强，由表头直接读数。

注意:测量时,握天线的手臂尽量伸直,测量者的身体应避开天线杆延伸线方向;天线周围1m内不应站人或放置其他金属物体;天线与发射源间应有一定距离(0.3m以上)。

3. 磁场强度测量

(1) 将环形天线与测量仪表相连(一般用大环形天线,若被测频率在5MHz以上,且估计磁场强度大于10A/m时,则使用小环形天线)。

(2) 将量程开关置于"磁场"位,把天线置于被测位,转动天线记下最大读数(若指针偏转过大或过小,应及时变换量程)。

注意:测量时,应避免测量者身体与环形天线的平面相平行。其他注意事项同电场强度测量。测毕,关闭电源。

本方法是用来测试高频作业场所工作人员操作位的磁场强度,也可用来寻找辐射的主要来源。为能反应作业人员所受辐射,必须在各操作位分别予以测定,每个测点重复三次,取平均值。测点应以工人操作位的头部和胸部为代表,若操作中有个别部位可能位于强辐射场时,应于加测。

五、相关知识链接(物理因素测定结果的分析与评价)

从事生产劳动或其他作业,经常要接触物理性因素,接触这类因素是否对人体健康造成危害以及危害程度如何,需要对作业环境中的物理因素进行测定,同时还要对测定结果进行分析评价,这样才能对物理因素的存在情况和危害程度作出判断。对物理因素测定结果进行分析和评价时主要应考虑以下几个方面。

(一) 测定的目的和要求

作业场所物理因素测定,需要根据一项工作的目的和要求进行组织安排。比如测定目的是属于经常性卫生监督,还是为了抽样调查或全面普查,或是为了进行科研课题的研究。不同的工作目的选取的样本和测定时间有所不相同。例如,若对作业场所的气象条件进行全面评价,需要在一年之中不同季节分别进行测量;如果只是为了研究高温对人体健康的危害,则测量仅在夏季高温季节进行即可。

(二) 使用的仪器不同

物理因素具有不同的性质,测量时使用的仪器也各不相同。即使同一种因素,如非电离辐射,由于频率不同,通常也需要使用不同的仪器。每一种物理因素测量都需要使用专门的测试仪器,进行测定时首先要选择和使用正确的仪器。此外,物理因素测试仪器需要定期进行校正,一般每年要校正一次,未经校正的仪器不能获得可靠的测试结果。

(三) 测量方法

由于物理因素在空间的存在和分布特点不同,不同的因素有不同的测试方法,包括测试时间、地点、位置等。例如,噪声测点的高度取相当于人耳的高度,如果不同时间接触的噪声强度差别很大,需要按照接触情况分段测量。气象条件测定主要选择工人经常停留的地点,如果工作地点热源分布不均匀,热辐射强度要在不同高度、不同方向分别进行测定,评价炉前工则要在工人头、胸、腿等不同高度水平分别测量。又如振动的测量，不是测量其在空间的存在和分布，而是在人体上进行测量，测量人体实际感受的物理量，在具体测量时还要测量物理量在不同轴向的分布特点。因此，物理因素测定时一定要遵循正确的测试方法或测试规范，以保证测定结果准确、可靠。物理因素测定时一般可以直接读取结果数值，读数后要及时做好记录。

（四）分析评价

对于作业场所中常见的物理因素，我国大多制订了卫生标准。在实际工作中，对于作业场所物理因素的测定结果，要结合我国卫生标准进行评价，遇有超过卫生标准的情况，应进一步分析产生原因，以便提出改进意见或措施。对于我国暂时尚未制定卫生标准的物理因素，可参考国外的标准，特别是国际标准化组织（ISO）的有关标准，提出可供参考的意见，同时也可为我国标准的制订提供依据。此外，还要结合人群流行病学调查结果进行评价，根据对人体健康有无危害及危害程度，提出评价意见。

六、思 考 题

1. 微波辐射对人体的影响主要有哪些？
2. 微波漏能测定仪的基本原理和性能是什么？
3. 微波漏能现场测定时，其测量位置和条件有哪些要求？

（万为人）

第四节 粉尘分散度的测定

一、实 验 目 的

1. 掌握空气中粉尘分散度的测定方法。
2. 了解空气中粉尘分散度测定的卫生学意义。
3. 为了评价作业场所空气中粉尘的危害程度，加强防尘措施的科学管理，粉尘分散度指标至关重要。

二、实 验 原 理

滤膜溶解涂片法采集有粉尘的滤膜溶于有机溶剂中，形成粉尘颗粒的混悬液，制成标本，在显微镜下测量和计数粉尘的大小及数量，计算不同大小粉尘颗粒的百分比。

三、试剂和仪器

醋酸丁酯；小烧杯或小试管；小玻棒；玻璃滴管或吸管；载玻片；生物显微镜；目镜测微尺；物镜测微尺。

四、操作步骤

1. 将采有粉尘的过氯乙烯纤维滤膜放入小烧杯或试管中，用吸管或滴管加入醋酸丁酯1 ~ 2ml，用玻棒充分搅拌，制成均匀的粉尘悬液，立即用滴管吸取一滴置载玻片上，均匀涂布，待自然挥发成透明膜，贴上标签，注明编号、采样地点、日期。

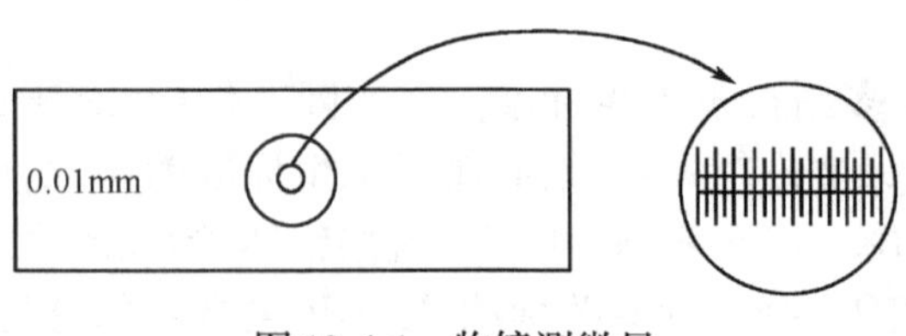

图 10-4-1 物镜测微尺

2. 物镜测微尺是一标准尺度，其总长为 1mm，分为 100 等分刻度，每一分度值为 0.01mm，即 10μm（图 10-4-1）。

3. 目镜测微尺的标定：将待标定的目镜测微尺放入目镜镜筒内，物镜测微尺置于载物台上，先在低倍镜下找到物镜测微尺的刻度线，移至视野中央，然后换成 400 ~ 600 倍放大倍率，调至刻度线清晰，移动载物台，使物镜测微尺的任一刻度线与目镜测微尺的任一刻度线相重合，然后找出两尺另外一条重合的刻度线，分别数出两条重合刻度线间物镜测微尺和目镜测微尺的刻度数。

计算目镜测微尺每刻度的间距（μm）：目镜测微尺每刻度间距

$$(\mu m) = \frac{a}{b} \times 10(\mu m)$$

式中：

a——物镜测微尺刻度数；

b——目镜测微尺刻度数；

10——物镜测微尺每刻度间距，μm。

如图 10-4-2 中，目镜测微尺 45 个刻度相当于物镜测微尺 10 个刻度，则目镜测微尺每个刻度相当于：

$$\frac{10}{45} \times 10(\mu m) = 2.2\mu m$$

4. 取下物镜测微尺，将粉尘标本片放在载物台上，先用低倍镜找到粉尘粒子，然后在标定目镜测微尺时所用的放大倍率下，用目镜测微尺测量每个粉尘粒子的大小，见图 10-4-3。移动标本，使粉尘粒子依次进入目镜测微尺范围，遇长径量长径，遇短径量短径，测量每个尘粒。每个标本至少测量 200 个尘粒。按表 10-4-1 分组记录，算出百分数。

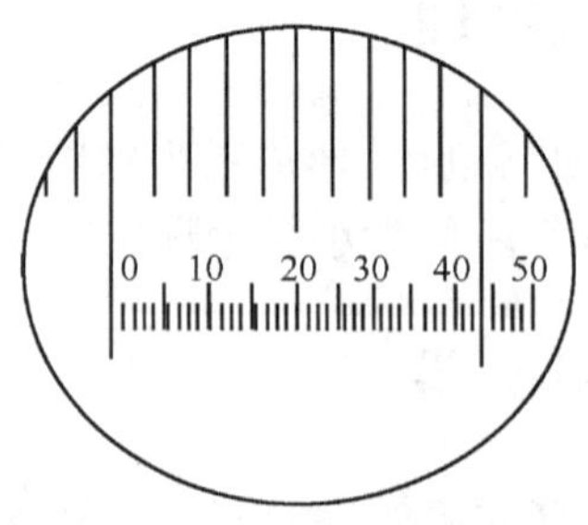

图 10-4-2 目镜测微尺的标定

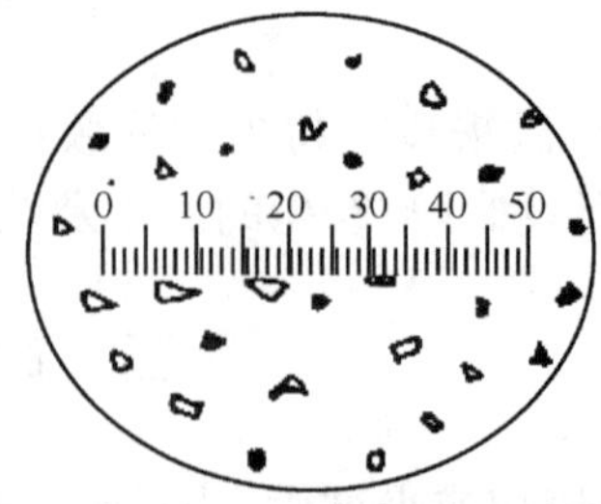

图 10-4-3 粉尘分散度的测量

表 10-4-1　粉尘数量分散度测量记录表

单位＿＿＿＿＿　采样地点＿＿＿＿＿　采样时间＿＿＿＿＿　滤膜编号＿＿＿＿＿

	粉径(μm)				总计
	<2	2～	5～	≥10	
尘粉数(个)					
百分数					

测量者＿＿＿＿＿

五、注意事项

1. 所用器材在用前须擦洗干净,避免粉尘污染。已制好涂片标本应置玻璃平皿内。
2. 发现涂片标本尘粒过密,影响测量时,可再加适量醋酸丁酯稀释,重新制作涂片标本。
3. 标定的目镜测微尺,只能在标定时所用的目镜和物镜放大倍率下应用。
4. 应选择涂片标本中粉尘分布较均匀的部位进行测量,以减少误差。
5. 本法不适用于可溶于有机溶剂中的粉尘和纤维状粉尘,此类粉尘应改用自然沉降法。

(郭进强　罗炳德)

第五节　尿中δ-氨基乙酰丙酸的测定

一、实验目的

铅吸收或者铅中毒时,尿中δ-氨基乙酰丙酸(δ-ALA)增多,故测定其排出量,有助于了解铅吸收的情况和铅中毒的早期诊断。

二、实验原理

尿中氨基乙酰丙酸(δ-ALA)与乙酰乙酸乙酯缩合成吡啶化合物。此化合物可被乙酸乙酯萃取,并与对-二甲氨基苯甲醛反应生成红色化合物。在波长554nm处比色定量。

三、试剂和仪器

(一)试剂

1. 冰乙酸;高氯酸;无水乙酸钠;对-二甲氨基苯甲醛;乙酰乙酸乙酯;乙酸乙酯;缓冲溶液(pH=4.6)　于700mL水中加入57mL冰乙酸、82g无水乙酸钠,溶解后加水至1000mL;显色剂:于50mL量筒中依次加入30mL冰乙酸,1g对-二甲氨基苯甲醛,5mL高氯酸和5mL

水,溶解后用冰乙酸稀释至50mL,混匀。于冰箱中保存。

2. δ-ALA标准溶液 称取0.01280gδ-ALA·HCl,用水溶解后,定量移入100mL容量瓶中,稀释至刻度。此溶液1mL=0.10mgδ-ALA。再用水稀释成1mL=10μgδ-ALA的标准应用液。

(二) 仪器

分光光度计;10mL比色杯;10mL具塞比色管;离心机;100mL聚乙烯塑料瓶;尿比重计。

四、操作步骤

1. 采样、运输和保存 用塑料瓶收集铅作业工人尿样50mL,尽快带回实验室,测比重后,于4℃冰箱保存。两周内分析完毕。

2. 分析步骤

(1) 标准曲线的绘制:取6支具塞比色管,按表10-5-1配制标准管。

表10-5-1 δ-ALA标准管的配制

管号	0	1	2	3	4	5
标准应用溶液,mL	0	0.1	0.3	0.5	0.7	1.0
水,mL	2.0	1.9	1.7	1.5	1.3	1.0
δ-ALA含量,μg	0	1.0	3.0	5.0	7.0	10.0

向各管中加入2mL缓冲溶液、0.4mL乙酰乙酸乙酯,混匀。于沸水浴中加热12min,取出冷却至室温。各加入4mL乙酸乙酯,加塞振摇100次,离心5min,静置分层。分别取出2mL乙酸乙酯层于另6支具塞比色管中,各加入2mL显色剂混匀,静置10min。在554nm处,用10mm比色杯,以零管为参比,测定吸光度。以吸光度为纵坐标,δ-ALA的含量为横坐标,绘制标准曲线。

(2) 样品测定:于2支具塞比色管中,各加入1mL尿样、1mL水和2mL缓冲溶液,混匀。其中一支为样品管,另一支为空白管。向样品管中加入0.4mL乙酰乙酸乙酯,空白管中加入0.4mL缓冲溶液,充分摇匀。以下操作条件与标准管同。从样品管的吸光度值减去尿空白管的吸光度值,由标准曲线上查出样品中δ-ALA的含量。

(3) 计算

$$X = k\frac{m}{V}$$

式中:

X——尿中δ-ALA的校正浓度(mg/L);

m——由标准曲线查出的δ-ALA的含量(μg);

V——分析时所取尿样的体积(mL);

k——尿样换算成标准比重下的浓度校正系数。

五、注 意 事 项

1. 当尿中 δ-ALA 浓度高,颜色深时,可减少取样量。
2. 尿中无机盐太多,发生沉淀时,可离心,取上清液测定。
3. 显色反应后,应在 1 小时内进行比色。
4. 乙酰乙酸乙酯如变黄,即不能再用,显色剂需新鲜配制。

六、相关知识链接

铅在地球上分布很广,是人类应用最早的金属之一。在自然界多以硫化物存在,仅少量为金属态,并常与锌、铜等元素共存。铅及其化合物用途广泛,可通过废水、废气、废渣进入环境,造成环境污染及危害人类健康。

1. 理化特性　铅(lead)为一种质较软、具有易锻性的蓝灰色金属。比重 11.3,熔点 327℃,沸点 1620℃。加热 400 ~ 500℃时,即有大量铅蒸气逸出。在空气中氧化成亚铅(Pb_2O),并凝集为铅。随着熔铅温度升高,还可逐步生成氧化铅(密陀僧,PbO)、三氧化二铅(黄丹,Pb_2O_3)、四氧化三铅(红丹,Pb_3O_4)。所有铅氧化物都以粉末状态存在,并易溶于酸。四乙基铅 $Pb(C_2H_5)_4$ 为铅的有机化合物,是一种强烈的毒物,为无色油状液体,200℃时即沸腾,比重 1.64(20℃),有高度挥发性,0℃时已可蒸发,20℃时于水中的溶解度为 0.005%~0.007%;四乙基铅易溶于乙醇、醚、汽油、煤油、氯仿、丙酮、二氯乙烷及其他有机溶媒中,且易溶于脂肪及类脂质。四乙基铅受日光、紫外线和 X 线的作用亦可分解,温度于 135℃时就开始显著分解,若温度继续升高,分解极猛烈,于 400℃时易发生爆炸。

2. 接触机会

(1) 铅矿开采及冶炼:工业开采的铅矿主要为方铅矿(硫化铅)、碳酸铅矿(白铅矿)及硫酸铅矿。开矿时,呼吸道和消化道接触均为重要途径。在铅冶炼时,混料、烧结、还原和精炼过程中均可接触。在冶炼锌、锡、锑等金属和制造铅合金时,亦存在铅危害。

(2) 熔铅作业:制造铅丝、铅皮、铅箔、铅管、铅槽、铅丸等,旧印刷业的铸版、铸字,制造电缆,焊接用的焊锡,废铅回收等,均可接触铅烟、铅尘或铅蒸气。

(3) 铅化合物:铅氧化物常用于制造蓄电池、玻璃、搪瓷、景泰蓝、铅丹、铅白、油漆、颜料、釉料、防锈剂、橡胶硫化促进剂等。铅的其他化合物如醋酸铅用于制药、化工工业,铬酸铅用于油漆、颜料、搪瓷等工业,碱式硫酸铅、碱式亚磷酸铅、硬脂酸铅等用作塑料稳定剂,砷酸铅用作杀虫剂、除草剂等。

3. 代谢　正常成年人没有铅职业接触史者,每日平均从食物和水经口摄入约 300μg 铅,经呼吸道从大气中进入体内的铅为 30μg,合计约 330μg。调查结果表明:在大城市居住的成年人每年摄入的铅来自大气的是 15mg,来自饮水的是 5mg,来自食物的是 100mg。

生产过程中,呼吸道吸入是主要途径;其次是消化道。铅经呼吸道吸收较为迅速,吸入的氧化铅烟约有 40% 吸收入血循环,其余由呼吸道排出。铅尘的吸收取决颗粒大小和溶解度。经口摄入后,首先大部分被十二指肠吸收,然后由门静脉运至肝脏,由肝经胆管随胆汁再排入肠道，很快随粪便排出体外。消化道摄入的铅化合物约有 5%～10% 通过胃肠道吸收。无机铅化合物不能通过完整皮肤吸收，四乙基铅可通过皮肤和黏膜吸收。缺铁、缺钙及高脂饮食可增加胃肠道对铅的吸收。

进入血液的铅大部分与红细胞结合，其余在血浆中。血浆中的铅主要与血浆蛋白结合，少量形成磷酸氢铅。血循环中的铅早期主要分布于肝、肾、脑、皮肤和骨骼肌中；数周后，铅由软组织转移到骨，并以难溶的磷酸铅形式沉积下来。铅在骨内先进入长骨小梁部，然后逐渐分布于皮质。人体内 90%～95% 的铅储存于骨内，比较稳定。铅在体内的代谢与钙相似，当缺钙或因感染、饮酒、外伤、服用酸性药物等改变体内酸碱平衡时，以及骨疾病（如骨质疏松、骨折），可导致骨内储存的磷酸铅转化为溶解度增大 100 倍的磷酸氢铅而进入血液，引起铅中毒症状发生。体内的铅排出缓慢，半减期估计 5～10 年，主要通过肾脏排出，尿中排出量可代表铅吸收状况。小部分铅可随粪便、唾液、汗液、脱落的皮屑等排出。血铅可通过胎盘进入胎儿体内，乳汁内的铅也可影响婴儿的健康。

七、思 考 题

1. 简述尿中 δ-氨基乙酰丙酸的测定原理和意义。
2. 测定尿中 δ-氨基乙酰丙酸时，应注意哪些事项？

（万为人）

第六节　尘肺 X 线胸片阅读

尘肺病的诊断应按照国家《尘肺病诊断标准》（GBZ70-2002）进行，此诊断标准适用于我国 2002 年颁布的《职业病目录》中所列的 12 种尘肺。尘肺诊断应遵循职业病诊断的一般原则，其中 X 线胸片检查是确定尘肺及其分期的主要依据。

一、目 的 要 求

1. 掌握尘肺的诊断标准，尘肺 X 线胸片的分级标准。
2. 熟悉尘肺 X 线胸片阅读方法。

二、阅 片 方 法

阅片时应取坐位，观片灯的位置要适当，一般置于读片者眼前 25～50cm 处；读片时应以胸片时间先后顺序观察比较影像的动态变化，仅有一张胸片一般不做诊断；读片时必须参照标准片，一般应将需诊断的胸片放在灯箱的中央，标准片放置两旁；读片灯至少为 3 联灯箱，最好为 5 联。应避免其他光线直射到观片灯上。

三、胸片质量

（一）基本要求

《尘肺病的诊断》规定X线胸片须采用高仟伏摄影技术，胸片必须包括两侧肺尖和肋膈角，胸锁关节基本对称，肩胛骨阴影不与肺野重叠；日期、片号及其他标志应置于两肩上方，排列整齐，清晰可见，不与肺野重叠；X线胸片无伪影、漏光、划痕、水渍、污染及体外物影像。

（二）解剖标志

两肺纹理清晰、边缘锐利并延伸到肺野外带；心缘及横膈面成像锐利；两侧侧胸壁从肺尖至肋膈角显示良好；气管、隆突及两侧主支气管轮廓可见，并可显示出胸椎轮廓；心后区肺纹理可以显示；右侧膈顶一般位于10后肋水平。

（三）光密度

上中肺野最高密度应在1.45～1.75；膈下光密度<0.28；直接曝光区>2.50。

四、胸片质量分级

1. 一级片（优片）完全符合胸片质量要求。
2. 二级片（良片）不完全符合胸片质量要求，但尚未降到三级片。
3. 三级片（差片）有下列情况之一者，均属三级片，不能用于尘肺的初诊。

（1）不完全符合胸片基本要求，其缺陷影响诊断区域面积之和在半个肺区至1个肺区之间。

（2）两侧肺纹理不够清晰锐利，或局部肺纹理模糊，其影响诊断区域面积之和在半个肺区至1个肺区之间。

（3）两侧肺尖至肋膈角的侧胸壁显示不佳，气管轮廓模糊，心后区肺纹理难以辨认。

（4）吸气不足，右侧膈顶位于第8后肋水平。

（5）胸片偏黑，上中肺区最高光密度在1.85至1.90之间；或胸片偏白，上中肺区最高光密度在1.3至1.4之间；或灰雾度偏高，膈下光密度在0.40至0.50之间；或直接曝光区光密度在2.20至2.30之间。

4. 四级片（废片）胸片质量达不到三级片者为四级片，不能用于尘肺诊断。

五、阅片与尘肺X线胸片分级

（一）肺区划分方法

将肺尖至膈顶的垂直距离等分为三，用等分点的水平线把每侧肺野各分为上、中、下三个肺区。

（二）小阴影

小阴影指肺野内直径或宽度不超过10mm的阴影。

1. 形态和大小 小阴影的形态可分为圆形和不规则形两类,按其大小各分为三种;小阴影的形态及大小以标准片所示为准。

(1) 圆形小阴影以字母 p、q、r 表示:

p:直径最大不超过 1.5mm;

q:直径大于 1.5mm,不超过 3mm;

r:直径大于 3mm,不超过 10mm。

(2) 不规则形小阴影以字母 s、t、u 表示:

s:宽度最大不超过 1.5mm;

t:宽度大于 1.5mm,不超过 3mm;

u:宽度大于 3mm,不超过 10mm。

(3) 记录方法:阅读胸片时应记录小阴影的形态和大小。胸片上的小阴影几乎全部为同一形态和大小时,将其字母符号分别写在斜线的上面和下面,例如:p/p、s/s 等;胸片上出现两种以上形态和大小的小阴影时,将主要的小阴影的字母符号写在斜线上面,次要的且有相当数量的另一种写在斜线下面,例如:p/q、s/p、q/t 等。

2. 密集度 指一定范围内小阴影的数量。小阴影密集度的判定应以标准片为准。读片时应首先判定各肺区的密集度,然后确定全肺的总体密集度。

(1) 四大级分级:密集度可简单地划分为四级,即 0、1、2、3 级。

0 级:无小阴影或甚少,不足 1 级的下限。

1 级:有一定量的小阴影。

2 级:有多量的小阴影。

3 级:有很多量的小阴影。

(2) 十二小级分级:小阴影密集度是一个连续的渐变的过程,为客观地反映这种改变,在四大级的基础上再把每级划分为三小级,即 0/-、0/0、0/1、1/0、1/1、1/2、2/1、2/2、2/3、3/2、3/3、3/+。记录方法如下:将胸片与标准片比较,若其小阴影密集度与标准片相似,则记录为 1/1、2/2、3/3。若小阴影密集度较标准片所示稍多或稍少,则按实际表现记录,例如:2/1 或 2/3,前者含义是密集度属 2 级,但其密集度较标准片 2/2 所示小阴影稍小;后者含义是密集度属 2 级,但较标准片 2/2 所示的小阴影稍多。

(3) 分布范围及总体密集度判定方法

1) 判定肺区密集度要求小阴影分布至少占该区面积的三分之二。

2) 小阴影分布范围是指出现有 1 级密集度(含 1 级)以上的小阴影的肺区数。

3) 总体密集度是指全肺内密集度最高的肺区的密集度。

(三) 大阴影

大阴影指肺野内直径或宽度大于 10mm 以上的阴影。

(四) 小阴影聚集

小阴影聚集指局部小阴影明显增多聚集,但尚未形成大阴影。

（五）胸膜斑

胸膜斑系指除肺尖部和肋膈角区以外的厚度大于5mm 的局限性胸膜增厚，或局限性钙化胸膜斑块。

接触石棉粉尘者，胸片表现为 0^{+}，如出现胸膜斑，可诊断为Ⅰ期；胸片表现为Ⅰ$^{+}$者，如胸膜斑已累及部分心缘或膈面，可诊断为Ⅱ期；胸片表现为Ⅱ$^{+}$者，如单个或两侧多个胸膜斑长度之和超过单侧胸壁长度的二分之一，或累及心缘使其部分显示蓬乱，可诊断为Ⅲ期。

（六）附加符号

附加符号包括：①bu（肺大泡）；②ca（肺癌和胸膜间皮瘤）；③cm（小阴影钙化）；④cp（肺心病）；⑤cv（空洞）；⑥ef（胸腔积液）；⑦em（肺气肿）；⑧es（淋巴结蛋壳样钙化）；⑨ho（蜂窝肺）；⑩Pc（胸膜钙化）；⑪pt（胸膜增厚）；⑫px（气胸）；⑬rp（类风湿性尘肺）；⑭tb（活动性肺结核）。

表 10-6-1　胸片读片记录表

单位＿＿＿＿＿＿＿　　姓名＿＿＿＿＿＿＿　　男　　女

<table>
<tr><td colspan="2">读片日期</td><td></td><td></td><td></td><td></td></tr>
<tr><td colspan="2">累计工龄</td><td></td><td></td><td></td><td></td></tr>
<tr><td colspan="2">摄片日期</td><td></td><td></td><td></td><td></td></tr>
<tr><td colspan="2">片号</td><td></td><td></td><td></td><td></td></tr>
<tr><td colspan="2">胸片质量</td><td></td><td></td><td></td><td></td></tr>
<tr><td rowspan="3">小阴影</td><td>形态大小</td><td></td><td></td><td></td><td></td></tr>
<tr><td>总体密集度</td><td></td><td></td><td></td><td></td></tr>
<tr><td></td><td></td><td></td><td></td><td></td></tr>
<tr><td colspan="2">小阴影聚集</td><td></td><td></td><td></td><td></td></tr>
<tr><td rowspan="2">大阴影</td><td>小于右上肺区</td><td></td><td></td><td></td><td></td></tr>
<tr><td>大于右上肺区</td><td></td><td></td><td></td><td></td></tr>
<tr><td rowspan="4">胸膜病变</td><td>局部增厚</td><td></td><td></td><td></td><td></td></tr>
<tr><td>弥漫增厚</td><td></td><td></td><td></td><td></td></tr>
<tr><td>胸膜钙化</td><td></td><td></td><td></td><td></td></tr>
<tr><td>心缘蓬乱</td><td></td><td></td><td></td><td></td></tr>
<tr><td colspan="2">附加符号</td><td></td><td></td><td></td><td></td></tr>
<tr><td colspan="2">诊断</td><td></td><td></td><td></td><td></td></tr>
<tr><td colspan="2">读片人签字</td><td></td><td></td><td></td><td></td></tr>
</table>

六、思　考　题

1. 尘肺 X 线胸片阅读应该注意什么？
2. X 线胸片检查在尘肺诊断中有什么重要意义？
3. 什么叫小阴影？圆形小阴影的特点是什么？

（万为人）

第七节　粉尘浓度的测定

粉尘浓度是指单位体积空气中所含粉尘的质量或数量，我国卫生标准中，粉尘最高容许浓度采用质量浓度，以 mg/m^3 表示。

一、总粉尘浓度测定（滤膜质量法）

（一）实验目的

1. 掌握现场粉尘采样的基本方法。
2. 熟悉粉尘采样器的基本工作原理。

（二）原理

抽取一定体积的含尘空气，将粉尘阻留在已知质量的滤膜上，由采样后滤膜的增量，求出单位体积空气中粉尘的质量（mg/m^3）。

（三）器材

粉尘采样器（在需要防爆的作业场所，用防爆型采样器）；滤膜（用过氯乙烯纤维滤膜）；滤膜夹、样品盒、镊子；分析天平；秒表；干燥器（内盛变色硅胶）。

（四）操作步骤

1. 滤膜准备　用镊子取下滤膜两面的夹衬纸，将滤膜放在分析天平上称量。编号和质量记录在衬纸上。打开滤膜夹，将直径 40mm 的滤膜毛面向上平铺于锥形环上，旋紧固定环，务必使滤膜无褶皱或裂隙，放入样品盒。直径 75mm 的滤膜折叠成漏斗状，装入滤膜夹。

2. 采样

（1）采样器架设于接尘作业人员经常活动的范围内，粉尘分布较均匀的呼吸带。有风流影响时，一般应选择在作业地点下风侧或回风侧；在移动的扬尘点，应位于作业人员活动中有代表性的地点，或架设于移动设备上。

（2）先用一个装有滤膜（未称量滤膜即可）的滤膜夹装入采样头中旋紧，开动采样器调节至所需流量，然后将已称量滤膜换入采样头，使滤膜受尘面迎向含尘气流。当迎向含尘气流无法避免飞溅的泥浆、砂粒对样品污染时，受尘面可侧向。

（3）采样流量，用 40mm 滤膜时为 15 ~ 40L/min，用漏斗状滤膜时，可适当加大流量，但不得超过 80L/min。

（4）根据采样点粉尘浓度估计值及滤膜上所需粉尘增量（直径 40mm 平面滤膜，不得少于 1mg，但不得多于 10mg，直径 75mm 的漏斗状滤膜粉尘增量不受此限）确定采样持续时间，但一般不得小于 10 分钟（当粉尘浓度高于 10mg/m^3，采气量不得少于 0. 2m^3；低于 2mg/m^3 时，采气量应为 0. 5 ~ 1m^3）。记录滤膜编号、采样时间、气体流量和采样点生产工作情况。

（5）采样结束后，用镊子将滤膜从滤膜夹上取下，受尘面向内折叠几次，用衬纸包好，贮于样品盒中，或装入自备的样品夹中，带回实验室。

（6）已采样滤膜，一般情况下不需干燥处理，即可称量。如果采样时现场空气相对湿度在 90% 以上或有水雾时，应将滤膜放在干燥器内 2h 后称量，然后再放入干燥器中 30min，再次称量。当相邻两次的称量结果之差小于 0. 1mg，取其最小值。

3. 结果计算

$$C = \frac{m_1 \quad m_2}{Q \cdot t} \times 1000$$

式中：

C——粉尘浓度（mg/m^3）；

m_1——采样后滤膜质量（mg）；

m_2——采样前滤膜质量（mg）；

t——采样时间（min）；

Q——采气流量（L/min）。

（五）注意事项

1. 本方法为我国现行卫生标准采用的基本方法。如果使用其他仪器或方法测定粉尘质量浓度时，必须以本方法为基准。

2. 过氯乙烯纤维滤膜表面呈细绒毛状，不易脆裂，具有明显的静电性和憎水性，能牢固地吸附粉尘，但不耐高温，易溶于有机溶剂。已采样滤膜可留作测定粉尘分散度或作为碱熔钼蓝比色法测定游离二氧化硅的材料。在 55℃ 以上现场采样测定粉尘质量浓度时不宜应用，可改为玻璃纤维滤膜。

3. 采样现场空气中有油雾时，可用石油醚或航空汽油浸洗，晾干后再称量。

二、呼吸性粉尘浓度测定方法

（一）实验目的

1. 掌握现场呼吸性粉尘采样的基本方法及注意事项。

2. 熟悉呼吸性粉尘采样器的基本工作原理。

（二）原理

采集一定体积的含尘空气，使之通过分级预选器后，将呼吸性粉尘阻留在已知质量的滤膜上，由采尘后滤膜的增量，求出单位体积空气中呼吸性粉尘的质量（mg/m^3）。

（三）器材

呼吸性粉尘采样器（在需要防爆的场所，采用防爆型呼吸性粉尘采样器），采用恒定流量，采样头对粉尘粒子的分离性能应符合国家呼吸性粉尘标准提出的要求，直径 40mm 的过氯乙烯纤维滤膜、滤膜夹、样品盒、镊子；分析天平；秒表；干燥器（内盛变色硅胶）；硅油。

（四）操作步骤

1. 滤膜的准备　用镊子取下滤膜两面的衬纸，置于天平上称量，记录初始质量，然后将滤膜装入滤膜夹中，确认滤膜无褶皱或裂隙后，放入带编号的样品盒中备用。如用冲击式呼吸性粉尘采样器（T · R 粉尘采样器）时，需将硅油或粘着剂涂在冲击片上，涂片时应把粘着剂涂均匀，量不宜过多，以 5 ~ 8mg 为宜。涂后在天平上称量，记录初始质量，然后将冲击片编号，放在存储盒中备用。

2. 采样

（1）采样器架设原则同总粉尘采样。

（2）先用一个装有未称量过的滤膜的滤膜夹装入采样头拧紧，开动采样器调节至 20L/min，然后将已称量滤膜换入采样头，如用 T · R 采样头时，同样先用一个未称量过的冲击片装入采样头拧紧，开动采样器调至 20L/min，然后将已称量冲击片换入采样头。使采样头入口迎向含尘气流，若生产中遇有飞溅的泥浆、砂粒对样品产生污染时，采样头入口可侧向含尘气流。

（3）采样开始的时间：连续性产尘作业点，应在作业开始 30 分钟后采样，非连续性产尘作业点，应在工人工作时开始采样。

（4）采样流量：在整个采样过程中，必须保持在 20L/min，流量应稳定。

（5）采样的持续时间应根据测尘点粉尘浓度的估计值及滤膜上所需粉尘增量而定（不应少于 0. 5mg，不得多于 10mg），但采样时间不应少于 10 分钟。采样结束后，记录滤膜编号、采样时间和采样点生产工作情况。

（6）将采集有呼吸性粉尘的滤膜或冲击片取出，滤膜采尘面向内折叠几次，用衬纸包好，放入样品盒中，冲击片直接放入样品盒中，带回实验室。

（7）采样后的滤膜一般情况下不需干燥处理，可直接放在天平上称量，并记录其质量。如果采样现场的相对湿度在 90% 以上时，应将滤膜放在干燥器内干燥 2 小时后称量，并记录结果，然后再放入干燥器中干燥 30 分钟，再次称量，如滤膜上有雾滴存在时，应先放在干燥器内干燥 12 小时后称量，记录结果，再放在干燥器内 2 小时，再次称量。当相邻两次的质量差不超过 0. 1mg 时取其最小值。

3. 结果计算

$$R = \frac{m_1 - m_2}{Q \cdot t} \times 1000$$

式中：

R——粉尘浓度(mg/m^3)；

m_1——采样后滤膜质量(mg)；

m_2——采样前滤膜质量(mg)；

t——采样时间(min)；

Q——采气流量(L/min)。

(五) 注意事项

1. 必须采用经过国家技术监督局指定的或委托的单位检验合格的呼吸性粉尘采样器。
2. 本方法为测定呼吸性粉尘的基本方法，如果使用其他仪器或方法测定呼吸性粉尘浓度时，其呼吸性粉尘采样器的采样性能必须符合本标准中提出的要求。
3. 在高湿、可溶解滤膜的有机溶剂存在的条件下采样，可改用玻璃纤维滤膜。
4. 流量计和分析天平均应按国家规定的时间按时检定和校验。

三、思　考　题

1. 简述呼吸性粉尘采样器的基本工作原理。
2. 简述现场粉尘采样的基本方法及注意事项。

(万为人　郭进强)

第八节　尿中马尿酸的测定

一、实验目的

1. 掌握分光光度法测定尿中马尿酸的基本方法及基本原理。
2. 熟悉了解分光光度法测定尿中马尿酸的意义。

二、实验原理

尿中马尿酸在喹啉存在下与苯磺酰氯反应生成黄色化合物，在乙醇溶液中于470nm 波长下比色定量。甲苯进入机体后约15%～20%以原型由呼吸道排出，在停止接触后呼出气中甲苯水平可迅速下降，并在24 小时内由肺清除。约80%在辅酶的作用下可形成苯甲酸，再与甘氨酸结合形成马尿酸随尿排出。马尿酸的半减期为(1.5～5.6)小时，24 小时内完全排出。尚有少量甲苯可氧化成苯甲酚及苯甲醛与葡萄糖醛酸结合随尿排出。甲苯的接触指标为尿中马尿酸和终末呼出气。

尿中马尿酸的分光光度测定方法(WS/T52-1996)

三、试剂和仪器

（一）试剂

1. 蒸馏水或去离子水；马尿酸，优级纯；苯、磺酰氯；喹啉；无水乙醇；氯仿。

2. 马尿酸标准液

（1）贮备液：称取 0.1000g 马尿酸，用水溶解，定量转入 100mL 容量瓶内，加水至刻度。此溶液 1mL=1.0mg 马尿酸。在 4℃ 冰箱中可保存一周。

（2）应用液：取 20mL 贮备液于 50mL 容量瓶中，用水稀释至刻度。此溶液 1mL=0.4mg 马尿酸。在 4℃ 冰箱中保存两周。

（二）仪器

分光光度计；10mm 比色杯；旋涡混合器；比色管；10mL 具磨口塞；容量瓶，（50，100mL）；聚乙烯塑料瓶或玻璃瓶（100mL）。

四、操作步骤

（一）采样、运输和保存

用聚乙烯塑料瓶或玻璃瓶收集接触甲苯工人的班末尿约 100mL，尽快测定比重后，按 100+1 的体积比加入氯仿，充分振摇混合，密闭瓶口。送至实验室，于 4℃ 冰箱中保存两周。

（二）分析步骤

1. 样品处理　取 5.0mL 尿样，用水稀释 1～5 倍，视马尿酸的浓度而定。

2. 标准曲线的绘制　取 8 支比色管按表 10-8-1 配制标准管。

表 10-8-1　马尿酸标准管的配制

管号	0	1	2	3	4	5	6	7
马尿酸标准应用溶液（mL）	0	0.05	0.10	0.15	0.20	0.25	0.30	0.40
水（mL）	0.50	0.45	0.40	0.35	0.30	0.25	0.20	0.10
马尿酸含量（mg）	0	0.02	0.04	0.06	0.08	0.10	0.12	0.16

向各管加入 0.6mL 喹啉，混匀后再加入 0.2mL 苯磺酰氯，立刻盖紧管塞，在旋涡混合器上混合 20 秒（或用手强烈振摇 2 次 5～30 次）。在（30±2）℃ 条件下避光放置 30 分钟。再向各管加入 3.7mL 乙醇，混匀，继续避光放置 30 分钟。用 10mm 比色杯在波长 470nm 下，以试剂空白（0 号管）为参比测量吸光度。以吸光度为纵坐标，马尿酸含量为横坐标，绘制标准曲线。

3. 样品测定　取 0.5mL 稀释尿液两份，分别加入两支比色管内。其中一支比色管按标准管步骤操作，另一支比色管只加 4.5mL 乙醇，作尿样底色测定。若加乙醇后溶液发生混浊,转入离心管,以 4 000r/min 离心 10 分钟。用 10mm 比色杯在波长 470nm 下,以试剂空白为参比,分别测量尿样和尿样底色的吸光度。以样品管吸光度值减尿样底色的吸光度值,由标准曲线上查得马尿酸的含量。

4. 计算

$$X = m \cdot \frac{V_2}{0.5 \times V_1} k$$

式中:

X——尿中马尿酸的浓度(g/L);

m——由标准曲线查得的马尿酸含量(mg);

0.5——取稀释尿样进行分析的体积(mL);

V_1——尿样稀释后总体积(mL);

V_2——取尿样体积(mL);

k——尿样换算成标准比重下的浓度校正系数。

五、注意事项

1. 分析步骤中的试剂加入顺序不能颠倒。

2. 根据尿样颜色确定是否需配尿样底色管。若颜色正常又经多倍稀释,可免去此步骤。

3. 若马尿酸浓度超过本法线性范围,尿样可作适当稀释。

4. 温度、样品含水量和振摇匀能影响显色,操作时应严格控制。

六、思考题

1. 分光光度法测定尿中马尿酸的基本原理及意义有哪些?

2. 分光光度法测定尿中马尿酸时应注意什么?

(万为人)

第十一章　外源化学物对生物体危害的检测

第一节　经口急性毒性试验及其 LD_{50} 的计算

一、实验目的

1. 学习化学物毒性试验的实验设计原则和掌握经口灌胃技术。
2. 掌握霍恩法计算半数致死剂量(LD_{50})的方法。

二、实验原理

选择健康的实验动物,依据霍恩法计算 LD_{50} 的设计原则,将实验动物随机分成数个染毒组和一个阴性对照组。一次或24小时内经口多次给予实验组受试物后,观察动物所产生的急性毒性反应及其严重程度,中毒死亡的特征以及可能的死亡原因。根据受试物毒性反应与剂量的关系,求出 LD_{50}。

霍恩(Horn)法,又叫平均移动法、剂量递增法,是利用剂量对数与死亡率(反应率)的转换数(即几率单位)呈直线关系而设计的方法。其设计原则如下:①4 个染毒剂量组;②每组动物数相等;③每组 4 只或 5 只动物;④设计剂量时可根据化学物致死剂量范围的宽窄应用两个剂量系列,其组距分别为 2.15 倍和 3.16 倍。

根据每组动物数、组距和每组动物死亡数,即可从 Horn 表中查得 LD_{50} 及其 95% 可信限。使用霍恩法具有以下优点:使用动物数少;可直接从 Horn 表查出 LD_{50} 及其 95% 可信限,不需计算,甚为简便。但 LD_{50} 的 95% 可信区间范围较大,方法精确度尚不够。

三、试剂和仪器

(一) 实验动物

健康成年小鼠,体重 18 ~ 25g,雌雄各半。

(二) 器材

电子天平;动物体重秤;外科剪刀;镊子;容量瓶;烧杯;注射器;吸管;滴管;灌胃针。

(三) 试剂

亚硝酸钠(受试物);苦味酸酒精饱和溶液;龙胆紫溶液(染色剂);生理盐水。

四、操 作 步 骤

（一）动物称重、编号与随机分组

25只小鼠，雌雄各半，分开放入不同笼具中。称量并记录每只小鼠的体重。小鼠称重后，立即以染色法编号，随机分为5组，每组5只，其中4个组为染毒组，分别给予不同剂量的亚硝酸钠溶液灌胃，一个组为阴性对照组，给予同体积生理盐水灌胃。

（二）配制受试物

根据预试验确定 LD_{100} 和 LD_0 参考值，按照2.15倍组距设计4个染毒组（mg/kg），分别为100mg/（kg · bw）（D1），215mg/（kg · bw）（D2），464（kg · bw）（D3），1000（kg · bw）（D4）。按照等容量稀释法，将D1～D4剂量的亚硝酸钠分别配成5、10.75、23.2、50mg/mL等4个浓度的溶液，各剂量组动物给予亚硝酸钠溶液的体积均为0.2mL/10g体重。

（三）经口灌胃

按体重给小鼠经口灌胃相应药液剂量的亚硝酸钠溶液0.2mL/10g体重。灌胃时将针按在注射器上，吸入亚硝酸钠溶液。左手抓住小鼠背部及颈部皮肤将动物固定，右手持注射器，将灌胃针插入小鼠口中，沿咽后壁徐徐插入食管。针插入时应无阻力，若感到阻力或动物挣扎，应立即停止进针或将针拔出，以免损伤或穿破食管及误入气管。小鼠进针深度一般是2.5～4cm。为验明是否已正确插入胃部，可轻轻回抽注射器，如无气泡抽出，表明已插入胃中；如有大量气泡，则提示误差气管，应重插。随后将亚硝酸钠溶液注入。

（四）观察中毒情况，记录动物死亡数目

急性毒性试验的观察和记录内容主要包括4个方面：中毒体征及发生过程、死亡情况和时间分布、体重和病理形态学变化。高剂量组动物的死亡常很快发生，染毒后应即刻密切观察。根据观察情况分析中毒特点和毒作用靶器官。一般急性毒性试验需观察的中毒体征项目如下：

1. 中枢神经系统和神经肌肉系统　体位异常、叫声异常、不安、呆滞、痉挛、抽搐麻痹、运动失调、对外反应过敏或迟钝。
2. 植物神经系统　瞳孔扩大或缩小、流涎或流泪。
3. 呼吸系统　鼻孔流液、鼻翼煽动、血性分泌物、呼吸深缓、呼吸过速、仰头呼吸。
4. 泌尿生殖系统　会阴部污秽、有分泌物、阴道或乳房肿胀。
5. 皮肤和毛　皮肤充血、紫绀、被毛蓬松、污秽。
6. 眼　眼球突出、结膜充血、角膜浑浊、血性分泌物。
7. 消化系统　腹泻、厌食。

亚硝酸钠急性中毒主要体征为缺氧表现：紫绀，体温降低，心搏增快。继而出现嗜睡、呼吸困难、心律失常。最后因呼吸、循环衰竭而死亡。将观察结果记录入表11-1-1中。

表 11-1-1　急性毒性实验原始记录

受试物名称：　　　　受试物性状：　　　　受试物来源：
动物种属品系：　　　　动物来源及合格证号：
染毒途径：　　　　室温：　　　　日期：

组别	剂量(mg/kg)	动物编号	性别	染毒量(mL)	染毒时间	体征及出现时间	死亡时间	体重($\bar{x}\pm SD$)/(g)	
								实验前	实验后
1									
2									
3									
4									

实验操作者：　　　　实验记录者：

（五）LD_{50} 计算

采用霍恩法进行计算，求出 LD_{50} 及 95% 的可信限范围。如毒性反应存在性别差异，应分别求出不同性别动物的 LD_{50} 值。将结果记录入表 11-1-2 中。

表 11-1-2　受试物——小鼠经口急性毒性试验 LD_{50} 计算结果

组别	剂量(mg/kg)	动物总数(只)	死亡数(只)
1			
2			
3			
4			
	LD_{50} =	95% 可信限 =	

（六）结果评定

根据实验动物中毒症状、死亡时间、LD_{50}，参照表 11-1-3 判断受试物毒性大小及毒性特征。

表 11-1-3　急性经口毒性分级标准(WHO)

LD_{50}(mg/kg)	毒性分级	LD_{50}(mg/kg)	毒性分级
≤5	剧毒	50～500	中毒
5～50	高毒	>500	低毒

五、注 意 事 项

1. 为了使受试物能完全吸收，灌胃染毒时要求动物保持空腹状态，这是因为化学毒物进入胃内易与食糜作用而降低毒性，而且胃内容物也不利于受试物溶液的灌入，因此染毒前应禁食 6～10 小时。但要注意时间不能过长。否则动物长时间饥饿会影响肝脏，影响实验结果。灌胃后至少 2～3 小时后才能喂食，油剂比水溶液要求限制喂食的时间更长。

2. 相同剂量的受试物，若以不同浓度给药，死亡情况会有所不同。体积太小、太浓可能发生局部刺激或其他损伤；体积太大可能会引起胃部机械性损伤，影响正常生理功能。常用的方法是将受试物体积固定，根据实验设计的剂量将受试物配制成不同浓度的溶液进行灌胃。通常灌胃体积以体重的 1%～2% 计算，最多不超过 3%，即每 100g 体重灌胃 1～2mL，最多不超过 3mL。根据实际经验得出的各种实验动物灌胃量的极限是：小鼠 0.5～1mL，大鼠 4～5mL。

六、思　考　题

1. 试述亚硝酸盐的毒作用机制及其中毒表现。
2. 试述可能的实验误差分析。

（甘　露）

第二节　经呼吸道急性毒性试验及其 LC_{50} 的计算

一、实验目的

1. 学习静式呼吸道染毒操作方法。
2. 掌握改良寇氏法计算半数致死浓度（LC_{50}）的方法。

二、实验原理

呼吸道吸入染毒可分为两种方式，一种是动式吸入，一种是静式吸入。静式呼吸道吸入染毒具有如下特点：设备简单、操作方便、消耗受试物少、适用于小动物接触易挥发液态化合物的急性毒性研究。但缺点是：受试物浓度难维持恒定，而且实验动物有经皮吸收的可能。动式吸入能及时补入新鲜空气和排出污浊空气，氧分压、二氧化碳分压、温度、湿度和受试物浓度保持恒定。但要求的设备复杂，消耗受试物多，易污染环境。

改良寇氏法计算 LC_{50} 是利用剂量对数与死亡率呈 S 型曲线而设计的方法。该法计算简便，准确率高，是较为常用的方法。本法要求每个染毒剂量组动物数要相同，各剂量组组距呈等比级数，死亡率呈正态分布，最低剂量组死亡率<20%，最高剂量组死亡率>80%。

三、试剂和仪器

（一）实验动物

健康成年小鼠，体重 18～25g，雌雄各半。

（二）器材

电子天平；动物体重秤；小鼠笼；静式吸入染毒柜；吸管；记录纸。

（三）试剂

受试物（苯原液）；苦味酸酒精饱和液；0.5% 品红溶液或其他染色剂。

四、操作步骤

（一）动物称重、编号与随机分组

健康成年小鼠，体重 18 ~ 25g，雌雄各半，分开放入不同笼具中。称量并记录每只小鼠的体重。小鼠称重后，立即以染色法编号，随机分为 6 个剂量组，每组 10 只。

（二）设计剂量浓度，计算需要加入的受试物量

按照本书第二篇第七章第四节中对静式吸入染毒的描述，估算染毒柜内受试物浓度。

（三）呼吸道吸入染毒

1. 将动物放入染毒柜（亦可连动物笼一起放入染毒柜）。
2. 将染毒柜密闭好。
3. 从投药孔将受试物加到药物蒸发器上，随即塞好投药孔并开始计算染毒时间。

（四）观察中毒情况，记录动物死亡数目

染毒后观察和记录中毒体征及出现的时间、死亡数量和时间及死亡前的特征。高剂量组动物的死亡常很快发生，染毒后应即刻密切观察。根据观察情况分析中毒特点和毒作用靶器官。观察的中毒体征项目如下：

1. 中枢神经系统和神经肌肉系统　体位异常、叫声异常、不安、呆滞、痉挛、抽搐麻痹、运动失调、对外反应过敏或迟钝。
2. 植物神经系统　瞳孔扩大或缩小、流涎或流泪。
3. 呼吸系统　鼻孔流液、鼻翼煽动、血性分泌物、呼吸深缓、呼吸过速、仰头呼吸。
4. 泌尿生殖系统　会阴部污秽、有分泌物、阴道或乳房肿胀。
5. 皮肤和毛　皮肤充血、紫绀、被毛蓬松、污秽。
6. 眼　眼球突出、结膜充血、角膜浑浊、血性分泌物。
7. 消化系统　腹泻、厌食。

苯吸入急性中毒可表现为：流泪、呕吐、腹泻、步态不稳、皮肤黏膜紫绀、畏光、嗜睡、反应迟钝、呼吸增快、抽搐、肌肉震颤、呼吸困难等。

染毒结束后，关闭电源，打开门（盖），驱出柜内残存有毒空气，取出动物，存活者归笼继续观察。将观察结果记录入表 11-2-1 中。

表 11-2-1　急性毒性实验原始记录

受试物名称：　　受试物性状：　　受试物来源：
动物种属品系：　　动物来源及合格证号：
染毒途径：　　室温：　　日期：

组别	剂量(mg/kg)	动物编号	性别	染毒量(mL)	染毒时间	体征及出现时间	死亡时间	体重($\bar{\chi}\pm SD$)(g)	
								实验前	实验后
1									
2									
3									
4									

实验操作者：　　实验记录者：

(五) 冲洗染毒柜

将动物排泄物冲干净，擦干染毒柜备用。

(六) LC_{50} 计算

按改良寇氏法公式进行计算，将结果记录入表 11-2-2 中。

$$LC_{50} = \log^{-1}[Xm - i(\sum P - 0.5)] \quad (1)$$

式中：

Xm——最大剂量组剂量对数值；

i——相邻两组剂量高剂量与低剂量之比的对数(相邻两组对数剂量的差值)；

P——各组动物死亡率，用小数表示(如果死亡率为 80% 应写成 0.80)；

$\sum P$——各组动物死亡率之总和。

n——每组动物数

$$S_{X50} = i \times \sqrt{(\sum P - \sum P^2)/(n-1)} \quad (2)$$

式中：

S_{x50}——$\log LC_{50}$ 的标准误；

X_{50}——$\log LC_{50}$。

$$LC_{50} \text{ 的 95\% 可信限} = \log^{-1}(X_{50} \pm 1.96 S_{x50}) \quad (3)$$

$$LC_{50} \text{ 的平均可信限} = LC_{50} \pm (LC_{50} \text{ 的 95\% 可信限的上限} - \text{下限})/2 \quad (4)$$

(七) 结果评定

根据小鼠中毒症状、死亡时间、LC_{50}，参照表 11-2-3 进行评定，判断受试物的毒性大小及毒性特征。

表 11-2-2 受试物——小鼠经呼吸道急性毒性试验 LC_{50} 计算结果

组别	剂量 (mg/kg)	剂量 对数	动物总数(只)	死亡数(只)	死亡率(p)	存活率(q)	p·q
1							
2							
3							
4							
5							
6							
	组距=	i=	$\sum P$=	LC_{50}=		95% 可信限=	

表 11-2-3 急性吸入毒性分级标准(WHO)

LC_{50}[mg/(m^3·2h)]	毒性分级	LC_{50}[mg/(m^3·2h)]	毒性分级
≤20	剧毒	200~2000	中毒
20~200	高毒	>2000	低毒

五、注意事项

1. 注意染毒柜密闭,保持柜内受试物浓度,防止污染周围环境和影响操作者。
2. 在染毒结束时,应在通风柜内或通风处开启染毒柜,迅速小心取出动物。
3. 加入苯时,防止滴在染毒柜底部(染毒受检液不能滴漏到染毒柜底),以免被动物舔食,经口进入机体。

六、思考题

1. 苯的毒作用机制及其中毒表现。
2. 可能的实验误差分析。

(甘 露)

第三节 经皮急性毒性试验及其 LD_{50} 的计算

一、实验目的

1. 学习皮肤染毒技术,掌握经皮急性毒性试验方法。
2. 掌握机率单位法计算半数致死剂量(LD_{50})的方法。

二、实验原理

急性皮肤毒性(acute dermal toxicity):经皮一次涂敷受试物后,动物在短期内出现的健康损害效应。经皮 LD_{50}(半数致死量,medium lethal dose):经皮一次涂敷受试物后,引起实验动物总体中半数死亡的毒物的统计学剂量。以单位体重涂敷受试物的重量(mg/kg 或 g/kg)来表示。急性皮肤毒性试验可确定受试物能否经皮肤吸收和短期作用所产生的毒性反应,可为化妆品原料毒性分级和标签标识以及确定亚慢性毒性试验和其他毒理学试验剂量提供依据。

三、试剂和仪器

(一) 实验动物

选用健康成年大鼠(180 ~ 220g)。试验前要对动物饲养观察 3 ~ 7 天,以适应饲养环境,并淘汰不健康或体重不符合要求的动物,各组内同性别动物体重差异应小于该组平均体重的 10%,组间同性别动物体重均值差异应小于 5%。

(二) 器材

电子天平;动物体重秤;外科剪刀;镊子;容量瓶;烧杯;注射器;吸管;滴管。

(三) 试剂

受试物(DDV);苦味酸酒精饱和溶液;龙胆紫溶液(染色剂);生理盐水。

四、操 作 步 骤

(一) 确定受试物剂量

各剂量组间距大小以兼顾产生毒性大小和死亡为宜,通常以较大组距和较少量动物进行预试。如果受试物毒性很低,可采用一次限量法,即用 10 只动物(雌雄各半)皮肤涂抹 5000mg/kg 体重剂量,当未引起动物死亡,可考虑不再进行多个剂量的急性经皮毒性试验。

本实验用机率单位法计算 LD_{50},要求按等比级数排列。设 5 个剂量组,每组 8 只动物。根据预实验的结果选择各组受试物的染毒剂量。剂量组距采用 1.25 倍(128、160、200、250、312.5mg/kg)。动物染毒量为 1mL/kg。

受试物的配制:

1. 取 DDV 原液 9.77mL,稀释至 25mL,浓度为 312.5mg/mL,按 1mL/kg 染毒,染毒剂量为 312.5mg/kg,记为⑤液。

2. 取⑤液 20mL,稀释至 25mL,浓度为 250mg/mL,按 1mL/kg 染毒,染毒剂量为 250mg/kg,记为④液。

3. 取④液 20mL,稀释至 25mL,浓度为 200mg/mL,按 1mL/kg 染毒,染毒剂量为 200mg/kg,记为③液。

4. 取③液 20mL,稀释至 25mL,浓度为 160mg/mL,按 1mL/kg 染毒,染毒剂量为 160mg/kg,记为②液。

5. 取②液 20mL,稀释至 25mL,浓度为 128mg/mL,按 1mL/kg 染毒,染毒剂量为 128mg/kg,记为①液。

（二）动物称重、编号与随机分组

共40只大鼠，随机分为5个剂量组，每组8只动物。

（三）备皮

试验开始前24小时，剪去或剃除动物躯干背部拟染毒区域的被毛，去毛时应非常小心，不要损伤皮肤以免影响皮肤的通透性。涂皮面积约占动物体表面积的10%，应根据动物体重确定涂皮面积。体重为200～300g的大鼠约为30～40cm^2。

（四）染毒

动物俯卧固定，将受试物薄而均匀地涂敷于动物背部皮肤染毒区。注意不要将受试物涂到未剪毛区域，以防止影响观察局部反应。然后用一层油纸和两层纱布覆盖，再用无刺激胶布（可用医用胶布）或绷带固定，以保证受试样品和皮肤的密切接触，并可防止脱落和动物舔食受试样品。若受试物毒性较高，可减少涂敷面积，但涂敷仍需尽可能薄而均匀。

染毒4小时后，取下固定物和覆盖物，使用清洁剂和清水（或其他适宜溶液）洗净染毒区皮肤，清除残存受试物。

（五）观察中毒情况，记录动物死亡数目

观察期限一般不超过14天，但要视动物中毒反应的严重程度、症状出现快慢和恢复期长短而定。若有延迟死亡迹象，可考虑延长观察时间。

对每只动物都应有单独全面的记录，染毒第1天要定时观察实验动物的中毒表现和死亡情况，其后至少每天进行一次仔细的检查，包括被毛和皮肤、眼睛和黏膜以及呼吸、循环、自主神经和中枢神经系统、肢体运动和行为活动等的改变。注意观察局部皮肤的刺激反应，如红紫、肿胀、溃疡、结痂等。另外，仔细观察全身中毒症状，特别注意观察动物是否出现震颤、抽搐、流涎、腹泻、嗜睡和昏迷等症状。死亡时间的记录应尽可能准确。

观察期内存活动物每周称重、观察期结束存活动物应称重，处死后进行尸检。

（六）LD_{50}计算

可采用多种方法测定LD_{50}，有机率单位法、霍恩法、寇氏法等，机率单位法数字基础较好，能计算出任何反应率水平的剂量，且实验2～5组均可。

机率单位法要求：

1. 剂量按等比级数排列，相邻两剂量组间距常用1.25（高剂量/低剂量）。
2. 各实验组动物数相等。

机率单位法计算公式：用五个剂量组时

$$LD_{50}=\log^{-1}\left[\frac{10i(yK-\overline{y})}{2(y_5-y_1)+(y_4-y_2)}+X_3\right]$$

$$LD_{50}\text{的可信限}=\log-1(X\pm1.96S_{\bar{x}}),(p=0.05)$$

$$X=\frac{10i(yK-\overline{y})}{2(y_5-y_1)+(y_4-y_2)}+X_3$$

$$S_x = \frac{10i}{[2(y_5 - y_1) + (y_4 - y_2)]^2}\sqrt{\frac{50(yK - \bar{y})^2 + [2(y_5 - y_1) + (y_4 - y_2)]^2}{\sum W}}$$

式中：

X_3——为第三个组的剂量对数；

i——为相邻两剂量组间距的对数（i=log1.25）；

y——为死亡率相应的机率单位（查表 11-3-1）；

1、2、3、4、5——为小剂量组到大剂量组的顺序；

yK——为 50% 死亡率时所相当的反应率的机率单位，计算 LD_{50} 时，yK=5.0；

W——为机率单位对应的权重系数（查表 11-3-2）。

表 11-3-1　百分率与机率单位对照表

百分率	0	1	2	3	4	5	6	7	8	9
0		2.67	2.95	3.12	3.25	3.36	3.45	3.52	3.59	3.66
10	3.72	3.77	3.83	3.87	3.92	3.96	4.01	4.05	4.08	4.12
20	4.16	4.19	4.23	4.26	4.29	4.33	4.36	4.39	4.42	4.45
30	4.48	4.50	4.53	4.56	4.59	4.61	4.64	4.67	4.69	4.72
40	4.75	4.77	4.80	4.82	4.85	4.87	4.90	4.92	4.95	4.97
50	5.00	5.03	5.05	5.08	5.10	5.13	5.15	5.18	5.20	5.23
60	5.25	5.28	5.31	5.33	5.36	5.39	5.41	5.44	5.47	5.50
70	5.52	5.55	5.58	5.61	5.64	5.67	5.71	5.74	5.77	5.81
80	5.84	5.88	5.92	5.95	5.99	6.04	6.08	6.13	6.18	6.23
90	6.28	6.34	6.41	6.48	6.55	6.64	6.75	6.88	7.05	7.33

表 11-3-2　机率单位与权重系数对照表

机率单位	权重系数	机率单位	权重系数	机率单位	权重系数	机率单位	权重系数
1.1	0.00082	3.1	0.15436	5.1	0.63431	7.1	0.11026
1.2	0.00118	3.2	0.17994	5.2	0.62742	7.2	0.09179
1.3	0.00167	3.3	0.20774	5.3	0.61609	7.3	0.07654
1.4	0.00235	3.4	0.23753	5.4	0.60052	7.4	0.06168
1.5	0.00327	3.5	0.26907	5.5	0.58089	7.5	0.04979
1.6	0.00451	3.6	0.30199	5.6	0.55788	7.6	0.03977
1.7	0.00614	3.7	0.33589	5.7	0.53159	7.7	0.03143
1.8	0.00828	3.8	0.37031	5.8	0.50260	7.8	0.02458
1.9	0.01105	3.9	0.40474	5.9	0.47144	7.9	0.01903
2.0	0.01457	4.0	0.43863	6.0	0.43863	8.0	0.01457
2.1	0.01903	4.1	0.47144	6.1	0.40474	8.1	0.01104
2.2	0.02458	4.2	0.50260	6.2	0.37031	8.2	0.00828
2.3	0.03143	4.3	0.53159	6.3	0.35589	8.3	0.00614
2.4	0.03977	4.4	0.55788	6.4	0.30199	8.4	0.00451
2.5	0.04979	4.5	0.58099	6.5	0.26907	8.5	0.00327
2.6	0.06168	4.6	0.60052	6.6	0.23753	8.6	0.00235
2.7	0.07564	4.7	0.61609	6.7	0.20774	8.7	0.00167
2.8	0.09179	4.8	0.62742	6.8	0.17994	8.8	0.00118
2.9	0.11026	4.9	0.63431	6.9	0.15436	8.9	0.00082
3.0	0.13112	5.0	0.63662	7.0	0.13112	9.0	0.00056

（七）结果评定

根据小鼠中毒症状、死亡时间、LD_{50}，参照表 11-3-3 进行评定，判断受试物的毒性大小及毒性特征。

表 11-3-3　急性经皮毒性分级标准（WHO）

LD_{50}(mg/kg)	毒性分级	LD_{50}(mg/kg)	毒性分级
≤20	剧毒	200～2000	中毒
20～200	高毒	>2000	低毒

表 11-3-4　DDV 对大鼠急性经皮毒性试验结果

序号	剂量组（mg/kg）	剂量对数（X）	动物数	死亡数	死亡率	机率单位（y）	权重系数（W）
1							
2							
3							
4							
5							
合计	-	-		-	-	（Σy）	（ΣW）
LD_{50} =				95% 可信限 =			

五、注 意 事 项

1. 去毛时应非常小心，不要损伤皮肤以免影响皮肤的通透性。
2. 染毒后应防止动物舔食染毒部位皮肤。

六、思　考　题

1. 请列举常用的动物脱毛技术。
2. 试分析化学毒物经皮肤吸收的影响因素。

（甘　露）

第四节　小鼠骨髓细胞染色体畸变试验

一、实 验 目 的

学习动物骨髓细胞染色体标本制作，了解染色体畸变类型。

二、实 验 原 理

染色体畸变是指染色体结构和数目的异常改变。染色体结构畸变包括：染色体型和染色单体型的断裂，缺失，断片和重排（三射体，四射体或复杂结构），环状染色体（有着丝点和无着丝点），粉碎性染色体。染色体数目畸变包括整倍体性畸变（多倍体 $3n$，$4n$）和非整倍体性畸变（$2n±1/±2/±3$）。

染色体畸变分析指观察染色体形态结构和数目改变，又称为细胞遗传学实验。染色体畸变只能在细胞分裂的中期进行观察和分析，为收集足够的中期相细胞，在收获细胞前，用秋水仙素处理，以阻断微管蛋白的聚合，抑制细胞分裂时纺锤体的形成，使分裂间期和前期的细胞停留在中期相。同时细胞通过低渗，细胞核体积变大，染色体均匀散开，分散良好，避免了染色体相互交叉、重叠的现象，使每条染色体的轮廓变得清晰可辨，有利于分析。然后固定、染色，可在油镜下观察染色体数目和形态。

三、试剂和仪器

（一）实验动物

一般选用成年大、小鼠，每组 6～10 只，最好雌雄各半。

（二）器材

离心机；水浴箱；生物显微镜（具 100×物镜）；5mL 注射器；小剪刀；镊子；10mL 离心管；滴管；载玻片。

（三）试剂

1. 500mg/L 秋水仙素；0.075mol/L KCl 液；吉姆萨（Giemesa）储备液和 pH6.8 磷酸盐缓冲液；生理盐水。
2. 固定液　甲醇 3 份冰醋酸 1 份混合，临用时配。
3. 受试物　环磷酰胺。

四、操作步骤

（一）取材

实验前 24 小时，实验组动物给予 50mg/kg 环磷酰胺腹腔注射，对照组给予溶剂；处死动物前 6 小时，腹腔注射秋水仙素 4mg/kg。小鼠颈椎脱臼处死，立即取其股骨。剔去肌肉，以干净纱布擦去血污及软组织，剪去两端骨骺，用注射器 5mL 生理盐水，插入股骨腔，将骨髓冲洗入离心管中，（或用小骨钳夹碎，放入盛有 5mL 生理盐水液的小烧杯内，再用滴管轻轻吸打，使成骨髓细胞悬液，稍等数分钟，用滴管吸取悬液移入有刻度的 10mL 的离心管中），1000rpm 的速度离心 10 分钟，吸去上清液，余下约 0.5mL 液体。

（二）低渗

打散离心管中沉淀物，加入经过 37℃ 预热的 0.5% 氯化钾溶液 5mL，混匀后置于 37℃ 温箱中 15～20 分钟，然后取出以 1000rpm 离心，10 分钟，吸去上清液，余留 0.5mL。

（三）固定

向离心管中加入固定液（甲醇：冰乙酸=3：1）3mL，吹散混匀，放置15分钟。1000rpm离心5分钟，去上清。重复固定三次。在正式固定前，应先行向低渗液中加入少量固定液，进行预固定。

（四）滴片

将最后一次离心的离心管取出，去大部分上清，仅留0.2～0.5mL液体，吹起沉淀，混匀，制成细胞悬液。取预先冰冻好的玻片，滴片，每片滴加两滴细胞悬液。经火焰固定，晾干。

（五）染色

将制好干燥的标本片，用吉姆萨应用液（吉姆萨贮存1mL，加入pH6.8的磷酸缓冲液10mL稀释而成），染色15～30分钟，在细流水下冲去染色液，晾干即可供观察读片分析。

（六）阅片

在低倍镜下选择分散良好，细胞未破裂的中期分裂象，观察并记录染色体结构异常和数目异常细胞。

（七）结果分析与评价

以每只动物为观察单位，每只动物观察100个中期分裂象，计算其畸变细胞率，阴性与阳性对照组的畸变率应与所用动物的种属及有关资料相符。

实验结果的数据可用泊松分布、二相分布、Dunnet t 检验、χ^2 检验等多种统计方法分析，所得结果是相同的。各实验组畸变细胞率与阴性对照组相比较，差别有显著性意义，并有剂量反应关系，或某一剂量组呈现可重复的并有统计学意义的增加，则此受试物的小鼠骨髓染色体畸变实验阳性。

五、注意事项

1. 染毒与取样时间的设计　一般染毒一次或多次，多次更为合理。研究证明即使损伤的细胞不会积累，化学物质也需在靶器官蓄积至一定的浓度才有诱变作用。一般在末次染毒后24小时处死动物，收获细胞。

2. 剂量的设计　选择最高剂量应达最大耐受剂量或毒物的30%～80% LD_{50} 剂量。低毒物质应以最大给药量或大于人使用剂量的50～100倍。一般设3～5个剂量组，剂量跨度在 10^2 ～ 10^3 或更大。阴性对照组给予溶剂；阳性对照组给予30～50mL/kg环磷酰胺，经腹腔注射1次或2次。

3. 给药途径的选择　尽量采用受试物进入机体途径，或根据毒物的性质、研究目的而定，一般采用经口、皮、呼吸道或腹腔等。

4. 低渗是本实验的关键，控制好低渗时间，做出分散良好的染色体标本，关系到实验结果的准确性。

六、思　考　题

1. 描述染色体畸变发生的机制及常见的类型。
2. 染色体发生畸变对生物体有什么样的影响?
3. 该实验中秋水仙素的作用原理是什么?

(甘　露)

第五节　小鼠骨髓细胞微核试验

一、实 验 目 的

1. 学习骨髓液的制备和涂片方法。
2. 掌握小鼠骨髓多染红细胞(PCE)微核测定方法。

二、实 验 原 理

微核试验是一种体内试验方法,是用于染色体损伤和干扰细胞有丝分裂的化学毒物的快速监测方法。微核是细胞内染色体断裂或纺锤丝受影响而在细胞有丝分裂后期滞留在细胞核外的遗传物,大小相当于细胞直径的1/20～1/5,呈圆形或杏仁状,染色与细胞核一致,在间期细胞中可以出现一个或多个。微核可以出现在多种细胞中,但在有核细胞中较难与正常核的分叶及核突出物相区别。

多染红细胞(PCE)是分裂后期的红细胞由幼年发展为成熟红细胞的一个阶段,此时红细胞的主核已排出,因胞质内含有核糖体,Giemsa染色呈灰蓝色,成熟红细胞的核糖体已消失,被染成淡橘红色。骨髓中多染红细胞数量充足,由于无核,极易观察到微核,因此,骨髓中多染红细胞成为微核试验的首选细胞群。

三、试剂和仪器

(一) 试剂

甲醇(分析纯);小牛血清;生理盐水;Giemsa染液;mg/mL环磷酰胺。

(二) 器材

台式离心机;带油镜头显微镜;定时钟;细胞计数器;玻璃染色缸;手术刀;手术剪;无齿镊;小型弯止血钳;干净纱布;刻度离心管;带橡皮头吸管;晾片架;玻璃蜡笔;1mL注射器及针头;载玻片及推片。

四、操作步骤

(一)染毒

染毒原则如下:

1. 动物选择　一般选择 7～12 周龄小鼠,体重 20g 左右。每组小鼠数量 10 只,雌、雄各半。

2. 染毒途径　尽量采取和人体接触化学毒物相同的途径。

3. 染毒次数及取样时间　化学毒物需要在靶器官内蓄积至一定的浓度才具有致突作用。不同化学毒物诱发微核出现的高峰时间不尽相同,波动范围可以达到 24～72 小时。因此一般采用多次染毒的方法。其中以 4 次染毒比较方便合理,即每天染毒一次,连续 4 天,第 5 天取样。这样,取样一次就能覆盖 24～72 小时高峰,如果高峰延迟到 96 小时也不会漏掉。也可采用连续 2 天染毒,末次染毒后 6h 取样。

4. 剂量选择　受试化学毒物的最大剂量除受溶解度大小所限外,应达到最大耐受量。也可根据受试化学毒物的 LD_{50},以 1/2 LD_{50} 为最大剂量。一般情况下,应设 3～5 个或更多剂量组,剂量覆盖的范围要达到三个数量级以上。同时还应设阳性对照组和阴性对照组。阳性对照组可用环磷酰胺(50～100mg/kg)或丝裂霉素 C(10mg/kg)腹腔注射一次到二次。阴性对照组使用等体积生理盐水。

(二)骨髓液的制备和涂片

实验动物最后一次染毒后,按确定的时间将小鼠颈椎脱臼处死后,剪取一侧股骨,剔净肌肉,用纱布擦掉附在股骨上的血液和肌肉,剪掉股骨头,露出骨髓腔。用带 7 号针头的注射器吸取小牛血清 1mL,插入骨髓腔内少许,将骨髓冲入离心管内。然后,用吸管轻轻抽吸,离散骨髓团块,使成均匀混悬液。将骨髓混悬液以 1000rpm 离心 5 分钟,用吸管吸去上清液。用吸管尖端混匀沉淀物滴于载玻片的一端,推片,在空气中晾干。

(三)固定

将制好的骨髓涂片放入甲醇液中固定 5～10 分钟,在空气中晾干。

(四)染色

骨髓涂片固定后放入 Giemsa 染液 15～20 分钟,然后用蒸馏水洗掉玻片上的染色液,晾干。

(五)观察计数

先在低倍镜下进行观察,选择分布均匀,染色较好的区域,再在油镜下观察计数。PCE 细胞呈灰蓝色,正染红细胞(NCE normalchromatic erythrocyte)呈橘黄色。细胞中含有的微核多数呈圆形,边缘光滑整齐,嗜色性与核质一致,呈紫红色或蓝紫色。一个细胞内可出现一个或多个微核。计数 1000 个 PCE 细胞中含有微核的 PCE 数,并且计数 200 个细胞中 PCE 与 NCE 的比值。

（六）结果分析与评价

每只动物为一观察单位。每组的雌、雄动物分别计算微核 PCE 的均值。雌、雄动物之间无明显的性别差异时可合并计算结果，否则应分别进行计算。

正常 PCE/NCE 比值约为 1（正常范围为 0.6 ~ 1.2）。如比值小于 0.1，表示 PCE 形成受到严重抑制；如比值小于 0.05，表示受试物化学毒物的剂量过大，试验结果不可靠。

五、注意事项

1. 取材时，股骨数量尽量多，冲洗至股骨变白。
2. 制片时，离心后不要晃动细胞，防止吸掉上清时将骨髓细胞吸走；载玻片做好正反面标记，防止涂面朝下。
3. 固定前充分晾干，防止细胞脱片。
4. 蒸馏水洗玻片时注意勿洗掉细胞。

六、思　考　题

1. 微核形成的原因是什么？
2. 在小鼠骨髓微核试验中，往往连续多次染毒，且染毒间隔时间为 24h，原因是什么？

（甘　露）

第十二章　电离辐射的探测及防护

第一节　电离辐射的穿透性能

一、实验目的

1. 了解不同的电离辐射在不同物质中的穿透性能。
2. 观察不同物质对电离辐射的削弱能力。

二、实验原理

电离辐射的穿透能力与电离辐射种类、所带电荷多少及能量大小有关。同等能量的射线,所带电荷越多,穿透能力越弱;质量越大,穿透能力也越弱。同时,不同原子序数、密度的物质对同一电离辐射也具有不同的削弱作用。

三、器　　材

ZC-201 型放射性沾染测量仪,不同类型的放射源,纸张、木片、有机玻璃、铝片、铅片等。

四、方法和步骤

(一) ZC-201 型放射性沾染测量仪的使用

1. ZC-201 型放射性沾染测量仪主要构造　ZC-201 型放射性沾染测量仪由探头、操纵箱和专用铅室组成(图 12-1-1)。操纵箱面板内容(图 12-1-2)。

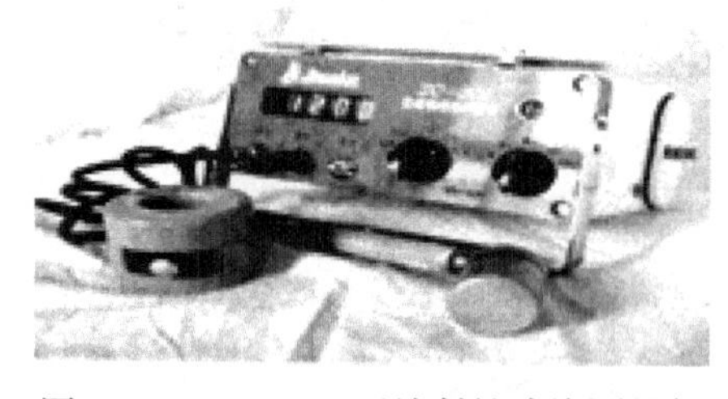

图 12-1-1　ZC-201 型放射性沾染测量仪

2. ZC-201 型放射性沾染测量仪用途

(1) 用于测量进入放射沾染区人员生物样品的放射性。

(2) 测量物体表面放射性沾染程度。

(3) 用于平、战时实验室放射性测量。

3. ZC-201 型放射性沾染测量仪的调试(图 12-1-1)。

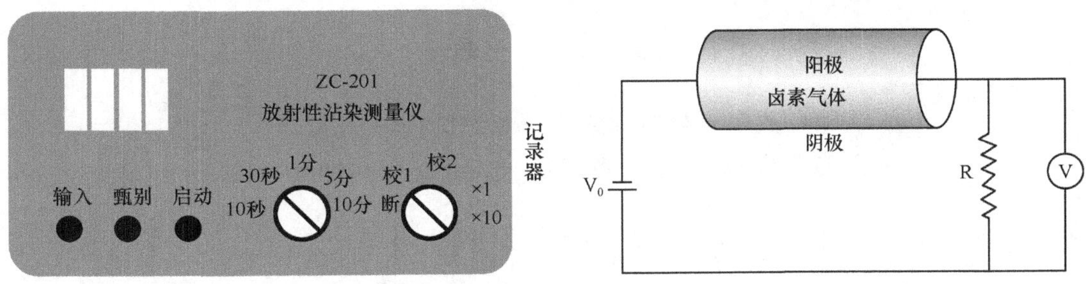

图 12-1-2　ZC-201 型放射性沾染测量仪面板示意图　图 12-1-3　ZC-201 型放射性沾染测量仪工作原理简图

（1）将转换开关置于“断”位，安装电池和接电源线。

（2）将探头安装至面板上的“输入”插座。

（3）将转换开关旋转到“检 1”位置，然后逐档转化“定时”旋钮和按动“启动”按钮，数码管应按顺序进行显示。

（4）将转换开关旋转到“检 2”位置，依同法逐档转换“定时”旋钮和按“启动”按钮进行检验。

4. 测量　按“启动”进行测量。

5. 注意事项　勿旋动“甄别”旋钮。若使用电池作电源时，仪器长期不用，必须将电池取出，以免电池腐烂，锈蚀仪器。

（二）α 射线穿透力实验

1. 测天然本底辐射量　距实验台 15cm 处测量天然放射性辐射量，时间为 1 分钟。

2. 测 α 放射源的放射性　将一 α 放射源放置在探头窗口位置，测量 1 分钟，重复 3 次，取平均数，并扣除本底的计数。

3. 屏蔽实验　用一张纸挡住放射源，测量 3 次，并计数平均数。

（三）β 射线穿透力实验

1. 测天然本底的辐射量　将探头放入铅室的中央小孔内，在不放置放射源的情况下，测量辐射计数。

2. 测 β 放射源的放射性　将 β 源放置在铅室的小抽屉内，用探头测量其计数率，测量 1 分钟，重复 3 次，取平均数。

3. 屏蔽实验　将放射源的上方放置一个同等大小的木片、有机玻璃片后进行测量，并求得各自的净计数率。

（四）γ 射线穿透力实验

1. 测天然本底的辐射量　在距离实验台 15cm 的位置，测量天然放射性的辐射量，测量时间为 1 分钟。

2. 测 γ 放射源放射性　取 γ 放射源一枚放置在计数盘内，在距台面 15cm 处测量 γ 放射源计数率，测量 1 分钟。将所得计数率减去天然本底的计数率，则为 γ 放射源净计数率。

3. 屏蔽实验　分别在源和探头之间叠加木片、有机玻璃片和铅片，并分别测不同情况下的净计数率。

五、结　　果

净计数率 = 样本计数率 － 自然(本底)计数率

计数率(cpm) = 总计数(次) ÷ 总测量时间(min) Ã

六、讨　　论

电离辐射的穿透能力受哪些因素的影响？不同物质的穿透能力是否一样？

(周美娟)

第二节　小鼠γ射线照射后尿中牛磺酸排出量测定

一、实验目的

1. 掌握电离辐射对有机体蛋白质代谢的影响。
2. 熟悉比色法测定蛋白质浓度的实验原理。

二、实验原理

辐射对有机体不同蛋白质代谢的影响比较复杂，有些表现为下降，有些无明显表现，有些甚至表现为升高。尽管如此，蛋白质代谢从总量上来说，还是体现为分解代谢加速，合成代谢抑制的情况。蛋白质分解代谢过程中含硫氨基酸(如半胱氨酸)会氧化形成牛磺酸后从尿中排出，从而使尿液中牛磺酸排出量增加。

尿样用氢型阳离子交换树脂处理，除去样品中大部分氨基酸，但牛磺酸不被吸附，滤液与二硝基氟苯(FDNB)作用后生成黄色衍生物，比色测定。

$CHSH-CHNH_2-COOH$ (半胱氨酸) $\xrightarrow{+O_2}$ $CH_2SO_2H-CHNH_2-COOH$ (半胱亚磺酸) $\xrightarrow{-CO_2}$ $CH_2SO_2H-CHNH_2$ (亚牛磺酸)

半胱亚磺酸 $\downarrow +O_2$　　亚牛磺酸 $\downarrow +O_2$

$CH_2SO_3H-CHNH_2-COOH$ (半胱磺酸) $\xrightarrow{-CO_2}$ $CH_2SO_3H-CH_2NH_2$ (牛磺酸) + $F-C_6H_3(NO_2)_2$ (FDNB)

$\xrightarrow{PH_9}$ $CH_2SO_3H-CH_2NH-C_6H_3(NO_2)_2$

DNP-牛磺酸

三、动物、试剂与器材

（一）动物

20g 左右成年雄性小鼠数只，随机分为^{60}Co γ 射线照射组和不受 γ 射线照射的正常组，并标记。

（二）试剂

1. 氢型磺酸型离子交换树脂　732 型苯乙烯型强酸性阳离子交换树脂，粒度 60～100 目。取钠式树脂 200g，用 4NHCl 600mL 浸泡 2 小时，用蒸馏水洗至中性。室温晾干或在 60℃以下烘干。用过的树脂可用同法回收。

2. 0.1mol/L 硼酸缓冲液 pH10.0　硼酸钠（$Na_2B_4O_7 \cdot 10H_2O$）19.0g 加水 300mL 溶解，用 50% NaOH 调节 pH10.0，用水稀释至 500mL。

3. 二硝基氟苯溶液　2,4-二硝基氟苯（FDNB）0.65mL 溶于丙酮 50mL 中。冰箱内冷藏可保存二个月以上。

4. 1mol/L HCl 溶液。

5. 牛磺酸标准液　牛磺酸 10mg 溶解于去离子水中，并定容至 250mL（40μg/mL）。

6. 氯仿（$CHCl_3$）。

（三）器材

722 型分光光度计；恒温水浴锅；台式离心机；10mL 带塞试管；20mL 试管；吸管；洗耳球。

四、方法和步骤

（一）样品收集

将经过^{60}Co γ 射线照射与不照射的小鼠分别放在代谢笼内禁食给水，收集 24 小时尿液。

（二）样品测定

1. 测量尿体积，1 000rpm 离心 3 分钟后吸出上清。

2. 吸取尿液 1mL 置于 10mL 带塞试管中，加水 4mL 进行稀释。

3. 往试管中加树脂 2g，充分振摇 5 分钟后 3000rpm 离心 2 分钟。

4. 吸上清液 1mL，置 20mL 试管中，依次加入硼酸缓冲液 1mL，FDNB 溶液 0.1mL，充分摇匀后，于 56℃水浴中水浴 15 分钟。

5. 依次往试管中加入 1mol/L HCl 1mL 和蒸馏水（H_2O）5mL。

6. 加 $CHCl_3$ 5mL 振摇 1 分钟，静置待分层（即用 $CHCl_3$ 除去过剩的 FDNB 及 DHP—氨基酸）。

7. 用滴管吸取上清液于分光光度计中在波长 420nm 处进行比色测定。

（三）标准与空白

1. 标准管　牛磺酸标准液 1mL，按样品测定步骤 4 ~7 进行。
2. 空白管　吸水 1mL，按样品测定步骤 4 ~7 进行。

（四）计算

1. 牛磺酸排出量

$$\frac{\text{样品读数}}{\text{标准品读数}}\times 40\times \text{尿稀释倍数}\times 24\ \text{小时尿总体积}\times 10^{-3}=\text{牛磺酸(mg)}/24\ \text{小时尿}$$

2. 各组将试验结果记入表 12-2-1 中。

表 12-2-1　小鼠 γ 线照射后 24 小时尿中牛磺酸排出量

试验组	对照鼠	照射鼠
均值		

五、思 考 题

1. 为何要将过剩的 FDNB 及 DHP—氨基酸去除？
2. 机体受照射后，体内能量代谢和物质代谢发生哪些变化？对机体有何影响？

（周美娟）

第三节　^{131}I 体内分布和稳定性碘阻抑 ^{131}I 在甲状腺蓄积

一、实 验 目 的

1. 熟悉放射性核素碘在体内的选择性分布的特点。
2. 观察稳定性碘阻抑甲状腺蓄积放射性碘的效果。

二、实 验 原 理

核爆炸或核电站事故早期落下灰中，放射性碘所占份额较高，它可经消化道，呼吸道和伤口进入人体。吸收入血的放射性碘，参与体内稳定性碘代谢，绝大部分蓄积于体积很小的甲状腺中参与甲状腺素合成代谢，使甲状腺受到较持久照射，引起甲状腺辐射损伤。

实验证明,若在摄入早期落下灰前口服稳定性碘制剂如碘化钾片,则可阻抑甲状腺蓄积放射性碘,因而对甲状腺损伤能起到有效的预防作用。目前,服用碘化钾预防放射性碘对甲状腺的损伤,已为各国广泛采用。

三、器材和药物

ZC-201 型放射性沾染测量仪;$Na^{131}I$ 溶液(放射性浓度约 $3.7\times10^4 Bq/mL$);0.1% 碘化钾溶液;生理盐水;1mL 注射器;4 号和 5 号针头;普通手术剪和虹膜剪;普通镊子和虹膜镊子;小弯盘;小鼠解剖台;棉球和吸水纸;塑料计数碟等。

四、方法和步骤

(一) ZC-201 型放射性沾染测量仪的使用

具体内容见本章第一节。

(二) 小鼠注射药物和放射性测量

1. 动物　每组 20g 左右小鼠 2 只,雌雄不限,对其进行标记,分为预防鼠和对照鼠。

2. 注射药物　按表 12-3-1 所列内容,分别给预防鼠和对照鼠注射药物。注意:注射碘化钾和生理盐水的注射器不能混用,对照鼠不能接触碘化钾。

表 12-3-1　小鼠给药方法

药物	注射部位	给药量(mL)	
		预防鼠	对照鼠
0.1% 碘化钾	腹腔	0.2	-
生理盐水	腹腔	-	0.2
$Na^{131}I$ 溶液($3.7\times10^4 Bq/mL$)	皮下	0.2	0.2

3. 解剖取样　注射完药物后 1 小时左右,用颈椎脱臼法处死小鼠,分别取出下列样品:

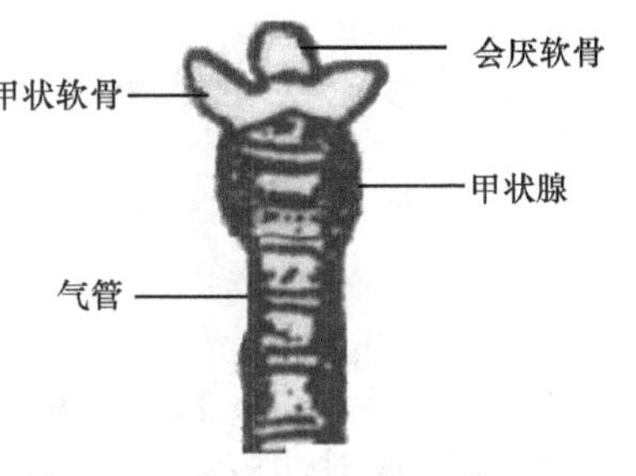

图 12-3-1　小鼠呼吸器官腹面图

(1) 取两鼠甲状腺样品:将两鼠取仰卧位,分别用图钉将小鼠四肢和上唇固定在鼠解剖台上,用蒸馏水湿润局部皮肤后正中剪开颈部皮肤,分离颌下腺和颈部肌肉,暴露气管及喉。在喉下方的气管两侧,可见 1 对暗红色的椭圆形甲状腺(图 12-3-1)。在充分分离气管腹面和两侧肌肉(必要时可剪断)以后,自喉之上端至喉下 0.5cm 处剪下附着甲状腺的气管。用吸水纸吸干血液后,用虹膜剪将喉及气管矢状剪开。取 2 只计数碟,先测量本底,然后将两鼠已剪开的两片气管,剖面朝下,甲状腺朝上,分别置于 2 只计数碟的中央,待测。

(2) 取对照鼠的肌肉和肝脏样品:另取2只计数碟,先测量本底。剪取对照鼠颈部肌肉1小块(约2粒米大小),用吸水纸吸干表面血液,放于1只计数碟中央,待测。

剖开对照鼠腹腔,剪取肝脏1小块(大小与肌肉相似)用吸水纸吸干表面血液,放于另1只计数碟内,待测。

4. 测样品放射性　将各放射性样品,分别送入铅室小抽屉内测量放射性,每个样品测量3~5分钟,读数取每分钟计数率(counts per minute,cpm)并记录。

五、结果和讨论

(一) 将测得的样品计数率(cpm)分别记入下列表中

1. 对照小鼠甲状腺、肌肉和肝脏样品放射性比较(表12-3-2)。

表12-3-2　对照小鼠甲状腺、肌肉、肝脏放射性测量结果

计数率(cpm)	甲状腺	肌肉	肝脏
计数碟本底			
样品计数率			
样品净计数率			

2. 对照鼠和预防鼠甲状腺放射性比较(表12-3-3)。

表12-3-3　两鼠甲状腺放射性测量结果

组别	计数率(cpm)			阻抑率(%)
	本底	甲状腺	净计数率	

阻抑率计算方法:$阻抑率(\%)=\frac{对照鼠净计数率-预防鼠净计数率}{对照鼠净计数率}\times100\%$

(二) 讨论所得结果

六、思考题

1. 核爆炸早期落下灰的危害核素有哪些?主要危害哪些器官?防治措施有哪些?
2. 阐述放射性核素在体内的分布规律。

(周美娟)

第四节 动物受照后脾DNA含量变化的测定

一、实验目的

1. 掌握电离辐射对核酸代谢的影响。
2. 熟悉二苯胺显色法测定DNA含量的方法。

二、实验原理

细胞的核酸代谢对辐射很敏感，特别是DNA，受亚致死剂量或致死剂量的射线照射后的小鼠，其骨髓、小肠及脾脏等组织中DNA由于其分解代谢加强，合成代谢抑制，进而表现为DNA含量的显著下降。

DNA中2-脱氧核糖在酸性环境中可与二苯胺反应形成一种蓝色物质，在595nm处有最大吸收峰。在一定范围内，测量液中DNA的浓度与其吸收光能量的大小成正比。

三、器材、试剂与动物

（一）动物

20g左右NIH雄性小鼠20只，分为^{60}Co γ射线6.0Gy照射组和正常对照组，每组10只。

（二）试剂

1. 二苯胺试剂 1g重结晶二苯胺溶于100mL冰醋酸（AR，99%～100%）中，加入10mL过氯酸（60%以上）混匀，保存在暗处备用。临用前再加入1.0mL 16%乙醛溶液混合，所得试剂应为无色。

2. 0.01mol/L氢氧化钠溶液；120mL RPMI 1640培养液；0.1mol/L氯化钠-0.05mol/L柠檬酸钠溶液；重蒸馏水。

（三）器材

电子天平（分度值0.1mg）；分光光度计；超声波粉碎机或玻璃匀浆器；恒温水浴锅；眼科镊；眼科剪；鼠解剖台；方盘；蜡光纸；吸水纸；10mL试管（口径应大于1.5cm）及试管架；5mL和2mL吸管；洗耳球；蜡笔等。

四、方法与步骤

（一）照射小鼠

^{60}Co γ射线照射实验鼠，照射剂量为6.0Gy，对照鼠为假照射。

（二）脾组织样本制备

照后 24 小时采用颈椎脱臼法处死照射鼠与对照鼠，并取俯卧位固定于鼠解剖台上，剪开背腹左侧皮肤和肌肉，用镊子分离并取出脾脏，剪去周围结缔组织，注意观察比较照射鼠与对照鼠脾脏的大体差别。从脾脏中部剪下部分脾组织（质量应小于 25mg）称重，再将脾组织块剪碎，置于盛有 0.01mol/L 5mL 氢氧化钠的匀浆器内，研磨脾组织成为匀浆（注意：操作手法应特别小心，用力勿过猛，防止将管壁或管底捅破）。

（三）骨髓细胞悬液制备

剪开小鼠一侧后肢骨附近的皮肤，分离股骨周围肌肉，从股骨大转子和髌骨处截断并取出完整股骨，以消毒纱布擦拭去除股骨上附着的肌肉，然后剪断股骨头和股骨的胫骨端，用注射器套上 6 号针头吸取 5mL RPMI1640 培养液冲出全部股骨骨髓，再经 4 号针头过滤制成单细胞悬液。取细胞悬液 20μL 加到 0.38mL 白细胞稀释液中（稀释 20 倍），混匀后滴在血细胞计数板上，计数每 mL 的细胞数，计算公式为：

每 mL 的细胞数＝四大格细胞总数$\times 5\times 10^4$ 或计算出每根股骨的细胞总数。

（四）小肠组织匀浆制备

从腹腔迅速取出整个小肠（幽门括约肌至回盲部），纵行剪开，清除粪便、黏液，用玻片刮下小肠黏膜，转移至含有 3mL 0.1mol/L 氯化钠-0.05mol/L 柠檬酸钠溶液的匀浆器中，研磨成匀浆。

（五）测定组织中 DNA 的含量

取 10mL 试管若干支，编号，每管加 2mL 组织液（上清液）。另取 1 支试管，加 2mL 双蒸水作空白对照。各管再加 4mL 二苯胺试剂、混匀。置 90℃恒温水浴中保温 15 分钟，冷却后于分光光度计 595nm 处进行比色测定（先用肉眼比较各管显色程度有无差别），记录光密度值。根据事先测定并绘制的 DNA 含量标准曲线，查出相应待测液中 DNA 含量。

（六）计算组织标本中 DNA 含量及照射鼠组织标本中 DNA 减少的程度

1. 按下列公式分别计算出两组小鼠组织标本中的 DNA 含量

组织标本中 DNA 含量＝（待测液中测得的 DNA 微克数/待测液中标本的毫克数）×2.5

2. 按下列公式计算照射鼠组织标本中 DNA 减少的程度　组织标本中 DNA 减少程度（%）＝［（对照鼠 DNA 含量－照射鼠 DNA 含量）/对照鼠 DNA 含量］×100%

表 12-4-1　γ 线照射后小鼠脾 DNA 含量的变化

组别	动物数（n）	脾脏重量（mg）	光度值（OD）	查图值（μg）	样本中 DNA 含量（μg/mg）	DNA 减少程度（%）
照射鼠						
对照鼠						

表 12-4-2　γ线照射后小鼠小肠 DNA 含量的变化

组别	动物数(n)	小肠重量(mg)	光度值(OD)	查图值(μg)	样本中 DNA 含量(μg/mg)	DNA 减少程度(%)
照射鼠						
对照鼠						

表 12-4-3　γ线照射后小鼠骨髓 DNA 含量的变化

组别	动物数(n)	骨髓重量(mg)	光度值(OD)	查图值(μg)	样本中 DNA 含量(μg/mg)	DNA 减少程度(%)
照射鼠						
对照鼠						

五、结果和讨论

将实验结果填入表中并分析所得结果,用 SPSS13.0 统计软件分析处理。重点讨论电离辐射对核酸的损伤作用。

六、思　考　题

电离辐射对核酸代谢有何影响?核酸代谢改变有什么特点?

(周美娟)

第五节　环境氡的测量

一、实 验 目 的

1. 熟悉氡对人体的损伤效应。
2. 了解 RAD7 型测氡仪的工作原理和操作方法。

二、实 验 原 理

RAD7 型测氡仪采用的是静电吸附法的原理。^{222}Rn 衰变的衰变链上,释放的 α、β、γ 粒子进入 RAD7 的高压静电场后,能在电场中发生偏转,并打到 RAD7 的特定的能量窗口,RAD7 能测量从 0 ~ 10MeV 的 α 粒子,并形成 200 个计数通道,这 200 个通道组合成 8 个独立的窗口或能量范围,不同的窗口功能不同。所以该仪器能分别知道 α 贡献是来自于哪些核素,并了解其量的大小。

三、仪器和器材

RAD7 型测氡仪。

四、方法和步骤

1. 将待测房间关闭过夜。同时将 RAD7 型测氡仪进行充电，保证有足够的电能。

2. 仪器开机，调试，通过内循环回路，对仪器内部进行内净化 5 分钟。

3. 设置测量参数　按“Menu”键和“←”“→”键，进入所需子菜单，进行相应操作，设置参数包括测量模式、测量时间、循环次数等。注意：在测试中打印机请使用外接电源。

4. 按设定参数进行测量并进行数据分析。

五、结果与讨论

（一）结果

表 12-5-1　各点氡的测量情况

组别	A 地点	B 地点	C 地点
1			
2			
3			

（二）讨论

1. 氡的来源有哪些？

2. 试述 RAD7 型测氡仪的基本原理。

（周美娟）

第六节　皮肤、伤口放射性沾染的消除

一、实验目的

掌握皮肤、伤口放射性沾染的常规洗消方法。

二、实验原理

放射性物质对未采取防护措施的皮肤、伤口可造成不同程度的放射性沾染。沾染放射性物质的皮肤或伤口如不及时消除沾染，可引起沾染部位的放射性损伤，也可以因放射性核素局部吸收而引起机体的内照射放射性损伤。

对受不同量沾染的皮肤可以采用不同的除沾染方法，从而达到减少机体损伤的作用。

三、器材、药品、动物

ZC-201 型放射性沾染测量仪；鼠解剖台；手术刀剪；注射器；镊子；乳胶手套；肾形盘；烧杯；试管；腊制板；纱布；干棉球；$Na^{131}I$ 溶液；生理盐水；3%～5% 柠檬酸；乙醚；碘酒；小白鼠等。

四、方法和步骤

（一）皮肤的放射性沾染及其消除

1. 将动物用乙醚进行麻醉和脱毛　将动物放入盛有乙醚纱布的烧杯内，等麻醉小鼠麻醉成功后取出并固定在鼠解剖台上，简单固定后，用脱毛剂脱掉小鼠背部中央 $2cm^2$ 的毛，再用自来水冲洗干净。

2. 用 0. 25mL 的注射器吸取放射性 $Na^{131}I$ 溶液 0. 2mL，并滴于背部脱毛的部分，涂布均匀后，记录时间，10 分钟后，用放射性沾染测量仪对其进行放射性测量，至少测量 3 次后，取平均数。

3. 皮肤除沾染　分别用干棉球蘸取生理盐水或 3%～5% 柠檬酸分别擦洗刚被放射性碘污染的皮肤，擦洗五次以上，且每次擦洗力量要保持相对一致。洗消结束后，用放射性沾染测量仪测量皮肤的沾染强度，并分别求出生理盐水和柠檬酸液的除沾染率。

（二）伤口的放射性沾染及其消除

1. 麻醉及脱毛。

2. 人工伤口的制作　在小鼠脱毛的部位剪开皮肤，剥离肌膜层，即形成一个圆形伤口。

3. 伤口的放射性沾染及测量　用 0. 25mL 的注射器吸取放射性 $Na^{131}I$ 溶液 0. 2mL，并滴于背部伤口的位置，涂布均匀，记录时间，待 10 分钟或液体干后，用放射性沾染测量仪测量其放射性，并记录。

4. 伤口除沾染　用消毒的棉球蘸取生理盐水或 3%～5% 柠檬酸分别擦洗刚被放射性碘污染的伤口，擦洗 5 次以上，且每次擦洗力量要保持相对一致。洗消结束后，用放射性沾染测量仪测量皮肤的沾染强度，并分别求出生理盐水和柠檬酸液的除沾染率。

五、结果和讨论

（一）结果

按下述公式算出除沾染率：$除沾染率 = \left(1 - \frac{除沾染后计数率}{除沾染前计数率}\right) \times 100\%$

表 12-6-1　小鼠皮肤、伤口除沾染效果

沾染部位	洗消液	洗消前计数率	洗消后计数率	除沾染率%

（二）讨论

皮肤和伤口放射性沾染洗消的异同点。

六、思　考　题

1. 核事故或核爆炸形成的大量放射性物质对人体有何危害？
2. 放射性落下灰沾染人体有哪些消除方法？

第十三章　儿童少年发育影响因素的检测

第一节　儿童生长发育调查方案设计

生长发育调查方案的设计是通过学生自行设计调查方案，了解生长发育调查的基本过程，使学生具有一定的现场调查的组织与研究能力。

一、确定调查目的和内容

（一）调查目的

生长发育调查是用科学方法对个体或群体儿童少年生长发育状况进行观察和测量，围绕以下四类目标：①研究不同儿童少年群体生长发育特点和规律。②探索各种内外因素对生长发育的影响，从中发现主要影响因素，提出干预措施。③制定本地区儿童少年生长发育正常值或评价标准。④检验、评价学校保健措施对促进儿童少年生长发育的实际效果。

（二）调查内容

生长发育调查内容广泛，包括人体形态、功能、生理、生化、内分泌及心理、行为等多个方面。调查内容应根据调查目的选择少量有针对性、能说明生长发育状况的指标，而不是越多越好。所选指标的测定精确度应较高、准确性较好，测定技术相对简便，并能较方便地对结果进行比较和评价。常用指标主要分以下几类：形态指标、功能指标、素质指标、心理指标。根据调查目的选定调查内容与测量指标。

二、确定调查对象和抽样方法

（一）调查对象

根据调查目的选择调查对象。若需通过调查获得某地区儿童少年的生长发育正常值，应注意在该地区内选择具有代表性、社会经济状况处于中等水平的普通中小学校学生为对象，而不应选择如舞蹈学校、少年体校等条件特殊的学校。对象应是健康、正常的。

（二）抽样方法

主要有单纯随机抽样、系统抽样、分层抽样和整群抽样。实际应用中有时需采用多级（混合）式抽样，如全国学生体质健康调研采用的是分层整群随机抽样。考虑样本的代表性时，除需严格遵守随机抽样原则，样本数量也是重要因素。不同性别-年龄组的调查人数都应有足够数量。通常 7 岁以上可按一岁为一组，每一性别年龄组 100 人；10 ~ 18 岁属青春期，生长发育变化大，个体差异明显，故每一性别-年龄组应有 150 ~ 175 人；18 岁后每组仍需 100 人左右。7 岁前一般以初生为一组;1 ~5 个月内每月为一组;6 ~11 个月每 2 月为一组;1(满 12 个月) ~2 岁内 3 个月为一组;3 ~6 岁内以 6 个月为一组,各性别-年龄组的调查人数都应在 100 人以上;发育较快的年龄组最好保证 200 人左右。

三、确定调查方法

根据不同的调查目的,生长发育调查有多种方法。其中最基本的有三类:横断面调查、追踪性调查和半纵向调查。最常用的调查方法是横断面调查。

通过横断面调查,可在短期内获得大量资料。该调查方法规模大、时间短,需集中较多测试人员,故调查前应有周详的计划,严格的人员分工和测试程序,调查项目不宜过多。

四、拟定调查项目和调查表

根据调查指标确定调查项目,把调查项目按逻辑顺序列成表格形式供调查使用即为调查表。调查表格的设计原则是:一次一人一表;项目统一编码,便于计算机录入。项目名称要规范,准确标明度量单位;应有明确的填表说明。调查表一般由三部分组成:

1. 受检者一般情况,包括姓名、性别、出生日期、民族、住址,所在学校和班级,近期及既往健康状况,家庭社会人口学指标(父母职业、文化程度、经济收入等)。

2. 调查项目,是调查表的核心内容,包括根据调查目的确定的须调查的全部指标项目,是资料分析的主要依据。

3. 调查者项目,包括测试者姓名、调查日期等。

五、制定调查的组织计划

制定调查的组织计划包括组织领导、宣传动员群众、时间进度、调查人员培训、任务分工与联系、经费预算、调查表和宣传资料印制、器材准备等。正式调查前,应作小范围试点调查,以便检查和修改调查计划。在儿童生长发育调查中,要特别注意以下三方面问题。

(一) 检测仪器和方法

为保证检测数据准确可靠,要求测量仪器要精确,测量方法统一。正式检测前应按规定的精确度、灵敏度对所有仪器进行检修和校准。应严格要求现场测试人员按统一方法操作,测试前应对所有测试人员进行严格培训,经考核达到规范。

(二) 检测时间和季节

许多生长发育指标即使在同一天也有一定变化。如身高早晨最高,经一天活动,傍晚时身高可降低 1 ~2cm。故追踪调查时个体的前后测量时间应相对固定,如限定为上午或下午。横断面调查样本量大,一般需全天测试,应合理安排各年龄组的检测时间,尽可能将同一年龄组样本均匀分配在上、下午，减小不同年龄组因检测时间不同而造成的人为误差。安排检测时间时还应考虑季节和生活制度对生长发育的影响。如考试前后和假期前后身高、体重的增长都不同。一般以5～6月、9～10月最适宜。此时天气较暖，便于测试，而且避开了考试、假期等生活制度变化的影响，学校也便于安排现场测试工作。

（三）现场检测程序

调查现场的检查室或检查区要合理配置，有明显的标识；各检查项目按规定顺序实行流水作业，以免漏测。血压、脉搏及心肺听诊等检查项目须安排在安静条件下进行，检测前应有足够的安静休息时间。素质（尤其耐力素质）测试，通常安排在最后进行。

六、确定调查评价指标与数据统计处理方法

例如生长发育形态调查，测量项目有身高、体重等调查指标，如何利用这些调查指标来评价生长发育状况，就需要确定评价指标。如用来筛查超重和肥胖的指标-BMI指数（体重指数）评价指标。获得的评价指标数据选用何种统计方法需注明。

（叶菊风）

第二节　学习疲劳的测定

一、实习目的

1. 了解学习疲劳测定的原理。
2. 掌握学习疲劳的测定方法、评价方法。

二、实习内容

1. 短时记忆测定。
2. 明视持久度测定。
3. 闪烁光融合临界频率测定。
4. 剂量作业试验（校字法）。
5. 视觉运动反应时测定。

三、实习方法

（一）短时记忆测定

1. 原理　脑力工作能力下降而疲劳出现时，大脑皮层对信息的编码和贮存能力下降，表现为记忆量的减少和记忆时间的缩短。

2. 器材　短时记忆仪。

3. 方法　将20个在概念上无关联的词汇，以2秒钟一个单词的速度连续显示。要求受试者立即在1分钟内默写出所记住的词（不要求顺序），通过计算默对率（默写正确率）来评价短时记忆的效果。

$$默对率(\%)=\frac{默写正确的字数}{显示总字数}\times 100\%$$

4. 评价　个体工作前后结果比较，当默对率下降时可定为疲劳，但不能区分是早期疲劳还是显著疲劳；集体评价时，以疲劳发生率或平均默对率为指标。

（二）明视持久度测定

1. 原理　当大脑皮层兴奋性降低时，视觉分析功能恶化，表现为眼睛注视物体时，明视时间减少，明视持久度降低。

2. 器材　立体方块图（白色背景上"品"字形排列的三个立体方块图，边长1cm）；秒表2只。

3. 方法

（1）测定前，让受试者熟悉秒表断续计时方法。

（2）方块图置于受试者眼睛齐高处前方30～40cm处。图表面照度为100～150lx，且无眩光。

（3）主试者持另一秒表，发出"开始"口令，即计时。

（4）受试者听到口令即计时，并注视图；其中当看到倒"品"字时，立即按表暂停计时，再看到正"品"字时，又立即开始计时，如此反复。

（5）2分钟时，主试喊"停"，主试和受试者同时按停各自的表。

（6）主试表时间为注视时间，受试者表所记时间为明视时间，由此计算出明视持久度。

$$明视持久度(\%)=\frac{明视时间}{注视总时间}\times 100\%$$

4. 评价　对个体，若工作后的明视持久度较工作前下降，且超过基线值的10%，提示大脑皮层工作能力下降，疲劳出现；对群体评价时，计算疲劳发生率。

（三）闪烁光融合临界频率测定

1. 原理　当闪烁光的闪烁频率逐渐增大到一定程度时，人的眼睛便会感觉为融合光。从闪光感觉到融合感觉（或相反）变化瞬间的闪烁频率，即为闪烁光融合临界频率。大脑工作能力较低时，视分析器区的神经过程的灵活性下降，闪光融合频率值下降（疲劳）。

2. 器材　闪光融合频率仪（由观察筒和频率指示器两部分组成）。

3. 方法

（1）将被试观察筒和主试机连接起来，接通电源。

（2）令受试者双眼紧贴观测筒，观察位于视觉中央的亮点。

（3）将背景光强度、亮点强度、亮黑比（亮点强度/背景光强度）、亮点颜色都选择固定在所需位置上，然后测定亮点闪烁的临界频率。主试者与受试者对亮点颜色选择必须一致。

(4) 测定闪烁临界频率时,频率的快慢都由受试者调节。

(5) 受试者开始观察时看不到亮点闪烁,通过转动频率旋钮,到刚刚见到闪烁时立即停止转动旋钮,并向主试报告,主试记下此时显示的闪烁频率。如果开始能看到亮点在闪烁,则将频率调快到刚看起来不闪烁(融合)时立即停止调节,记录其频率。在融合点附近可以反复测试,得出平均值。

(6) 如要检测亮点不同颜色的闪烁临界频率,主试应转动光点颜色旋钮,选定一种颜色,并告诉受试者所选定的颜色;被试同时转动选色旋钮,选定同一种颜色。主试与受试者对亮点的颜色选择必须一致。

4. 评价　若工作后的临界频率值较工作前减小,即表示已出现疲劳。

(四) 剂量作业试验(校字法)

1. 原理　在限定的时间内让受试者完成指定的作业,根据其完成作业的数量和产生的错误,判断高级神经功能状态。将单位时间内完成的作业量作为工作速度指标,主要反映大脑皮质的兴奋过程;将完成作业过程中产生的错误率作为工作正确性指标,主要反映大脑皮层的内抑制过程。疲劳时高级神经活动出现障碍,完成作业的速度减慢而错误增加。因此,可根据两次(如课前和课后)的测定结果,判断是否有疲劳出现。

2. 器材　安菲莫夫校字表-8 个字母,每个频率为 150 次,共 1200 个字母(见表 13-2-1)。

表 13-2-1　剂量作业(校字法)测定表

安菲莫夫校字表

K E X H B A E B X K N X B E C K A C N E A B E C A E K N A C X K H C B K N B H E

H C B A N X K X C A X N K H X N H E C H B A H K E N X C K B N H C A N X E A N X—80

A B X K A C E H K X E H N E A B K C E K H C A E K C A B H C B K N X N H B X A B

N E H X B H N A H E C A B H E X C H N B K A X H E A H X K A N E X B C X N A C K—160

X B K N A C H E N C A H N C N B K C B A X K B E N C B K H E X K E N K E B X H C

B A H K E X K B H X C E A B K E X A N K H C E B K H N A E X H B N E X K H C N A—240

H X E N A C B A N C K B C A N C N K E X N E X C A B X K H N A C K X H N E B K H

C B X H C N C X K A N E A X B K H E N C A B K E X C A X N X H K C B K E N H E B—320

H K N E X C A K N X A B E H A N C X A B H K C B H K X E B H A E N H A K E H B X

B E C X B A K C H N X C N X H B E K C A B E K C N B A K N C H A B N E X C A H E—400

X N A K H E N B N K A X K B N C H E B E X C H K A H B C K N B H E X A N K X E C

A C X E K A X C A C K H B X H K B A H C E N K B H N X E A B K E X A B K E H C N—480

K H N A E B H X C K X E H C N A H X E X A C B A N C B N C A B C E N A X N E X A

C K B N H X C B K E H N E B H K X E N C B K A X K H N A K C X H N E B A H C B X—560

N C H B X K A H E A C B K H E N C A B K E X C A X N B H C K B K E H N E A N X E

N H B N A C X A B K N C E X K H E B H A N E H K A H E C X B E C X A B K C H N X—640

K B N C X E H C A B E N X K H C B E K B H X E N C B A K N C N A C B E N A X K H

H N C E N K A X C A H X K N C E H K B A X E K A B E X N H K B X E K H A B H B E—720

N H E K N C K H B N X C A X E K B A X N K H E B C A E K A N X B H C N X C B H A

B E N H K X C N A H K X C A B X E N A X E N C K E N C A K E H X B N C N H X C K—800

A B C E X N K A H X B E H N E A H B X E B H K C N H K C X A N A H B E X A N K C

C N X H K A C X A K E A C X B C E K E X K A H N X N A E K B X B C K H E B K N H—880

X A E X H B N K E X H C N A C K E X B H C X E H N K C B A N H A B N C B K N C X

E N C B K A H X C E K A B N E H N C A B K E X C A X K H B K B E H K N E B H E A—960

K E N H A X K C N H B X H B C X A E N K E C B X E C N X A E H B A N C K A B H N

A H B N C A X A B K N C E X K H E B H A N E H K A H E C X B E C X A B C K H N X—1040

K B N C X E H C A B E N X K H C B E K B H X E N C B A K N C N A C B E N A X K H

H N C K N K A X C A H X K N C E H K B A X E K A B E X N H K B X E K H A B H B E—1120

N H E K A C K H B N X C A X E I B A X N K H E B C A E K A N X B H C N X C B H A

B E N H K X C N A H K X C A B X E N A X E N C K E B C A K E H X B N C N H X C K—1200

总阅字数________　总应删数________　校字时间(分)________　错漏数________

错误率(%)________　工作速度________　IMC 指数________

3. 方法　校字法有简单试验法和带抑制条件试验法。简单试验时,只要求删除某一个字母,如“H”,而带抑制条件则要求受试者在规定时间内删除特定条件下所指定字母。如要求删除“A”后面的“H”,此时字母 A 为抑制条件,除 A 外,其余字母后的“H”不删。测定完毕后分别计算阅字速度、错误率和脑力工作能力指数(IMC)。具体步骤包括:

(1) 分发校字表,填好一般项目。

(2) 交代注意事项——遇到指定字母即删除;逐行查看,从左到右,不跳行,不漏行。

(3) 在听到“预备,删除…,开始”后,即开始查阅并删除。

(4) 2 分钟时发出停止的口令。

(5) 测试者在听到“停”时即停笔,并在停笔处的字母右侧划一休止符“‖”。

(6) 收取测定表,检查错漏——用异色笔将错划、漏划的字母圈起来,并将漏查的行标示出来。

4. 评价

(1) 对于漏查一行的计为一个错,且该行的所有字母不纳入总阅字数和总应删字数;将错划、漏划字母数和漏查的行数之和为错漏数。

(2) 指标

$$工作速度(个/分钟)=\frac{阅字数}{阅读时间}$$

$$错误率(\%)=\frac{错漏数}{阅字数}\times 100\%$$

$$脑力工作能力指数(IMC)=工作速度\times\frac{应删数-错漏数}{应删数}$$

(3) 评价　Ⅰ,良好,即工作后阅字速度增加,错误率降低。Ⅱ,不变,即工作后两指标均无变异。Ⅲ,早期疲劳,即工作后阅字速度减慢,或错误率增加。Ⅳ,显著疲劳,即工作后阅字速度减慢,同时错误率增加。

5. 测查次数　分析学日中脑力工作能力变化-于早读前、二节后、四节后、下午上课前、下午末节课后各测一次；分析学周的脑力工作能力，可于周一至周五的早读前各测一次。

6. 注意事项　在正式测验前，先用 A、B、C 字母进行练习，让受试者熟悉试验方式；每次测验指定的删除字母要变换（同一字母至少间隔 5 次再用）。

（五）视觉运动反应时测定

1. 原理　从机体接受刺激到产生反应的间隔时间，称反应时。反应时与大脑皮层的功能状况有密切关系。疲劳时，大脑皮层功能下降，条件反射活动受影响，表现为反应时延长、反应错误增多。反应时反映大脑皮层兴奋过程，错误率反映大脑皮层的内抑制过程。因此，视觉运动反应时测定既可测定有无疲劳出现，又可区分疲劳的不同阶段。

2. 器材　视觉运动反应时测定仪，由刺激信号显示器、按压电键、记录分析器、结果输出四部分组成。测定过程中，要求受试者将右手食指放在靠近电键的上方，注意力集中，眼睛注视信号显示器。测定有简单和复杂两种，简单测定试验只出现阳性刺激信号；复杂测定试验中即有阳性刺激信号，又有阴性刺激信号。以北大青鸟仪器设备公司生产的 SHJ-Ⅲ型视觉反应时测试仪为例，具体操作步骤为：

（1）打开电源开关（若配有打印机，需先给打印机装纸）。

（2）复位：按“复位”键，数码管显示全为零。每换一组试验都须复位一次，保证仪器正常工作。

（3）自检：按“自检”键，仪器进入自检状态。主试面板八位数码管同时依次显示 1-8；与此同时，被试面板显示屏分红、绿、黄三色逐行显示及全屏显示。循环两遍后，仪器的蜂鸣声起，数码显示器自动归零。

（4）选择实验次数，次数在 10 ~ 255 范围间任意设置。

（5）按“启动”键，开始测试。按“启动”键前，主试者须对受试者说明测试内容及要求。受试者须面对显示屏，左手握深色回答开关，右手握白色回答开关，做好回答准备。

（6）打印测试结果。每组实验结束后，按“打印”键，则打印机自动打出测试结果。

（7）实验结束，换新的受试者时，若实验内容不变，主试只需按“启动”键，测试即重新开始。如果要更换实验内容，则按“复位”键，然后重新设定实验参数。

3. 评价

（1）个体评价

1）简单反应时-以工作后的平均反应时比工作前的延长为疲劳。

2）复杂反应时-比较工作前后两项指标：平均反应时、反应错误率，一项指标恶化为早期疲劳；两项恶化为显著疲劳。

（2）群体评价：用出现疲劳的人数计算疲劳率；比较平均反应时均值的变化。

四、实 习 作 业

通过上述几种疲劳测定方法测试后，将测定结果及评价结果填入表 13-2-2。

表 13-2-2　疲劳测定结果与评价

测试方法	测定项目	工作前	工作后	评价
短时记忆法	默对词数(个)			
	显示词数(个)			
	默对率(%)			
明视持久度测定	明视时间(秒)			
	注视总时间(秒)			
	明视持久度(%)			
闪光融合临界频率	临界频率值(hz)			
校字法	单位时间内阅字数(个)			
	错漏字数(个)			
	错误率(%)			
视觉运动反应时	平均反应时(ms)			
	错误率(%)			

（叶菊风）

第三节　体育课卫生安全评价

一、实验目的

1. 通过用简易的方法测定学生运动后的心血管功能并对其评价，从而科学地指导体育课实施分组训练、提供适宜的运动负荷。

2. 掌握体育课卫生安全评价-心血管功能测量与评价的方法。

二、实验内容

体育课的卫生安全评价包括对学生心血管功能的测量与评价；体育课的运动生理负荷测定；体育课密度的测定；体育课环境设施评价等内容。本次实习课学习心血管功能的测量与评价。

三、主要器材

秒表；血压计；节拍器；台阶。

四、实验方法

（一）30 秒 20 次下蹲试验

1. 测试方法　试验前，连续测 10 秒钟脉搏（心率）3 次，有两次相同，视为安静脉搏

(P1)。令受试者在30秒钟内按节拍匀速下蹲20次,下蹲时双臂向前平举、双膝深屈、脚跟不离地,起立时双臂下垂。测运动后即刻10秒钟脉搏(P2)。休息1分钟后再测10秒钟恢复期脉搏(P3)。

2. 评定 计算负荷后脉搏上升率。负荷后脉搏上升率越小,恢复期脉搏越接近安静时的脉搏,表明心血管功能良好。上升率在70%以内,可视为心功能正常。

负荷后脉搏上升率(%)=[(P2-P1)/P1]×100%

(二)15秒钟原地快跑

1. 测试方法 先测安静时的心率、血压,然后要求受试者尽最大努力原地快跑15秒,如百米冲刺。按上法测恢复期前4分钟内的4次心率、血压。根据完成负荷后心率及血压的升降幅度、恢复时间,评价反应类型。

2. 评价

(1)正常反应型:负荷后收缩压和心率适度上升,舒张压适度下降(5~30mmHg)或保持不变。心率、血压在负荷后3~5分钟恢复到负荷前水平。

(2)紧张性增高反应型:负荷后收缩压明显升高,达180~200mmHg,舒张压也升高10~20mmHg。心率增高明显,恢复时间延长。多见于训练水平不高或初次参加训练者。

(3)紧张性不全反应型:负荷后舒张压显著下降,到0mmHg时仍可听到音响。即“无休止音”现象。有两种可能:一是“无休止音”现象保持在两分钟以上,收缩压上升不明显,心率增加明显,恢复时间明显延长,该现象说明受试者功能不良,或早期过度训练。二是“无休止音”现象负荷后第二分钟就消失,收缩压较高,说明受试者心脏收缩力较强,心率快,致使心舒期缩短,该现象见于训练有素的少年运动员在激烈比赛后的即刻状态。

(4)梯形反应型:恢复期第1分钟收缩压上升不多,第2、3分钟水平较高,以后逐渐下降。心率明显增加,舒张压上升或不变,心率和血压恢复时间明显延长。说明受试者进行体力负荷时心脏功能逐渐减弱,恢复期的第2、3分钟后,因心脏得到相对休息,收缩力又有所改善,表现为梯形上升。反映出受试者心血管功能不良,多见于过度训练的早、中期,或病后身体尚未恢复阶段。

(三)台阶试验

测试方法

(1)台阶高度选择:初中以上男生用高40cm台阶(或凳子);初中女生及小学四年级以上男女生用高35cm台阶(或凳子);小学1~3年级男女生用25cm台阶(或凳子)。

(2)测验方法:测验前测定安静时的脉搏,然后受试者做轻度准备活动,主要活动下肢关节。上下台阶的频率是30次/分,因而节拍器节律为120次/分(每上下一次动作4次)。受试者按节律完成试验,从预备姿势开始:①一只脚踏在台阶上;②踏台腿伸直成台上站立;③先踏台的脚先下地;④还原成预备姿势。用2秒上下一次的速度(节拍器的节律)连续做3分钟。做完后立刻坐在椅子上,测量运动结束后的1分钟至1分半钟、2分钟至2分半钟、3分钟至3分半钟的3次脉搏数。台阶测试仪器显示2位或1位小数。评价时对小数点后的1位小数四舍五入取整,然后评分。

(3) 评价:台阶试验是在固定时间(180 秒)内完成固定负荷(台阶高度和频度),根据心率快慢,反映心脏对运动负荷的承受能力;运动负荷越大,需要心输出量越多。在运动负荷基本相同情况下比较心功能优劣。完成同样运动负荷时,动用心输出量潜力越多,心率(脉搏)越快,指数越低,心功能水平越低;反之则越高

评定指数=[踏台上、下运动的持续时间(秒)×100]/2×(3 次测定脉搏的和)

长期进行体育锻炼者完成定量负荷时,心血管功能会出现以下特征:运动开始后能迅速动员心血管系统进行活动,以满足运动需要;运动后恢复期短,即功能变化很大,但能很快恢复到安静状态。台阶试验与体重关系密切,即:体重负荷大者心脏负荷也大,心率恢复相对较慢,所以,台阶试验指数随年龄增长而减少,小学生的指数通常高于大中学生。

(4) 注意事项:①心脏有病的不能测试。②严格按(节拍器)规定节奏进行。受试者跟不上节奏时应及时提醒,若受试者三次跟不上节奏应停止测试,以免发生伤害事故。③受试者不能自己测量脉搏。④若受试者不能完成 3 分钟负荷运动,以实际上下台阶的持续时间进行计算。

(叶菊风)

第四节　教室卫生的监测方法

一、目　　的

为保证教室在建筑和设备方面符合卫生学要求,促进儿童少年的良好发育和身心健康,应根据国家有关法规和卫生标准,对新、改、扩建学校的教室进行预防性监督,并对现正使用的教室进行经常性卫生监测和评价。教室卫生监测要求在全面调查基础上,重点调查采光照明及课桌椅状况。

二、调 查 内 容

(一) 一般状况

1. 容纳学生的年级别和人数,教室楼层、方位和毗邻位置,长、宽、高,人均面积和容积。
2. 门窗数和门窗结构(材料),双层或单层窗。
3. 黑板材料及长、宽,黑板下缘距地面高度,黑板颜色及反光状况,前排桌至黑板距离。
4. 教室的其他设备(清洁柜、挂衣钩等)。
5. 教室的通风换气和采暖设备状况。
6. 室内空气中 CO_2 含量及微小气候的检测结果等。

(二) 自然采光

1. 教室朝向(主要采光窗方向),采光方式(单侧、双侧、左侧、右侧采光)。
2. 窗台高度,窗上缘至地面高度,窗上缘至天棚距离,窗间墙宽,窗与前、后墙距离。

3. 室深系数，玻地面积比，投射角与开角，玻璃清洁状况。

4. 窗外遮挡情况（树木、建筑物和间距）。

5. 墙壁和天棚颜色及反射系数，墙裙高度和颜色。有无纱窗和窗帘。

6. 课桌面和黑板面照度（最大、最小、平均），均匀度（最小照度/平均照度）。

7. 教室课桌面上的最低采光系数（注明测量照度时的时间和天气状况）。

（三）人工照明

1. 教室灯和灯具种类、数量及配置情况（纵向或横向排列、灯间距、灯墙距、悬挂高度）。

2. 每个灯的功率及总功率，平均每平方米功率，黑板局部照明的设置情况。

3. 灯的安装时间及使用状况，是否需清拭或更换。

4. 课桌面和黑板面的照度（最大、最小、平均）和照度均匀度；黑板、课桌面的反射系数（注明测照度的时间和电压等）。

（四）课桌椅

1. 课桌椅型式（单人或双人，连式或分离式）、颜色、材料结构。

2. 课桌的长、宽和桌面（平面或斜坡，能否翻转），课桌椅排列情况，桌列间距，桌墙间距（与侧墙、后墙）。

3. 水平观察角和垂直视角。

4. 屉箱设置情况（封闭或揭盖式），桌下空区及踏板。

5. 各套课桌椅的桌高、椅高和桌椅高差（记录数据或号数），就座学生的身高（号数）等。

三、采光照明几项卫生指标测量方法

（一）投射角和开角测量

一般选择室内离窗最远一排座位，先用皮尺测出距离，再以三角函数法计算角度数，或用测角器直接测量，所得数据即为教室的投射角和开角的最小值。

1. 三角函数法

（1）投射角：从欲测点 O 引出甲、乙两线，甲线通过窗上缘相交于 A 点，乙线为从 O 点引向窗侧的水平线，与窗玻璃或墙相交于 B 点，∠AOB 为投射角（图 13-4-1）。用皮尺分别测量 AB 和 BO 线长度，按三角正切法，求∠AOB 值。假设 AB＝2.6m，BO＝5.5m 则 tan∠AOB＝AB/BO＝2.6/5.5＝0.47。查三角函数正切表（表 13-4-1），0.47 为 25°，则该教室课桌面上的最小投射角为 25°。

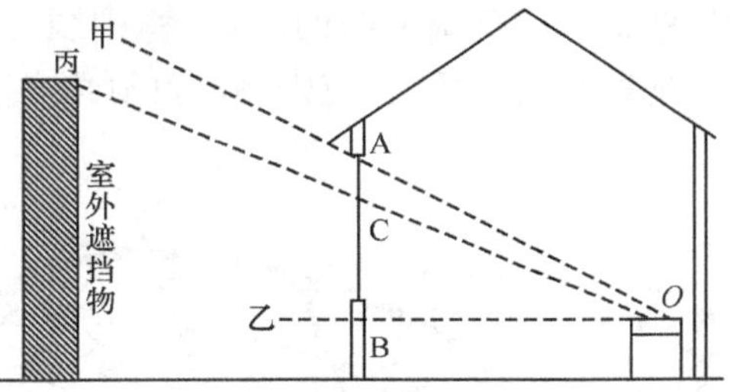

图 13-4-1　教室的投射角和开角的测量（三角函数法）

表 13-4-1 三角函数正切表

正切	角度	正切	角度	正切	角度
0.017	1	0.287	16	0.601	31
0.035	2	0.306	17	0.625	32
0.052	3	0.325	18	0.649	33
0.070	4	0.344	19	0.675	34
0.087	5	0.364	20	0.700	35
0.105	6	0.384	21	0.727	36
0.123	7	0.404	22	0.754	37
0.141	8	0.424	23	0.781	38
0.158	9	0.445	24	0.810	39
0.176	10	0.466	25	0.839	40
0.194	11	0.488	26	0.869	41
0.213	12	0.510	27	0.900	42
0.231	13	0.523	28	0.933	43
0.249	14	0.554	29	0.966	44
0.268	15	0.577	30	1.000	45

(2) 开角:从 O 点向窗外最近建筑物(或遮挡物)顶部方向引丙线,与窗玻璃相交于 C 点,∠AOC 即为开角。测量 CB 线的长度,按三角函数正切法,先求出∠COB 值;∠AOB 与∠COB 值相减即得开角(∠AOC)值。设 CB=2.0m BO=5.5m,则 tan∠COB=CB/BO=2.0/5.5=0.36。查三角函数正切表,∠COB 为 20°,所以∠AOC=∠AOB-∠COB=25°-20°=5°,即该教室课桌面上的最小开角是 5°。

2. 反射镜测量法 应用光反射定律和平面镜的物像对称原理,可自制测角计测量教室的投射角和开角度数。反射镜测角计制作方法是:取大小约 8cm×16cm 的木板,上贴同样大小平面镜一块;平面镜中部划一横线为中线。木板侧面垂直安装量角器,圆心固定在平面镜中线垂直位上。以半圆仪的圆心为轴,安一细铁丝作指针,前部弯成 90°伸展到镜面上,使指针的投影与镜面中线相平行(图 13-4-2)。测量时,将反射镜测角计平放在离窗最远桌面上,镜的长轴对向窗户,测量者面对窗,从反射镜中看玻璃上缘的倒影,移动头部至看到窗上缘倒影与反射镜中线重合为止;用手轻轻拨动半圆仪上的指针,使这个横架在镜上的金属线倒影与玻璃上缘的倒影、镜中线三者重合在一起;此时指针上所示度数为投射角。用反射镜测量开角时,应先测出投射角之度数。当指针横架于镜上的金属线倒影与窗外遮挡物顶部的倒影、镜中线三者重合时,指针所示度数即为投射角(图 13-4-1 中的∠AOB)。用投射角的度数减去∠COB 之度数可得开角。

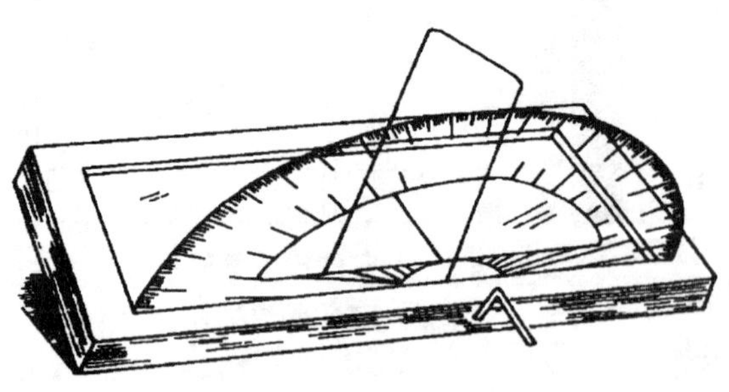
图 13-4-2 反射镜测角计

(二) 玻地面积比的测量和计算

用尺测量并计算教室中直接透光的窗和门玻璃面积。它与地面面积的比即玻地面积比。如某教室透光玻璃总面积 8.5m^2，地面面积 54.0m^2，则玻地面积比 = 8.5/54.0 = 1/6.4，故该教室玻地面积比为 1∶6.4。审查学校建筑设计图纸时，往往只能计算出窗洞面积而不易计算玻璃面积。有的教室的窗框、窗棂可占全窗户面积的 30%～35%，木窗框甚至可占 50%。窗户越小，木框遮光面积越大。此时可用近似方法计算：木窗、钢窗的实际透光面积分别占窗洞面积的 65% 和 80%。

（三）采光系数的测量

采光系数指室内工作面（课桌面或黑板面）一点的照度与同时开阔天空散射光（全阴天）的水平照度的比值，即：采光系数 =（室内照度/室外照度）×100%

中小学教室采光照明卫生标准规定，以最小采光系数作为评价教室采光状况的客观指标。测量时关掉人工照明，选择光线最差的一个桌面上测量室内照度，同时测室外照度。若仅有一台照度计，可在测定室内照度的前后各测一次室外照度，取二者均值为室外照度值，以减少室外照度迅速变化所造成的误差。

（四）反射系数的测量

室内各表面反射系数可通过测量表面照度和反射照度，而计算获得。测量应选不受直接光影响的位置。如测墙壁表面反射系数时，以后墙离地面 1.2～1.5m 高的位置为测量点，将照度计接收器贴在被测表面上，测出其入射照度 E_R，然后将接收器感光面对准墙壁表面原来位置，逐渐远离墙壁，待照度计值稳定后读取反射照度 E_f，即可按下式求反射系数 ρ：

$$\rho=\frac{E_f}{E_R}\times 100\%$$

一般每个被测表面选 3～5 个测点，取其平均值作为该测面的反射系数。

（五）亮度测量

亮度指教室窗、墙、顶棚、室内设施和课桌面等表面的亮度，可用间接或直接法测量。直接法可用亮度计直接测量，间接测量法可通过测量照度来计算表面亮度。漫反射的表面亮度 L，可由下式计算：

$$L=E\cdot\rho/\pi \quad （单位：cd/m^2）$$

式中：

E——表面照度；

ρ——表面反射系数（%）；

π——圆周率。

（六）照度测量

1. 选定照度测点　按有关标准（GB5699-85，GB5700-85）要求选定教室内的照度测量点。室内工作面测点高度一般为 0.7m 高的水平面，小学可适当降低。通道可取距地面 15cm 高的水平面。

（1）纵横线交叉布点：测自然采光的室内照度时，先从采光窗和窗间墙的中点划数条平行横线，再按室宽在分别距内、外墙各 50cm 处的横线段内划 4 等分纵向平行直线，取各纵横交叉处的 30 或 25 个点(最后排 5 点不测)进行测量。测人工照明的照度时，按室内灯的布置分别在灯下和灯间划若干条横向、纵向平行线，取各纵横交叉处的数十个点作为人工照明测点。

(2) 等距布点：在室内划横向和纵向平行线各若干条，每条平行线的间隔均为 1m。在纵横交叉处可有数十个点，以此作为采光或照明的测点。

(3) 自行选点：可根据课桌椅的配置，选取均匀分布的 9、12、16 或 20 个点。测量黑板面照度时，可在黑板中横线上取左、中、右 3 点，左右各距黑板有效边缘 30cm；也可在上下左右各距黑板边缘 10cm 的横、纵向各取 5 点和 3 点(共 15 点)测量。

2. 照度计的使用　照度计是一种利用光敏半导体元件的物理光电现象制成的测光仪器，由受光元件(硒或硅光电池)和电流表组成。外来光线射到硒(或硅)光电池后，光电池即将光能转为电能，通过电流表显示出光的照度值，以 lx 为单位。照度计正确使用步骤是：

(1) 校正“0”点，熟悉电流表的读数范围和方法；如已加滤光罩，应将测量结果乘 100 得实测照度值。

(2) 测量时将光电系统的手柄插头插入电流表插孔内，光电池加滤光罩后放在欲测位置，打开电流表开关，指针稳定后读数；若电流计指针不动或偏转小，可能是测量处实际照度不足，可摘掉滤光罩再测。

(3) 测量完毕，将电流表开关拨回“关”处，取下插头，光电池盖上滤光罩，妥当放置。注意遵守以下事项：①测量前先将光电池式照度计的接受器曝光 2 分钟后再开始。②测人工照明时，先点燃白炽灯 5 分钟(荧光灯 15 分钟)，待光源的光输出稳定后测量。③各测点取 2～3 次读数的平均值，提高准确性。④先用大的量程档数，然后根据指示值大小逐步下调到适当档数。原则上不允许在某档满量程的 1/10 范围内测定。⑤照度计在运输或携带中应避免震动；放置环境要干燥，无腐蚀性气体，周围无强大磁场；不得用湿布擦拭电流表有机玻璃罩，也不要用力揩拭，以防引起静电效应。⑥每年校正一次照度计。

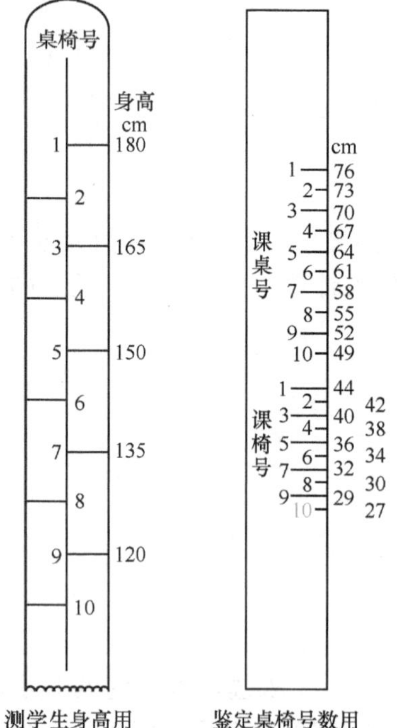

图 13-4-3　学生身高及课桌椅型号鉴定尺

四、课桌椅测量及评价

(一) 课桌椅的型号鉴定

在课桌椅调查中，用特制的专门用来鉴定课桌椅号数的折尺(图 13-4-3)来测量。实际测量时，2 人一组，1 人测量 1 人记录，测量者逐一测量课桌椅并读出桌高、椅高、桌椅高差和就座学生身高号数，记录者将数字按排列位置记入表格。

（二）课桌椅分配的卫生评价

1. 课桌、课椅合格率　符合者为合格，以学校或班为单位分别计算课桌、课椅合格率。

（1）课桌合格率=[课桌合格人数/全班（校）人数]×100%

（2）课椅合格率=[课椅合格人数/全班（校）人数]×100%

2. 桌椅高差合格率　课桌椅高差合格率=（桌椅高差合格人数/全班人数）×100%

五、实习作业

通过对某教室一般情况、自然采光和人工照明情况进行调查测量，完成对该教室的卫生学综合评价。

（叶菊凤）

第五节　骨龄的评定

一、实习目的

学习应用李果珍“骨龄百分计数法”来评定骨龄。

二、实习原理

李果珍“骨龄百分计数法”是根据桡骨骺、尺骨骺、头状骨、钩骨、三角骨、第1掌骨骺、第2掌骨近端、第2～5掌骨骺、近排指骨骺、中排指骨骺等10种骨的不同成熟程度，经过比较后划分成不同分期，分别计分。再通过计算各骨、各期的骨龄发育指数，求得男1～22岁、女1～20岁的平均骨龄发育指数（表13-5-1）。

表 13-5-1　各年龄骨龄发育指数

I. 男性

年龄	1	2	3	4	5	6	7	8	9	10	11
85% 下限	0.3	2.8	5.9	9.6	13.6	17.9	22.6	27.7	33.0	38.7	44.6
平均指数	1.0	4.6	8.9	13.6	18.7	24.0	29.5	35.4	41.5	47.8	54.2
85% 上限	2.0	7.4	13.2	19.1	25.4	31.7	38.0	44.6	51.2	58.0	64.6

年龄	12	13	14	15	16	17	18	19	20	21	22
85% 下限	50.8	57.0	63.8	70.7	77.8	83.7	88.0	91.0	93.1	94.7	96.0
平均指数	61.0	67.7	74.5	81.8	88.3	92.7	95.2	96.9	97.8	98.6	99.0
85% 上限	71.5	78.2	85.2	92.0	96.0	98.1	99.2	100	100	100	100

续表

II. 女性

年龄	1	2	3	4	5	6	7	8	9	10
85%下限	1.0	3.5	6.7	10.6	15.3	20.7	26.4	32.9	39.9	47.5
平均指数	2.7	6.8	11.4	16.7	22.5	28.9	35.6	42.8	50.2	57.8
85%上限	4.6	10.4	16.5	23.2	30.3	37.7	45.0	52.8	60.6	68.8
年龄	11	12	13	14	15	16	17	18	19	20
85%下限	55.2	63.8	72.5	82.0	90.0	94.3	96.7	98.0	98.8	99.2
平均指数	65.7	73.9	82.5	91.0	96.0	98.2	99.1	99.7	99.8	100
85%上限	76.8	85.1	92.1	96.6	99.1	100	100	100	100	100

三、实习内容

(一) 10个骨发育指标的分期(见图13-5-1)

1. 桡骨骺发育　分10期:①开始骨化表现为圆形或卵圆形化骨核,横径小于干骺端的1/2;②化骨核初步变形表现为拇侧大而圆,尺侧小而尖;③开始出现关节面,掌侧边缘致密或出现双边;④桡骨结节出现,桡侧圆头向掌侧凸出使化骨核变为三角形;⑤干侧边变平,角变方;⑥达成人形但骺板厚薄不均;⑦骺板厚薄一致,仍较厚;⑧骺板变薄但仍完整;⑨部分融合;⑩完全融合。

2. 尺骨骺发育　分7期:①开始骨化为扁形化骨核,偶尔茎突先骨化就表现为偏于尺侧的小圆形化骨核;②掌侧分化出尺骨小头和茎突;③干侧分化,边变平,横径大于干骺端的1/2;④基本成人形并等于或宽于干骺端;⑤骺板变薄;⑥部分融合;⑦完全融合。

3. 头骨发育　分7期:①开始骨化为圆形化骨核;②化骨核初步变形,由圆变为长圆;③出现一个关节面,边变平;④出现2个关节面,即与钩、第2掌骨或第3掌骨的关节面中的任何两个;⑤3个关节面全出现;⑥基本成人形但较小,与周围骨的间隙稍宽;⑦完全成人形。

4. 钩骨发育　分6期:①开始骨化为小圆形化骨核;②化骨核变形,由圆形变为三角形;③出现2个关节面;④出现3个关节面;⑤各关节面全部形成,上缘表现为双边样马鞍形;⑥出现钩状突,完成发育。

5. 三角骨发育　分4期:①开始骨化为小圆形化骨核;②化骨核变为长圆形;③开始出现关节面,边变平但棱角不鲜明;④成人形。

6. 第一掌骨骺发育　分7期:①开始骨化为小圆形化骨核;②开始变形,长圆或半圆形;③开始出现关节面,表现为双边或小凹;④马鞍形关节面形成;⑤宽于干骺端,骺线变细;⑥部分融合;⑦完全融合。

7. 第2掌骨近端发育　分7期:①桡侧由平直变圆凸;②两侧膨大圆凸如棒槌样;③底边变平;④底边变凹;⑤小多角骨关节面完全形成;⑥出现尺侧突和头骨关节面;⑦成人形。

8. 第 2 ~5 掌骨骺发育　分 9 期：①部分骨骺出现化骨核；②四个骨骺全出现化骨核；③部分化骨核干侧变平；④四个化骨核干侧都变平；⑤桡侧与干骺端等宽；⑥两侧都与干骺端等宽；⑦骺线变细；⑧部分骨骺融合；⑨四个骨骺都融合。

9. 近排指骨骺发育　分 9 期：①部分出现化骨核；②全部出现化骨核；③部分化骨核出现关节面；④全部化骨核出现关节面；⑤部分化骨核桡侧与干骺端等宽；⑥全部化骨核桡侧与干骺端等宽；⑦骺线变细；⑧部分骨骺融合；⑨全部骨骺融合。

10. 中排指骨骺发育　分 8 期：①部分出现化骨核；②全部出现化骨核；③部分出现关节面；④全部出现关节面；⑤化骨核宽于干骺端；⑥骺线变细；⑦部分骨骺融合；⑧全部融合。

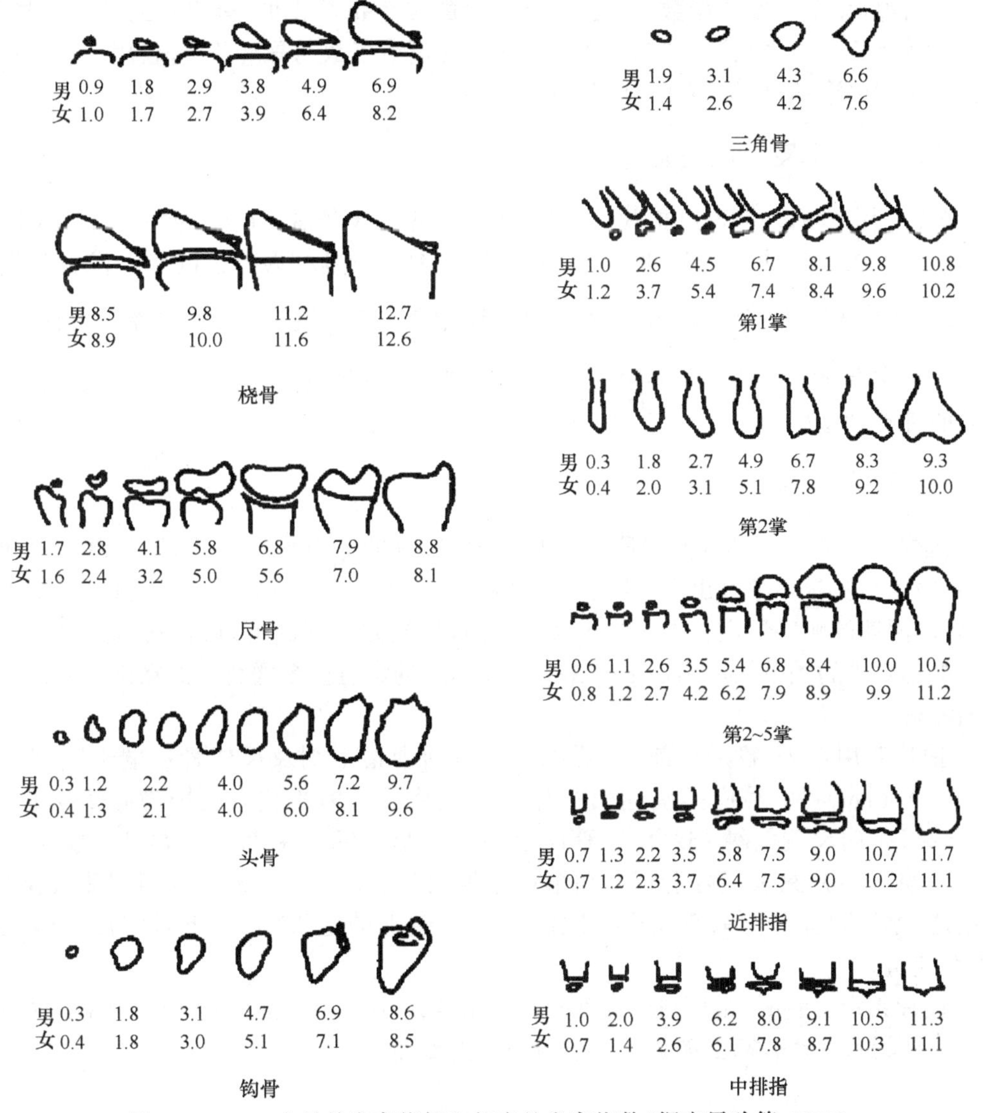

图 13-5-1　10 个骨的发育指标和相应的发育指数(据李果珍等,1979)

（二）各骨发育过程中 X 线解剖的变化规律

各骨发育过程中的形态改变可归纳为五类：①化骨核出现与变形；②关节面出现与形成；③骨突出现，如桡骨结节、尺骨茎突、钩骨勾突等；④骨骺长大，用骨骺和干骺端比例可判断骨骺发育大小；⑤骺线变细，骨骺部分和完全融合。除第一掌骨（拇指）外的四个掌、指骨的发育，第二、三在先，第四、五在后。

（三）骨龄判定方法

对个体儿童的手、腕骨 X 线片判定骨龄时，应根据标准的要求，分别判出各标志符合哪一分期，按性别记下骨发育指数，最后将 10 种骨的发育指数相加，得出总的骨发育指数，即为该儿童的平均骨发育指数。查表 13-5-1，找出接近该指数的骨龄估计值，用插入法可求出精确到 0.1 岁的数值，即得该儿童的骨龄。

（四）判定效果的准确度检验

为进行判定效果的准确度检验，可选各年龄手腕骨 X 线片 10 张。两人各自读两遍共 4 遍，合计 40 人次，400 个发育分期。统计 4 遍读片中骨龄判断误差情况和骨发育分期误差情况，95% 相差应在 12 个月以内，骨发育分期误差最多 $1\frac{1}{2}$期。若所得结果超出该限度，说明尚未完全掌握该方法的判断要领，应继续读片训练，直到判定允许误差符合要求后，再进行有效的骨龄判定。

（五）注意事项

1. 通常在各骨发育的开始阶段和接近成熟时，分期标志比较单纯，易掌握。中间阶段较复杂，原因是发育顺序可出现不同组合。例如，头骨最初是一个小圆形化骨核，接着变为长圆形，这两期的顺序恒定。下一步出现关节面时，最先出现的可以是与钩骨相邻的，也可以是与第 2 掌骨的关节面。出现 2 或 3 个关节面时的组合更多样化。故在读片判别分期时应全面考虑。

2. 拍片时用左手，投照后前位，要求片内包括中指末端及尺桡骨远端干骺部位。焦片距 80 ~ 100cm，铅字号应准确标明拍片日期及片号。为使腕骨间影像减少重叠，摆位置时手部可稍向尺侧偏斜 15°，X 线管球中心线从第三掌骨中部射入亦可。要做好个人防护。为使 X 线片具有良好清晰度和影像浓淡对比，要求冲洗 X 线片时显影要适中，定影要定透，水洗要充分。只有完全清除附着在片膜上的定影剂，晾干后胶片才能长期保存，不至变黄。

3. 读片判定骨龄时，常可遇到儿童小指中节骨短小并伴有锥形骨骺的正常变异。此时中排指骨骨骺的发育分期由第 2、3、4 指的中排指骨确定。

（叶菊风）

第六节 视力筛查

一、实习目的

掌握视力检查方法。

二、实习内容

(一) 远视力检查

1. 工具 标准对数视力表、人工照明用视力灯箱

2. 检查时间与地点 利用自然光线检查时,宜选择天气晴朗,光线好的时间进行。将视力表悬挂在无直射阳光、光线充足且均匀的地方,避免强光耀眼。若在室内,视力表应挂在无窗的白色墙上,侧面距墙1m处应有窗户。视力表和灯箱的悬挂高度,应使最末一行E字与多数被检查者的双眼在同一水平。

3. 视力表距离 在距视力表5m远的地面上划一道横线,距表4、3、2.5、2、1.5、1m处也画出横线,注明距离,以便记录。

4. 检查方法

(1) 可取坐位或站位检查。坐姿时,将课椅放在5m标线正中线后,坐时两眼要和地标线齐平。立位时,双足尖应与地标线齐平;端正站立,头部不偏倚,两眼均睁开,不眯眼。

(2) 若平时戴眼镜或角膜接触镜,应先去镜,检查裸眼视力;然后戴镜,检查戴镜视力;分别记录之。

(3) 检查时先查右眼,后查左眼。

(4) 测试者应将指点棒点在每个视标的正下方0.5cm处。辨认时间为平均每视标3~5秒左右(1~2次呼吸时间)。力争检查中将各视标缺口的4个方位都检查到。可先从5.0行视标认起,若看不清再逐行上查;辨认无误则逐行下查,直到看清为止。记录此时的距离,查表13-6-1,可获知该眼的实际视力。

(5) 凡视力小于5.0者即为视力低下;其中4.9为轻度视力不良;4.6~4.8为中度视力不良;4.5及4.5以下为重度视力不良。

表13-6-1 对数远视力表走近距离检查的实际视力

走进距离(m)	4.00	3.00	2.50	2.00	1.50	1.00	0.50
视力	3.90	3.80	3.70	3.60	3.50	3.30	3.00

5. 注意事项

(1) 检查前向受检者说明检查目的和意义,要求他们检查中不偷看、不背表、不围观提示、不眯眼揉眼,检查者随时注意监督。若被检者一时觉得视力模糊,可允许休息片刻再查。

（2）学生刚结束上课、考试等紧张状态，或参加剧烈运动或劳动后，不要马上检查视力，应休息 15 分钟。从室外进入后也应有 15 分钟左右的适应时间。对初次受检的小儿，应预先教给他们辨认视标的方法。

（二）近视力检查

1. 工具　对数近视力表

2. 注意事项

（1）检查时要有充足光线或人工照明。

（2）受检眼与视力表距离 30cm，先查右眼，后查左眼。

（3）检查者用竹签或细针指点 5.0 行视标，能认清 5.0 行或以上者，为近视力正常，记录为“近视力=5.0（或 5.1）”。

（三）屈光检查

1. 插片检查法

（1）工具：镜片箱、试镜架。

（2）注意事项：①检查时，令受检者坐在距远视力表 5m 处。戴上试镜架，用黑镜片遮挡一眼；先检右眼，后检左眼。②从凹透镜片+0.5D、凸透镜-0.5D 开始分别检查。③先以凹透镜置于被检者眼前，嘱其看远视力表；若视力增进，可初步定为近视；若加戴凹透镜后视力反而下降，可改用凸透镜片；改用后视力增进，可初步定为远视。若加戴凹、凸透镜片皆不能增进视力，则可能患其他眼病。

2. 列镜检查法

（1）工具：列镜。

（2）注意事项：①适用于作简易屈光检查，但不能以此作为配镜的依据；②检查时，让受检者坐在 5m 远处，用遮眼板盖住一眼，先用±0.5D 屈光度球镜片试测；③用凹镜片后视力改善，可继续调整凹镜度数，视力继续提高，可大致确定为近视；同理，若用凸镜片后视力改善，并在更高凸镜度数后视力继续提高，可大致确定为远视；两种镜片皆不能增进视力为“其他眼病”。

（四）假性近视的检查（云雾法）

适用群体调查。先查裸眼视力，然后戴上+2.0D～+3.0D 的凸镜，以在 5m 远处能模糊看到视力表上 4.0 行为宜。戴镜望远或做户外活动 30 分钟，脱镜后立即复查视力，凡远视力增进 2 行以上者为假性近视。

（五）近视发生原因和影响因素调查

1. 调查内容

（1）每日视近工作时间：包括课业负担、看课外读物及看电视时间。

（2）学习环境条件：如教室、家庭采光、照明情况等。

（3）读写习惯：如连续阅读、书写时间，不良阅读习惯（如躺着看书、走路看书等）。

（4）读写行为观察：调查者随班听课，观察学生阅读、书写时的姿势，重点是眼书距离。可按 10cm 以下，10～20cm、20～30cm、30cm 以上等，将全班学生按眼书距离分类，统计百分比。

（5）生活作息状态：睡眠时间是否充足，课间是否积极休息，是否坚持做眼保健操，每天课外体育锻炼状况等。

（6）遗传因素：如父母、祖父母/外祖父母、兄弟姐妹中患近视眼的情况。

（7）本人患有那些急慢性疾病，疾病和视力不良、近视检出率间的关系。

2. 调查方法　除对教室等学习环境、读书姿势等实际测试和观察外，应询问班主任、学生，结合家访，了解影响视力的因素和近视眼的主要发生原因。若需大样本调查，以问卷方式最为适宜。

3. 视力低下及近视状况统计

（1）视力低下率：以学校、年级、班为单位整理、统计。

视力低下率（%）=［视力低下人（眼）数/全部受检人（眼）数］×100%

（2）视力低下程度：按前述分类法，计算轻、中、重度三种视力不良者（眼）在视力不良总人（眼）数中的构成比。可细分性别、年龄（或年级）组统计，分别计算出不同程度者占视力低下人（眼）数的百分比。

（3）近视、假性近视患病率：以插片或列镜检查结果为准。

近视患病率（%）=［近视人（眼）数/受检人（眼）数］×100%

假性近视患病率（%）=［假性近视人（眼）数/受检人（眼）数］×100%

（叶菊风）

第四篇　预防医学综合性实验

第十四章　预防医学应用性实验

第一节　水质卫生调查与评价

一、实验目的

1. 了解水质卫生调查的内容和基本方法。
2. 掌握常用的水质检验技术。

二、研究对象

1. 某社居民区水井。
2. 某居民楼管网末梢水。

三、研究项目与指标

1. 卫生地形学调查　查明水源有无遭受污染的可能,污染的可能途径及原因;详细查明水源的构造、设施及防护情况;取水及交通是否方便;是否经济实用。

2. 卫生流行病学调查　调查水源所在区域居民中有无水媒传染病和人畜共患病,与水有关的地方病、寄生虫病等。可通过向当地卫生部门收集有关资料,同时向居民了解对水源卫生方面的情况及了解居民的卫生状况及卫生习惯等。

3. 水量测量。

4. 水样采集、保存和运送。

5. 水质理化检测　颜色、浑浊度、臭和味、肉眼可见物、pH、硝酸盐氮、氨氮、亚硝酸盐氮、铜、铁、铅、总硬度、磷酸盐、氰化物、游离性余氯、化学耗氧量、硫化物。

6. 水质细菌学检测　细菌总数、大肠菌群数。

四、相关实验方法

(一) 水量测量及水样的采集、保存和运送

具体内容见第二篇第三章第三节。

（二）水质理化检测箱及使用

1. 铜的检测　拔出管子头部的线。使孔朝上，用手牢牢捏住管子下半部，排出上部空气。保持捏住管子的状态，将洞插入专用杯，松开手指，吸入被测水（检测的水是管的一半），轻轻震摇5～6次，在指定的时间（1分钟）后将所吸入的被测水的变色与标准色卡进行比较，查找相同或相似颜色，该处所示的数值即为所测水质的铜浓度值（mg/L=ppm）。

2. 锌的检测　拔出管子。使孔朝上，用手牢牢捏住管子下半部，排出上部空气。保持捏住管子的状态，将洞插入专用杯，松开手指，吸入被测水（检测的水是管的一半）。吸入被测水，在指定的时间（1分钟）后将所吸入的被测水的变色与标准色卡进行比较，查找相同或相似颜色，该处所示的数值即为所测水质的锌浓度值（mg/L=ppm）。

3. pH检测　拔出管子头部的线。使孔朝上，用手牢牢捏住管子下半部，排出上部空气。保持捏住管子的状态，将洞插入专用杯，松开手指，吸入被测水（检测的水是管的一半）。轻轻震摇5～6次，在指定的时间（20秒）后将所吸入的被测水的变色与标准色卡进行比较，查找相同或相似颜色，该处所示的数值即为所测水质的pH浓度值（mg/L=ppm）。

4. 总硬度检测　拔出管子头部的线。使孔朝上，用手牢牢捏住管子下半部，排出上部空气。将管口整个侵入检测水中，放松捏着的手指，吸入半管水。轻轻震摇5～6次，在指定的时间（30秒）后将所吸入的被测水的变色与标准色卡进行比较，查找相同或相似颜色，该处所示的数值即为所测水质的总硬度浓度值（mg/L=ppm）。

5. 硝酸盐氮测定　当亚硝酸浓度未满1mg/l时，拔出管子头部的线。使孔朝上，用手牢牢捏住管子下半部，排出上部空气。保持上步捏住管子的状态，将洞插入烧杯，松开手指，吸入半管被测水。轻轻震摇5～6次，在指定时间（5分钟）后将所吸入的被测水的变色与标准色卡进行比较，查找相同或相似颜色，该处所示数值即为所测水质的硝酸浓度值（mg/L=ppm）。当亚硝酸浓度在1～10mg/L时，在烧杯中倒入检测水30mL，另外加入硝酸测量用前处理剂（NO_3-RA），电热容器等加热，大约2分钟使之沸腾。降到室温。

6. COD测定　拔出管子头部的线。使孔朝上，用手牢牢捏住管子下半部，排出上部空气。保持捏住管子的状态，将洞插入烧杯，松开手指，吸入被测水（检测的水是管的一半），轻轻震摇5～6次，在指定的时间（5分钟）后将所吸入的被测水的变色与标准色卡进行比较，查找相同或相似颜色，该处所示的数值即为所测水质的COD浓度值（mg/L=ppm）。

（三）水质细菌学测试片及使用

1. 细菌总数测试片

（1）样品处理：液体样品按国家标准方法进行，以十进制作样品系列稀释；pH调节：调节样品pH至7.2～7.4。

（2）接种及培养

1）一般选择2～3个适宜稀释度进行接种；含菌量少的样品（如饮用纯水和矿泉水等）可直接用原液接种。

2）用灭菌吸管吸取原液或稀释液1mL加到含有纸片的塑料袋中，每个稀释度接种两种纸片。

3）将接种好的纸片叠放在一起，平放在37°培养箱中培养48小时。

(3) 计数原则及报告方式

1) 细菌在测试片上生长后会显示红色斑点,计算所有红色菌落(不论其大小和颜色深浅均计算之)。如菌落较多,可用网格塑料片覆盖在测试片上,选择其中1个或数个有代表性菌落的小方格($1cm^2$),计算平均菌落数,再乘以25可得到整个测试片上的菌落数。

2) 纸片菌落数的选择

A. 选择菌落数在10~100的纸片作为计数标准,并计算该稀释度的两张纸片平均数。

B. 如果其中一张纸片有较大片状菌落生长时,则不宜采用,而应以无片状菌落生长的纸片作为该稀释度的菌落数;若片状菌落不到纸片的一半,而其余一半中菌落分布以很均匀,即可计算半张纸片后乘以2以代表该张纸片的菌落数。

C. 若在一个稀释度两张纸片中,一张纸片的菌落数在10~100之间,另一张大于100或小于10,则以菌落数在10~100的纸片作为计数的标准。

3) 稀释度的选择

A. 选择平均菌落数在10~100之间的稀释度,乘以稀释倍数后即为每g(或mL)样品中所含的细菌菌落总数。

B. 若有两个稀释度平均菌落数在10~100个之内,两者的比值小于2,则取其平均数,若大于2,则用值小者。

C. 若所有稀释度平均菌落数均小于10个或大于100个时,采用均小于数量标准的最小值,或采用均大于数量标准的最大值;也可重新试用更低或更高的稀释度进行菌落计数。

D. 若所有稀释度的平均菌落数均不在10~100之间,其中一部分大于100或小于10时,则采用最接近10或100的平均菌落数。

4) 菌落数的报告:菌落数在100以内时,按实有数据报告,大于100时,用二位有效数字,在二位有效数字后的数字采用四舍五入方法计算,后面的0用10的指数来表示。

2. 大肠菌群测试片　适用于不同种类的水源水,地表水及饮用水的卫生检测,样品接种量55.5mL。每包成品包括5张大纸片和10张小纸片,供检测一份样品。对污染水样,均用小纸片测定,每份15张小纸片,供检测一份样品。

(1) 采样:用无菌瓶采集水样后,2小时内测定,或者10℃以下保存,但不超过6小时。

(2) 操作步骤

1) pH调节:若水样不要中性范围,调节pH至7.0~8.0。

2) 水样稀释:视水样污染程度以十进制作系列稀释。

(3) 接种

1) 对较清洁水样用大纸片(10cm×10cm)5片,分别接种原水样10mL,小纸片(5cm×5cm)5片,分别接种原水样1mL。小纸片5片,接种1/10稀释水样1mL,共计15张纸片,三个稀释度。

2) 对污染水样,均用小纸片测定,5片一组,视污染程度分别接种三个稀释度的水样1mL,共计15张纸片。

(4) 检验

1) 将接种好的纸片置于37℃培养箱中培养16~18小时。

2) 若纸片呈均匀紫蓝色为阴性。

3）若纸片变黄（排除酸性污染）在黄色背景上出现紫红斑点或红晕；在蓝色背景上有红色斑点或周围出现黄晕者均为阳性。

（5）结果报告：根据纸片的阳性张数，查大肠菌群 MPN 检索表报告之。

五、数据处理与分析

数据与相关国家标准进行比较，评价检验水质是否合格并提出合理化建议。

（覃　旻）

第二节　气象监测与评价

一、实 验 目 的

1. 熟悉气象监测仪器的使用。
2. 掌握气象监测的项目及方法。
3. 了解气象资料的统计分析一般性原则和方法，了解气象生活指数的计算及应用。

二、环境及场地要求

（一）环境要求

场地代表本地区较大范围气象要素特点和天气、气候特征的地方，避免局部地形的影响。一般要求平坦空旷，四周没有高大建筑物、树林和大水池的地方。观测场地的边缘与四周孤立障碍物的距离，至少是该障碍物高度的三倍以上，成排的障碍物，至少是该障碍物高度的 10 倍以上，四周不应种高秆作物，以保证气流的通畅。

（二）场地大小的要求

观测场地大小应为 25m×25m；如果条件限制，可为 16m（东西向）×20m（南北向），不要小于 5m×4m，否则仪器相距太近，相互遮挡，影响观测质量，而且影响活动的进行。

三、检 测 步 骤

（一）仪器的安置

观测场内仪器的安置应当保持一定距离，互不影响，具体要求如下：

1. 仪器高的安排在北面，低的安在南面，东西成行，大体对称。
2. 仪器设备应安置在东西走向的小路的南侧，便于观测人员观测时能迅速从北面接近仪器。观测次数多的仪器，尽量接近中间小路。
3. 测量降雨量的雨量器的安置高度规定为 70 厘米。

4. 测量风的仪器安置在距地面 10 米以上。

5. 观测场内的日射、日照仪器应在开阔的地方，并放在平台上。而且日射仪器事先需要测定反射率。

（二）观测时间

1. 每日以北京时间 02、08、14、20 时进行四次气候观测，部分观测站、哨仅进行 08、14、20 时三次气候观测。

2. 温度、湿度气压等要素尽可能接近正点观测，而目测项目如云、能见度等可在正点观测前进行观测。

3. 气象要素均以北京时间 20 时日界，自记记录以 24 时为日界，日照计以日落为界。

（三）观测项目与步骤

1. 温度表的观测　按规定时间首先读干球，后读湿球，记录之后再复读一次，然后读最高温度，最低温度，复读记录后，调整最高、最低温度表，放置最高温度表时，要先放球部，后放头部以免水银上滑。观测温度表须注意下列事项：

（1）必须保持视线和水银柱顶端高度齐平，以避免由于视差而使读数偏高或偏低。

（2）温度表是很灵敏的仪器，所以读数时应迅速，勿使头部、手和灯接近表的球部，不要对着温度表呼吸。

（3）观测后应复读一次读数，避免发生读错，特别是 5°、10°或零上零下看颠倒等大差错。

2. 动槽式气压表观测步骤和方法

（1）首先观测附属温度表，精确到 0.1℃。

（2）调整水银槽内的水银面与象牙针尖恰好相接，直到象牙针尖相接完全无空隙为止。

（3）调整游尺，使其底边与水银柱顶相切，调整过程中视线和游尺的底边必须始终保持在同一平面上，从上往下调，在水银柱顶与游尺底边相切两旁还应露出三角形空隙时为止。

（4）读数并记录。先在标尺上读整数，从游尺上读取小数，精确到 0.1mba（毫巴）。读整数时，应以稍低于游尺零线或与游尺零线相齐的标尺刻度为准；读小数时，应以标尺上某一刻度线相齐的标尺刻度为准。

（5）降低水银面。读数后旋底部螺旋使水银面离开象牙针尖约 2～3mm，目的是使象牙针尖不致被水银磨秃，使刻度零点位置升高。

3. 轻便风向风速表的观测

（1）可以手持使用，也可安置在固定地点使用。仪器安在四周开阔无高大障碍物的地方。安装高度以便于观测为限，并保持仪器垂直，机壳侧面向风。

（2）观测时将方向下小套管拉下再右转一角度，此时方向盘就可以按地磁子午线的方向稳定下来。风向与方向盘所对的读数就是风向。如果指针摆动，可读摆动的中间值。

（3）用手指压下风速按钮，风速指针就回到零位。放开风速按钮后，红色时间小指针就随风速指针开始走动，经一分钟后铜指针停止转动。接着时间指针转到最初位置也停止下来，结束了风速的测量。风速指针所示数值称为指示风速。以这个风速值从风速检定曲线图中查出实际风速值即为所测之平均风速。

(4) 如欲进行下一次观测时,只要再压一下风速按钮。

(5) 当观测完毕时,务必将小套管向左转一角度,使其恢复原来位置,这时方向盘就可以固定不动。小心地将风向仪和手柄退下,放入仪器盒内。

4. 毛发湿度表观测　读数时,要使视线垂直于刻度盘,并对准指针的尖端,读取指针所指的数值,只读整数,小数四舍五入。指针超过刻度线 100 以外,应用外推法读数,利用 90%~100% 刻度间距,从 100% 推延出去,然后估计读数,照常记录。

5. 热辐射强度的测定　热辐射强度是指单位时间内单位面积所受到的热辐射能量,其表示单位为 $J/cm^2 \cdot min$。生产场所中的热辐射可能来自一个方向,也可能来自几个方向。因此,热辐射强度有定向辐射强度和平均辐射强度之分。前者用单向热电偶辐射热计测定,后者用黑球温度计测定。

(1) 单向热电偶辐射热计:单向热电偶辐射热计的正面为棋盘形黑白相间的小方块,即热电堆部分。它是由串联在一起的 240 对康铜丝热电偶组成。在它们上面贴有一层铝箔,在铝箔上与热电偶热端相应处还涂上一层烟黑,形成黑白相间的小方块。当热辐射作用于热电堆部分时,由于烟黑和铝箔的辐射吸收率不同,就在这 240 对热电偶上产生一个热电动势,这个热电动势与辐射强度成正比。因此,用毫伏计测出热电动势后,即可求出热辐射强度。仪器上的毫伏计已经过换算、校对,故其读数直接表示热辐射强度。本仪器对热辐射的反应快,受气流的影响不大。测定范围为 $0 \sim 15cal/cm^2 \cdot min$,$0 \sim 10cal/cm^2 \cdot min$ 或 $0 \sim 2cal/cm^2 \cdot min$(1cal=4.2J)。

使用方法与注意事项:①测定前,调整电表机械零点螺丝,使指针指零,然后接下"调零"开关,旋动"零点调整"旋钮,使指针指零,根据辐射热源的情况,适当按下"2 卡"或"10 卡"档;②测量时,将敏感元件(热电堆部分)之插头插入仪器南板的插孔内,打开前盖板,对准辐射热源方向,偏差不超过 5,经 3~5 秒钟,待电表指针稳定后读数;测毕,将前盖关好,拔下插头,放入仪器盒内,按下开关于"断"的位置。③使用时,防止仪器受振和撞击,勿使热电堆表面的铝箔和烟黑受损;④当调整"零点调节"旋钮,指针不能达零点时,则应更换电池,正负极切勿接错。

(2) 黑球温度计:系由一个空心钢球和一支温度计组成。钢球是用约 0.5mm 厚的铜皮制成,球直径 150mm,上部开孔(16mm),用软木塞塞好;温度计(0~150℃水银温度计)通过软木塞插入球心。铜球外表面用煤烟熏成黑色。

使用方法与计算、测定时,将黑球温度计悬挂于测定地点,经 15min 待温度计读数稳定后记录结果。并测定同一地点的气温和风速,再按下式计算平均热辐射强度。

$$E_m = 4.9\left[\left(\frac{tg + 273}{100}\right)^4 + 2.45\sqrt{V}(tg - ta)\right] \div 600$$

式中:

Em——平均热辐射强度($cal/cm^2 \cdot min$);

tg——黑球温度(℃);

ta——气温(℃);

V——风速(m/s)。

四、统计分析

在气象资料整理工作中,最基本的气候指标有总数、平均值、极值、频率、变率等。

(一) 总数

有些气候要素需要用总数表示,例如,日照、降水、积温等,需要统计在某一时段(如日、月、年)内的总数。总数(X)的计算公式为:

$$X = x1 + x2 + x3 \cdots xn$$

式中:$x1$、$x2$、$x3 \cdots xn$——该时段内,每次观测记录的数值。

(二) 平均值

通常用的平均值,多为算术平均值(还有滑动平均值)。平均值有日、候、旬、月、年等时段的平均值。统计方法是将某一气象要素的观测记录资料,逐次、逐日、逐月或逐年相加,除以相加的次数(n),就可得该时段的平均值(X)。计算公式如下:

$$X = (x1 + x2 + x3 \cdots xn)/n$$

(三) 众数

众数是指某一气象要素的一系列数值中,出现频数最多的数值,它能代表大多数情况。有些气象要素的算术平均值没有什么意义,如风向。

(四) 极值和较差

平均值只能表示某一气候要素在一定时期内的平均状况,而不能说明其变化情况;因此,需要用极端值和较差表述某气候要素的变化情况。极值有绝对值和平均极值。绝对极值即观测时期内所出现的最大(高)值和最小(低)值。较差又称振幅,是指同一时期内某气象要素最大值和最小值之差,如日较差、年较差等。绝对最大值和绝对最小值之差,称为绝对较差,表示所统计时期内某气象要素的最大变动范围。

(五) 距平和变率

个别年(月)份气象要素值(x)与多年(或月)平均值(X)之差,称为距平(d),$d=x-X$。

将各年距平的绝对值相加除以统计的年数,则为平均距平,

$$(d) = (d1 + d2 + d3 \cdots d)/n$$

变率有绝对变率和相对变率,上述平均距平值即为绝对变率。平均距平值与年平均值的百分比为相对变率(D)。

(六) 频率

频率是指某气象要素在一定时段内出现的次数与该时段内观测总次数的百分比。

五、人体舒适度指数评价

(一) 人体舒适度气象指数标准确定

人体舒适度指数就是建立在气象要素预报的基础上较好地反映多数人群的感受综合气象指标或参数。一般而言气温、相对湿度、风速三个气象要素对人体感觉影响最大,人体舒适度指数就是根据这三项要素而建成的非线性方程。

(二) 人体舒适度计算公式为

$$ssd = (1.818t + 18.18)(0.88 + 0.003f) + (t - 32)/(45 - t) - 3.2v + 18.2$$

式中:

ssd——人体舒适度指数;

t——平均气温;

f——相对湿度;

r——风速。

(三) 人体舒适度指数分级

86~88,4 级　人体感觉很热,极不适应,希注意防暑降温,以防中暑;

80~85,3 级　人体感觉炎热,很不舒适,希注意防暑降温;

76~79,2 级　人体感觉偏热,不舒适,可适当降温;

71~75,1 级　人体感觉偏暖,较为舒适;

59~70,0 级　人体感觉最为舒适,最可接受;

51~58,-1 级　人体感觉略偏凉,较为舒适;

39~50,-2 级　人体感觉较冷(清凉),不舒适,请注意保暖;

26~38,-3 级　人体感觉很冷,很不舒适,希注意保暖防寒;

<25,-4 级　人体感觉寒冷,极不适应,希注意保暖防寒,防止冻伤。

(覃　旻)

第三节　膳食调查与评价

一、实验目的

1. 巩固已学习的膳食调查的目的、意义和方法,学习膳食计算的一般步骤和方法等。
2. 掌握膳食营养状况评价的方法,并对膳食中存在的问题提出适当的改进意见。

二、膳食调查方法

营养调查是运用科学手段来了解某一人群或个体的膳食和营养水平,以此判断其膳食结构是否合理和营养状况是否良好的重要手段。全面的营养调查包括四个方面的内容:膳食调查、体格测量、营养状况实验室检查和营养相关疾病临床检查。

膳食调查是营养调查中最重要、最基础的部分。膳食调查是调查被调查对象一定时间内通过膳食所摄取的能量和各种营养素的数量和质量,以此来评定该调查对象正常营养需要能得到满足的程度。膳食调查的目的是通过各种不同的膳食调查方法对膳食摄入量进行评估,从而了解在一定时期内人群膳食摄入状况以及人们的膳食结构、饮食习惯,评价营养需要得到满足的程度。

(一)复习膳食调查方法

与学生一道回顾膳食调查的方法如称量法、查账法、24 小时膳食回顾法和化学分析法等。重温这些方法的特点、优缺点和应用范围等。

(二)本次膳食调查方法选择

24 小时膳食回顾法通常调查连续 3 天的膳食摄入情况,本次实验课要求每个学生用 24 小时膳食回顾法调查上本课前一日的膳食摄入情况,记录过去 24 小时内摄入的各种食物的种类、性状和数量,填入表 14-3-1 中。

表 14-3-1 膳食调查记录表

早餐			午餐			晚餐		
食谱	食物名称	重量(g)	食谱	食物名称	重量(g)	食谱	食物名称	重量(g)

1. 要求

(1)学生之间互相调查。

(2)注意调查技巧:先正餐,再加餐;先主食、后副食;时间由近及远。

(3)记录完后注意核对食物,以免遗漏。

2. 调查注意事项

(1)填表 14-3-1 时应注意调味品和油脂类不需逐餐称量,每份素菜可按烹调油 4g,每份荤菜按烹调油 8g 计算;另每份油炸食品按烹调油 4g 计。

(2)非正餐时间食用的加餐、零食与水果均登记于表 14-3-1,通常午餐以前食用的归于早餐,晚餐以前食用的则归于午餐,晚餐后食用的都归于晚餐。

(3)表 14-3-1"食谱"栏,填写菜肴名称,而非食物名称。

(4)表 14-3-1"食物重量"栏,是填写食物的可食部的量,若非可食部重量应注明;还要注意记录的食物重量是"生重"还是"熟重"。

(5) 食物重量的估量

1) 在学生饭堂就餐的同学,可查主食类和副食类分量补充表(表14-3-6、表14-3-7),将食物熟重换算成表14-3-1的食物生重。

例:若稀饭1两(份),换算成食物生重则为稻米15g;若豆沙包1个,换算成食物生重则为小麦粉50g、红豆10g、白糖15g;余类推。

2) 食物重量估量可参考《中国食物成分表2002》后面的食物图片或标准份量食物模型。

(6) 食物成分表中能查熟食的成分,则记录食物重量时尽量记录熟食的重量。

例:米饭1份(两)记录成米饭150g而不是稻米50g。

三、膳食计算

(一) 平均每日各类食物摄入量统计

1. 依据中国居民平衡膳食宝塔将各种食物分成五大类,即:谷薯杂豆类;蔬菜、水果类;肉鱼蛋类;豆类、奶类;油脂类。其中蔬菜、水果分类统计;肉鱼蛋类分为畜禽肉类、鱼虾类、蛋类分别统计;豆类、奶类分类统计。表14-3-2中各种食物的生重按前述归类后分别登记于表中相应的"摄入量"栏内。注意表中统计的食物重量应为生重。

2. 填表14-3-2时,谷薯杂豆类包括大米、面粉、糯米、玉米(面)、小米、高粱米及杂豆(干)(指:红小豆、绿豆、蚕豆等)等;豆类包括大豆[指:黄豆、花生米(仁)、青豆黑豆等],及其豆制品[指:豆腐(干)、腐竹等];黄豆芽、绿豆芽等鲜豆类则归于蔬菜类。

3. 食物归类时,有些食物要折算后才能相加。

(1) 奶类食物摄入量按照每100g各种奶制品中蛋白质的含量与100g鲜奶中蛋白质的含量(3.0g)相比,折算成鲜奶的量。

(2) 豆类及其制品摄入量按照每100g各种豆制品中蛋白质的含量与100g黄豆中蛋白质的含量(35.1g)相比,折算成黄豆的量。

表14-3-2　各类食物摄入量统计

食物类别	摄入量(g)	推荐摄入量(g)
谷薯类		250~400
蔬菜类		300~500
水果类		200~400
畜禽肉类		50~75
水产类		50~100
蛋类		25~50
奶类		300
豆类		30~50
油脂		25~30

(二) 计算平均每日能量与营养素摄入量

1. 将表14-3-1中摄入食物的餐次、食物名称、重量填入表14-3-3相应栏目内。

2. 查食物成分表,计算所摄入各种食物的热能和营养素的含量。食物成分表通常是每100g可食部食物的营养素含量,所以必须根据摄入量进行折算。若记录的食物重量不是可食部重量,还需乘以该食物的可食部比例。再将相关数据填入表14-3-3中。

食物中某营养素含量=食物重量(g)×可食部比例×每100g食物中该营养素含量/100

3. 小计和总计:小计是按每餐分别汇总各类营养素尤其是热能的摄入量;总计是将全天的热能和营养素摄入量计算出来并填入总计栏中。

4. 填表14-3-3时计算结果按食物成分表的相应指标保留小数位数。

表 14-3-3　食物营养成分计算表

编号：　　　　　　　　姓名：　　　　　　　　　　　　　　　　年　　月　　日

餐次	食物名称	可食部比例 %	重量 g	能量 kcal	蛋白质 g	脂肪 g	碳水化合物 g	膳食纤维 g	维生素 A μgRE	硫胺素 mg	核黄素 mg	尼克酸 mg	抗坏血酸 mg	钙 mg	铁 mg
早餐															
小计															
午餐															
小计															
晚餐															
小计															
总计															

（三）计算优质蛋白质摄入率

将表 14-3-3 中来源于动物类、豆类食物的蛋白质的摄入量累计相加，再与蛋白质摄入总量相除，即可得到优质蛋白质的摄入率。

（四）计算三大营养素占总热能的百分比

将表 14-3-3 中蛋白质、脂肪、碳水化合物、能量的摄入量总计分别填入表 14-3-4 中“摄入量”栏内，乘以相应的能量折算系数，即可计算出三大营养素占总能量的百分比。注意碳水化合物的供热比用 100% 减去蛋白质和脂肪的供热比获得。

表 14-3-4　三大营养素供热百分比

营养素	摄入量(g)	占能量的百分比(%)	标准(%)
蛋白质			10～15
脂肪			20～30
碳水化合物			55～65
能量			

（五）计算一日三餐能量分配比

将表 14-3-3 三餐能量摄入量和一日能量总计分别填入表 14-3-5，并计算各餐占总能量的百分比。

表 14-3-5　一日三餐能量分配比

餐次	能量(Kcal)	占总能量百分比(%)	标准(%)
早餐			25～30
午餐			30～40
晚餐			30～40
合计			100

四、膳食营养评价分析

膳食调查的评价需根据膳食调查的目的，依据《中国居民膳食营养素参考摄入量》、《中国居民膳食指南》，对上述计算结果进行评价。通常的膳食营养评价包括以下几个方面：

1. 膳食构成的评价　与《中国居民平衡膳食宝塔》进行比较，评价调查对象平均每日所摄入的食物种类是否齐全？是否做到食物种类多样化？各类食物的量是否充足？

2. 能量、各营养素摄入量的评价　与中国营养学会制订的《中国居民膳食中营养素参考摄入量》中同年龄同性别人群的水平比较，进行评价。若每种营养素的计算结果与 DRIs 相差在±10% 之内，可认为摄入量合理。

3. 摄入蛋白质质量评价　一般优质蛋白占总蛋白质的适宜比例应在 1/3 以上。

4. 三大营养素供热百分比的评价　三大产能营养素（蛋白质、脂肪、碳水化合物）的供能百分比是否适宜？

5. 三餐能量分配比评价　三餐能量分配合理否？是否保证早餐能量和蛋白质供应？

五、膳食改进建议

根据膳食营养评价的结果可以得出相应的结论，并据此判断被调查对象的膳食营养是否存在问题？应如何改进膳食？请提出有针对性、操作性强的膳食改进建议。

六、思　考　题

1. 膳食调查的方法有哪些？如何选择？

2. 膳食调查表应包含哪些内容？设计调查表格时应注意哪些问题？

3. 如何根据膳食评价结论，客观地对调查中所发现的膳食营养问题提出解决措施？膳食改进措施如何做到可操作性？

表 14-3-6　主食类份量补充表（均为可食部重量）

食物名称	重量（份）	每份所含食物生重（克）		食物名称	重量（份）	每份所含食物生重（克）	
1. 大米饭	1	稻米	50	13. 油条	1	小麦粉	50
2. 稀饭	1	稻米	15			白糖	5
3. 炒米粉	1	稻米	75	14. 油饼	1	小麦粉	50
4. 馒头	1	小麦粉	50			白糖	5
5. 发糕	1	小麦粉	50	15. 糖包	1	小麦粉	50
		白糖	10			白糖	25
6. 烙饼	1	小麦粉	50	16. 花生糖包	1	小麦粉	50
		白糖	10			花生	10
7. 面包	1	小麦粉	50			白糖	10
		白糖	5	17. 豆沙包	1	小麦粉	50
8. 蛋糕	1	小麦粉	50			红豆	10
		鸡蛋	50			白糖	15
		白糖	15	18. 肉包	1	小麦粉	50
9. 葱花卷	1	小麦粉	50			五花猪肉	15
		小葱	10	19. 肉菜包	1	小麦粉	50
10. 糖花卷	1	小麦粉	50			瘦肉	10
		白糖	8			白萝卜	25
11. 马蹄卷	1	小麦粉	50	20. 菜包	1	小麦粉	50
		白糖	5			白萝卜	25
12. 肉末卷	1	小麦粉	50	21. 肉夹	1	小麦粉	50
		瘦肉	10			瘦肉	15

表 14-3-7　副食类份量补充表(均为可食部重量)

(肉鱼蛋类)

名称	重量(份)	每份所含食物生重(克)	
1. 炒猪肉	1	瘦猪肉	65
2. 红烧猪肉	1	五花猪肉	65
3. 红烧排骨	1	猪排骨	70
4. 红烧丸子	1	五花猪肉	50
		富强粉	25
5. 炒猪肝	1	猪肝	50
6. 凉拌猪头肉	1	猪头肉	70
7. 凉拌猪耳	1	猪耳	75
8. 红烧肥肠	1	猪大肠	100
9. 炒牛肉丝	1	瘦牛肉	75
10. 红烧鱼	1	胖头鱼	150
11. 辣椒小鱼干	1	鱼干	50
		辣椒	20
12. 卤鸡排	1	鸡	75
13. 炒蛋	1	鸡蛋	75
14. 咸鸭蛋	1	鸭蛋	70
15. 烧猪血	1	猪血	150
16. 清蒸鱼	1	草鱼	100
17. 炸鱼	1	鲮鱼	100

(素菜类)

名称	份量	每份所含食物生重(克)		名称	份量	每份所含食物生重(克)	
1. 炒小白菜	1	小白菜	200	16. 炒生菜	1	生菜	150
2. 炒包菜	1	洋白菜	150	17. 炒空心菜	1	空心菜	150
3. 炒豆芽	1	绿豆芽	200	18. 炒豆角	1	豇豆	150
4. 炒菜心	1	油菜心	200	19. 煮海带	1	海带(水发)	150
5. 炒大白菜	1	大白菜	200	20. 炒豆芽	1	黄豆芽	150
6. 烧土豆	1	马铃薯	150	21. 炒花菜	1	花菜	150
7. 烧芋头	1	芋头	150	22. 炒芥兰	1	芥兰	150
8. 烧冬瓜	1	冬瓜	150	23. 炒芹菜	1	芹菜	150
9. 炒青瓜	1	黄瓜	150	24. 炒白萝卜	1	白萝卜	100
10. 炒白瓜	1	白瓜	150	25. 炒红萝卜	1	红萝卜	100
11. 炒丝瓜	1	丝瓜	150	26. 炒元椒	1	元椒	100
12. 炒毛瓜	1	毛瓜	150	27. 炒菠菜	1	菠菜	150
13. 炒苦瓜	1	苦瓜	150	28. 炒韭菜	1	韭菜	100
14. 炒南瓜	1	南瓜	150	29. 炒黄花菜	1	黄花菜	150
15. 炒茄瓜	1	茄瓜	150				

（混合类）

名称	份量	每份所含食物生重(克)		名称	份量	每份所含食物生重(克)	
1. 香干炒肉	1	豆腐干	50	12. 洋葱炒肉	1	洋葱头	100
		瘦猪肉	50			瘦猪肉	40
2. 青瓜炒肉	1	青瓜	150	13. 洋葱炒蛋	1	洋葱头	100
		瘦猪肉	40			鸭蛋	60
3. 粉丝炒肉	1	粉丝	50	14. 芥兰炒肉	1	芥兰头	100
		瘦猪肉	40			瘦猪肉	40
4. 白菜炒肉	1	大白菜	200	15. 芹菜炒肉	1	芹菜	100
		瘦猪肉	40			瘦猪肉	40
5. 炒三丁	1	花生	25	16. 韭菜炒肉	1	韭菜	100
		白萝卜	150			瘦猪肉	40
		瘦猪肉	40	17. 菠菜炒肉	1	菠菜	100
6. 辣椒炒肉	1	辣椒	100			瘦猪肉	40
		瘦猪肉	40	18. 生菜炒肉	1	生菜	100
7. 蒜苗炒肉	1	蒜苗	100			瘦猪肉	40
		瘦猪肉	40	19. 豇豆炒肉	1	豇豆角	100
8. 土豆丝炒肉	1	马铃薯	150			瘦猪肉	40
		瘦猪肉	40	20. 四季豆炒肉	1	四季豆	100
9. 西红柿炒蛋	1	西红柿	150			瘦猪肉	40
		鸡 蛋	60	21. 茄瓜炒肉	1	茄瓜	100
10. 萝卜炒肉	1	白萝卜	150			瘦猪肉	40
		瘦猪肉	40	22. 木耳炒肉	1	木耳	10
11. 西红柿炒肉	1	西红柿	100			瘦猪肉	40
		瘦猪肉	40	23. 木耳炒蛋	1	木耳(干)	10
						鸡蛋	60

（豆制品类）

名称	重量(份)	每份所含食物生重(克)	
1. 豆腐泡	1	豆腐南	150
2. 红烧豆腐	1	豆腐南	200
3. 炒香干	1	豆腐干	80
4. 炒粉丝	1	粉丝	50

（卢晓翠）

第四节 食谱编制

一、实验目的

1. 掌握食谱编制概念，食谱编制理论依据、原则及食谱编制的方法步骤。
2. 熟悉食谱评价的内容与方法。

二、食谱编制的目的

根据合理膳食原则、就餐者营养需要、饮食习惯及食物供应情况等，把一天或一周各餐中主、副食品种、数量、烹调方式、进餐时间作详细计划并编排成表格形式，称为食谱编制。

1. 编制食谱是为了把《中国居民膳食营养素参考摄入量》（即 DRIs）和《中国居民膳食指南》的原则与要求具体化，并落实到用膳者的一日三餐，使其按照人体的生理需要摄入适宜的热能和营养素，以达到合理营养、促进健康的目的。

2. 食谱编制是社会营养的微观和具体的体现，对正常人而言，可达到保证其合理营养的目的；对营养性疾病或其他疾病患者而言，可作为重要的治疗或辅助治疗措施之一。在某些情况下，还可针对特殊的群体编制食谱，以纠正和预防营养缺乏病的发生。

3. 通过编制食谱，可指导食堂管理人员有计划地管理食堂膳食，也有助于家庭有计划地管理家庭膳食，且利于成本核算。同时，食谱也是炊事人员和膳食制备者配餐依据。

4. 根据人体对营养素的需要，结合当地食物品种、生产供应情况、经济条件和个人饮食习惯等合理选择各类食物，编制符合营养原则与要求的食谱，可达到使用有限的经济支出取得最佳的营养效果的目的，并起到节约食物资源，提高人民生活质量和健康水平的作用。

根据时间的长短，食谱有日食谱、周食谱、10 日食谱、半月食谱和月食谱等。按就餐的对象有个体食谱和群体食谱。

三、食谱编制的理论依据

食谱编制是一项实践性很强的工作，要使食谱编制的科学合理，需要依据《膳食营养素参考摄入量（DRIs）》、《中国居民膳食指南》、《中国居民平衡膳食宝塔》、《食物成分表》、营养平衡理论等一系列营养理论为指导。

四、食谱编制的原则

编制食谱总的原则是根据平衡膳食及合理营养的要求，首先满足就餐者对营养素和能量的需要；保证各营养素之间达到平衡；选择合理烹调方法，避免营养素在烹调过程中的损失，使食物具有适当的色、香、味、形，增加就餐者食欲；并同时满足膳食多样化原则和尽可能照顾进餐者饮食习惯和经济能力；当然，食物的安全是食谱制定的首要考虑因素。

（一）保证营养平衡

1. 满足营养素及能量供给量　按照《中国居民膳食指南》和《中国居民膳食营养素参考摄入量（DRIs）》的要求，膳食应满足人体需要的能量和各种营养素。即根据用膳者的年龄、性别、劳动性质与强度、生理状况，计算各种食物用量，使平均每天的能量及营养素摄入量能满足人体需要。

2. 各营养素之间比例适宜　除全面达到能量和各种营养素的需要量外，还应考虑到营养素之间的适宜比例和平衡，使不同食物中的各种营养素能发挥最佳协同作用，同时膳食中的能量来源及其在三餐中的分配比例要合理。

3. 食物多样化，搭配要合理　《中国居民膳食平衡宝塔》中将食物分为谷薯杂豆类；蔬菜、水果类；畜禽肉、鱼虾类和蛋类；豆类、乳类；油脂类等5大类。每天应从每类食物中选用1～3种适量食物，组成平衡膳食。对同类食物可更换不同品种和烹调方法。尽量做到主食粗细搭配、粮豆混杂、有米有面，副食荤素兼备、有菜有汤，还应注意菜肴的色、香、味、形。

4. 膳食制度要合理　一般应该定时定量进餐，成人一日三餐，儿童三餐以外再加一次点心，老人也可在三餐之外加点心。

5. 及时更换调整食谱　每1～2周应调整或更换一次食谱。食谱执行一段时间后应对其效果进行评价，不断加以调整和完善。

（二）注意饮食习惯和饭菜的口味

在可能的情况下，既要膳食多样化，又要兼顾就餐者的膳食习惯，还要注重烹调方法，做到色香味俱佳，同时尽量多选择营养素损失较少的烹调和加工方法。

（三）考虑季节和市场供应情况

主要是熟悉市场可供选择的原料，并了解其营养特点。

（四）兼顾经济条件

既要使食谱符合营养要求，又要使进餐者在经济上可承受，才会使食谱有实际意义。

五、食谱编制的方法

编制食谱的方法有营养成分计算法和食品交换份法，本次实验主要介绍计算法。

（一）营养成分计算法

实例：为一位20岁的男大学生设计食谱。

1. 确定用餐对象的一日能量供给量　能量是维持生命活动正常进行的基本保证，能量不足，人体内糖下降，就会感觉疲乏无力，进而影响工作、学习效率；另一方面能量若摄入过多则会在体内贮存，体重增加，并引起多种疾病。因此，食谱编制时首先应该考虑摄入适宜的能量。用餐者一日的能量供给量可参照附录4《中国居民膳食营养素参考摄入量（DRIs）》中能量的推荐摄入量（RNI），根据用餐对象的劳动强度、年龄、性别等确定。

集体就餐对象的能量供给量标准可以以就餐人群的基本情况或平均数值为依据，包括人员的平均年龄、平均体重，以及80%以上就餐人员的活动强度。如就餐人员的80%以上为中等体力活动的男性，则每日所需能量供给量标准为11.29MJ（2700kcal）。

本例：20岁男大学生的能量供给量可从附录4《中国居民膳食营养素参考摄入量（DRIs）》中，查出20岁中等体力劳动成年男性能量供给量为2700kcal（11.29MJ）。

2. 计算三大产热营养素全日应提供的能量　能量的主要来源为蛋白质、脂肪和碳水化合物，为达到平衡膳食的目的，三大产热营养素提供的能量占总能量的比例应适宜：一般蛋白质占10%～15%，脂肪占20%～30%，碳水化合物占55%～65%。由此可计算出三大产热营养素的一日能量供给量。

本例:若三大产热营养素占总能量的比例分别为蛋白质 15%、脂肪 25%、碳水化合物 60%,则三大产热营养素各应提供的能量如下:

蛋白质　　11.29MJ(2700kcal)×15% = 1.6935MJ(405kcal)

脂肪　　11.29MJ(2700kcal)×25% = 2.8225MJ(675kcal)

碳水化合物　　11.29MJ(2700kcal)×60% = 6.7740MJ(1620kcal)

3. 计算三大产热营养素的每日需要量　计算出三大产热营养素的能量供给量,还需将其折算为需要量,即具体的质量,这是确定食物品种和数量的重要依据。食物中产热营养素的产热系数分别为:1g 碳水化合物产能 16.7kJ(4.0kal),1g 脂肪产能 37.6kJ(9.0kcal),1g 蛋白质产能 16.7kJ(4.0kcal)。据此可求出一日蛋白质、脂肪、碳水化合物需要量。

蛋白质　　1.6935MJ÷16.7kJ/g=101g(405kcal÷4kcal/g=101g)

脂肪　　2.8225MJ÷37.6kJ/g=75g(675kcal÷9kcal/g=75g)

碳水化合物　　6.7740MJ÷16.7kJ/g=406g(1620kcal÷4kcal/g=405g)

4. 计算每餐三大产热营养素和能量的需要量　计算出三大产热营养素全日需要量后,即可根据一日三餐的能量分配比计算出每餐三大产热营养素和能量的需要量。一般三餐能量的适宜分配比例为:早餐 25%~30%,午餐 30%~40%,晚餐 30%~40%(表 14-4-1)。

表 14-4-1　20 岁男大学生每餐三大产热营养素和能量的需要量

	早餐(30%)	午餐(40%)	晚餐(30%)	合计
蛋白质(g)	30.3	40.4	30.3	101.0
脂肪(g)	22.5	30.0	22.5	75.0
碳水化合物(g)	121.8	162.4	121.8	406.0
能量(kcal)	810	1080	810	2700

5. 确定主、副食品种和数量　计算出三餐各产热营养素的需要量,根据食物成分表,可确定主食和副食的品种和数量。

(1) 确定主食品种和数量:由于粮谷类是碳水化合物的主要来源,因此主食的品种、数量主要根据各类主食原料中碳水化合物的含量确定。主食的品种主要根据用餐者的饮食习惯来确定,北方习惯以面食为主,南方则以大米居多。根据食谱编制步骤 4 的计算结果(见表 14-4-1),早餐中应含有碳水化合物 121.8g,若以米粥和馒头为主食,并分别提供 15% 和 75% 的碳水化合物(另外 10% 的碳水化合物来源于上午加餐摄入的水果)。查食物成分表得知,每 100g 稻米含碳水化合物 77.9g,每 100g 小麦标准粉含碳水化合物 73.6g,则:

早餐所需稻米(粥的生重)的重量=121.8g×15% ÷(77.9/100)= 23.45g 调整为 25g。

早餐所需小麦粉(馒头生重)重量=121.8g×75% ÷(73.6/100)= 124.12g 调整为 125g。

同样方法,可计算出午餐主食的品种和数量,根据食谱编制步骤 4 的计算(见表 14-4-1),午餐中应含有碳水化合物 162g,若以米饭为主食,提供 80% 的碳水化合物(另外 20% 的碳水化合物来源于午餐摄入的副食如豆类和蔬菜)。查食物成分表得知,每 100g 稻米含碳水化合物 77.9g,则:

午餐所需稻米(米饭的生重)的重量 = 162.4g×80% ÷(77.9/100)= 166.78g 调整为 175g 或 150g。

(2) 确定副食品种和数量:根据三大产热营养素需要量,首先确定主食的品种和数量,接下来需要考虑蛋白质食物来源。蛋白质广泛存在于动植物性食物中,除了谷类食物能提供的蛋白质,各类动物性食物和豆制品是优质蛋白质的主要来源。故副食品种和数量的确定应在已确定主食用量基础上,依据副食应提供的蛋白质质量确定。计算步骤如下:

1) 计算主食中含有的蛋白质重量:仍以食谱编制步骤4的计算结果(见表14-4-1)为例,已知该用餐者早餐应含蛋白质30.3g、碳水化合物121.8g。由食物成分表得知,100g稻米含蛋白质7.4g,100g小麦粉含蛋白质11.2g,则:

早餐主食中蛋白质含量=25g×(7.4/100)+125g×(11.4/100)=16.1g

2) 计算早餐副食中需提供的蛋白质重量:用应摄入的蛋白质重量减去主食中蛋白质重量,即为副食应提供的蛋白质重量,则:

早餐副食需提供的蛋白质的量=30.3g−16.1g=14.2g

3) 设定早餐副食中的蛋白质由牛奶和鸡蛋提供,鲜牛奶有不同含量的包装,通常有250g、200g等,设定为250g;鸡蛋通常每个可食部重量为50g(低能量摄入者可选较小的鸡蛋)。100g鲜牛奶含蛋白质3.0g,100g鸡蛋含蛋白质13.3g,则:

牛奶和鸡蛋可提供的蛋白质=250g×(3.0/100)+50g×(13.3/100)=14.15g

与上述2)步骤计算出的早餐副食中需提供的蛋白质重量14.2g相符。

同样方法,可计算出午餐副食的品种和数量。

午餐主食中蛋白质含量=175g×(7.4/100)=12.95g

午餐副食需提供的蛋白质的量=40.4g−12.95g = 27.45g

设定副食中蛋白质的2/3由动物性食物供给,1/3由豆制品供给,据此可求出各自的蛋白质供给量。

动物性食物应含蛋白质重量=27.45g×66.7% = 18.3g

豆制品应含蛋白质重量=27.45g × 33.3% = 9.1g

查食物成分表并计算各类动物性食物及豆制品的供给量。若选择的动物性食物和豆制品分别为猪肉(里脊)和豆腐干(香干),由食物成分表可知,每100g猪肉(里脊)中蛋白质含量为20.2g,每100g豆腐干(香干)的蛋白质含量为15.8g,则:

午餐猪肉(脊背)重量=18.3g÷(20.2/100)=90.6g

午餐豆腐干(熏)重量=9.1g÷(15.8/100)=57.6g

(3) 设计蔬菜品种和数量:确定了动物性食物和豆制品的重量,就可以保证蛋白质的摄入。最后是选择蔬菜、水果品种和数量。蔬菜品种和数量可根据不同季节市场的蔬菜供应情况,以及考虑与动物性食物和豆制品配菜的需要来确定。蔬菜水果的量就根据《中国居民平衡膳食宝塔》推荐量来确定。本例摄入能量较高,就以推荐量上限值再适当增加点,定为全日蔬菜摄入量550g,水果摄入量为400g,然后分到三餐中。依国人饮食习惯,早餐分配蔬菜50g,水果200g;午餐、晚餐各分配250g蔬菜,各餐至少选择2种蔬菜,1种100g作为荤菜的配菜,1种150g作为素菜。另200g水果可依个人习惯放在午餐或晚餐后食用。

具体举例:早餐可选择大白菜、青瓜等;午餐可选择香芹、上海青。选择时注意所选蔬菜既要适合与主食或肉类等搭配,同时要考虑到微量营养素的需要。

(4) 确定纯能量食物的量:脂肪的摄入应以植物油为主,包含一定量动物脂肪。因此以植物油作为纯能量食物的来源。由食物成分表可知每日摄入各类食物提供的脂肪含量,将需要的脂肪总含量减去食物提供的脂肪量即为每日植物油供应量。

例:早餐烹调用油量=22.5g-{25g×(0.8/100)+125g×(1.5/100)+ 250g×(3.2/100)+50g×(8.8/100)+50g×(0.1/100)} +{200g×(0.2/100)} =7.9g

6. 粗配食谱 以步骤5计算出来的主、副食用量为基础,粗配一日食谱,见表14-4-2。

表14-4-2 20岁男大学生一日食谱(早餐示例)

早餐			午餐			晚餐		
食谱	食物名称	重量(g)	食谱	食物名称	重量(g)	食谱	食物名称	重量(g)
稀饭	稻米	25						
馒头	小麦粉	125						
煎鸡蛋	鸡蛋	50						
牛奶	牛奶	250						
炒白菜	白菜	50						
水果	苹果	200						
烹调油	花生油	8						

注:表14-4-2食物重量均为可食部重量,若不是应标示为毛重

7. 食谱的评价 根据以上步骤设计出营养食谱后,还应对食谱进行评价,确定编制的食谱是否科学合理。根据食谱的制订原则,食谱的评价应包括以下几个方面。

(1)该食谱提供的各类食物摄入量评价:首先依据中国居民平衡膳食宝塔将各种食物分成五大类,即:谷薯杂豆类;蔬菜、水果类;肉鱼蛋类;豆类、奶类;油脂类。其中蔬菜、水果分类统计;肉鱼蛋类分为畜禽肉类、鱼虾类、蛋类分别统计;豆类、奶类分类统计。然后填入表14-4-3,与《中国居民平衡膳食宝塔》的推荐摄入量进行比较,评价其是否适宜。

注意:①表14-4-2中各种食物的重量转换为食物生重后按前述归类方法分别登记于表14-4-3中相应的"摄入量"栏内。注意表14-4-3中统计的食物重量应为生重。②填表14-4-3时,谷薯杂豆类包括大米、面粉、糯米、玉米(面)、小米、高粱米及杂豆(干)(指:红小豆、绿豆、蚕豆等)等;豆类包括大豆[指:黄豆、花生米(仁)、青豆黑豆等],及其豆制品[指:豆腐(干)、腐竹等];黄豆芽、绿豆芽等鲜豆类则归于蔬菜类。③食物归类时,有些食物要进行折算后才能相加。

表14-4-3 该食谱提供的各类食物统计

食物类别	摄入量(g)	推荐摄入量(g)
谷薯类		250~400
蔬菜类		300~500
水果类		200~400
畜禽肉类		50~75
水产类		50~100
蛋类		25~50
奶类		300
豆类		30~50
油脂		25~30

奶类食物摄入量按照每100g各种奶制品中蛋白质的含量与100g鲜奶中蛋白质的含量(3.0g)相比,折算成鲜奶的量。豆类及其制品摄入量按照每100g各种豆制品中蛋白质的含量与100g黄豆中蛋白质的含量(35.1g)相比,折算成黄豆的量。

(2)该食谱提供的营养素和能量摄入量评价

1)将表14-4-2中摄入食物的餐次、食物名称、重量填入表14-4-8相应栏目内。

2)查食物成分表,计算所摄入各种食物热能和营养素含量。食物成分表通常是每100g可食部食物营养素含量,故必须根据摄入量进行折算。若记录的食物重量不是可食部

重量，还需乘以该食物可食部比例。再将相关数据填入表 14-4-8 中。

食物中某营养素含量=食物重量(g)×可食部比例×每 100g 食物中该营养素含量/100

3）小计和总计：小计是按每餐分别汇总各类营养素尤其是热能的摄入量；总计是将全天的热能和营养素摄入量计算出来并填入表 14-4-8 总计栏中。

4）将最后总计的数据填在表 14-4-4 相应栏目，注意填表 14-4-4 时计算结果按食物成分表的相应指标保留小数位数。

5）将计算结果与中国营养学会制订的《中国居民膳食中营养素参考摄入量(DRIs)》中同年龄同性别人群的水平比较，进行评价。若每种营养素的计算结果与 DRIs 相差在 ±10% 之内，可认为该食谱设计合理，否则要进行调整。

表 14-4-4　该食谱提供的一日能量和营养素摄入量评价

	热能 kcal	蛋白质 g	脂肪 g	碳水化合物 g	膳食纤维 g	维生素 A μgRE	硫胺素 mg	核黄素 mg	尼克酸 mg	抗坏血酸 mg	钙 mg	铁 mg
食谱提供的量												
DRIs												
比值(%)												

(3) 摄入蛋白质质量评价：将表 14-4-8 中来源于动物类、豆类食物的蛋白质的摄入量累计相加，再与蛋白质摄入总量相除，即可得到优质蛋白质的摄入率。

一般优质蛋白占总蛋白质的适宜比例应在 1/3 以上。

(4) 三大营养素供热百分比评价：将表 14-4-8 中蛋白质、脂肪、碳水化合物、能量摄入总量分别填入表 14-4-5 中“摄入量”栏内，乘以相应能量折算系数，即可算出三大产热营养素占总能量百分比。注意碳水化合物供热比用 100% 减去蛋白质和脂肪的供热比获得。

表 14-4-5　三大营养素供热百分比

营养素	摄入量(g)	占能量的百分比(%)	标准(%)
蛋白质			10～15
脂肪			20～30
碳水化合物			55～65
能量			100

根据营养平衡理论，评价三大产能营养素(蛋白质、脂肪、碳水化合物)的供能百分比是否适宜？

(5) 三餐能量分配比评价：表 14-4-8 中三餐能量摄入量和一日能量总计分别填入表 14-4-6 并计算各餐占总能量百分比。与标准相比，评价食谱提供的三餐能量分配是否合理？

表 14-4-6　一日三餐能量分配比

餐次	能量(kcal)	占总能量百分比(%)	标准(%)
早餐			25～30
午餐			30～40
晚餐			30～40
合计			100

8. 调整食谱　根据对粗配食谱的膳食营养评价的结果，如果食谱提供的食物种类齐全，能量及大部分营养素数量充足，三大产热营养素比例适宜，考虑了优质蛋白质的供应，三餐能量分配合理，是设计比较科学合理的营养食谱。否则应进行调整，直至基本符合要求。最后写出调整后的食谱于表 14-4-7 中。

表 14-4-7　20 岁男大学生一日食谱

早餐			午餐			晚餐		
食谱	食物名称	重量(g)	食谱	食物名称	重量(g)	食谱	食物名称	重量(g)

注：表 14-4-7 食物重量均为可食部重量，若不是应标示为毛重

9. 编排一周食谱　一日食谱确定后，可根据用餐者的饮食习惯、当地食物供应情况等因素在同类食物中更换品种和烹调方法，编排一周食谱。

表 14-4-8　食谱营养成分计算表

餐次	食物名称	可食部比例 %	重量 g	能量 kcal	蛋白质 g	脂肪 g	碳水化合物 g	膳食纤维 g	维生素 A μgRE	硫胺素 mg	核黄素 mg	尼克酸 mg	抗坏血酸 mg	钙 mg	铁 mg
早餐															
小计															
午餐															
小计															

续表

餐次	食物名称	可食部比例 %	重量 g	能量 kcal	蛋白质 g	脂肪 g	碳水化合物 g	膳食纤维 g	维生素 A μgRE	硫胺素 mg	核黄素 mg	尼克酸 mg	抗坏血酸 mg	钙 mg	铁 mg
晚餐															
小计															
总计															

（二）食品交换份法

将常用食品分为四个组共九类（见表 14-4-9），每类食品交换份的食品所含的热能相似（一般定为 90kcal，即 377kJ），每个交换份的同类食品中蛋白质、脂肪、碳水化合物等营养素含量相似。因此，在制定食谱时同类的各种食品可以相互交换（见表 14-4-10 ~ 表 14-4-17）。等热能的食品可以进行交换，一般是同类食品进行交换。在四组食品内部亦可互换，但若跨组进行交换将影响平衡膳食原则。水果一般不和蔬菜交换，因水果含糖量高，故不能用水果代替蔬菜。硬果类脂肪含量高，如食用少量硬果可减少烹调油使用量。食品交换份法是一种较为粗略的计算方法。它的优点是简单、实用，并可根据等热能的原则，在蛋白质、脂肪、碳水化合物含量相近的情况下进行食品交换，可避免摄入食物太固定化，并可增加饮食和生活乐趣。

表 14-4-9　各类食品交换份的营养价值

组别	类别	每份重量(g)	热能(kcal)	蛋白质(g)	脂肪(g)	碳水化合物(g)	主要营养素
谷薯组	谷薯类	25	90	2.0	-	20.0	碳水化合物、膳食纤维
蔬果组	蔬菜类	500	90	5.0	-	17.0	无机盐、维生素、
	水果类	200	90	1.0	-	21.0	膳食纤维
肉蛋组	大豆类	25	90	9.0	4.0	4.0	
	奶　类	160	90	5.0	5.0	6.0	蛋白质
	肉蛋类	50	90	9.0	6.0	-	
供热组	硬果类	15	90	4.0	7.0	2.0	脂肪
	油脂类	10	90	-	10.0	-	
	纯糖类	20	90	-	-	20.0	碳水化合物

表 14-4-10　等值谷薯类食品交换表

分类	重量(g)	食品
糕点	20	饼干、蛋糕、江米条、麻花、桃酥等
米	25	大米、小米、糯米、薏米、米粉
面	25	面粉、干挂面、龙须面、通心粉、油条、油饼
杂粮	25	高粱、玉米、燕麦、荞麦、莜麦
杂豆	25	绿豆、红豆、干豇豆、干豌豆、干蚕豆、芸豆
面食	35	馒头、面包、花卷、窝头、烧饼、烙饼、切面
鲜品	100	马铃薯、红薯、白薯、鲜玉米
	200	鲜玉米(中个带棒心)
其他熟食	75	燕米饭、煮熟的面条

表 14-4-11　等值蔬菜类食品交换表

分类	重量(g)	食品(市品)
叶菜类	500	大(小)白菜、圆白菜、菠菜、韭菜、茼蒿、芹菜、生菜、莴笋(叶)苋菜、豆瓣菜、冬寒菜、软浆叶、瓢儿白、蕹菜(空心菜)
苔、花类	500	油菜(苔)、花菜、花椰菜(西兰花)绿豆芽
瓜、茄类	500	西葫芦、西红柿、冬瓜、苦瓜、黄瓜、丝瓜、青椒、南瓜、茄子
菌藻类	500	鲜蘑菇、湿海带、水发木耳
根茎类	500	白萝卜、茭白、竹笋、子姜(300)
鲜豆类	300	豇豆、豆角、四季豆、豌豆苗
	75	毛豆、豌豆、蚕豆(均为食部)
其他	200	胡萝卜
	150	藕
	100	芋头、慈姑

表 14-4-12　等值水果类食品交换表

重量(g)	食品(市品)
500	西瓜、芒果、梨
250	橙、柑、橘、柚、李子、苹果、桃、枇杷、葡萄、猕猴桃、草莓、菠萝、杏、柿子
150	香蕉、山楂、荔枝
100	鲜枣

表 14-4-13　等值奶类食品交换表

重量(g)	食品
20	全脂奶粉、低脂奶粉
25	脱脂奶粉、奶酪
160	牛奶、羊奶、酸奶(125)

表 14-4-14　等值大豆类食品交换表

重量(g)	食品
20	腐竹
25	大豆(粉)
50	豆腐丝、豆腐干、油豆腐
100	豆腐
150	嫩豆腐
250	豆浆(黄豆：水=1：8)

表 14-4-15 等值肉蛋类食品交换表

分类	重量(g)	食品(市品)
畜肉类	20	香肠、熟火腿、熟腊肉、卤猪杂
	25	半肥、瘦猪肉
	35	火腿肠、小红肠、叉烧肉、午餐肉、熟酱牛肉、大肉肠
	50	瘦猪肉、瘦牛肉、瘦羊肉、带骨排骨
	100	兔肉
禽肉类	100	鸡肉
	50	鹅肉、鸭肉
蛋类	60	鸡蛋、鸭蛋、松花蛋、鹌鹑蛋(6 个带壳)
鱼虾类	150	草鱼、带鱼、鲫鱼、鲢鱼、基围虾、鳝鱼、泥鳅、大黄鱼、对虾、河虾、蟹、水浸鱿鱼、鲜贝
	350	水浸海参

表 14-4-16 等值供热类食品交换表

重量(g)	食品(市品)
10	各种植物油和动物油
15	核桃仁、花生仁(干、炒,30 粒)、南瓜子、葵花子、西瓜子、松子、杏仁、黑芝麻、芝麻酱
20	白糖、红糖

表 14-4-17 不同热能所需的各组食品交换份数

热能(kcal)	交换份	谷薯组	蔬果组	肉蛋组	供热组
1200	13.5	8	2	1.5	2
1400	16	10	2	2	2
1600	18	12	2	2	2
1800	20.5	14	2	2.5	2
2000	22.5	15	2	2.5	3
2200	25	17	2	3	3
2400	27	19	2	3	3
2600	29.5	20	2	4	3.5
2800	32	22	2	4.5	3.5
3000	34	24	2	4.5	3.5

(卢晓翠)

第五节 食品化学性污染的快速检测

食品的化学污染是指进入到食品中的有毒、有害化学物质引起的污染,是食品污染的一个重要组成部分。到目前为止,虽然生物性污染引起的食源性疾病仍然是影响我国食品安全的最主要因素,但是随着化学工业的发展,各种化学物质不断产生,加之化学物质在食品生产、加工和贮存过程中的广泛应用,使食品中的有害物质种类和来源也进一步繁杂,化学物对食品的污染愈来愈引起了人们的广泛关注。

化学性污染包括人为使用农药、化肥和兽药造成的残留污染;工业生产产生的“三废”

通过水、土壤甚至空气造成的有害元素和工业化学品的污染;食品生产、加工和烹调过程中形成的化学物的污染;食品新工艺、新原料的采用和加工方式的改变引起的污染;食品工具、容器、包装材料及其涂料造成食品的化学性污染;以及不正确使用食品添加剂造成的污染。随着科学技术的发展,对一些污染物危害性的认识会逐步深入,过去不被人们认识的一些污染物,逐步被人们所关注,如二噁英、氯丙醇、丙烯酰胺、苏丹红等已经成为近年来食品中新的不安全因素。食品安全问题为全世界所共同关注,针对食品安全存在的问题,加强卫生监管,对影响食品安全质量的有害物质进行快速检测日益重要。

一、实验目的

1. 熟悉食品从现场采样、样本保存、样本制备与前处理、到样品检验、数据处理分析、结果判断的整个过程。

2. 掌握食品采样程序、原则、方法与样本制备。

3. 了解食品化学性污染的主要卫生问题并掌握食品中有毒有害物质的应急性快速卫生检验。

4. 根据检测发现的食品安全问题,提出相应的卫生监管措施。

二、实验内容

(一)食品安全检测目的

1. 了解各类食品的卫生质量水平及动态变化,评价食品是否符合卫生标准。

2. 判定食品是否受到化学性污染及其可食性,包括已知物的“常规”污染、意外污染。

3. 发生食物中毒或其他食源性疾病时,为查清原因、作出确诊、明确责任和正确处理而对可疑食物作出快速检验。

4. 根据监测发现的食品安全问题,提出相应的卫生监管措施。

(二)食品样品的采集

食品样品的采集,即采样(又称抽样),就是从食品原料或产品的总体(通常是一批食品)中抽取一部分样本,通过分析一个或数个样本,对整批食品的质量进行估计。

根据本书第二篇第三章第五节介绍的食品样品的采集方法,依据检测目的的不同分别遵循代表性原则或典型性原则以及其他采样原则,采集所要检测的食品。

1. 采样要点

(1) 为了监测总体样品的安全卫生状况,应注意采样的代表性原则。均衡地,不加选择地从全部批次的各部分随机性采样,不带主观倾向性。

(2) 为了检验样品掺假、投毒或怀疑中毒的食物等,应注意采样的典型性原则。如怀疑某种食物可能是食物中毒的原因食品,或者感官上已初步判定出该食品存在卫生质量问题,而进行有针对性的选择采样。

2. 采样数量　采样数量根据检测项目来确定,既要满足检测项目要求,又要满足产品确认及复检的需要量。通常总量较大的食品,可按0.5%~2%比例抽样;对于小数量样品食品，则抽样量约为总量的1/10；对于包装固体样品，按单位包装重量 >250g 的包装，取样件数不少于3件；<250g 的包装，不少于6件。罐头食品或其他小包装食品，一般取样量取3件；肉类则采取一定重量食品作为一个样品；肉、肉制品100g/只；蛋、蛋制品样品，每份不少于200g；一般鱼类，都采集完整的个体，大鱼(0.5kg左右)三条作为一份样本，小鱼(虾)可取混合样本，每份0.5kg。

表 14-5-1 食品安全检验样本签封

样本编号_______	品名_______
数　量_______	来源_______
采样地点______________	
采 样 人______________	
采样时间______年____月____日	

3. 采样签封与采样记录　采样后将食品样品装入采样容器中并编号，并按表14-5-1贴样本签封，按表14-5-2进行采样记录。

表 14-5-2 食品安全检验现场采样记录

样本编号		采样目的	
样本名称		采样地点	
样本商标		样本产地	
样本生产日期、批号或编号		样本状态	
样本感官所见			
样本数量		采样方式	
被采样的产品数量		被采样的产品包装及规格	
采样现场环境条件	温度：　湿度：　一般卫生状况：		
被采样单位		被采样单位负责人（签名）	
		采样机构（盖章）	
		采样人（签名）	
		采样日期	年　月　日

注：本单一式二联，第一联由采样单位保存，第二联交被采样单位

（三）样本保存与预处理

1. 要保持样本原来的状态，易变质的样本要冷藏。

2. 样本分析测定之前的一系列准备工作，包括样本的整理、清洗、匀化、缩分、粉碎、匀浆、提取、净化、浓缩、衍生化等一系列过程，有时为方便将样本整理、清洗、匀化、缩分等步骤称为样本制备，而将粉碎、匀浆、消化、提取、净化、浓缩等步骤称为样本前处理。

(1) 样品的制备：样品的制备是指对所采取的样品进行分取、粉碎、混匀等过程，以保证其能代表全部样品的情况并满足分析对样品的要求。

(2) 样品的预处理：食品的杂质或某些组分(如蛋白质、脂肪、糖类等)对分析测定常常产生干扰，因此，在测定前必须对样品加以处理。此外，有些被测组分在样品中含量很低时，测定前还必须对样品进行浓缩。

（四）食品安全现场快速检测项目与指标

1. 急性食物中毒物质的快速筛选和检测　急性中毒物质是指毒性较强的物质，如毒鼠强、氟乙酰胺、甲胺磷、砷、汞、氰化物、甲醇、亚硝酸盐等，当人体摄入一定剂量后，在几分钟

或数小时即可出现中毒症状。当剂量未达到出现急性中毒症状、却长时间摄入时，会出现慢性中毒症状。检测指标：有机磷和氨基甲酸酯类农药、毒鼠强、氟乙酰胺、砷、汞、氰化物、甲醇、亚硝酸盐、食用油酸价和过氧化值、桐油、大麻油、青油（梓油）、蓖麻油、巴豆油、矿物油、生熟豆浆等。

2. 慢性伤害物质的快速检测 慢性伤害物质是指与急性中毒物质相比在同等剂量的情况下毒性弱一些的物质，当人体摄入同等剂量时不会很快出现中毒症状，当毒性物质在人体中积累到一定程度时才显现出不良体征。当慢性伤害物质一次性摄入剂量较大时，同样会出现急性中毒症状。检测指标：甲醛、漂白剂（二氧化硫）、吊白块（甲醛次硫酸氢钠）、苏丹红、双氧水、硼酸和硼砂、瘦肉精等。

3. 劣质食品的快速检测 人为掺入了不该掺入的物质或过量掺入了对人体有一定危害的物质。检测指标：乳品中淀粉和麦芽糊精、尿素、奶粉蛋白质含量、蜂蜜酸度、蜂蜜中糊精等。

4. 食品加工、贮藏和运输安全度的快速测定 食物在贮藏过程中腐败变质、分解产生有毒物质。检测指标：大米及米制品新鲜度（陈化粮）、硝酸盐。

（五）检测方法及相关卫生标准

本实验使用食品安全快速检测箱进行食品中化学性污染的快速检验，检测方法和相关卫生标准参见食品安全快速检测箱的使用说明。

（六）检测结果的表述

1. 检测类型

（1）定性检测即快速得出被检样品中是否含有毒有害物质，或其本身就是有毒有害物质。

（2）限量检测即快速地得出被检样品中有毒有害物质是否超出标准规定值或有效物质是否达到标准规定值。

（3）与定量检测相比，半定量检测的结果是一个大约值，准确度离真值越近越好。

（4）定量检测也称全定量检测，一般在实验室中进行。有些现场检测方法其本身也属定量检测范畴，如温度、湿度、消毒间紫外线辐照强度、纯净水电导率等物理指标的检测。

2. 结果表述形式

（1）定性检测

阴性：表示用本方法未检出要检测的物质。

阳性：阳性通常用来表示检出了有毒有害物质。

（2）限量检测

合格：表示检测结果在标准规定值范围之内。

不合格：表示检测结果超出或达不到标准规定值。

（3）半定量与定量检测：表述形式与限量检测相同，也可标出具体检测数值。

（七）结果报告

食品安全性应急性快速检测的结果报告，样品少时用模版一（见表 14-5-3），样品多时用模版二（见表 14-5-4）。注意：阳性结果或超标结果必须是三次以上测试的平均结果。有条件时，阳性结果或超标结果的样品应送实验室进一步检测。

三、食品化学性污染的预防措施

化学污染物造成的污染比较复杂，有毒元素污染食品后不容易去除。因此，为保障食品的安全性，防止食物中毒，保障身体健康，应积极采取各种有效措施，防止其对食品的污染。

本综合实验要求针对所检测食品类别和污染情况提出卫生监管措施和安全食用措施。

四、注 意 事 项

1. 采集样本应尽量从原包装中采集，不要从已开启的包装内采集。从散装或大包装内采集的样本若是干燥的，一定要保存在干燥清洁的容器内，不要同异味样本一同保存。

2. 采样工具应该清洁，不应将任何有害物质带入样品中。例如，测定 3,4-苯并芘的样品不可用石蜡封口，因为有的石蜡中含有该种物质；测定锌的样品不能用含锌的橡皮膏封口；测定汞的样品不能用橡皮塞；需要进行微生物检验的食品，应采取无菌操作取样等。

3. 样品在检测前，不得受到污染，不得发生变化。有些样品，如测定核黄素的样品要避免阳光、紫外灯照射等。

4. 对于阳性结果以及不合格结果的样品，应重复测试，排除偶然误差。重要样品，如含急性中毒物质或可能会对后期处理带来较大社会影响或较大经济损失的样品，应注意留样，并将样品送实验室进一步确证。

5. 对于阴性与阳性、合格与不合格之间不易判定的样品，应重复测试，以其中多次相同的结果报告之。对可能会对后期处理带来较大社会影响或较大经济损失的样品，应注意留样，并将样品送实验室进一步确证。

6. 对检出的阳性或不合格样品，如需送实验室确认，应按常规采样数量采样送检。

表 14-5-3　食品安全快速检测结果报告单

第　　号

检验日期　　年　月　日

样品名称		样品来源	
样品数量		编号或批号	
采样或送样单位		采样或送样人	
样品状态及包装		标示保质期	
检测项目			
检测依据			

检测结果及处理意见：

（签　章）

年　　月　　日

检测者：　　　　核对者：　　　　签发人

注：本单一式二联，第一联存档，第二联送被检测单位

表 14-5-4　食品安全快速检测结果报告单

第　　号

检验日期　　年　月　日

样品名称	样品来源	检测项目	编号或批号	检测结果	检测依据

处理意见：

（签　章）

年　月　日

检测者：　　核对者：　　签发人

注：本单一式二联，第一联存档，第二联送被检测单位

（卢晓翠）

第六节　高校集体食堂卫生学调查与评价

随着国家、社会的发展及高等教育体制的改革，尤其是高校后勤社会化及高校大规模扩招趋势的发展，高校餐饮空间的变化非常显著，无论是学校管理层还是高校食堂的工作人员对如何搞好高校学生食堂的规划和建设，都投入了很大的精力。但目前国内高校食物中毒事件仍屡有发生，对师生健康、教学秩序和社会稳定造成不良影响。为保护学生的身体健康，防止食物中毒事件发生，加强高校学生食堂的卫生监督管理，各卫生行政部门和卫生监督机构要根据《中华人民共和国食品安全法》、《学生集体用餐食品安全监督办法》等相关法律法规的规定，进一步加强对高校集体食堂的卫生监督管理，对集体食堂的卫生许可证、卫生管理组织、制度、食品及原料索证、加工场所卫生、食品储存卫生条件、从业人员卫生、餐饮具消毒等情况进行全面检查。对不符合卫生标准和要求的要责令立即整改，彻底消除食物中毒隐患；对存在食物中毒隐患且不能按要求整改的单位，一律责令其停业整顿。

【问题一】

查阅了解餐饮业和集体食堂卫生监督管理的相关法律法规有哪些？

一、实 验 目 的

1. 了解集体食堂卫生监督的相关法律法规。
2. 熟悉集体食堂卫生监督检查内容与项目,掌握集体食堂卫生学调查与评价程序。
3. 了解如何预防和控制群发性学生食物中毒事件的发生。
4. 掌握常用的食品卫生检测技术。

二、内容与方法

(一) 调查对象

某高校学生集体食堂。

(二) 仪器与设备

高压蒸气灭菌器;恒温培养箱;玻璃平皿(直径 9cm)60 个;餐饮具卫生现场检测箱(卷尺、温度计、食物中心温度计等);电冰箱;酒精灯;玻璃棒;100、1000mL 量筒;药勺;300mL 烧杯 2 个;镊子 2 个等。

(三) 试剂与材料

1. 空气细菌总数快速检验纸片 50 份。
2. 大肠菌群快速检验纸片 45 份。

(四) 调查项目

调查项目包括功能用房配备、卫生制度管理情况、卫生设施配备、原材料采购、个人卫生、空气卫生状况、餐具消毒及其效果。

1. 功能用房配备　烹饪间、餐具消毒间、蔬菜切配间、肉类切配间、更衣室、原料仓库等。

2. 卫生制度管理情况　卫生许可证、卫生管理制度、采购验收制度、食物留样制度、蔬菜浸泡制度、防虫、防蝇、防蟑螂和防鼠害措施等。

3. 从业人员卫生　健康证、培训合格证及其他相关卫生要求。

4. 卫生设施配备情况　冷藏设备、防护设施、专用洗涤池、餐具消毒设施、餐具保洁设施、垃圾容器是否加盖。

5. 空气卫生状况　进行空气细菌总数测定。

6. 餐具消毒及其效果　包括食(饮)具消毒程序是否规范及餐具消毒效果检测。

【问题二】

集体食堂卫生监督检查的项目有哪些?

(五) 调查方法

1. 一般项目调查　应用食堂卫生调查表调查。

2. 空气卫生状况　空气细菌总数测定。

方法:采用自然沉降法。

结果判定标标准:沉降法,≤40 个/皿　[《饭馆(餐厅)卫生标准》(GB16153-1996)]。

3. 餐具消毒及其效果

(1) 食(饮)具消毒程序:食(饮)具根据不同的消毒方法,应按其规定的操作程序进行消毒、清洗。严格执行一洗、二清、三消毒、四保洁制度。

1) 热力消毒一般按除渣→洗涤→清洗→消毒程序进行。

2) 化学消毒,消毒后必须用洁净水清洗,消除残留的药物。一般按除渣→洗涤→消毒→清洗程序进行。

(2) 餐具消毒效果检测

方法:食(饮)具消毒效果检测采用专用的大肠菌群快速检验纸片法(规格 5cm×5cm)。

采样方法:随机抽取消毒后准备使用的各类食具(碗、盘、杯等),采样 40 件,每件贴大肠菌群快速检验纸片两张,每张纸片面积 $25cm^2$(5cm×5cm)用无菌生理盐水湿润大肠菌群检测用纸片后,立即贴于食具内侧表面,30 s 后取下,置于无菌塑料袋内。将已采样的纸片置 37℃培养 16～18 小时,若纸片保持紫蓝色不变为大肠菌群阴性,纸片变黄并在黄色背景上呈现红色斑点或片状红晕为阳性。

结果判定标准:大肠菌群(个/50cm),不得检出;致病菌不得检出 [《食(饮)具消毒卫生标准》(GB14934-1994)]。

【问题三】

集体食堂餐具消毒程序与制度?

【问题四】

集体食堂空气卫生调查,采样点如何布置?

【问题五】

集体食堂餐饮具消毒的采样方法?

(六) 人员安排与分工

集体食堂卫生监督检查各项目均需安排专人进行。

三、结果与评价

将调查结果用文字或规范的统计表格(见表 14-6-1～表 14-6-4)呈现出来,并依据相关的卫生标准进行评价,针对监督检查中发现的问题,提出严格的整改措施和期限。

【问题六】

高校集体食堂的卫生监督管理中,应注意哪些问题?

表 14-6-1　集体食堂一般卫生状况调查结果记录表

<table>
<tr><th colspan="2">检查项目</th><th>结果</th></tr>
<tr><td rowspan="6">环境卫生</td><td>布局是否按原料进入,原料处理,半成品加工,成品供应的流程合理布局</td><td></td></tr>
<tr><td>厨房内墙壁、天花板、门窗等是否有涂层脱落或破损</td><td></td></tr>
<tr><td>食品生产经营场所环境是否整洁</td><td></td></tr>
<tr><td>防蝇、防鼠、防尘设施是否有效(门窗,防尘防鼠防虫害设施,灭蝇设施,距地>2m;防鼠类,孔径<6mm 的金属隔栅或网罩)</td><td></td></tr>
<tr><td>废弃物处理是否符合要求(不得有不良气味或有害/有毒气体溢出,应防止有害昆虫的孳生,防止污染食品、食品接触面、水源及地面;废弃的食用油脂应集中存放在有明显标志的容器内)</td><td></td></tr>
<tr><td>功能用房配备(是否有独立的烹饪间、餐具消毒间、蔬菜切配间、肉类切配间、更衣间、原料仓库)</td><td></td></tr>
<tr><td rowspan="8">食品生产经营过程</td><td>卫生制度管理是否健全(包括卫生许可证、卫生管理制度、采购验收制度、留样制度、蔬菜浸泡制度)</td><td></td></tr>
<tr><td>加工用设施、设备工具是否清洁(取样培养)</td><td></td></tr>
<tr><td>食物热加工中心温度是否大于 70℃</td><td></td></tr>
<tr><td>10 ~ 60℃存放的食物,烹调后至食用前存放时间是否未超过 2 小时;存放时间超过 2 小时的食用前是否经充分加热</td><td></td></tr>
<tr><td>用于原料、半成品、成品的容器、工具是否明显区分,存放场所是否分开、不混用</td><td></td></tr>
<tr><td>食品原料、半成品、成品存放是否存在交叉污染</td><td></td></tr>
<tr><td>专间操作是否符合要求(室内温度不得高于 25℃,紫外线灯消毒>30 分钟)</td><td></td></tr>
<tr><td>垃圾容器是否加盖</td><td></td></tr>
<tr><td rowspan="3">餐饮具、直接入口食品容器</td><td>使用前是否经有效清洗消毒</td><td></td></tr>
<tr><td>清洗消毒水池是否专用于清洗、是否与其他用途水池混用</td><td></td></tr>
<tr><td>消毒后餐具是否贮存在清洁专用保洁柜内</td><td></td></tr>
<tr><td rowspan="7">个人卫生</td><td>有无健康证、培训合格证而上岗操作</td><td></td></tr>
<tr><td>是否有有碍食品卫生的病症、是否定期进行健康体检(周期)</td><td></td></tr>
<tr><td>从业人员操作时是否穿戴清洁工作衣帽,专间操作人员是否规范佩戴口罩</td><td></td></tr>
<tr><td>从业人员操作前及接触不洁物品后是否洗手,接触直接入口食品之前是否洗手、消毒</td><td></td></tr>
<tr><td>从业人员操作时是否有从事与食品加工无关的行为</td><td></td></tr>
<tr><td>从业人员是否留长指甲或涂指甲油、戴戒指</td><td></td></tr>
<tr><td>从业人员上厕所前是否在厨房内脱去工作服</td><td></td></tr>
<tr><td rowspan="6">食品采购</td><td>是否索取销售发票,批量采购是否索取卫生许可证、卫生检验检疫合格证明</td><td></td></tr>
<tr><td>食品及原料是否符合食品卫生要求</td><td></td></tr>
<tr><td>库房存放食品是否离地隔墙(10cm 以上)</td><td></td></tr>
<tr><td>冷冻、冷藏设施是否能正常运转,贮存温度是否符合要求</td><td></td></tr>
<tr><td>食品贮存是否存在生熟混放</td><td></td></tr>
<tr><td>食品或原料是否与有毒有害物品存放在同一场所(保持清洁,无霉斑、鼠迹、苍蝇、蟑螂,不得存放有毒、有害物品,如:杀鼠剂、杀虫剂、洗涤剂、消毒剂等,及个人生活用品)</td><td></td></tr>
<tr><td rowspan="3">违禁食品</td><td>是否生产经营超过保质期食品</td><td></td></tr>
<tr><td>是否生产经营腐败变质食品</td><td></td></tr>
<tr><td>是否生产经营其他违禁食品</td><td></td></tr>
</table>

表 14-6-2　推荐的场所布局要求

	加工经营场所面积(m^2)切配烹饪场所累计面积	凉菜间累计面积
食堂	供餐人数 100 人以下食品处理区面积不小于 $30m^2$,100 人以上每增加 1 人增加 $0.3m^2$,1000 人以上超过部分每增加 1 人增加 $0.2m^2$。切配烹饪场所占食品处理区面积 50% 以上	$\geqslant 5m^2$

注:1. 上表中所示面积为实际使用面积或相对使用面积

2. 全部使用半成品加工的餐饮业经营者以及单纯经营火锅、烧烤的餐饮业经营者,食品处理区与就餐场所面积之比在上表基础上可适当减少

3. 表中“加工”指对食品原料进行粗加工、切配

表 14-6-3　集体食堂空气细菌总数测定结果记录表

地点	细菌总数(cfu/平皿)
凉菜间	
热菜间	
面食间	
饭菜供应厅	
就餐大厅	

表 14-6-4　集体食堂餐具大肠菌群检测结果记录表

样品	样品数	大肠杆菌	
		合格数	合格率(%)
盘子	10		
碗	10		
勺子	10		
凉菜间(刀,盆,盘子,拌勺等)	10		
合计			

(卢晓翠)

第七节　外在因素对食用油脂氧化性的影响研究

油脂在人们日常生活和化学工业上都占有十分重要的地位,而且随着食用油脂生产及加工技术的不断进步,油脂的应用范围已越来越广泛。作为食品工业的主要原料之一,其品质及抗氧化稳定性直接影响到食品质量的好坏。随着人民生活的不断改善,对食品质量的要求也日益提高。因此,深入了解和认识油脂的氧化作用过程,研究和开发延续油脂氧化作用的方法就显得十分重要。

影响油脂氧化的因素很多,主要可分为内在和外在两大因素。其中内在因素主要是:脂肪酸的不饱和程度;亚甲基的位置;天然抗氧化剂的含量;色素;共轭双键与隔离双键的存在;顺式与反式异构体等等。外在因素主要是:温度升高会加速氧化的进程;光线波长越短,强度越大的光越是加剧油脂氧化,紫外线尤为突出;高湿度将导致油脂水解,游离脂肪

酸易氧化,水分能促使氧化物分解;微生物也会造成油脂的氧化酸败,主要是脂解酶和氧化酶等生物酶导致油脂的氧化酸败;某些杂质和金属及其盐类能促使油脂氧化等。

一、实验目的

1. 通过实验让学生了解影响食用油脂氧化性的常见因素。
2. 进一步掌握国家标准规定的食用油质量检测指标与检测技术及相关卫生标准。
3. 学会根据实验结果综合分析温度、光线及食用油脂种类对食用油脂氧化性的影响特点。

【问题一】

简述食用油脂质量检测指标及其意义。

二、实验内容与方法

(一)样品选择

选择市售、生产日期较近的食用植物油数种,如花生油、大豆油、芝麻油、调和油等。

(二)样品处理

1. 每种样品各取 4 份置于 100mL 三角烧瓶中,每份 30g。放在 60℃烤箱中连续烘烤,分别烤 0、5、10、20 天。
2. 每种样品各取 4 份置于 100mL 三角烧瓶中,每份 30g。放在 20℃烤箱中连续烘烤,分别烤 0、5、10、20 天。
3. 每种样品各取 4 份置于 100mL 三角烧瓶中,每份 30g。放在日光灯箱中连续照射,分别照射 0、5、10、20 天。
4. 每种样品各取 4 份置于 100mL 三角烧瓶中,每份 30g。放在紫外灯箱中连续照射,分别照射 0、5、10、20 天。

(三)测定指标

过氧化值、酸价。

(四)测定方法

过氧化值和酸价的测定方法依据国家标准方法《食用植物油卫生标准分析方法》(GB/T5009. 37-2003),详见本书第三篇第九章第八节《食用油脂的卫生检验》。

(五)试剂器材

详见本书第三篇第九章第八节《食用油脂的卫生质量检验》。

(六)评价标准

学生自己查最近的有关食品安全国家标准。

（七）数据处理

采用 SPSS 统计软件对结果进行显著性检验。

【问题二】

实验前应进行实验方案的设计，实验方案应包含哪些内容？

三、实验结果

1. 温度对食用油氧化性的影响。
2. 光线对食用油氧化性的影响。

用表格的形式将实验结果呈现出来，并将统计结果标注在相应的数据上，注意规范化表达实验结果。

【问题三】

为了便于数据的统计处理，实验测定次数应该如何设计？

【问题四】

如何做好实验结果的记录？如何在实验过程中发现实验结果的非正常差异，以便及时补做或重做实验。

【问题五】

影响实验结果准确性的因素有哪些？如何保障实验结果的准确？

四、分析与讨论

【问题六】

根据实验结果，查阅文献，从以下几方面分析讨论。

1. 不同温度及不同加热时间对食用油氧化性的影响。
2. 不同波长光线与不同光照时间对食用油氧化性的影响。
3. 温度、光线对不同种类食用油氧化性的影响。
4. 就本次实验结果提出防止食用油氧化的措施。

（卢晓翠）

第八节　高温高湿环境下人体不同强度运动的生理学评价

一、实验背景

高温环境的实验模拟主要是通过热气候仿真模拟室来实施。其构造复杂，涉及到光、电、气和机械等多方面知识，功能齐全；能调节温度、湿度、风力、辐射、二氧化碳浓度等，达到逼真地模拟各种野外气候条件，是高温医学实验研究不可缺少的核心设备。用于研究热环境对机体的影响及其防护,也作为研究复合因素如湿热、噪声、振动、有害气体等对人体的综合作用及其防治措施的手段。

二、实 验 目 的

1. 了解湿热环境人体生理学评价的意义和特点。
2. 掌握各项指标的测定及评价。
3. 熟悉高温舱的设定和使用,本实验拟设定35℃,相对湿度60%。

三、内容与方法

(一) 实验对象

选取青年受试者4名。入选条件:生理心理健康,受试者无疾患史。要求受试前一星期睡眠良好,饮食不摄入咖啡,酒精等刺激性食物。

(二) 仪器与设备

高温舱;跑步机;腋温计;电子血压计;秒表;心率遥测仪;电子人体称。

(三) 实验方法

1. 测定受试者的体温、心率、血压、体重。
2. 进入高温舱,在跑步机上踏板3分钟,速度为3.2 km/h,坡度为0。
3. 踏板完后测体温、即时心率、血压。
4. 休息30分钟(在高温仓内)。
5. 重复2、3、4的步骤1次,且坡度为3%,并做好记录。
6. 踏板3分钟,速度为3.2km/h,坡度6%。
7. 测体温、即时心率、血压、出舱称体重。

四、结果与评价

结果与评价见表14-8-1。

表14-8-1 高温条件下受试者生理指标测定结果

姓名	测试项	进入前	第一次踏板	第二次踏板	第三次踏板
(1)	血压(mmHg)				
	心率(次/min)				
	体温(℃)				
(2)	血压(mmHg)				
	心率(次/min)				
	体温(℃)				

续表

姓名	测试项	进入前	第一次踏板	第二次踏板	第三次踏板
(3)	血压(mmHg)				
	心率(次/min)				
	体温(℃)				
(4)	血压(mmHg)				
	心率(次/min)				
	体温(℃)				

五、分析评价

(一)机体热适应时

体温调节能力增强;皮肤温度和机体中心温度降低;心血管紧张性下降;合成热应激蛋白。

(二)个体分析

在炎热气候条件下劳动,机体为适应散热和供氧的双重需要,要求心脏提高输出量。当体温升高0.9℃时,心输出量增加60%。心输出量取决于心率和每搏输出量。高温作业时,心每搏输出量常因热作用而减少,主要靠增加搏动次数来补偿。心率的增加与热强度、劳动强度直接相关,故心率是评价高温劳动者心血管系统紧张度的重要指标。对不同个体分析其在踏板后收缩压、舒张压,体温以及心率随作业次数而发生的变化。通过入舱前后的体重变化,来判定出汗量,因当时的湿度、劳动强度和个体素质差异而不同,通常最多一小时出汗可达1.5升,一天可达10升以上。由于汗液中99%以上为水分,约0.3%为无机盐(成分主要为氯化钠)。氯化钠,主要是钠离子,对保持体液的渗透压和体液平衡,维持肌肉的正常收缩和保持酸碱平衡都有重要意义。因出汗而大量丧失水盐时,可引起电解质平衡的紊乱,如不及时补充,即可出现一系列失水和失盐的症状。

(三)群体评价

人体在中枢神经系统和内分泌的调控下,通过心血管系统、皮肤、汗腺和内脏等组织器官的协同作用,维持着产热和散热的动态平衡。在高温下劳动,人体的体温调节主要受气象条件和劳动强度的复合影响。热刺激皮肤温热感受器,感受器由兴奋而转化为神经冲动,传至下丘脑体温调节中枢;外环境的附加热和劳动时机体产生的热使血液加温,通过血液循环直接加热视前区-下丘脑前区中枢性温热感受器(下丘脑前区存在热敏神经元、冷敏神经元和不敏感神经元),此时热敏神经元放电频率明显增加,冷敏神经元则明显减少,导致散热中枢兴奋,引起心输出量增加,内脏血管收缩,皮肤血管扩张和汗腺分泌增强等反应;同时,产热中枢受到抑制而减少产热,使体温保持在正常范围。当体热的蓄积时,脑干中的下丘脑周围体液温度升高,使下丘脑体温调节、血管舒缩和出汗中枢等功能发生障碍,影响了它对交感神经对控制皮肤血管舒张和排汗的调节,导致中暑。

1. 若所有受试者在第一次踏板后都出现血压、心率、体温的上升,属于正常的热应激。
2. 三次踏板后,若都出现血压的下降,针对其现象进行科学的分析和评价。

(郭进强　罗炳德)

第九节　高温高湿小鼠模型建立的探讨

一、实验背景

高温高湿对机体是一种物理损伤因素,随着我国经济的发展和劳动法出台,恶劣工作环境下工作的劳动者的权益日益受到广泛的关注,各种相关高温高湿实验也越来越多地开展。国内外对于动物高温高湿模型的制作方法较少,尤其是针对正常健康小鼠建立该模型进行系统性评价,目前尚未形成基于较成熟且公认的造模方法上的统一评价体系。小鼠对环境刺激敏感,将小鼠置于高温高湿环境下会使之产生明显的应激反应。小鼠与人类一样,心率、呼吸频率、体温三者成正比关系,其对高温高湿刺激的反应与人类有较多的共同性。因而探讨与评价高温高湿环境对小鼠基础体温与存活时间的影响,能为进一步建立高温高湿小鼠模型提供严谨可行的方法和科学可靠的基础实验数据,从而为高温高湿实验构建经济、实用、可重复性高的动物模型。

二、实验目的

1. 学习建立高温高湿小鼠模型。
2. 评价高温高湿环境对小鼠基础体温与存活时间的影响。

三、内容与方法

(一) 实验动物

成年雄性昆明小鼠,体重范围21~32g,由某大学实验动物中心提供。

(二) 仪器与设备

仿真热气候室(动物高温舱)。

(三) 试剂与材料

石蜡油;体温计;三球温度计。

(四) 实验方法

设定高温仓温度为37℃,湿度依次为70%、75%、80%、85%四个标准阶梯组,每组取用

10 只成年小鼠进行模型建立,分别在入仓前、入仓后每 60 分钟测量小鼠肛温,并进行行为、体征观察,计算存活时间。

1. 设置高温仓动物仓条件为 37℃,以湿度梯度 70%、75%、80%、85% 为四组,每组小鼠 10 只进行实验。小鼠于实验前移至动物房饲养 1～2 天。

2. 实验开始前 10 分钟,对测试组的小鼠进行编号、称重,并测量肛温。

3. 将小鼠放入 30cm×40cm 的敞口鼠笼中,去除垫料、饲料与饮水供给,放入动物高温舱,并记录入仓时间。

4. 分别于小鼠入仓后 1、2、3 小时三个时间点测量肛温,同时观察小鼠精神状况。直至小鼠死亡,记录死亡时间并计算存活时间。

5. 实验期间使用三球温度计分别对动物房、高温舱动物仓内、高温舱外的环境条件进行测定,主要指标包括干湿黑球温度,相应湿度由温度-湿度转换表得出,每项指标测定三次取均值。

四、结果与评价

1. 实验期间,小鼠可能出现的状态有:狂躁,萎靡乃至死亡,伴随出汗、睾丸肿大,黏膜充血、流涎、等症状,注意观察, 并做好记录。

2. 观察小鼠进入高温舱后的肛温的变化规律,结果填入表 14-9-1。

表 14-9-1　不同组别不同时间点的肛温℃($\bar{x}$±s)

组别	N	入仓前(℃)	入仓后(℃)		
			1h	2h	3h
1					
2					
3					
4					

3. 对 4 个组的小鼠肛温在每个小时所变化的温度的差值进行比较。

4. 通常小鼠存活时间都在 3～6 小时(180～360 分钟)内,随着高温高湿梯度的增高,观察并记录小鼠的存活时间,存活时间结果见表 14-9-2。

表 14-9-2　不同组别存活时间($\bar{x}$±s)

组别	n	存活时间(min)	最短存活时间(min)	最长存活时间(min)	中位生存时间(min)
1					
2					
3					
4					

5. 对不同组别的小鼠的存活时间进行两两比较,见表 14-9-3。

表 14-9-3 不同组别小鼠的存活时间比较($\bar{x}\pm s$)

组别	2	3	4
1			
2			
3			

6. 实验期间高温舱内、室外及动物房的温湿度，见表 14-9-4。

表 14-9-4 高温舱内、室外及动物房的温湿度

组别	高温舱内		高温舱外		动物房	
	温度(℃)	相对湿度%	温度(℃)	相对湿度%	温度(℃)	相对湿度%
1						
2						
3						
4						

五、分析讨论

基于当前研究高温高湿环境下正常健康小鼠模型较少的现状，本实验讨论与评价高温高湿环境对小鼠基础体温与存活时间的影响，能为进一步建立高温高湿小鼠模型提供严谨可行的方法和科学可靠的基础实验数据。

实验期间，注意观察小鼠的状态及肛温变化，在建立高温高湿小鼠模型时可系统记录症状出现的时间，同时结合小鼠具体的肛温变化及最终死亡时间进行分析，可研究小鼠症状出现时间与死亡时间的关系，为相关的高温高湿实验采取干预措施提供参照。实验过程中，小鼠若有肛内出血现象，应注意减少创伤带来的误差。

按照实验结果，分析小鼠存活时间均数与高温高湿梯度变化的关系，经与实验同期的室外、动物房的温度及相对湿度进行比较，究其原因进行系统的分析。

本实验验证了建立高温高湿小鼠模型的可行性，为建立高温高湿小鼠模型提供严谨可行的方法和科学可靠的基础实验数据。有关不同高温高湿梯度对小鼠存活时间的影响是否存在差异的问题可随着模型的建立进一步探讨。

六、思考题

1. 小鼠存活时间均数在总体上随高温高湿梯度的趋势上升还是下降？
2. 建立高温高湿小鼠模型是否可行？

(郭进强　罗炳德)

第十节 地铁、商场等公共场所环境质量监测与评价

一、实验目的及意义

疾病预防控制中心经常性的工作之一是对公共场所环境质量进行调查、监测与评价。通过调查可以了解公共场所环境质量状况,根据国家有关“公共场所卫生标准”,对公共场所环境质量状况作出有效评价,进而提出改进措施,具有实际意义。

地铁、大型商场等公共场所人群密集,人员流动大,易混杂各种污染源,造成严重室内空气污染和传染病的传播,是公共卫生场所重点调查及监测的地点。通过调查与分析,加强对地铁、大型商场等公共场所环境的治理,对于保障公共场所人群的身心健康很有必要。

二、实 验 方 案

(一)研究对象

地铁、大型商场等公共场所环境。

(二)研究项目与指标

研究项目与指标包括:①气温、相对湿度测定;②风速测定;③空气中二氧化碳测定;④空气中一氧化碳测定;⑤空气中甲醛测定;⑥空气中可吸入尘(IP)测定;⑦空气细菌数测定;⑧公共场所噪声测定;⑨照度测定等。

(三)器材与试剂

1. 器材 ①数字温湿度计;②数字微风速仪;③TY-9800A 二氧化碳分析仪;④TY-9500 一氧化碳分析仪;⑤美国 Interscan 公司生产 4160 数字便携式甲醛分析仪;⑥P-5 型数字粉尘仪(北京产);⑦高压蒸汽灭菌器;⑧电热恒温干燥箱;⑨恒温培养箱;⑩HS5660A 精密声级计;⑪XYI-3 全数字照度测定计等。

2. 试剂 营养琼脂培养基。

(四)研究方法

1. 做好实验前的准备工作包括仪器设备的准备;记录表的准备;人员分工等。

2. 每个公共场所可按 5 点法设置采样点(每边中点和室中心)进行采样。

3. 气温、相对湿度测定、风速测定、空气中二氧化碳测定、空气中一氧化碳测定、空气中甲醛测定、空气中可吸入尘(IP)测定时每个点每个指标至少应测取 10 个以上数据。

4. 空气细菌数采样每个采样点采集 3 个样品。要求将营养琼脂培养平皿置于各采样点离地面 1.2 ~ 1.5m 高度处,平皿内营养琼脂培养基表面应暴露于空气中 5 分钟。

5. 噪声测定

(1)每个采样点读取 100 个连续 A 声级值(间隔 5 秒钟读一数值)。

(2) 其布点方法也可采用距声源中心画一直线到对侧墙壁中心,在此直线上取均匀分布的三个点为监测点。

(3) 测量高度要求传声器离地面高 1.2m,并避开墙面等反射面。

6. 照度测定:测量高度为地面以上高 0.8 ~0.9m。

(本次综合实验所用仪器的使用方法详见其他章节或仪器说明书)

(五) 数据收集与处理

将各指标所测数据进行统计分析,各公共场所监测结果分别用下表 14-10-1 列出。

表 14-10-1 ×××室内环境质量调查结果

指标	样本数(n)	均数($\bar{x}$)	标准差(s)	超标数	超标率(%)
温度(℃)					
相对湿度(%)					
风速(m/s)					
CO_2(%)					
CO(mg/m^3)					
甲醛(mg/m^3)					
IP(mg/m^3)					
空气细菌数(个/皿)					
噪声(Leg, dB)					
照度(Lx)					

三、实验结果

对收集到的数据进行归纳整理后,制成统计表格,以我国“公共场所卫生标准”作为评价依据,将调查监测到的资料进行整理。对实验结果作适当的描述。

四、分析讨论

根据调查监测到的地铁、大型商场等公共场所中气温、相对湿度、风速、空气中二氧化碳浓度、一氧化碳浓度、空气中甲醛浓度、可吸入尘(IP)含量、空气细菌数以及噪声、照度等实际情况以我国“公共场所卫生标准”作为评价依据,作出评价。并对各公共场所出现超标的指标进行分析,查找可能的超标原因。

五、提出改进措施

根据现场监测到的实际结果,对照国家标准有针对性地提出改进意见。

六、相关卫生标准

仅为参考,需要学生自己学习查找(表 14-10-2、表 14-10-3)。

表 14-10-2　商场(店)、书店卫生标准(GB9670-1996)

项目	标准值	项目	标准值
温度(℃)		甲醛(mg/m^3)	≤0.12
有空调装置	18～28	可吸入颗粒物(mg/m^3)	≤0.25
无空调采暖地区冬季	≥16	空气细菌数	≤7 000
相对湿度(%)		a. 撞击法(cfu/m^3)	≤75
有空调装置	40～80	b. 沉降法(个/皿)	≤60
风速(m/s)	≤0.5	噪声[dB(A)]	出售音响设备的柜台
二氧化碳(%)	≤0.15		≤85
一氧化碳(mg/m^3)	≤5	照度(Lx)	≥100

表 14-10-3　公共交通等候室卫生标准(GB9672-1996)

项目	候车室和候船室	候机室
温度(℃)		
有空调冬季	1～20	18～22
夏季	24～28	24～28
无空调采暖地区冬季	>14	≥16
相对湿度(%)	-	40～80
风速(m/s)	≤0.5	≤0.5
二氧化碳(%)	≤0.15	≤0.15
一氧化碳(mg/m^3)	≤10	≤10
甲醛(mg/m^3)	≤0.12	≤0.12
可吸入颗粒物(mg/m^3)	≤0.25	≤0.15
空气细菌总数		
a. 撞击法(cfu/m^3)	≤7.000	≤4 000
b. 沉降法(个/皿)	≤75	≤40
噪声(dB)	≤70	≤70
照度(Lx)	≥60	≥100

七、思　考　题

1. 公共场所环境质量监测的意义有哪些?
2. 对公共场所环境质量进行调查、监测,主要有哪些指标?
3. 进行空气细菌数测定、公共场所噪声测定、照度测定时需要注意哪些事项?

(万为人)

第十一节　采石作业环境职业卫生基本情况调查

一、实验目的及意义

采石作业环境对作业工人健康最主要的影响因素是生产性粉尘，其次还有噪声、振动和高温等复合因素。生产性粉尘是在生产中形成的，并能较长时间飘浮在空气中的固体微粒，它是威胁我国接尘工人健康最主要的有害因素。粉尘对机体健康可产生多方面影响，主要包括：呼吸系统疾患，如尘肺、粉尘沉着症、有机粉尘引起的肺部疾患、肿瘤等；对皮肤黏膜的局部作用；通过呼吸道吸入含有有毒物质的粉尘造成的中毒，如铅、砷等。其中最严重而常见的危害是尘肺。我国每年大约有70%的新发职业病是尘肺，因此防治粉尘危害是我国职业卫生工作的一项重要内容。本次综合性实验以采石作业为例，通过对采石作业环境职业卫生基本情况的调查，使学生基本掌握采石作业中存在的主要职业性有害因素、粉尘对作业人员健康的影响以及如何对粉尘作业场所进行综合性环境监测与评价，达到提高学生综合分析问题、解决问题和现场工作的能力。

二、实验方案

（一）研究对象

采石作业场所。

（二）研究项目与指标

1. 深入现场了解采石作业基本情况。
2. 分析采石作业主要有害因素，制定调查计划。
3. 对采石作业环境进行有害因素监测。

（1）粉尘总浓度测定。
（2）呼吸性粉尘浓度测定。
（3）粉尘分散度测定。
（4）粉尘中游离二氧化硅含量测定。
（5）气象条件测定。
（6）同时也应进行噪声、振动强度测定。
（7）必要时可进行辐射强度测定。

4. 对接触有害因素的作业人员进行相应的健康监护。

（三）试剂器材

1. 器材　粉尘采样器（在需要防爆的作业场所，用防爆型采样器）；呼吸性粉尘采样器（在需要防爆的场所，采用防爆型呼吸性粉尘采样器）；分析天平；生物显微镜；目镜测微尺；物镜测微尺；秒表；过氯乙烯纤维滤膜；滤膜夹；样品盒；镊子；干燥器；硅油等；HS5660A 精密声级计;HS5933A 型环境振级分析仪;数字温湿度计。

2. 试剂 醋酸丁酯。

(四) 研究方法

1. 采石作业基本情况调查应包括的主要内容:

(1) 单位的基本概况:包括单位名称、地址、历史、隶属关系、性质、男女职工人数、有害作业的分布、接触有害因素的人数等。

(2) 采石工艺流程:记录采石全过程,并绘制工艺流程图。

(3) 观察记录劳动条件:包括工段、工种布局是否符合卫生要求。

(4) 劳动组织及班次:包括劳动者与用人单位的关系,每周几个工作日,每日工作几小时,有无加班情况等。

(5) 职业性有害因素的种类及接触人数。

(6) 作业环境及接触者健康状况:包括职业病、工作有关疾病、职业性外伤的分布和发生情况,以往环境检测和健康监护资料。

(7) 防护设备和使用情况。

(8) 生活福利和医疗卫生服务情况。

(9) 劳动者反映。

2. 环境监测前的准备工作,如检查仪器是否能正常工作,滤膜数量是否足够等。

3. 采石作业环境现场采样的基本方法。

(1) 采样方式:定点采样。

(2) 采样地点

1) 监测点的选择:根据监测的目的和现场调查结果,选出作为长期或定期采样和监测的有代表性的作业点。应设在有代表性的工人接触点(工人作业活动范围)。采样高度为工人作业时的呼吸带(一般距地面 1.5m)。为了估计人体接触水平,根据各工种一个作业时间内活动范围在不同时间、地点定点采样。

2) 设点数目:按产品的工艺过程、不同操作岗位和工序,在有粉尘逸散的作业点分别设点。

(3) 采样时间:一般为 15 分钟,最短采样时间不应小于 5 分钟,最长不应大于 60 分钟。

(4) 采样样品数量:每个监测点上,每个工作班内,采样 2 次,每次同时采集 3 个样品。在整个工作班内浓度变化不大的监测点,可在工作开始 1 小时后的任何时间采样 2 次;浓度变化大的监测点,2 次采样应在浓度较高时进行,其中 1 次在浓度最大时进行。接近最高容许浓度时,则应重复多次采样。

(5) 采样频率:经常性劳动卫生监督,最少每年监测 1 天,每天上下午各采样 1 次。对超过最高容许浓度的监测点,每 3 个月要复查 1 次,直至浓度降至最高容许浓度。

(6) 采样时其他注意问题:需同时测定气象条件(气温、气湿、气流和气压)。

4. 对采集来的粉尘样品进行实验室分析,主要项目有:

(1) 粉尘总浓度测定。

(2) 呼吸性粉尘浓度测定。

(3) 粉尘分散度测定。

(4) 粉尘中游离二氧化硅含量测定。

5. 气象条件测定。

6. 噪声、振动强度测定。

7. 对采石作业人员进行相应的健康监护。

多数早期尘肺患者临床症状与体征不明显，故临床症状与体征在尘肺诊断时仅做参考。重要的是定期对接尘人员进行后前位胸部X线检查，应根据《中华人民共和国尘肺病诊断标准》(GBZ70-2002)进行诊断。(本次综合实验所用仪器使用方法详见其他章节或仪器说明书)

(五) 数据收集与处理

计算点平均浓度或强度，计算点合格率、点超标率和超标倍数，时间加权日平均浓度或强度。对作业人员职业病发病或患病状况进行整理。

三、实验结果

对收集到的数据进行归纳整理后，制成统计表格，以我国相关国家标准作为评价依据，将调查到的资料进行整理。对实验结果作适当的描述。

四、分析讨论

根据对采石作业环境的现场调查结果和作业人员的健康状况，对其生产过程、劳动过程和生产环境中存在的职业性有害因素进行综合性分析与评价，查找相关原因，对照国家标准有针对性地提出改进意见。

五、思考题

1. 采石作业环境职业卫生基本情况调查有哪些实际意义？
2. 对采石作业环境职业卫生基本情况调查时，主要有哪些指标？
3. 采石作业环境现场采样的基本方法是什么？

(万为人　郭进强)

第十二节　印刷车间有害因素对作业工人听力影响的调查

一、实验目的及意义

印刷车间存在着噪声、振动等有害因素。生产性噪声主要会对人听觉系统产生危害，如听力损伤、噪声性耳聋等，此外还会对非听觉系统产生影响，如可引起头痛、头晕、睡眠障碍、全身乏力、记忆力障碍等一系列神经系统的症状；可引起胃肠功能紊乱、食欲不振、胃液分泌减少等一系列消化系统的改变；可引起心电图缺血的征象，此外，还可对机体免疫系统、生殖系统、胚胎发育等产生影响。环境振动首先使人感觉不舒服，继而有疲劳、头晕、焦虑、嗜睡，使胃酸分泌和胃肠蠕动呈现抑制，对心血管系统也有影响。

为了提高预防医学本科生综合分析问题、解决问题的能力，培养学生与实际工作接轨的能力。本次综合性实验对某印刷厂印刷车间有害因素进行调查，以了解其有害因素对作业工人听力的影响。其主要目的在于：了解印刷车间基本生产过程；熟悉此类职业场所噪声振动的测量方法；掌握职业人员听力的测量方法；掌握噪声、振动的有关国家标准；掌握印刷车间职业有害因素对工人健康影响的评价方法。

二、实验方案

（一）研究对象

印刷厂印刷车间及其工人。

（二）研究项目与指标

1. 进行印刷车间基本工艺流程调查。

2. 印刷车间工人基本情况调查包括，一般项目调查；职业史及接触史、疾病史、目前健康状况、不良生活方式等调查。

3. 印刷车间环境监测主要包括，微小气候监测；环境噪声测定；环境振动测定等。

4. 作业工人听力测定及健康检查。

（三）试剂器材

HS5660A 型精密脉冲声级计；HS5933A 型环境振级分析仪；纯音电测听仪；环境气象因素测定仪；血压计等。

（四）研究方法

1. 联系相关印刷厂与其负责人交流实验的基本内容。

2. 进行印刷车间基本工艺流程调查。

3. 印刷车间工人基本情况调查；要求根据调查目的内容及统计学方法，周密设计调查表格。调查表的内容包括：

（1）调查表的名称。

（2）一般项目：姓名、性别、出生年月、出生地、民族、文化程度、工作单位名称、职业、车间、工种及家庭住址。

（3）调查项目：根据调查目的而定，一般包括职业史及接触史、疾病史、目前健康状况（根据噪声、振动对机体的影响情况设计几项调查内容：如神经系统：是否有头晕、头痛等症，消化系统是否有胃部不适、疼痛、反酸、消化不良、食欲不振等症；心血管系统是否有心慌等症……）、不良生活方式等。还应包括：工人作业时是否有防护措施、工厂的制度是否健全、工人每天接触有害因素的时间等。

（4）结束部分：包括调查人签名、调查日期。

4. 印刷车间环境监测

（1）微小气候监测：主要进行环境气象因素等的监测。

（2）环境噪声测定：HS5660A 型精密脉冲声级计（使用方法参见本节附一）。

要求在印刷车间正常工作状态下进行测定，每个采样点读取 100 个连续 A 声级值（每间隔 5 秒钟读-数值）；40～60 分钟后重复测一次。

（3）环境振动测定：HS5933A 型环境振级分析仪（使用方法参见本节附二）。

要求在印刷车间正常工作状态下进行测定，每 15 分钟测一次（测定多个点，分别位于工人作业位），测定三次。

5. 作业工人听力测定　要求在相对屏蔽较好的房间进行，防止外界噪声的干扰。通常使用的测听仪器为纯音电测听仪，不同型号的测听仪器外形可有较大差别，但其基本构造和工作原理大致相同。

6. 作业工人健康检查。

（五）数据收集与处理

1. 检查调查表格中的原始资料　内容包括：①资料的完整性；②资料可靠性；③资料筛选的原则性。

2. 资料整理　按分组要求拟定整理表，对资料进行归并、组合；分析资料，按统计学原则，根据资料特征及分析目的，选用合适的统计学方法和参数。

三、实验结果

对收集到的数据进行归纳整理后，制成统计表格，并描述观察到的事实、现象和根据统计学原理所获测试数据进行适当描述。

四、分析讨论

根据实验结果，对观察或收集到的噪声、振动、作业工人听力以及印刷车间的实际情况，依据国家标准和相关文献资料，进行综合分析、解释、论证和概括，说明事实和现象之间的联系，将调查结果资料提高到理论高度。

五、提出改进措施

根据现场收集到的噪声、振动、作业工人听力以及印刷车间的实际情况，对照国家标准有针对性地提出改进意见。

六、相关卫生标准

仅为参考,需要学生自己学习查找。

1. 工厂车间噪声标准(听力保护标准):5d/w,8h/d,85 dB(A)。

2. 工业集中区域垂直Z振级值:75dB。

3. 噪声性听力损伤和噪声耳聋分级标准:根据我国《职业性听力损伤诊断标准》(GBZ49-2002),任一耳在任一频率听力损失大于25dB,属观察对象。听力损伤又可分为4级(表14-12-1)。

表 14-12-1 噪声性听力损伤和噪声耳聋分级

分级	双耳听力损失(平均听阈)
轻度听力损伤	26~40dB
中度听力损伤	41~55dB
重度听力损伤	56~70dB
噪声聋	70~90dB

4. 评定听力损伤程度及噪声聋

(1) 计算单耳平均听阈

$$\text{右耳平均听阈}=\frac{HL500\,\text{Hz}+HL1000\,\text{Hz}+HL2000\,\text{Hz}}{3}$$

$$\text{左耳平均听阈}=\frac{HL500\,\text{Hz}+HL1000\,\text{Hz}+HL2000\,\text{Hz}}{3}$$

(2) 计算双耳平均听阈

$$\text{双耳平均听阈}=\frac{\text{较好耳平均听阈(dB)}\times 4+\text{较差耳平均听阈(dB)}\times 1}{5}$$

七、思 考 题

1. 在对印刷厂印刷车间进行调查前应做好哪些准备工作?
2. 印刷厂印刷车间等工作环境对作业工人的主要危害是什么?
3. 对印刷车间工人作听力测定时,应注意哪些事项?

附一 HS5660A 型精密脉冲声级计

【仪器概况】

HS5660A型精密脉冲声级计是一种便携式声学测量仪器,由电表及液晶显示器同时读出测量结果,用来测量和分析环境噪声、机器、车辆、电机等噪声,也可用作建筑声学、电声等测量。特别是其脉冲特性可精确测量冲击声和短持续时间的噪声,如枪炮声、冲压机声、爆炸声、打字机与电传打字机等噪声。

【仪器构成】

本仪器由传声器、前置放大器、频率计权网络、放大器、衰减器、LMS电路、峰值检波电路、校正信号发生器、表头电路、A/D转换器、电源、电表及液晶显示器等组成。

【使用方法】

1. 测量前准备

(1) 电池的安装方法

1) 将功能开关置OFF,按本机背面电池盖上部的▲处,取出电池盖。

2) 将4节5号电池装入电池盒内,注意电池的极性不要装反,并盖上电池盖。

（2）电池电压的检验方法

1）将功能开关置 BATT

2）指针指在绿线上，表示电池可以使用。

注 1：功能开关以外的开关，按钮可置任意状态。

注 2：旧电池在检验开始时也能达到绿线位置，但马上就下降，所以检查时应持续数秒钟。

（3）传声器、前置放大器的装卸方法

1）传声器的装卸方法

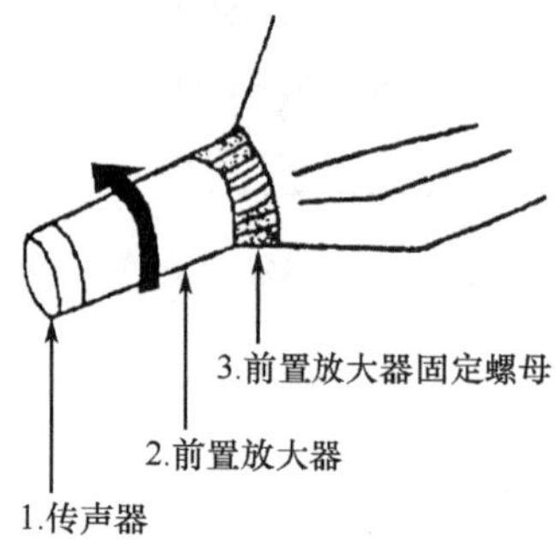

图 14-12-1 传声器与前置放大器的装卸方法

A. 用手握住前置放大器部分，将电容传声器逆时针方向旋转取下。

B. 安装时对准螺纹将传声器顺时针方向旋转，注意不要装歪。

注 1：取下传声器时，注意不要让传声器掉下。

注 2：装传声器时，开始要轻轻拧，以免损伤螺纹。

注 3：取下后的传声器，不要放在潮湿、灰尘多的地方，有可能的话请放入干燥缸中保管。

2）前置放大器的装卸方法（图 14-12-1）

A. 手持声级计主体，将前置放大器固定螺母逆时针方向旋转，取下前置放大器。

B. 安装时，将前置放大器插入仪器接口，对准导向管。将前置放大器固定螺母顺时针方向旋转，并拧紧。

2. 校正

（1）电气校正方法

1）将功能开关置 F（线性）

2）INT-CAL-FILER 开关置 CAL

3）RANGE 开关置 MIDDLE，ATT 开关置 80，调节 CAL 电位器，使电表针对准电表的"CAL"红线或使液晶显示器显示 94 dB。

注：进行长时间测量时，其校正要等仪器充分稳定之后方可进行。（约 10 分钟）

（2）声学校正方法：可用 NX6 活塞发声器或 ND9 声级校准器校正。

1）功能开关置 F（线性）

2）FUNCTION 开关置 F（快）；当使用声级校准器时，RANGE 开关置 HIGH，开关置 90。

3）将电容传声器小心地插入活塞发声器或声级校准器的插孔的最底部。

4）开启活塞发声器或声级校准器的开关，使之发生弦波声压。调节"CAL"电位器使电表指针对准电表的"CAL"红线或使液晶显示器显示 124 dB/94 dB。

活塞发生器 250Hz/124 dB

声级校准器 1 kHz/94 dB

3. 测量时注意事项

（1）除特殊场合外，测量噪声传声器一般应离开墙壁、地板等反射面一定距离。在进行精密测量时，为了避免操作者干扰声场，可使用延声电缆，操作者远离传声器。

（2）背景噪声影响的修正：在实际测量中，除了被测量源产生的噪声外，还会有其他噪声（背景噪声或称本底噪声）存在，背景噪声会影响到准确性，但可按下表 14-12-2 进行修正。

表 14-12-2 背景噪声影响修正表

总的噪声与背景噪声级之差(dB)	3	4～5	6～9	≥10
从总的噪声级读数中减去的 dB 数	3	2	1	0

但如果两者之差小于3dB,那么最好应采取措施降低背景噪声,否则,测量误差就较大。

(3) 测量如果遇上强风,风声往往使测量产生误差,这时应使用风罩,减轻风的影响。

(4) 以低频成分为主的噪声,用"A"计权特性测得为130 dB以下,而"F"特性测得往往超出130 dB,这种测量是不可靠的。

4. 仪器操作

(1) ATT开关的设置:应使电表指针的位置大致处于电表的中央部位。

(2) RANGE开关的设置:在测量动态范围较大的噪声,用RANGE开关的"MIDDLE"档测量;电表指针超出最大量程时,将RANGE开关置"HIGH"档,指针的指示值过小时,则置"LOW"档。

电表动态特性的选择方法

1) 一般噪声测量时,FUNCTION开关置"F"(快)档,声级随时间变化小时,可采用"S"(慢)档进行测量。

2) 测量脉冲或冲击噪声时置I(脉冲)档,如需测量噪声信号的峰值时,则将FUNCTION开关置"PEAK"(峰值保持)档,它可将峰值读数保持一分钟以上,如输入更大信号时,指针指示新的值,需使指针返回时按RESET(复位)键。

(3) 评价值:在公共场所噪声标准中,规定用等效声级L_{Aeq}作为评价值;用累积百分声级L_{10}、L_{50}、L_{90}作为分析依据。对于公共场合的一般性卫生监测,可分别求出各点的L_{50},然后进行合成或平均计算作为公共场所噪声的判定依据。

(4) 数据处理:累积百分声级L_N的计算方法为:将在规定时间内测得的所有瞬时A声级数据(例如100个数据),按声级的大小顺序排列并编号(由大到小),则第一个值L_1就是最大值。第10个值L_{10}表示在规定时间内有10%的时间的声级超过此声级,它相当于在规定时间内噪声的平均锋值;L_{50}为第50个数据,表示在规定时间内有50%的时间的声级超过此声级,它相当于在规定时间内噪声的平均值;L_{90}为第90个数据,表示在规定时间内有90%的时间的声级超过此声级,它相当于在规定时间内噪声的背景值。

如果数据遵从正态分布,则等效声级可用以下公式近似计算:

$$L_{Aeq}=L_{50}+\frac{d^2}{60}$$

式中:

d——L_{10}与L_{90}之差。

【安全说明】

1. 使用前必须先阅读说明书,了解仪器的使用方法和注意事项。

2. 本仪器为精密测量仪器,请勿冲击、振动。

3. 电池极性和外接电源极性切勿接反,以免损坏仪器。

4. 电容传声器是一种精密测量器件,使用必须十分小心,一般不要打开前面的保护罩,切忌用手或其他东西碰触膜片,如有污物沾在膜片上,可用软毛刷沾无水酒精擦去。仪器不用时,请将传声器拆下装入箱内,以免弄脏,使灵敏度下降。装卸电容传声器时应将电源关闭。

5. 仪器应放在干燥通风处,严防受潮。

6. 长时间不使用请取下电池,以防电池液漏出损坏仪器。

7. 仪器如果工作不正常时,可送有关修理单位检修,在不熟悉仪器线路结构时,请勿擅自拆修,以免进一步损坏仪器。

附二　HS5933A型环境振级分析仪

【基本原理】

振动传感器是一高灵敏度的压电式加速度计,用来将振动信号变换成与振动加速度成正比的电信号。内部带有前置放大器,起阻抗--变换和增益输出作用。当振动传感器垂直方向放置时,测量Z振级VLz;当水平方向放置时,测量X-Y振级VLx-y。

【使用方法】

1. 注意事项

(1) 使用前必须先阅读本说明书,了解仪器的使用方法和注意事项。

(2) 安装电池或外接电源应注意极性,切勿反接。仪器长期不使用时应取下电池,以免电池漏液。

(3) 请勿擅自拆卸仪器。如果仪器工作不正常,可送厂家或有关单位检修。

(4) 仪器应避免放置于高温、潮湿、有污水、灰尘及含盐、酸、碱成分高的空气或化学气体的地方,避免阳光直射。

(5) 振动传感器是一种精密元件,切勿拆卸,防止掷摔,不用时应放置妥当。

(6) 测量中若发现数据不能自动存储,可能是机内 3V 纽扣电池失效,请专业人员打开机壳更换。

2. 使用前准备

(1) 装电池:打开仪器背面电池盖板,按照极性标记装入 5 节 5 号干电池,然后合上盖板。连续测量时间在 8 小时以上,建议用高能碱性电池。当外接电源时,调电压为 7.0 V±0.5 V,通过一配套插头接入仪器右侧面的 DC 插孔中。

(2) 电缆连接:仪器测量方式开关应置于 OFF 位置。取下传感器与仪器输入端各自插座上的保护盖,再将电缆上插头分别接在传感器与仪器的插座上。插头上各有一个定位槽口,应对准插座上的凸点进行配合,并拧紧外套螺母。

(3) 通电检查:将频率计权开关设置于 VAL 位置,再拨动测量方式开关至 CAL,此时电源接通,进行内部参考校准,显示器读数应能稳定指示在 120.0dB±0.5dB 内。若发现显示器左端出现"LOBAT"标记时,表示电池电压不足,请及时更换新电池。

3. 瞬时振级测量

(1) 根据测量要求,将振动传感器垂直(测量 Z 振级时)或水平放置(测量 X-Y 振级时)于被测物体上。

(2) 频率计权开关设置于 Z 或 X-Y 位置,与振动传感器放置方向相对应。

(3) 测量方式开关设置于 MEAS 位置。

(4) 在显示器上直接读出被测振级值(注意:仪器在刚接通电源时,读数会从大到小变化,待稳定后测得的 dB 数方可作测量结果)。

如果显示器中出现"Over"标记,表示信号输入过载,应重新测量。

(5) 最大振级保持测量:按一下[HOLD]键,使显示器左端出现"HOLD"标记,显示器读数将保持测量期间内的最大振级。不需要时,再按一下[HOLD]键,读数回到瞬时振级测量状态。

(6) 开机后的工作方式与按[RESET]键后的工作方式为瞬时振级测量方式。

附三　听力计测定方法

通常使用的测听仪器为纯音电测听仪,不同型号的测听仪器外形可有较大差别,但其基本构造和工作原理大致相同。

【仪器构造及原理】

1. 仪器主要部件包括音频震荡器,也称纯音发生器,可发出不同频率纯音,经多级放大达到测试要求;噪声发生器,用以测听时作掩蔽声;耳机,分为气导和骨导两种耳机;衰减器即声音强度调节器,用以控制耳机输出的纯音和噪声强度。此外,还设有送话和回话装置。

2. 频率选择开关　频率设置多为 125、250、500、1K、2K、3K、4K、6K、8K、10K(Hz),气导测试范围 125 ~ 10K(Hz),骨导测试范围 250 ~ 8K(Hz)。

3. 纯音或语音信号功率衰减器一般按 5dB 分档,衰减范围从-10 ~ 100dB,0dB 为听力零级。

4. "纯音—语言"信号输出开关分左、右两挡,以纯音或语言信号输出给左耳或右耳的装置。

5. "掩蔽—平衡"信号输出开关分左、右及平衡各挡,用以将噪声信号输出给左耳或右耳或作两耳交替平衡实验用。

6. “断续—阻断—连续”开关为纯音信号输出方式选择开关，置于“断续”位置时，纯音信号周期性自动输出；置于“阻断”位置则无纯音信号输出；置于“连续”位置时，则有连续信号输出。

【操作方法】

1. 准备　听力测定应在隔声室内进行，隔声室本底噪声应低于30dB。听力计应经过校准。测试前向被试者说明测试要求及注意事项，并进行预试，待反应正确后再进行正式测听。听力测定记录见下表、图（表14-12-3；图14-12-2）。

表14-12-3　听力测定记录表

姓名：　　性别：　　年龄：　　岁　　工种：　　工龄：　　单位：　　年　　月

日期	测前接触时间时分	停止接触时间时分	右耳									左耳								
			250	500	1k	2k	3k	4k	6k	8k	10k	250	500	1k	2k	3k	4k	6k	8k	10k
听力损失情况																				

2. 听阈测定　采用断续纯音测定听阈，两耳分别进行，如两耳听力接近，一般先测左耳，后测右耳；如两耳听力相差较大，则应先测听力较好的一侧。

（1）气导听阈测定：通常从1KHz纯音开始，按下1KHz纯音按键，调节听力衰减器旋钮或按键，增加dB值，当被试者在某一dB值下听到声音信号后，便将信号强度下降，直至听不到为止，然后再以5dB为一挡上下推动数次，最后确定刚刚听到声音的听阈值。以后用同样方法测1kHz以上的高频听力和1kHz以下的低频听力。由高频回测低频听力时仍从1 kHz开始，即重测一次1 kHz的听力，如前后两次基本一致（或相差不超过5dB），则表示测试准确，否则需要重复高频听力测试，再依次测试低频部分听力。测完一耳再测另一耳。如果两耳听力相差较大时，则测听力较差耳时应同时对较好耳进行噪声掩蔽。测试时纯音衰减器的调节时间不宜太快，声音刺激的停留时间不宜短于2秒。

（2）骨导听阈测定：如气导听阈正常，则骨导测听可以免测。如气导听阈不正常，特别是低频听阈明显提高时，需进行骨导测听。测听时将骨导耳机置放于乳突处，其他操作方法同气导测听。

（3）掩蔽：因为给予被测耳的信号可以绕过头顶或通过头颅传到对侧耳，造成测试误差，所以需对好耳用一定强度的噪声进行掩蔽。如测左耳气导听力时将“掩蔽—平衡”开关置于“右”的位置，则右耳机即有噪声输出，掩蔽用的声级一般采用60～70dB。

（4）听阈测试记录：一般用符号“0”表示右耳，“×”表示左耳；实线“__”表示气导，虚线“……”表示骨导。测试时如衰减器已调到最大值而被试者仍无反应时，则以“↓”符号表示之。

（5）测试时间：每人每次测试一般不超过10分钟。TTS测试时间应在停止噪声接触后两分钟内进行；PTS测定应在停止噪声接触12小时以后进行。

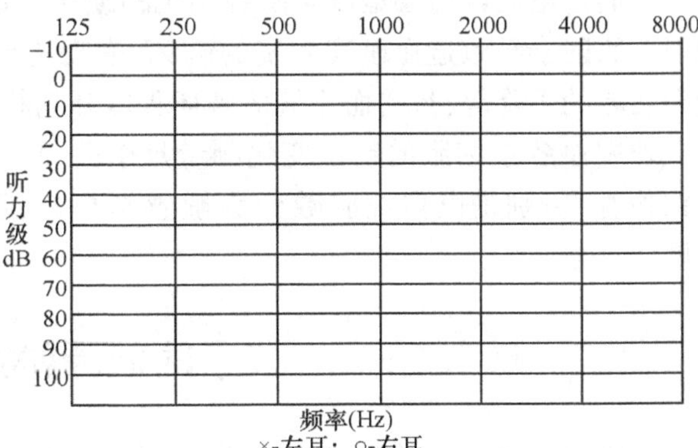

图14-12-2　听力测定

【注意事项】

1. 职业性噪声聋的听力评定以纯音气导结果为依据，纯音测听结果为感音性听力损失。

2. 鉴于职业性噪声听力损失有暂时性听阈位移，故应将受试者脱离噪声环境12～48

小时作为测定听力的筛选时间。若筛选测听所得的结果已达听力损伤及噪声聋水平者，应进行复查，复查时间定为脱离噪声环境一周。测试人员应经过专门培训并达到合格水平。

3. 纯音气导的年龄修正值：确定职业性噪声聋时，应考虑年龄因素，按 GB7582 耳科正常人（18 ~ 70 岁）听阈偏差的中值（50%）进行修正。

4. 如某一频率纯音气导听阈提高至 100dB 或听力计最大声输出受检查者仍无反应时，以 100dB 计算。

5. 诊断原则中所述的排除其他致聋原因，主要包括：伪聋、外伤性聋、药物中毒耳聋、传染中毒耳聋、家族性聋、老年性聋、iere 病、突发耳聋、迷路炎、听神经瘤、各种中耳疾患等。

6. 若出现语频听力损失大于高频听力损失或双耳听力损失分级相差为 3 级或 3 级以上者（职业性噪声聋分级），均应请耳科医生复查，以排除其他致聋原因。若听力较差耳的致聋原因与职业性噪声无关，则不记入，只以较好耳听阈值进行听力损失分级。

7. 当一侧耳为混合性聋，若骨导听阈提高符合职业性噪声聋的特点，并且与传导性聋不为同一病因，可按骨导听阈进行评定；若骨导听阈提高可能与传导性聋是同一病因，则按对侧耳分级。同时，应结合以前定期体检的结果综合分析。

（万为人　罗炳德）

第十三节　急性放射损伤动物造血系统的变化

一、实验目的

通过对实验动物受大剂量^{60}Coγ 射线照射后外周血白细胞、红细胞、血小板、淋巴细胞和血红蛋白的测定，了解急性放射病时外周血象常见指标的变化规律，尤其是外周血白细胞的变化特点。

熟悉外周血细胞计数方法。

二、实验原理

大剂量电离辐射会造成全身各系统的损伤。造血血液系统是辐射敏感器官，一定剂量的射线照射会导致造血血液系统的破坏，表现为受照动物骨髓空虚，外周血各系细胞的数量和功能的下降等，且造血系统的破坏程度和动物的受照剂量成正比。

外周血各系细胞的数量变化测量是个简单易行的实验技术，因此临床上多采用外周血象检查，特别是以白细胞数作为敏感指标来反映造血器官的一系列改变以及病程的进展。

三、试剂、器材和动物

小鼠；凡士林；虹膜镊；试管；显微镜；搪瓷盘；小鼠饲料盒；饮水瓶；抗凝剂；冰醋酸；细胞计数板；全自动血细胞分析仪。

四、方法和步骤

（一）动物分组及照射

20g 左右的雄性 NIH 小鼠 70 只，随机分成照射组和对照组。将小鼠固定在特定的照射装置内，置于距^{60}Coγ 源中心一定距离进行全身照射 6.5Gy，照射至一半时进行半翻身，以保证照射剂量的均匀。照射完毕后常规喂养小鼠。

（二）小鼠眼球采血

照射组小鼠于照射后立即、第 1、2、5、8、12 和 15 天分别进行尾静脉采血，并于照后 15 天将小鼠处死。对照组于照前取血。

（三）白细胞计数

白细胞计数可用普通的血细胞计数板计数，也可用电子血细胞计数仪计数。下面介绍血细胞计数板计数：

1. 配制白细胞稀释液。
2. 细胞计数　小试管中加入白细胞稀释液 0.38mL，取血液 0.02mL，混匀，将混悬液滴在计数板上，静置 3 分钟，在低倍镜下计数四角四个大方格的白细胞总数。

$$白细胞总数(/L) = 四格细胞总数 \times 5 \times 10^7$$

（四）全自动血细胞分析仪检测外周血象

鼠眼球采血后，立即将抗凝管摇匀，尽快（2h 内）用全自动血细胞分析仪进行血象常规指标（白细胞、红细胞、血小板、淋巴细胞和血红蛋白等）的检测，可直接得到白细胞计数（WBC）、红细胞计数（RBC）、血小板计数（PLT）、淋巴细胞计数（LYM）和血红蛋白含量（HGB）、白细胞分类等指标，各组各时间点白细胞计数结果分别填入表中。

其他如红细胞计数（RBC）、血小板计数（PLT）、淋巴细胞计数（LYM）和血红蛋白含量（HGB）等结果可参考表的格式制表分别填入表 14-13-1。

表 14-13-1　受照小鼠不同时间白细胞数量的改变

组别	小鼠编号										$\bar{x}\pm s$
	1	2	3	4	5	6	7	8	9	10	($\times10^9$/L)
照前											
照后立即											
照后 1d											
照后 2d											
照后 5d											
照后 8d											
照后 12d											
照后 15d											

五、结果和讨论

重点讨论中重度骨髓型急性放射病时外周血白细胞数量的变化规律以及外周血中各类血细胞辐射敏感性。

六、思　考　题

1. 中等照射剂量时骨髓损伤的病理变化?
2. 中重度骨髓型急性放射病时外周血白细胞数量的变化特点及原因?
3. 急性放射病时外周血细胞变化规律及原因?

(周美娟)

第十四节　环境及特定场所γ辐射强度的测定

一、实 验 目 的

1. 了解环境及特定场所γ辐射污染的测定方法。
2. 熟悉 BZNF-1 便携式智能辐射仪的基本功能和使用方法。

二、实 验 原 理

BZNF-1 便携式智能辐射仪是采用盖革计数管作为探测器的一种辐射测量仪。当有一定量的射线照射到探测器时,它会产生电脉冲信号,射线越强,脉冲越多,再经过信号处理电路产生数据,这些数据经过微处理器的计算和修正,经显示,报警等一系列控制电路的处理,最后我们可以得到数据或听到报警声。

三、器　　材

BZNF-1 便携式智能辐射仪;放射源数枚;记录笔等。

四、方法和步骤

1. 仪器探头选择　该仪器可测量γ和β类型辐射,测量γ时将探头顶端β窗口关闭。
2. 仪器开机。
3. 系统进行自检,即工作状态检查。

4. γ 剂量率和 γ 累积剂量的测量。

5. 累积剂量清零。

6. 报警阈值的设置。

(1) 预置剂量率报警点。

(2) 预置累积剂量报警点。

7. 实地测量

(1) 对实验室的四个角(图 14-14-1),进行 γ 辐射强度监测比较。每次测量 2 分钟。教师预先在实验室的某个角落放置低水平的放射源,要求学生找出放射源的方位。

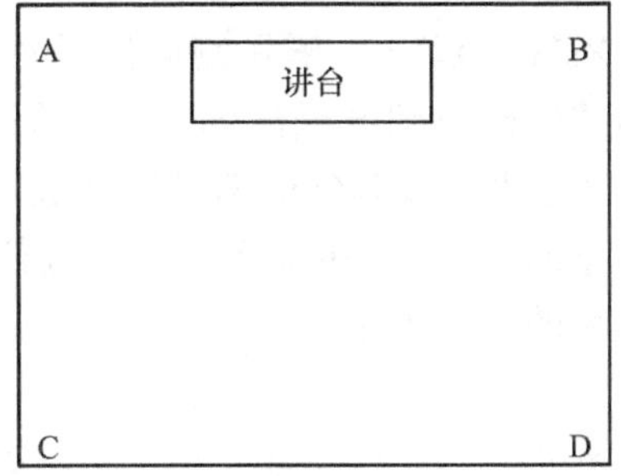

图 14-14-1 教室的四个角落的相对位置

(2) 地下室 γ 辐射强度监测,每次测量 2 分钟。

(3) 另选两个位点进行 γ 辐射强度监测,每次测量 2 分钟。

五、结果与讨论

表 14-14-1 实验室四个角 γ 辐射强度

检测点	A	B	C	D
γ 辐射强度				
排序				

表 14-14-2 某地下室和某楼两侧 γ 辐射强度监测

地下室				
A 地点				
B 地点				

六、思 考 题

同一地点不同时间的辐射强度是否一致?为什么?

(周美娟)

第十五节 环境及特定场所电磁辐射强度的测定

一、实 验 目 的

1. 熟悉 PMM8053B 电磁辐射测试仪的使用。

2. 掌握电磁辐射相关国家标准。

二、实验原理

PMM 8053B 电磁场测量仪是一款电磁场强度的测量仪器,它是通过不同的热偶极子天线传感器检测到电磁波的强度,通过二极管以电信号的形式传递到测量仪主机上。PMM 8053B 主机将收集到的信号转换成需要考虑的物理量,比如说:磁场、电场、功率密度等。其有内置的不同频率的检波器,通过仪器的设置选择不同频率的检波器,可以得到不同频段或频率的场强大小。

三、实验器材

PMM 8053B 电磁辐射测试仪、学生携带的手机等。

四、方法和步骤

(一)名词术语

电磁波:是指长波、中波、短波、超短波和微波。

长波:指频率为 30kHz ~ 300kHz,相应波长为 10km ~ 1km 范围内的电磁波。

中波:指频率为 300kHz ~ 3MHz,相应波长为 100km ~ 1km 范围内的电磁波。

短波:指频率为 3MHz ~ 30MHz,相应波长为 100m ~ 10m 范围内的电磁波。

超短波:指频率为 30MHz ~ 300MHz,相应波长为 10m ~ 1m 范围内的电磁波。

微波:指频率为 300MHz ~ 300GHz,相应波长为 1m ~ 1mm 范围内的电磁波。

混合波段:指长、中、短波、超短波和微波中有两种或两种以上波段混合在一起的电磁波。

电场强度单位:对长、中、短波和超短波电磁辐射,以伏/米(V/m)表示计量单位。

功率密度单位:对微波电磁辐射,以微瓦/平方厘米($\mu W/cm^2$)或毫瓦/平方厘米(mW/cm^2)表示计量单位。

复合场强:指两个或两个以上频率的电磁波复合在一起的场强,其值为各单个频率场强平方和的开根值,可以下式表示:

$$E = \sqrt{E_1^2 + E_2^2 + \cdots\cdots + E_n^2}$$

式中:

E——复合场强(V/m);

E_1、E_2……E_n——各单个频率所测得的场强(V/m)。

(二)分级标准

以电磁波辐射强度及其频段特性对人体可能引起潜在性不良影响的阈下值为界,将环境电磁波容许辐射强度标准分为二级。

一级标准:为安全区,指在该环境电磁波强度下长期居住、工作、生活的一切人群(包括婴儿、孕妇和老弱病残者），均在会受到任何有害影响的区域；新建、改建或扩建电台、电视台和雷达站等发射天线，在其居民覆盖区内，必须符合“一级标准”的要求。

二级标准：为中间区，指在该环境电磁波强度下长期居住、工作和生活的一切人群（包括婴儿、孕妇和老弱病残者）可能引起潜在性不良反应的区域；在此区内可建造工厂和机关，但在许建造居民住宅、学校、医院和疗养院等，已建造的必须采取适当的防护措施。

超过二级标准地区，对人体可带来有害影响；在此区内可作绿化或种植农作物，但禁止建造居民住宅及人群经常活动的一切公共设施，如机关、工厂、商店和影剧院等；如在此区内已有这些建筑，则应采取措施，或限制辐射时间。

（三）卫生要求

卫生要求见表 14-15-1。

表 14-15-1　环境电磁波允许辐射强度分级标准表

波长	单位	容许场强	
		一级（安全区）	二级（中间区）
长、中、短波	V/m	<10	<25
超短波	V/m	<5	<12
微波	$\mu W/cm^2$	<10	<40
混合	V/m	按主要波段场强；若各波段场分散，则按复合场强加权确定	

（四）测量

1. 准备工作　检查主机和探头是否有电并安装探头，即将光纤插口正确插入主机和探头，拔出时务必捏住金属外套向外轻拉。

2. 开机　按键（power）一次即开机，仪器自动校准调零，自检过程约 15 秒，开机后如主机不能找到探头，请检查仪器设置菜单中的连接口设置是否光纤连接，如不是请设定。

3. 测量

（1）选择所需单位（电场测量：V/m、kV/m 或磁场测量 μT、mT）。

（2）选择合适的测量点位并进行测量点位记录（测量人员应画出现场草画，仪器可对每一个点位的测量值进行标注）。

（3）考虑是否进行频谱分析测量，选择正确的频谱宽度，如进行 50Hz 测量，频谱宽度应小于 2kHz，推荐选择 500Hz。

（4）选择合适的平均采样时间和数据记录时间。选择不少于 15s 间隔内的最大值，不少于 5 个采样，给出所有值的 RMS 平均值（均方根平均值）。仪器设置推荐选择自动 20s 间隔最大值采样，2 分钟记录和自动 2 分钟 RMS 平均值。

（5）关机：注意先关闭仪器，然后取探头（捏住金属外套向外轻拉）。

4. 数据后处理　该仪器具有强大的数据处理功能，可通过计算机直接下载测量中所保存的原始数据，包括频谱图。

(五) 注意事项

1. 测量中仪器探头置于距地面约 1.5 m 处。
2. 电场测量时人员要离开探头至少 3 m 距离。
3. 仪器充电时不能插有探头。
4. 仪器不用时,放置要安全,尽可能离开各种强电设备。

五、思　考　题

生活中的电磁辐射有哪些?

(周美娟)

第十六节　有机磷农药经皮急性中毒小鼠的乙酰胆碱酯酶活性测定

一、实验目的

1. 学习经皮染毒技术,掌握急性经皮毒性试验的方法。
2. 观察有机磷经皮肤吸收后对机体的急性毒性作用。
3. 掌握羟胺三氯化铁比色法测定血清胆碱酯酶活性的方法及原理。

二、实验原理

有机磷中毒的原因通常是直接皮肤接触、呼吸道吸入及误服、误用。经皮肤吸收,进展缓慢;经口及呼吸道吸入,进展快速。其毒性主要是对乙酰胆碱酯酶的抑制,引起乙酰胆碱蓄积,使胆碱能神经受到持续冲动,导致出现先兴奋后衰竭的一系列的毒蕈碱样、烟碱样和中枢神经系统等症状;严重者可因昏迷和呼吸衰竭而死亡。

血清胆碱酯酶催化乙酰胆碱水解成胆碱和乙酸。未被水解的剩余乙酰胆碱与碱性羟胺作用,生成乙酰羟胺。乙酰羟胺在酸性溶液中与高铁离子作用,形成棕色复合物,在分光光度计 540 nm 波长处,通过比色测定出剩余乙酰胆碱含量,从剩余的乙酰胆碱量可以算出酶所水解的乙酰胆碱量。后者与血清中酶活力成正比。由此可与标准氯化乙酰胆碱溶液测定结果比较,计算出血清胆碱酯酶活力浓度单位。

三、试剂和仪器

(一) 实验动物

健康成年小鼠,体重 18 ~ 25g,雌雄各半。

（二）器材

电子天平；动物体重秤；解剖剪刀；弯剪；镊子；恒温水箱；离心机；分光光度计；比色皿；离心管；试管；灌胃针。

（三）试剂

1. 有机磷（由指导教师自定）　溶剂，根据受试物的理化性质选定。

2. 脱毛剂　硫化钡、滑石粉按 2 ∶ 8 比例临用前用温水调成糊状。

3. 乙酰胆碱缓冲溶液　取下述（1）液 16mL、（2）液 2mL 及（3）液 2mL 混合而成。

（1）液：称取巴比妥钠 10.3g，溶于蒸馏水 300mL 中，缓慢加入 1 mol/L 盐酸 60mL（可形成结晶），再加入无水碳酸钠 5.3g，加热至结晶消失为止，加蒸馏水至 500mL。

（2）液：称取溴化乙酰胆碱 1.13g 或氯化乙酰胆碱 0.91g，加蒸馏水溶解并定容至 10mL。

（3）液：氯化镁 4.2g（或含 6 分子结晶水的氯化镁 9g），氯化钾 0.2g，加蒸馏水溶解并定容至 100mL。

4. 碱性羟胺溶液　临用前取 140g/L 盐酸羟胺与 140g/L NaOH 溶液等量混合。

5. 三氯化铁溶液　称取三氯化铁（$FeCl_3 \cdot 6H_2O$）10g，以 0.02 mol/L 盐酸溶解并定容至 1L。溶解后过滤，贮存于棕色瓶中，可长期使用。

6. 4mol/L 盐酸。

四、操作步骤

（一）动物称重、编号与随机分组

称量并记录每只小鼠的体重，编号，随机分组，每组 10 只。

（二）剂量设计

先进行预试验，然后计算确定正式试验中各实验组剂量。经皮吸收试验的剂量单位，以每千克体重接触受试物毫克数表示（mg/kg），也可用每平方厘米体表面积接触受试物毫克数表示（mg/cm^2）。每只动物单位体重给药体积应相等。按各组给药剂量，计算相应受试物浓度。各组受试物溶液的配制，采用从高浓度组到低浓度组逐步稀释的方法配制。

（三）动物的皮肤准备

实验前 24 小时将小鼠背部两侧剪毛，再用脱毛剂脱毛，脱毛区每侧约 3cm×3cm。详细检查去毛部位皮肤有无擦伤、红肿、皮疹等异常现象，如有则不能选用。

（四）染毒

染毒部位一般选择在动物背部中线的两侧。试验时，按实验组分别将动物称重，根据体重用注射器（套上灌胃针）吸取对应组相应量的受试物溶液，涂抹在去毛部位。对照组动物则涂抹相应量的溶剂。定量涂敷 1mL 受试物（不同剂量组需配不同浓度的受试物）。

(五) 毒性反应观察与检查

动物涂药后单只饲养观察,注意观察受药部位有无充血、红肿、渗出、出血、溃疡、糜烂等局部刺激作用;观察全身中毒症状出现的时间、中毒的症状、中毒恢复时间、死亡发生时间及死亡动物数等,并作详细记录。

(六) 胆碱酯酶活性测定

1. 采集小鼠血清 摘除小鼠眼球取血于离心管内,37℃水浴 30 分钟,3 000rpm/min 离心 10 分钟,取上清备用。

2. 胆碱酯酶测定校正曲线绘制 取试管 6 支,按表 14-16-1 操作。

表 14-16-1 血清胆碱酯酶测定校正曲线绘制

加入物(mL)	空白	1	2	3	4	5
乙酰胆碱缓冲溶液	—	0.5	0.4	0.3	0.2	0.1
蒸馏水	0.5	—	0.1	0.2	0.3	0.4
		37℃水浴 60min				
碱性羟胺溶液	0.5	0.5	0.5	0.5	0.5	0.5
		混匀,静置 1min				
4mol/L 盐酸	1.5	1.5	1.5	1.5	1.5	1.5
		混匀,另取相应的大号试管操作				
上述混合液	0.5	0.5	0.5	0.5	0.5	0.5
三氯化铁溶液	10.0	10.0	10.0	10.0	10.0	10.0
终产物中含乙酰胆碱 μmol 数		5	4	3	2	1
相当于酶活力单位		0	100	200	300	400

混匀,静置 5 分钟后,用 540nm 波长比色,以空白管调零,读取各管吸光度,用相应的酶活力单位绘制校正曲线。

3. 胆碱酯酶测定按表 14-16-2 操作。

表 14-16-2 血清胆碱酯酶测定操作步骤

加入物(mL)	空白管	对照管	测定管
乙酰胆碱缓冲溶液(37℃预温 5min)	-	0.5	0.5
血清	—	—	0.05
蒸馏水	0.55	0.05	—
	混匀,37℃水浴 60min		
碱性羟胺溶液	0.5	0.5	0.5
	混匀,静置 1min		
4mol/L 盐酸	1.5	1.5	1.5
	混匀,另取相应的大号试管操作		
上述混合液	0.5	0.5	0.5
三氯化铁溶液	10.0	10.0	10.0

混匀，离心沉淀，取上清液比色，用540nm波长，以空白管调零，读取对照管和测定管吸光度，根据对照管和测定管吸光度之差查校正曲线，求得酶活力单位。

单位定义：1mL血清中的胆碱酯酶在37℃与底物作用1小时，每水解1 μmol的乙酰胆碱为1个酶活力单位。

五、注意事项

1. 染毒后应仔细观察，不能让动物舔食涂药部位。
2. 采血前必须注意清洗皮肤表面，防止污染。
3. 每次测定对照管吸光度应比较恒定，若吸光度降低应重新配制乙酰胆碱标准液。
4. 碱性羟胺加入后，须待1分钟以上再加酸，以保证其与乙酰胆碱充分作用。
5. 此法显色不稳定，特别是室温超过20℃时影响明显。因此，室温较高时，最好于冰水浴操作，并在5～10分钟内比色完毕。

六、思考题

1. 有机磷农药中毒的机制和毒性反应是什么？
2. 羟胺三氯化铁比色法测定血清胆碱酯酶活性的原理是什么？

（甘　露）

第十七节　四氯化碳对小鼠肝脏的急性毒性作用

一、实验目的

1. 掌握四氯化碳对肝脏的毒性机制，建立其急性肝损伤模型。
2. 熟悉建模过程中的各个环节，掌握四氯化碳急性肝损伤的特征。

二、实验原理

四氯化碳（CCl_4）是一种典型的肝脏毒物，被肝脏微粒体细胞色素P-450活化后，产生活泼的三氯甲烷自由基（$CCl_3\cdot$），$CCl_3\cdot$可攻击肝细胞膜上的磷脂分子，引起脂质过氧化反应，并可与肝细胞微粒体脂质和蛋白质发生共价结合，导致蛋白合成障碍、脂质分解代谢紊乱，引起肝细胞内甘油三酯（TG）蓄积。$CCl_3\cdot$也能迅速与O_2结合转化为过氧化三氯甲烷自由基（$CCl_3O_2\cdot$）导致脂质过氧化，从而引起细胞膜的变性损伤，致使酶渗漏以及各种类型的细胞病变，甚至坏死。

三、试剂和仪器

（一）实验动物

健康成年小鼠，体重 18～25g，雌雄各半。

（二）器材

电子天平；动物体重秤；解剖剪刀；弯剪；镊子；电热恒温水浴锅；高速冷冻离心机；酶标仪；石蜡切片机；离心管；灌胃针；微量加样器。

（三）试剂

10% 四氯化碳油剂（四氯化碳分析纯，用食用植物油稀释成 10% 备用）；谷丙转氨酶（ALT）试剂盒；谷草转氨酶（AST）试剂盒；10% 福尔马林；伊红、苏木素染液；酒精；二甲苯；中性树脂。

四、操作步骤

（一）动物称重、编号与随机分组

将小鼠随机分成染毒组和对照组，每组 10 只。

（二）染毒

经灌胃方式染毒，染毒组分别给 10% 四氯化碳油剂 0.2mL/10g 体重，对照组分别给等量食用植物油作为空白对照。染毒期限为 24 小时。

（三）采集血清

摘除小鼠眼球取血于离心管内，37℃水浴 30 分钟，3000rpm/min 离心 10 分钟，取上清备用，以检测 ALT、AST，操作步骤参考试剂盒说明书。

（四）解剖动物，制备肝组织病理切片

解剖动物，取出肝脏，肉眼观察肝脏颜色、大小、光滑度和肝组织韧性。然后取大鼠肝脏左叶用 10% 福尔马林固定，从肝左叶中部做横切面取材，常规病理制片（石蜡包埋，切片，HE 染色）。HE 染色程序：二甲苯 7min→二甲苯 7min→100% 酒精 1min→100% 酒精 1min→95% 酒精 2min→85% 酒精 2min→70% 酒精 2min→50% 酒精 2min→蒸馏水 2min（吸水纸擦干）→苏木精染色 1.5min→自来水冲洗 4min（吸水纸擦干）→蒸馏水 6min→50% 酒精 2min→70% 酒精 2min→85% 酒精 2min→伊红染色 2min→95% 酒精 2min（吸水纸擦干）→100% 酒精 2min→100% 酒精 2min→二甲苯 4min→二甲苯 4min→中性树脂封片。

（五）结果判定

1. 血清 ALT、AST 的结果判定　检测数据进行统计学分析，结果以均数±标准差表示，进行统计学分析，以 $P<0.05$ 判定差异的显著性。如果染毒组的 ALT、AST 与对照组比较，差异有显著性，可判定 ALT、AST 结果阳性。

2. 肝脏病理组织学变化、诊断标准和结果判定　将 HE 染色片进行镜检：从肝组织的一端视野开始记录细胞的病理变化，用 40 倍物镜连续记录 70 个视野。主要病变类型有肝细胞气球样变、脂肪变性、胞浆凝聚、肝细胞水样变性和细胞坏死等。

分别记录每个视野中的各种病变所占视野的面积，并累计所观察视野的病变总分。各种病变类型的评分标准如下：

（1）肝细胞气球样变（细胞肿大，胞浆残留少许）：

大致正常	0 分
气球样变的肝细胞占整个视野的 1/4	1 分
气球样变的肝细胞占整个视野的 2/4	2 分
气球样变的肝细胞占整个视野的 3/4	3 分
气球样变的肝细胞弥漫性存在占整个视野	4 分

（2）肝细胞脂肪变性（肝细胞胞浆内出现界限清晰的脂滴空泡）：

大致正常	0 分
脂肪变性的肝细胞占整个视野的 1/4	1 分
脂肪变性的肝细胞占整个视野的 2/4	2 分
脂肪变性的肝细胞占整个视野的 3/4	3 分
脂肪变性的肝细胞弥漫性存在占整个视野	4 分

（3）胞浆凝聚（胞浆嗜伊红增强）：

大致正常	0 分
胞浆凝聚的肝细胞占整个视野的 1/4	1 分
胞浆凝聚的肝细胞占整个视野的 2/4	2 分
胞浆凝聚的肝细胞占整个视野的 3/4	3 分
胞浆凝聚的肝细胞弥漫性存在占整个视野	4 分

（4）水样变性：

未见水样变性的肝细胞	0 分
水样变性的肝细胞占整个视野的 1/4	1 分
水样变性的肝细胞占整个视野的 2/4	2 分
水样变性的肝细胞占整个视野的 3/4	3 分
水样变性的肝细胞弥漫性存在占整个视野	4 分

(5) 肝细胞坏死(胞浆嗜伊红变,凝固性坏死):

未见坏死的肝细胞	0 分
坏死的肝细胞占整个视野的 1/4	1 分
坏死的肝细胞占整个视野的 2/4	2 分
坏死的肝细胞占整个视野的 3/4	3 分
坏死的肝细胞弥漫性存在占整个视野	4 分

各种病变类型得分相加,以总分进行统计分析。

五、注意事项

1. 急性肝损伤是一个短期过程,一般在 12 ~ 48 小时内成模,因此,分组建模、取材、标本固定的时间安排等很重要。

2. 对给药浓度和剂量,因为鼠源不同或相关文献数据的不一致性,可以分组进行不同剂量、浓度的对比性实验。

3. 在制模过程中可以加入戊巴比妥或乙醇代替饮水,以加速肝损伤进程。

六、思考题

1. 四氯化碳引起急性肝损伤的毒性机制是什么?

2. 四氯化碳引起急性肝损伤的表现是什么,可以通过哪些方法进行检测?

(甘　露)

第十八节　亚硝酸盐急性中毒小鼠血清高铁血红蛋白的测定(氰化高铁血红蛋白测定法)

一、实验目的

1. 学习经口染毒技术,掌握急性经口毒性试验的方法。

2. 掌握亚硝酸盐急性中毒的机制及氰化高铁血红蛋白测定法的方法及原理。

二、实验原理

急性亚硝酸盐中毒是指短时间内摄入较大量亚硝酸盐后引起的以血液系统损害为主的全身性疾病,主要表现为高铁血红蛋白血症。

高铁血红蛋白在波长 630nm 处有一特有的吸收光带,当加入氰化物后,高铁血红蛋白即转化为氰化血红蛋白,此吸收光带亦随即消失。因此加入氰化物前后用分光光度计(或光电比色计)测定其吸光度之差,可计算出高铁血红蛋白的含量。

三、试剂和仪器

（一）实验动物

健康成年小鼠，体重 18 ~ 25g，雌雄各半。

（二）器材

电子天平；动物体重秤；解剖剪刀；弯剪；镊子；恒温水箱；离心机；分光光度计；比色皿；离心管；试管；灌胃针。

（三）试剂

1. 磷酸氢二钠溶液　准确称取 $Na_2HPO_4 \cdot 12H_2O$ 23.87g，用蒸馏水溶解稀释至 1L。
2. 磷酸二氢钾溶液　准确称取 KH_2PO_4 9.07g，用蒸馏水溶解稀释至 1L。
3. 磷酸盐缓冲液　量取磷酸氢二钠溶液 3.75mL，磷酸二氢钾溶液 6.25mL，蒸馏水 30mL，混合后即可使用（临用现配）。
4. 5%（W/V）氰化钾（钠）溶液；5%（W/V）高铁氰化钾溶液；1% Triton X-100（辛烷基酚聚氧乙烯醚）溶液；5% 亚硝酸钠溶液。

四、操作步骤

（一）动物称重、编号与随机分组

称量并记录每只小鼠的体重，编号，随机分为 4 组：正常对照组、亚硝酸盐高剂量组、亚硝酸盐中剂量组、亚硝酸盐低剂量组。每组 6 只动物。

（二）剂量设计

亚硝酸盐给药剂量按以下方法确定：以 LD_{50} 190mg/（mg · bw）为中剂量组，按等比值 1.38，设低剂量为 138mg/（mg · bw），高剂量为 263mg/（mg · bw）。

（三）染毒

正常对照组用蒸馏水灌胃；亚硝酸盐高中低剂量组，分别以 263mg/（mg · bw）、190mg/（mg · bw）和 138mg/（mg · bw）剂量一次性灌胃。

（四）毒性反应观察与检查

动物染毒后密切观察小鼠中毒情况：观察全身中毒症状出现的时间、中毒的症状、中毒恢复时间、死亡发生时间及死亡动物数等，并作详细记录。

（五）采集全血

摘除小鼠眼球取血于抗凝离心管内。

（六）血清高铁血红蛋白测定

1. 每组分别取 2 支小试管，以“A”、“B”编号，各加磷酸盐缓冲液 4.5mL，全血 40μL，0.5mL 1% Triton X-100。“A”管于 630nm 波长，以磷酸盐缓冲液或蒸馏水调零测吸光度为 D1 后，加入 5% 氰化钾（钠）溶液 50μL，混匀，放置 2 分钟，以同样波长测吸光度为 D2。

2. “B”管加入 5% 高铁氰化钾溶液 50μL，在 2～5 分钟后，在 630nm 波长处测吸光度为 D3，然后加入 5% 氰化钾（钠）液 50μL，混匀，放置 2 分钟，以同样波长测吸光度为 D4。

3. 计算方法

$$高铁血红蛋白/总铁血红蛋白(\%)=\frac{D_1-D_2}{D_3-D_4}\times100$$

五、注 意 事 项

1. 高铁血红蛋白形成后，由于红细胞中还原酶的存在，可使高铁血红蛋白逐渐还原消退，因此必须立即采样测定。

2. 本法必须使用分辨能力强的分光光度计，且在使用前须校验分光器波长是否准确。

3. 全血在加入试剂后，血细胞破坏。由于少量碎片的存在，使溶液发生混浊，影响吸光度（尤其是正常人会出现负值），使用非离子表面活性剂 Triton X-100 稀释液，或经过离心步骤可克服血红蛋白的混浊。

4. 氰化钾是剧毒品，配制稀释液时要按剧毒品管理程序操作。测定后的废液不能与酸性溶液混合，因为氰化钾遇酸可产生剧毒的氰氢酸气体。为防止氰化钾污染环境，比色测定后的废液集中于广口瓶中。应注意废液处理，可用除毒液除毒。除毒方法为：取硫酸亚铁（$FeSO_4 \cdot 7H_2O$）二份加 NaOH 一份，在研钵中研细，配成 100g/L 的悬液。每 1000mL 废液加上述除毒液 5mL，放置 3 小时，不时搅拌，使剧毒的氰化钾成为无毒的亚铁氰化钾。

六、思 考 题

1. 亚硝酸盐急性中毒的诊断分级标准是什么？

2. 试述亚硝酸盐急性中毒事件发生后的卫生应急处置方案。

（甘 露）

第十九节 生长发育的评价

一、目 的

1. 掌握个体发育评价（等级评价法、曲线图法和身高标准体重法评价儿童近期营养状况）。

2. 掌握群体发育评价（平均数比较法和发育等级百分比法）。

二、内容与方法

（一）个体发育评价

1. 等级评价法　发育等级评价是根据“正常人”人群生长发育资料所得的统计参数，按统计学原理把“正常人”人群生长发育资料分成五个等级，即制定发育评价标准（表 14-19-1）。

表 14-19-1　生长发育五等级评价标准表

等级	离差法	百分位数法
上等	$>\bar{x}+2s$	$>P_{97}$
中上等	$>\bar{x}+s \sim \bar{x}+2s$	$P_{75} \sim P_{97}$
中等	$\bar{x}\pm s$	$P_{25} \sim P_{75}$
中下等	$<\bar{x}-s \sim \bar{x}-2s$	$P_3 \sim P_{25}$
下等	$<\bar{x}-2s$	$<P_3$

（1）离差法：体格发育的常用指标多呈正态分布，可根据正常儿童的均数、标准差将某项发育指标按几个等级列成等级评价表，然后把某个体儿童某项指标实测数值与等级评价表比较，看该儿童该项指标在正常儿童中所在的位置，即偏离均值的多少倍标准差，评价出该儿童该项指标的等级。

（2）百分位数法：对呈正态分布或非正态分布的资料，可计算其百分位数。同离差法一样，根据百分位数划分不同等级，制成等级评价表，把个体发育指标测量结果根据标准进行评价，即可得到该儿童某项指标的发育等级。

2. 曲线图法　根据离差法或百分位数法原理，将某地不同性别各年龄儿童少年某发育指标数值在坐标纸上制成发育曲线图，作为评价儿童少年发育的标准。

（1）离差法：在坐标纸上分别标出所监测指标不同等级的对应坐标点，然后将相同等级的点连接起来。一般选择 $\bar{x}+2s$、$\bar{x}+1s$、$\bar{x}$、$\bar{x}-1s$、$\bar{x}-2s$。

（2）百分位数法：在坐标纸下分别标出所监测指标不同百分位的对应坐标点，然后将相同百分位的点连接起来。一般选择 P_3、P_{25}、P_{50}、P_{75}、P_{97}。

若连续几年测量某儿童的身高或体重，将各点连成曲线，则既能观察出该儿童的生长发育现状，又能分析其发育速度和趋势。以身高为例，若个体的测量值在均值±1 个标准差内可评价为发育中等；均值+1 ~ +2 个标准差间者可评价为发育中上等；在均值−1 ~ −2 个标准差间者可评价为发育中下等；在均值+2 个标准差以上者可评价为上等；而均值−2 个标准差以下者可评价为下等。

3. 营养状况评价　评价方法主要有身高标准体重法、营养指数法、皮褶厚度法等。其中身高标准体重法可以反映儿童少年的现时营养状况。

体重可反映营养状况，但体重发育等级受身高的影响，不能较好地反映身高较高和身高较矮者的营养状况。为此，WHO 推荐用身高标准体重（weight for height）法来评价现时营养状况。原理是在同等身高下比较个体的体重大小,将儿童同等身高的第 80 百分位数体重值作为标准体重。评价方法是:以“标准体重”为 100% ;±10% ,正常;<90% 标准体重,轻度营养不良;<80% 标准体重,中度营养不良;<70% 标准体重,重度营养不良;>110% 标准体重,超重;>120% 标准体重,肥胖。

(二) 群体发育评价

1. 平均数比较法　适用于两个不同样本人群或同一样本人群的不同时期的生长发育状况比较。评价时,将甲、乙两地(或同一地两次)测量的某发育指标的均值绘于同一张坐标纸上。若甲始终高于乙地,即甲地发育好于乙地;若各年龄组均值比较结果不一致,则按年龄组作均值 t 检验或 u 检验,根据各年龄组均值检验的显著水平,分别报告各年龄段评价结果。

2. 发育等级百分比法　在个体等级评价的基础上,分别计算出两组儿童各发育等级所占的百分比,并进行显著性检验。本方法适用于对年龄、性别不同的同指标资料在实验前后或实验组与对照组之间的比较。

三、实 习 作 业

1. 先利用表 14-19-2 提供的数据,绘制均数±标准差曲线图和百分位数标准曲线图各一张。再利用表 14-19-3 提供的某男生身高测量值,评价逐年发育等级、发育速度,并作动态分析。

表 14-19-2　2000 年中国汉族城市 6～12 岁男生身高状况

年龄(岁)	均值(cm)	标准差(cm)	百分位数(cm)				
			P_3	P_{25}	P_{50}	P_{75}	P_{97}
6～	119.96	5.4	110.2	116.5	119.9	123.4	130.4
7～	124.25	5.86	113.4	120.2	124.2	128.0	135.7
8～	129.81	5.95	118.9	125.6	129.8	133.7	141.3
9～	134.54	6.33	123.0	130.3	134.3	138.6	146.6
10～	139.89	6.57	128.0	135.5	139.6	144.1	152.4
11～	145.18	7.22	131.8	140.2	145.0	149.8	159.4
12～	151.34	8.6	136.3	145.3	151.0	157.1	168.3

表 14-19-3　某男孩 7～12 岁期间的发育资料

指标	年龄(岁)					
	7	8	9	10	11	12
身高(cm)	120.1	124.2	129.1	133.8	138.5	142.0
体重(kg)	21.2	22.6	24.7	27.3	29.8	32.0

2. 利用表 14-19-3 的数据,用身高标准体重法逐年评价儿童营养状况。

3. 某体育老师欲观察体育锻炼对学生肺活量的影响。在初一选两个班,一为实验班(每天坚持一小时田径基础锻炼),另一为对照班(在体育和其他活动方面都不加干预)。两组除体育活动外,其他条件基本一致。对他们分别于1990(实验前)和一年后进行肺活量测定,并将每个人的测量值与自身的同质标准比较,进行等级评价,结果见表14-19-4。已知实验前两班肺活量的等级百分比比较结果$\chi^2=3.73$,df=2,$P>0.05$,提示两班肺活量的等级百分比之间无显著性差异,具可比性。一年后再次对该两班学生的肺活量进行等级评价并比较,请分析每天1小时的体育锻炼对学生肺活量有无影响作用(表14-19-4)。

表14-19-4 实验班与对照班一年前后肺活量等级比较

对象	实验班				对照班			
	中等以上	中等	中等以下	合计	中等以上	中等	中等以下	合计
1990年人数	17	29	4	50	11	37	9	57
%	34.0	58.0	8.0	100	19.3	64.9	15.8	100
1991年人数	25	19	0	44	8	33	15	56
%	56.8	43.2	0	100	14.3	58.9	26.8	100

(叶菊风)

第二十节 影响学生视力的相关因素调查

一、实验目的及意义

近视眼是我国和世界许多国家、地区儿童少年的常见病、多发病。近年来又有逐渐增加的趋势。近视发生的原因主要有环境因素和遗传因素,另外,生长发育、营养、健康状况等也可能是发生近视的诱因。在环境因素中,学生的学习习惯、课业负担、学习环境的采光等对近视的发生有较大的影响。据研究,当照度在10~1000 1x范围内,照度越大视疲劳越小;当照度从10 1x提高到200 1x时,视疲劳急剧下降。

良好的视力是儿童少年阅读、书写和进行各项活动的先决条件。保护视力预防近视,使儿童少年的视觉器官得到正常发育,是广大儿少卫生工作者重要的工作内容。为了了解中、小学生视力现状和有关影响因素,开展对某一地区中、小学生进行相关调查,从而提出相应的改善措施具有实际意义。

二、实验方案

(一)研究对象

在所调查学校的高、中、低年级中,各选择1~2个有代表性的班作为调查对象(如选择各年级的重点与非重点班各一个)。

(二)研究项目与指标

1. 学生视力测量。
2. 教室采光、照明、课桌椅的调查与测量。

3. 学生生活制度、学习负担的调查。
4. 学生用眼卫生习惯调查。
5. 其他影响学生视力的相关因素调查(主要包括家属近视情况、既往病史、看电视情况、用电脑玩游戏情况等)。
6. 学习疲劳测定等。

(三) 实验器材

视力表;XYI-3 全数字照度测定计;短时记忆仪;视觉运动反应时测定仪。

(四) 研究方法

1. 进行调查前应先订计划,包括调查目的、对象、人数、调查项目与方法及预期结果。
2. 与被调查的学校联系,说明调查目的与内容,以争取校领导的支持与配合,并与之商定受调查的班级及调查时间。
3. 向学校领导和校医(保健教师)了解关于视力保护工作开展的情况。
(1) 视力保护工作的组织领导情况。
(2) 学生的视力状况及用眼卫生习惯。
(3) 学校关于保护学生视力的措施。如保护视力的宣传教育、减轻学习负担、定期检查视力、改善学习条件(教室的采光、照明、课桌椅、黑板)、培养良好的读写习惯、定期轮换座位与坚持做眼保健操等。
(4) 当前存在的主要问题。
4. 现场观察　到教室、宿舍、阅览室等处观察学生的用眼习惯。如阅读书写时的姿势、课间休息执行情况及是否坚持与认真做眼保健操等,把观察所得情况一一做好记录。
5. 填表调查　用填表方式了解学生的阅读习惯是否良好,根据被调查对象的年龄与文化程度,由调查者选择部分有代表性的学生进行逐个询问、填写,或由学生自己填写,但必须交代清楚填表的要求,做到实事求是。调查内容还应主要包括其他影响学生视力的相关因素,如家属近视情况、既往病史、看电视情况、用电脑玩游戏情况等。
6. 现场调查与测量教室的采光与照明情况(测量方法详见相关章节)。
7. 学生视力测定。

(五) 数据收集与处理

首先检查一下原始调查记录,剔除错误而又不便于改正的资料,然后进行统计。视力不良可以人为单位,也可以眼为单位进行统计。但从保护视力的角度出发,以人为单位统计较好,凡两眼中有一眼视力低于 1.0 者,即列为视力不良。如两眼视力均低于 1.0,则以视力最差的一眼来区分视力不良的程度。分别统计出受检各年级及全校受检查的总人数与视力不良人数,计算出视力不良百分率,各年级视力不良学生的视力不良程度,近视患病率及近视占视力不良的百分率。

三、实 验 结 果

对收集到的数据进行归纳整理后制成统计表格，如学生用眼卫生习惯观察表；学生视力不良与近视统计表；各年级近视占视力不良程度表；视力分类统计表等。并对实验结果作适当描述。

四、分 析 讨 论

根据调查测量到的中、小学生视力现状及其相关影响因素，依据有关国家标准及国内外参考文献进行分析讨论。

五、提出改进措施

根据视力调查结果，结合该校教室的采光、照明、课桌椅、学生阅读卫生习惯等情况提出保护视力的改进措施及具体建议。

六、思　考　题

1. 如果由你负责调查某一地区学生近视情况，你将如何调查？
2. 开展中、小学生视力现状及其影响因素的调查时应注意哪些事项？
3. 影响学生视力的相关因素主要有哪些？
4. 开展中、小学生视力现状及其影响因素的调查的意义是什么？

（万为人）

第二十一节　热环境的模拟与评价

一、高温环境的实验模拟

高温环境的实验模拟主要是通过热气候仿真模拟室来实施。热气候仿真模拟室也简称高温舱，是一大型机械-电子设备综合体，构造复杂，涉及到光、电、气和机械等多方面知识，功能齐全；能调节温度、湿度、风力、辐射、二氧化碳浓度等，达到逼真地模拟各种气候条件，是高温医学实验研究不可缺少的核心设备。用于研究热环境对机体的影响及其防护，也作为研究复合因素如湿热、噪声、振动、有害气体等对人体的综合作用及其防治措施的手段。

（一）高温舱及其用途

1. 高温舱的结构与配套设备　高温舱的组成主要可分为：舱体、动力设备、输送管道、操纵台、仪表系统和计算机程控系统等。

（1）舱体是一个绝热室，用不锈钢彩钢板作为间隔材料，主要用于顶板和四面墙壁，不锈钢彩钢板是一种新兴的装饰材料，2.5mm 的不锈钢板表面用塑料喷涂，既便于艺术装饰，又宜于防锈。两块彩钢板间夹 25cm 厚的泡沫。依据用途不同，舱内空间可大可小，大的舱内可容纳几十人，用于人体实验；最小的舱用于动物实验。主舱和过渡舱之间由密闭绝热门相隔。主舱与监控室之间安装双层玻璃（观察窗），观察窗为镀膜玻璃，光照度强方看不见光照度弱方。舱体壁装有供舱内外传递东西的传递口、连接舱内外的通气管道、气象与生理监测设备的导线孔以及仪表信号导管和实验结束后的排气系统等等。

（2）舱内的配套装置：舱内装有温度与湿度传感器，以分别感应温、湿度；通过控制红外灯的数量来调节辐射强度；配备电动运动跑台进行高温运动定量研究；利用舱内振动装置、噪声和有害气体发生装置研究复合因素对人体和动物的影响；此外，加装了舱内影视播放、摄像监视系统以及主舱与监控室之间的通讯联络等设备。

（3）动力设备：高温舱动力设备主要包括：①电加热管，加热以达到所需热强度。②热式加湿器，满足舱内湿度要求。③冷冻机主要作用是冷却除湿兼调温作用。④可调压式送风机，根据实验需要向舱内送风。⑤红外线灯作用是调节光照度，模拟太阳辐射强度。

（4）输送管道和控制台：舱体通过输送管分别与加热器、加湿器、冷冻机和送风机等相接。舱内加温、加湿与送风量等由控制台掌控。操纵人员通过控制台调节来控制舱内湿、热、风速、辐射等气象因素，以满足实验所需的气象条件。控制台上除有各种手动操纵开关外，主要由计算机芯片对传感器进行实时监控；由键盘给定的数值控制（自动化控制）舱内的各种气象条件，这样的高温舱使生物学实验的条件控制得更精确、更理想。

（5）高温舱主要性能指标

1）全自动计算机程控高温舱，其运行时间要求能连续工作 1 个月。

2）气象条件应达到的范围：干球温度 20 ~ 70℃，相对湿度 30% ~ 98%，黑球温度 25 ~ 85℃、舱内平均风速 0.5 ~ 2.0m/s 可调，各点均匀。

3）温、湿度波动度：单点要求±0.30℃，相对湿度 2%（单点）、多点为 6% ~ 10%。

4）要求高温舱内的气象因素能在 30 分钟内达到实验所需的条件。

2. 高温舱的用途　在高温医学和其他相关学科范围内，高温舱的用途很广，主要包括以下几个方面。

（1）对人员进行耐热能力的检测。凡从事特殊工作的人员，尤其是高温作业人员，可事先进行耐热能力的检测，以便选拔出适宜于高温环境条件下从事特殊工作的人员。

（2）对部队人员进行热环境生理训练和热暴露体验，并可对适应性锻炼后的耐热效果进行标准化的舱内评价。

（3）进行耐热锻炼。为了提高机体的耐热能力，可以在干球温度 35 ~ 38℃，相对湿度 60% ~ 80% 条件下反复锻炼 10 ~ 14 天，每天 2 小时，机体可获得对热的适应性，如在气温不太高的地区，其部队人员需要紧急进入热区前的高温舱锻炼。

（4）观察动物在热暴露过程中的生理、生化、病理生理学等方面的变化。

（5）对防治中暑、抗疲劳、提高机体耐热能力等方面的中、西医药物进行效果评价以及有效复合制剂的高温舱内筛选。

（6）防暑降温装备，如化学冰袋、化学背心、制冷头盔、冷却服等研制过程中的物理性能测试和制冷效果评价。

(7) 动物模型的建立：①中暑或中暑休克动物模型。②中暑内毒素血症动物模型。③中医温病学暑热的动物模型。④野战外科学的湿热环境火器伤动物模型等。

(8) 进行湿、热、噪声、振动等复合因素对机体综合作用及其防护措施的研究。

3. 高温舱实验安全措施　为保障高温舱内人体实验安全性，须遵守以下安全措施：

(1) 首先应由高温舱管理和维修人员认真检查、检修高温舱及其配套设备，使之处于良好工作状态以避免运行过程中发生意外。

(2) 应由具有高温医学知识、熟悉高温舱及其构造原理与使用规定的科技人员主持高温舱实验。

(3) 实验前应制定具体实验计划，参加实验的所有工作人员按其分工做好充分的准备工作；实验主持者还应与受试者说明实验的大致程序和具体要求，以便得到受试者的配合。

(4) 高温实验前最好进行一般性体格检查，若有下列情况者不宜做高温实验：①主诉感觉不良或睡眠不好。②心电图异常或心血管器质性疾患。③胃肠道或上呼吸道急性炎症，发热。④病后尚未完全恢复。⑤皮肤疾患如痱子、晒斑或皮肤烧伤后广泛性结疤以及汗腺缺乏者。⑥有下丘脑、脑干和颈部脊髓损伤者。⑦肌肉持续产生代谢热或由生物学差异所致的对热易感性较高等。

(5) 在实验过程中，主持者应集中精力严密观察舱内的受试者，不能离开工作岗位，以免发生意外。主持者和医生可用通话装置与受试者随时取得联系，定时询问其主观感觉，观察其行为与精神状态及协调动作、面部表情、皮肤色泽、出汗情况等变化，注意其回答问题的反应速度与准确性等。分工各项生理指标记录的人员应及时、准确地报告各项指标的变化情况，以便主持者和医生随时掌握受试者的身体状况。

(6) 终止热暴露的安全指标：当受试者肛温达到39.4～40℃或心率180～200b/min且主观感觉头痛、头晕、眼花、胸闷，甚至出现恶心、呕吐等症状时，应立即终止热暴露实验，以确保受试者的安全。

(7) 在做高温实验前应准备好中暑急救药品和器材，并制定出抢救的预案，进行抢救时，应根据不同情况，积极采取相应措施。

(二) 湿热气候的模拟

湿热环境的气象特点是气温稍高，气湿较高或甚高，而热辐射强度不大。在工业上，主要是由于生产过程中产生大量水蒸气或生产上需要保持较高的相对湿度所致，如造纸、缀丝、印染等工业中液体加热或原材料蒸煮时，车间气温可达成35℃以上，相对湿度常高达80%～90%（见表14-21-1）纺织厂由于生产工艺要求，车间内保持较高的相对湿度，气温亦在36℃以上。这类作业环境就称为湿热环境。

表14-21-1　夏季高温高湿作业的气象条件

作业类别	测定地点	气温(℃)			相对湿度(%)			黑球温度(℃)		
		最低	最高	平均	最低	最高	平均	最低	最高	平均
棉纺厂	细纱车间	30.2	32.0	31.6	65	70	67	32	33	33
	织布车间	29.8	30.8	30.4	76	80	77	30	32	31

续表

作业类别	测定地点	气温(℃)			相对湿度(%)			黑球温度(℃)		
		最低	最高	平均	最低	最高	平均	最低	最高	平均
印染厂	染布车间	28.5	37.5	32.5	51	94	72	32	39	34
	印花车间	28.0	35.2	31.5	53	77	75	29	37	33
	染布槽旁	33.0	39.5	36.5	83	92	86	34	40	37

深井煤矿作业或地下隧道施工环境由于煤层产热和空气压缩热以及矿内的水分蒸发,可使气温高至30℃以上,相对湿度达95%以上,加之通风不良,就形成高温、高湿和低气流环境,亦即湿热环境。高温、高湿也可见于穿防化服的防化兵、穿隔热工作服的熔窑热修工,由于这类服装极不透气,汗液蒸发后不能外散,很快使衣下间层空气趋于饱和,且气温升高,衣下间层则形成湿热的微小气候。总之,自然界或自然所形成的各种热气候环境是相当复杂,且千变万化。为了使实验研究工作的方便进行,常需要限定某些气象条件,如气温、气湿、气流和辐射强度等,这只能在人工制造的模拟舱室内实现。利用高温舱可以模拟不同的湿热气候环境,以进行有关的高温实验研究。

实验证实,在人工气候室内,干球温度为40℃、湿球温度为35℃时,已热适应的年轻运动员,因体力活动不同而体温有不同的变化,如静坐时体温维持在37℃左右;室内步行时,30分钟后体温上升并维持在38℃左右;室内奔跑时,30分钟内体温就骤升到39.5℃左右,并伴有大量出汗。从而否定了体温升高能抑制出汗的说法。使热锻炼者穿着不透气服,在40℃热室内以3.5km/h的速度行走至肛温升到39℃或接近衰竭为止(平均每次50分钟)。每周2次,连续2周。虽锻炼总时间仅200分钟,但发现热适应效果与剧烈体力锻炼6周几乎相同。我们在南方地区5月中旬(当时气温25~32℃),令受试者每天下午穿军用雨衣在运动场上打篮球、踢足球、跑步等活动历时120分钟,连续锻炼11天。其中第1、第6和第11天在人工热室内进行标准热负荷试验。实验时让受试者在干球温度41℃,相对湿度67%条件下安静受热120分钟。临近实验结束时每人踏阶运动(阶高40cm、步速90步/min)5分钟。评价结果表明,在外环境气温不太高的情况一下,战士穿戴军用雨衣经过11天的连续锻炼后,其热应激反应明显减小,而耐热能力显著提高。为此认为,穿雨衣锻炼的这种方法在加速机体热习服方面,其效果是明显的。

为探讨热暴露是否可引起兔内毒素(LPS)血症并观察其生理反应及病理生理学变化,我们在干球温度42℃,相对湿度67%±5%的热室内测定了4只受热兔心率、平均动脉压、呼吸频率、肛温及血浆LPS浓度等指标。结果发现,中暑LPS血症发生与高温时内脏血流减少和热直接有关,同时表明,LPS在中暑病理生理学过程中是一个需重视的因素。

(三)干热气候的模拟

干热气候环境一般分为:

1. 一般干热气候环境　气温指28~35℃,相对湿度为60%左右的气象条件。人在该气候条件下从事同等强度的体力活动时,其体热平衡情况基本一致,只是由于温度上的一些差异,机体可出现不同的热调节反应。

2. 高干热气候环境　气温为40～45℃，在干热沙漠地区气温会更高，相对湿度40%～50%（沙漠地区有时会更低）的气象条件。人在该气候下无论是安静或劳动时，均处于蓄热状态，且劳动强度越大，蓄热程度越高。据测定，这类高温作业地点夏季黑球温度一般都在70℃左右，而使其相对湿度降低，夏季多在30%～50%，个别可低至20%（12%～28%），以致高温、强热辐射作业场所就成为一个干热气候环境（表14-23-2）。工业中的干热环境可依据其气象条件特征细分为：①高干球温度与低辐射热；②低干球温度与高全向辐射热；③低干球温度与高单向辐射热；④高干球温度与高全身辐射热；⑤高干球温度与高单向辐射热。部队在干热沙漠地区训练或作战，所面临的干热气候条件更加恶劣，对士兵身体健康的影响更为严重，故应重视其防护。

二、热强度评价

常用的热强度评价指标有生理指标；气象参数；热应激指数等，如干球温度（Td）、湿球温度（Tw）、黑球温度（Tg）、三球温度指数（WBGT）、热强度指数、预计4h出汗率和皮温、体温、心率等。在气温、气湿、气流和热辐射等四因素中，虽然气温对机体的热调节起重要的作用，但其他因素对机体热调节也有相当的作用。因此在评价热强度时，不能仅根据气温或其他任何一个因素来评价，而须采用包括各种气象因素的综合指标来评价。

综合指标可分为四类：

第一类是根据环境因素测定而制订的，如湿球温度、黑球温度等。湿球温度表示气温和气湿综合作用的结果；黑球温度表示气温、辐射和气流速度综合作用的结果。这类指标没有考虑到机体的反应，目前很少单独使用而常作为其他综合指标的组成成分之一。

第二类是根据主观感觉结合环境因素测定而制订的，如有效温度、校正有效温度、逗留当量温度、当量温度、风冷力、不适指数、当量暖指数等。

第三类是根据生理反应结合环境物理因素而制订的，如湿黑球温度、预计4小时出汗率等。

第四类是根据机体与环境之间热交换的情况而制订的，如热强度指数、热应激指数等。

有效温度是人体在温度、湿度和风速的综合作用下产生的热感觉指标。适当地改变温度、湿度和风速的组合，可以产生相同的热感觉，这是有效温度的基础。以风速为零，相对湿度为100%时的空气温度度数作为有效温度的度数，例如，温度为17.7℃，相对湿度100%，风速为零时，有效温度即以此时的气温17.7℃表示。改变气温、气湿和风速的组合，其综合作用下所产生的热感觉（例如气温22℃，相对湿度70%，风速0.5m/s或气温25℃，相对湿度20%，风速2.5m/s时的热感觉）与气温17.7℃，相对湿度100%，风速为0m/s时所产生的热感觉相同时，则均用有效温度17.7℃表示。

有效温度：根据受试者进入各种不同气温、不同相对湿度、不同气流速度的房间后立即产生的温热感觉而制订的。如将空气温度（干球温度）改用黑球温度，则所得的有效温度称为校正有效温度，它考虑到了辐射的影响。

干球温度：暴露于空气中而又不受太阳直接照射的干球温度表上所读取的数值，即用普通温度计测得的湿空气的正常温度。干球温度计温度通常被视为当时气温的温度，并且它是真实的热力学温度。

湿球温度：暴露于空气中而又不受太阳直接照射的湿球温度表上所读取的数值，即温度计水银球包裹有含水棉芯，并有一定流速的空气吹过棉芯时，该温度计所指示的温度。也称热力学湿球温度。湿球温度是标定空气相对湿度的一种手段。

黑球温度：黑球温度包括了周围的气温、热辐射等综合因素，其温度的高低，在医学上间接地表示了人体对周围环境所感受辐射热的状况。它是一个体感温度，在相同的体感之下可比空气温度高 2～3℃。也就是讲我们如果采用辐射传热的话，设计温度可降低 2～3℃。黑球温度在冬季制热时可以利用室内上层温度比较高的原理修正 2～3℃。但是，黑球温度不方便检测。需要在房间内安装一个 15cm 直径的黑球温度计。

三球温度指数：三球温度指数（WBGT 指数）是用来评价高温车间气象条件环境的，它综合考虑空气温度、风速、空气湿度和辐射热四个因素，由黑球、自然湿球、干球三个部分温度构成。可方便地应用在工业环境中，以评价环境的热强度。它是用来评价在整个工作周期中人体所受的热强度，而不适宜于评价短时间内或热舒适区附近的热强度。美国和一些欧洲国家用此法评价高温车间热环境气象条件已有多年，ISO 国际标准化组织也从 1982 年起正式采用此法作为标准。我国新修订的高温作业分级标准（GB/4200-1997）也采用了 WBGT 指数法。

WBGT 指数的计算方法如下：

在室内和室外无太阳辐射热时：WBGT=0.7tnw + 0.3tg

在室外有太阳辐射热时：WBGT=0.7tnw + 0.2tg + 0.1ta

式中：tnw 为自然湿球温度，℃

tg 为黑球温度，℃

ta 为干球温度，℃

热强度指数：是为保持人体热平衡所需要的蒸发散热量与环境容许的皮肤表面最大蒸发散热量之比。是衡量热环境对人体处于不同活动量时的热作用的指标。热强度指标 HSI 用需要的蒸发散热量与容许最大蒸发散热量的比值乘以 100% 表示。其理论计算是假定人体受到热应力时：①皮肤保持恒定温度 35℃；②所需要的蒸发散热量等于人体新陈代谢产热加上或减去辐射换热和对流换热；③8 小时期间人的最大排汗能力接近于 1L/h。当 HSI=0 时人体无热应变，HSI>100 时体温开始上升。此指标对新陈代谢率的影响估计偏低而对风的散热作用估计偏高。

我国湿热地区中暑的发生大多集中在 6～8 月，7 月和 8 月上旬是高峰；在 1 天之中以午间患者数最多。当环境气温超过 34℃或 Tw 超过 29℃、Tg℃超过 50℃、WD 超过 28℃、WBGT 超过 31～32℃、WGT 超过 30～31℃、HIS 超过 10，干热沙漠地区 Td 超过 40℃，或 Tg 超过 56℃、HSI 超过 120 时，应适时地向指挥员建议调整训练强度和工休时间；P_4SR，对已热习服的男青年所能耐受的生理上限为 4.5L。1991 年总后勤部颁布《湿热环境中军人劳动耐受时限》（GJB1104-91）（表 14-21-2），部队应参照执行。如口温超过 38℃，脉率超过 140，甚至 160～170 次/min，或有中暑先兆症状时，应立即至荫凉处休息，采取散热降温和补充水盐等措施。在热气候下穿不透气防护服活动时，应在测定的 WBGT 值上增加 6℃，因而耐热时间要减少一半。

表 14-21-2　用于热强度评价的物理学指标

环境状况	指标名称	生理上限值
湿热环境	干球温度	39℃
	湿球温度	29℃
	黑球温度	50℃
	干湿球温度指数	28℃
	三球温度指数(WBGT)	32℃
	湿黑球温度	31℃
	热强度指数(HSI)	110
干热沙漠环境	干球温度	40℃
	湿球温度	56℃
	热强度指数(HSI)	120

表 14-21-3　不同环境热强度和劳动强度时的耐受时限

环境热强度(℃)			生理安全上限			耐受上限		
WGT	WBGT	Tnw	中度劳动	重度劳动	极重度劳动	中度劳动	重度劳动	极重度劳动
32	33	28.5	<3	1	停止作业	3	2	停止作业
31	32	28.0	3	1.5-2	停止作业	4	3	1
30	31	27.5	4	3	1	不限	4	2-3
29	30	27.0	不限	4	1.5	不限	不限	4
28	29	26.5	不限	不限	2-4	不限	不限	不限
27	28	26.0	不限	不限	不限	不限	不限	不限

注:Tnw 为自然湿球温度

表 14-21-4　热环境作业者体温、心率和出汗率的三级生理限值

指标名称	生理安全上限	耐受上限	耐受极限
直肠温度(℃)	38.5	38.9	39.4
口腔温度(℃)	37.4	37.9	38.3
心率(次/min)	145	162	174
出汗率(g/h)	900	1000	1100

表中的体温是以肛温和口温表示的。但目前的实际应用中多以腋温表示,因其测定较方便实用。只是所测结果要比肛温约低 1.5℃左右。故据此可以提出腋温的三级生理限值分别为 37.0、37.5、38.0℃,供实际应用参考。

(郭进强　罗炳德)

第二十二节　功能饮料对高温高湿环境下人体运动能力影响的评价

一、实验背景

在热带和某些亚热带地区,高气温高气湿环境非常普遍,许多工种的人们不可避免地在高温高湿条件下作业。劳动环境中,干球温度超过32℃,炎热地区超过35℃,或30℃以上,相对湿度超过80%或辐射热强度超过4.1841J(1 cal)/cm^2 · min,或通风不良而存在的散热源热量超过83.7kJ/cm^2 · min,都属于高温劳动范畴。高温劳动时由于强烈的肌肉活动大量产热,必须加强散热才能维持人体的热平衡,但高湿环境对散热过程有不良影响,当加重热负荷时,如果热负荷超过机体调解适应的限度,将影响人体的健康,导致中暑等热疾病。各类研究表明,适当地补充水分和电解质,是预防中暑的有效途径。作为在高湿热环境下解暑、止渴、补充能量的饮料,以其方便,经济实惠为优点。在进行实验时选取目前市场上常见的功能型饮料一种,选取身体状况稳定,无吸烟饮酒等不良嗜好的健康青年作为受试者。本实验选择功能饮料作为实验饮品,在指标恒定的高温高湿条件下通过对人体心率,体温,血压,出汗量等指标的观察,得到其是否促进身体机能提高的结果,从而评价功能饮料的性能。

二、实验目的

1. 掌握测试心率,体温,血压,出汗量相关指标的方法。
2. 了解功能饮料提高身体机能和缓解疲劳的效果。

三、内容与方法

(一) 调查对象

选取青年受试者14名。入选条件:生理心理健康,受试者无疾患史要求受试前一星期睡眠良好,饮食不摄入咖啡,酒精等刺激性食物。

(二) 仪器与设备

跑步机两台;腋下体温计;电子血压计;人体秤;高温舱(温度37°℃,湿度70%)。

(三) 试剂与材料

功能饮料(市场内选一种);纯净水(怡宝纯净水)。

(四) 实验方法

将受试者随机分为两组,观察心率、体温、血压、出汗量等生理指标的影响,探讨其是否具有提高人体机能，减轻疲劳的功能。实验中一组给予饮料，另一组给予纯净水作对照。在高温高湿条件下的人工气候室内，按一定方式提供饮品和测量生理指标，每次实验运动三次。实验重复两次。

1. 分组　实验随机将受试者分两个组进行，即水组、功能饮料组，每组 8 名。该实验重复 2 次，每次间隔大约一星期，以防出现热习服而影响实验结果。

2. 步骤

（1）受试者在实验前分别称体重，水组和功能饮料组每人分别喝水和功能饮料 100mL。

（2）进入各指标已稳定的高温舱，跑步机上运动 10 分钟，时速为 6km/h，没有坡度，每次运动间隔休息 40 分钟，共运动三次，受试者试验期间不能出高温舱。进舱后按实验流程开始记录数据，每次均在运动后即时测量研究指标，并时刻监测受试者主观感受。

（3）水组和功能饮料组每人每次分别喝水和功能饮料在第一次运动后 50mL、间隔 30 分钟后喝第二次 50mL，同理再间隔 30 分钟喝第三次 50mL。方法是将饮料用量筒量好再倒入一次性纸杯中，在运动过程中饮用。每次实验历时大约 2 小时。

（4）三次跑步运动后立即出舱，称量受试者体重，据此计算实验前后的体重变化。测量受试者进舱前的各项研究指标。

四、结果与评价

（一）两组心率的影响情况

将受试者运动三次后分别测得的心率算得平均值，再减去进高温舱前的心率，得到运动前后的心率差值（表 14-22-1、表 14-22-2）。

表 14-22-1　两组受试者各阶段心率均值（n/s）

指标	饮料组（$n=8$）				对照组（$n=8$）			
	进舱前	第一次	第二次	第三次	进舱前	第一次	第二次	第三次
心率								

表 14-22-2　两组受试者运动前后心率差值（n/s）

指标	饮料组（$n=8$）				对照组（$n=8$）			
	进舱前	第一次	第二次	第三次	进舱前	第一次	第二次	第三次
心率差值								

（二）两组脉压差的影响情况

两组脉压差的影响情况见表 14-22-3、表 14-22-4。

表 14-22-3　两组受试者各阶段脉压差均值(mmHg)

指标	功能饮料组(n=8)				对照组(n=8)			
	进舱前	第一次	第二次	第三次	进舱前	第一次	第二次	第三次
脉压差								

表 14-22-4　两组受试者运动前后脉压差改变数据(mmHg)

指标	功能饮料组(n=8)				对照组(n=8)			
	进舱前	第一次	第二次	第三次	进舱前	第一次	第二次	第三次
脉压差								

五、分析讨论

在高温高湿环境下工作时,身体通过加快心率来加速血液循环,从而将身体各组织的热量通过血液循环带到皮肤,利用皮肤与空气的辐射,蒸发,对流等方式除去身体多余的热量。在此过程中心跳加快,心脏负荷增大,效率降低。无论是在何种环境,心率都必须维持在一个特定的范围内,不然会对身体造成伤害。维持适宜的心率对身体各机能的正常运行起着相当重要的作用。本实验中,实验组和对照组相比,心率差值、均值、脉压差均值均是观察指标。要分析原因,观察其与基础体温的差值。

六、思考题

1. 功能饮料组和对照组相比,受试者心率差值均值减小还是增大,分别为多少次/min,说明什么?
2. 功能饮料组运动后的脉压差均值和运动前相比改变了多少,水组改变了多少?
3. 两组体温变化值分别为多少度?出汗量分别为多少公斤?
4. 高温高湿条件下作业,补充功能饮料在恢复心率及血压方面是否有助于身体机能的提高?

(郭进强　罗炳德)

第十五章　公共卫生事件案例分析

第一节　环境污染案例分析

一、目的要求

1. 熟悉环境污染案例的分析方法。
2. 了解环境污染所致事件的危害性及防治；环境污染事件的处理原则。

二、案例介绍及问题讨论

【案例一】

2005 年 11 月 13 日，吉林石化公司双苯厂一车间发生爆炸。截至同年 11 月 14 日，共造成 5 人死亡、1 人失踪，近 70 人受伤。爆炸发生后，约 100 吨苯类物质（苯、硝基苯等）流入松花江，造成了江水严重污染，沿岸数百万居民的生活受到影响。2005 年 11 月 21 日，哈尔滨市政府向社会发布公告称全市停水 4 天，"要对市政供水管网进行检修"。此后市民怀疑停水与地震有关出现抢购。同年 11 月 22 日，哈尔滨市政府连续发布 2 个公告，证实上游化工厂爆炸导致了松花江水污染，动员居民储水。同年 11 月 23 日，国家环保总局向媒体通报，受中国石油吉林石化公司双苯厂爆炸事故影响，松花江发生重大水污染事件。俄罗斯对松花江水污染对中俄界河黑龙江（俄方称阿穆尔河）造成的影响表示关注。中国向俄道歉，并提供援助以帮助其应对污染。2005 年 11 月底，国家环保总局称，这次污染事故负主要责任的是吉化公司双苯厂。时任国家环保总局局长因这起事件提出辞职。吉化公司双苯厂相关责任人被责令停职，接受事故调查。

[问题讨论 1]

1. 此次事件的性质是什么？突发环境事件分级标准是什么？
2. 请对此次事件中应进行的环境污染监测的相关要点做简单描述。
3. 事件中造成居民用水恐慌的原因是什么？应如何避免？
4. 为避免此类事件的再次发生，应采取哪些措施？

【案例二】

国内首例由室内装修致室内空气甲醛污染所致伤害案宣判：1998 年陈先生购买了位于北京昌平八仙别墅小区的一套住宅，随后以 95716 元的总价请北京某装饰公司进行装修。工程竣工入住后，陈先生感觉室内气味刺鼻，致人咽痛咳嗽、辣眼流泪，无法居住。对此，该装饰公司强调必须经常开窗通风。"开窗通风"了几个月，气味并无丝毫减弱。于是，公司又告诫陈先生"必须天天住人，以增加人气儿来抵消室内装修遗留的气味"，听话的陈先生便让全家住进了八仙别墅,可"人气儿"还是没斗过刺鼻气味,陈先生喉疾反而加剧。经医院检查,查出竟是"喉乳头状瘤",并在协和医院进行手术。陈先生委托室内环境检测部门进行实地检测,测得居室内刺鼻气味乃装修材料所挥发出的游离甲醛所致,且检测结果显示"室内空气中甲醛浓度平均超过当时的国家卫生标准25倍"。2001 年 12 月 30 日北京市第一中级人民法院对陈先生室内环境甲醛污染案做出终审判决,判被告北京某装饰公司赔偿原告拆除损失费、检测费、医疗补偿费、房租费共计 890 00 元,并在十日内清除污染的装饰材料。

[问题讨论 2]

1. 案例中室内空气甲醛污染的可能来源有哪些?甲醛污染对人体的危害有哪些?

2. 案例中装饰公司建议屋主"天天住入以增加人气"的说法合理吗,为什么?

3. 由本案例引发思考:装修过程中应如何避免室内空气污染?

【案例三】

在 1800 年左右,泰晤士河水还比较洁净。当时龙虾和三文鱼等品种繁多的鱼类捕获量很大。资料表明,在 1800 年,伦敦鱼市每年还出售有 3000 条从泰晤士河打捞来的三文鱼。随着伦敦的人口的急剧增加,在随后的 10 几年内,伦敦住户抽水马桶和污水池的污水大量溢流入泰晤士河,使得该河流开始变臭,走向死亡。同时,工业化的推进,使得大量的工厂如屠宰场、制革厂等沿河而建,加剧了泰晤士河的污染。随后,伦敦发生了多次霍乱,其中 1849 年的霍乱最为严重,当年有一万多人死于此疾病。受严重污染的泰晤士河供水被认定为这一疾病的祸根,随后,在 1858 年,严重污染的泰晤士河水引发了伦敦"大恶臭"事件,伦敦才被迫开始筹建下水道,拉开了治理泰晤士河的序幕。为保护水资源和改善伦敦的水供给,1850 年 ~ 1900 年修建了城市排水系统与泵站,1932 年 ~ 1938 年修建了活性污泥法污水处理厂,1936 年 ~ 1955 年修建了 190 余座污水处理厂,后合并为 15 座城市污水处理厂;耗资 4 亿多美元于 1994 年建成了泰晤士河水环形主管道;成立了泰晤士河水管局,管理水资源利用、航运、排洪、污染治理等;严格控制工业废水排放;定期向河水人工充氧等。目前,泰晤士河流域已有了 845 个废物处理基地。所有这些努力,加上关闭码头、减少重工业等治污措施已把泰晤士河改造成了全球最洁净的都市河流。

[问题讨论 3]

1. 案例中造成英国泰晤士河水污染的主要原因是什么?

2. 案例中英国泰晤士河水污染综合治理的主要措施有哪些?

3. 从本案例英国泰晤士河 100 多年的治理中,你得到了什么启示,请简单阐述你对本地水污染治理的建议。

(覃　旻)

第二节　食物中毒调查处理及案例分析

一、目的要求

1. 掌握引起食物中毒的原因,食物中毒类型、临床表现、诊断及治疗处理原则。

2. 熟悉食物中毒事故的应急调查与处理的方法。

3. 掌握食物中毒案例的分析方法。

二、案例介绍及问题讨论

【案例】

2005 年 10 月 1 日，约 21：30 分，重庆市九龙坡区含谷镇泰康诊所，有 5 名患者因呕吐、腹痛、腹泻等症状来该诊所就诊治疗，患者均于当日中午在白市驿渝川度假村参加婚宴。

［问题讨论 1］

1. 此时诊所的医师应做什么？

2. 此时你能判断是食物中毒吗？若要准确判断，还需要做哪些工作？

21：30 分，重庆市九龙坡区卫生局卫生监督所值班室接到含谷镇泰康诊所电话报告后，该监督所与当地疾控中心立即赶往现场调查。

［问题讨论 2］

1. 按食物中毒的调查处理原则，你认为食物中毒的调查必须包括哪些工作？

2. 要确诊为何种类型的食物中毒，最关键的工作是什么？

区疾病预防控制中心医师到达现场后首先进行流行病学调查，了解到 2005 年 10 月 1 日中午，含谷镇居民梁某在渝川度假村举办婚宴，共办酒席 29 桌，约 290 余人就餐，晚餐 14 桌，约 140 人就餐。此次食物中毒调查报告中还有下述一些资料：

发病率：自 10 月 1 日 21：30 ~ 10 月 3 日 22：00 时，有 168 例因腹痛、腹泻、恶心、呕吐等症状在重庆市第五人民医院、新桥医院、西南医院、含谷镇泰康诊所就诊。

卫生学调查：患者有共同进餐史，均在白市驿渝川度假村同一时间就餐，均食用了凉拌猪耳、凉拌毛肚等，未进餐者不发病。患者症状相似，以腹痛、腹泻、呕吐为主要症状。发病曲线呈突然上升、突然下降趋势，无传染病余波。经用抗生素、静脉补液及对症治疗，病情好转。愈后良好，无伤残、无死亡。

潜伏期：最短潜伏期 4h 30min，最长潜伏期 26h 50min，平均潜伏期 10h 15min。

临床表现及治疗：就诊患者中均有不同程度腹痛、腹泻、呕吐等症状。患者发烧最低 37.5℃、最高 42℃；76% 的患者体温为 38 ~ 39.5℃；大便多为水样便，带有黏液，腹部有压痛。经用抗生素静脉输液及对症治疗痊愈。

［问题讨论 2］

3. 此事件是否为食物中毒？若是，其属何种性质的食物中毒？

4. 是哪一餐引起的中毒？导致中毒的食物可能是什么？

在对婚宴菜肴辣子鸡、盐水花生、卤鸭、凉藕、凉黄瓜、麻辣虾、凉拌猪耳、凉拌毛肚及冰柜冰、菜板刮取物 10 个样品进行抽样，其中凉拌猪耳、凉拌毛肚、菜板刮取物 3 个样品检出副溶血性弧菌，对 32 例患者进行了肛试纸采样，有 19 例检出副溶血性弧菌。

对烹调过程调查发现，该婚宴厨师曾用塑料大盆装温水清洗切肉后较油腻的菜板，而这个塑料盆曾盛装过活虾，随后又用此菜板切凉拌猪耳和凉拌毛肚。

[问题讨论 3]

1. 引起此次食物中毒的主要原因有哪些?
2. 对此类细菌性食物中毒病人,临床上应如何处理?
3. 该度假村餐厅应采取哪些措施,预防类似食物中毒的发生?

(卢晓翠)

第三节　职业性中毒案例讨论

一、目的要求

1. 掌握职业病的诊断及处理原则,职业性中毒案例的分析方法。
2. 熟悉工作场所职业病危害调查与评价的方法及要求。

二、案例介绍及问题讨论

【案例一】

患者,男性,35 岁,于 2000 年以来常感头痛、头晕、失眠、记忆力减退、全身乏力,关节酸痛、食欲不振,近两年来上述症状加重,并出现经常性的脐周、下腹部无固定的绞痛,用手压腹部可使其缓解,于 2005 年入院。体查:神志清楚、一般情况尚可、体温 37. 2℃、脉搏 72 b/min、呼吸 20 b/min、血压 120/70mmHg、心肺(-)、肝脾不大、腹软、脐周有轻微压痛、无反跳痛、四肢痛触觉未见异常、未引出病理反射,血、尿常规正常;肝功能、心电图正常。胸部 X 线照片未见异常改变。

[问题讨论 1]

1. 上述资料中,你认为病史还应补充什么内容?
2. 可引起腹绞痛的职业性毒物是哪种? 哪些工种的工人可接触到这种职业性毒物?
3. 当你遇到腹绞痛患者时,应考虑哪些病症?

进一步追问患者的职业史,发现该人于 1997 年起从事印刷厂的浇板工作即将熔铅锅融熔的铅水浇进字模当中,当浇板时有大量的铅蒸气逸散到空气中。工人每天工作 8 小时,有防护服、手套等。

[问题讨论 2]

1. 该患者能否诊断为慢性铅中毒? 慢性铅中毒的临床表现有哪些?
2. 要证实患者是铅中毒,还应做什么临床化验?
3. 对患者的生产环境主要应进行哪些卫生学方面的调查?

根据患者的职业史和临床表现,随即转至职业病院进行诊治。入院时检查:尿铅 12. 5μmol/L 、尿 d-ALA 35. 5μmol/L,尿粪卟啉半定量+++,血红细胞游离卟啉为 2. 5μmol/L,被职业病院诊断为慢性中度铅中毒。

[问题讨论 3]

1. 常用的慢性铅中毒的解毒剂是什么? 其机制如何? 用药时注意哪些事项?

2. 除解毒治疗外,还应给以哪些辅助治疗?

3. 经驱铅治疗,出院后应注意的事项是什么?

职业病防治院组织了一个调查组到该印刷厂浇板车间进行调查,发现工人浇板时有一股蓝灰色的烟,熔铅锅上方有一个排毒罩,但工人认为用处不大,故很少用。调查同车间其他工人,大多数反映有头痛、头昏、记忆力减退、四肢无力、肌肉酸痛等症状。组织该车间工人体检,发现被调查的9名工人中6人尿铅、尿d-ALA高于正常值,7人尿粪卟啉半定量++,其中1人有中毒性周围神经病,生产环境铅浓度检测时,发现在浇板时空气中的铅含量达到$0.8mg/m^3$。

[问题讨论4]

1. 该生产环境中存在的主要问题是什么?怎样改进?

2. 试述职业病的三级预防范畴,铅作业的三级预防应如何开展?职业病防治院组织工人体验属于哪一级预防?

【案例二】

患者,女性,36岁,某皮鞋厂仓库保管员。因头痛、头昏、乏力、失眠、多梦、记忆力减退、月经量过多、牙龈出血而入院。入院检查:神志清楚,呈贫血面容,皮肤黏膜无瘀点,体温37℃、呼吸21次/分、血压119/65mmHg、心脏(-)、腹部平软、肝在肋下1.5cm。血象检查:白细胞计数高达$2.5×10^9/L$、中性粒细胞$1.3×10^9/L$、血小板$50×10^9/L$、红细胞$3×10^{12}/L$、血红蛋白60g/L;尿常规检查(-);肝功能检查正常。骨髓检查诊断为再生障碍性贫血。

[问题讨论1]

1. 本案例中可引起再生障碍性贫血的职业性毒物是哪种?其接触机会有哪些?

2. 要确定其为职业性中毒,还应作哪些调查研究?

患者自诉以往身体健康,从1993年开始担任仓库保管员工作,工作一贯认真,每天按时上下班。仓库中存有苯、甲苯、汽油、醋酸乙酯等化学品,有密切接触史。经测定,空气中苯的最低浓度为$360mg/m^3$,最高达$1000mg/m^3$,超标达9~25倍。患者从事的仓库保管工作,办公室设在仓库内,工作时无任何防护措施,也无定期体格检查制度,无职业卫生宣传教育,就业前未进行体格检查,也未向有关部门申报。本人不知道仓库中存放的苯、甲苯、醋酸乙酯等有毒。从事此工作后出现了头痛、头昏、失眠、记忆力减退、月经量过多、牙龈出血等症状后才去医院就诊治疗。

[问题讨论2]

1. 试述慢性苯中毒的临床表现及苯毒作用机制?比较急、慢性苯中毒临床表现有何不同点?

2. 指出造成该患者慢性苯中毒的原因是什么?

3. 如何防止此类事情的发生?

住院后经用升白细胞药、多种维生素、核苷酸类药物及强的松、丙酸睾丸素,辅以中草药治疗,患者的病情好转,血象基本恢复正常,出院休息半个月后,又回到原工作岗位,继续从事仓库保管工作,七个月后患者出现反复发热、口腔溃疡、月经过多、牙龈出血较以前更严重,并再次入院治疗。

[问题讨论3]

1. 简述慢性苯中毒的治疗与处理的方法?

2. 患者为什么再次入院？其后果如何？

【案例三】

某造纸厂因生产需要，应修复已停产的贮浆池，该池深度 3m，长宽各 3m，内存纸浆约 2m 深，并已存放 1 月有余（正常生产时，纸浆只停放 1 ~ 2 天），工人检修完抽浆泵、马达和管道后，即开泵抽取贮浆池的纸浆。几分钟后，泵的橡皮管道破裂，纸浆从管内喷出，立即停泵。此时，工人李××马上顺着铁梯子下到池内去修理，突然摔倒在池内。张××认为李××是触电摔倒，即刻切断电源，下去抢救，也昏倒在池内。

[问题讨论 1]

1. 看到连续 2 人突然昏倒在贮浆池内，你首先考虑的是什么？

2. 可产生“电击样死亡”的职业性毒物是哪种？造纸厂贮浆池最常见的化学性毒物是什么？还有哪些工种的工人能接触到这些毒物？

经分析认为有毒气，随即用送风机送风，与此同时，黄××又下去抢救，突然感到鼻子发酸，咽部发苦发辣，当伸手去拉张××时，已感两手不可自主，即憋了一口气，到池口时也失去知觉，昏倒在池内。此后，又连续有 4 位工人昏倒在池内。

检查发现送风机送进风量很小，随即在风机上接管子通入池底，继续送风。另有 4 位工人带上用水浸湿的三层口罩，腰系绳子，再下去抢救前面昏倒在池内的工人，经二十多分钟抢救，池下 7 人全部被拉上池。此时，前 3 人因中毒昏迷时间较长，虽经多方抢救，但因呼吸心跳全部停止而死亡，1 人深度昏迷，抢救 12 小时后苏醒；后面下池 4 人均未昏迷。

[问题讨论 2]

如已经连续有 4 人昏倒在某工作现场，应该要采取哪些紧急救援措施，防止人员继续伤亡？

据事后调查，工人在昏迷前，均感池内有一种难闻的气味，鼻子发酸、咽部辣苦、眼发胀、流泪、头痛、恶心、四肢无力、全身发麻、随后即昏倒。调查人员从有关部门了解到生产纸的原料为麦草，除此外，还需加一定量的硫化碱和水。麦草为碳氢化物，与硫化碱作用可生成硫化氢气体。故对此事件，可高度怀疑为急性硫化氢中毒。

事后，请某部防化部队对现场硫化氢气体的浓度进行测定，其浓度为（1000 ~ 2000）mg/m^3；用筐先后将两只健康的母鸡用绳子悬于池底部，发现鸡在 20 秒钟内即昏倒。

[问题讨论 3]

1. 简述硫化氢的理化特性及急性中毒的临床表现和中毒机制？

2. 发生急性硫化氢中毒时，应采取哪些急救措施？其中关键措施是什么？

3. 造成此次重大事故的经验教训是什么？应采取什么措施防止此类事件的发生？

（万为人　郭进强）

第四节　辐射事故处理及案例分析

一、实验目的

通过仔细阅读案例经过，并对案例中事故发生原因，病人伤情、病人的诊治等进行全面分析，从而将所学知识融会贯通，并做到理论联系实际，提高对现实问题解决的能力。

二、案例介绍

某日上午6点，一商业辐照室管理人员"市"到源室通风，准备当天在正常工作时间，按计划将辐照消毒完毕后的物品搬出，8点上班后，"市"打开源室照明灯，并准备组织人员在9点搬运货物，随后"市"离开工作地点，9点返回后，"市"未开启操纵台的电源将放射源降下，未认真确认放射源位置，同时未携带报警仪，并违章用钥匙打开辐照室的防护门，随即组织人员进入照射室搬运货物，至9点40分，"市"到操控室核对物品的受照剂量记录，才发现^{60}Coγ源仍然在工作位，他立即将源降到井内，并未报告相关领导，也未告诉其他受照人员，继续工作到10点40分将全部物品搬出，11点20分"市"将情况报告给相关领导。发生事故时，^{60}Coγ源的放射性活度为8.5×10^{14} Bq。

当天10点，已经有受照人员感觉胃部不适、头晕、恶心等早期反应症状，11点20分后7名受照人员全部送相关医院急救。临床物理剂量分析的结果显示，7位患者的受照剂量分别是12、11、5.2、4.1、2.5、2.4、2.0Gy。但是受照剂量超过10Gy的两位患者，初期表现的腹泻不严重，无明显腹痛，在极期血水样便等肠道症状不明显。

三、讨　　论

1. 请分析事故发生原因并指出今后为避免同类事情发生，我们可采取哪些措施？
2. 请分析针对此类突发公共卫生事件的应急处置？
3. 请分析各患者的病情，并指出正确的应急救援方案。
4. 请分析各患者临床治疗方案。

（周美娟）

第五节　国境卫生检疫案例分析

一、目的要求

1. 掌握卫生检疫案例的分析方法。
2. 掌握卫生检疫的工作程序。

二、案例介绍及问题讨论

【案例一】

2007年4月13日晚22时45分，从马来西亚吉隆坡至福州的MF852航班上，一名旅客引起了入境检验检疫通道上工作人员的注意，该旅客身材消瘦、面容疲惫、神情紧张，入境时填写了《出/入境健康申明表》，但未申报任何疾病与症状，体温检测正常，经现场医学巡查人员初步询问，该旅客称没有异常情况。在该旅客的行李过"一机两屏"检查时，发现其携带 4 瓶未知名的片剂药品，经检查询问，该旅客承认自己是 HIV 感染者，携带的是抗 HIV 药品，检验检疫工作人员随即将该旅客带到现场诊验室进行流行病学调查和医学检查。

[问题讨论 1]

1. 艾滋病可以通过哪些途径传播？

2. 对该旅客开展流行病学调查应包括哪些内容？

据检验检疫工作人员调查发现，该旅客多年前（具体时间不详）有怡游史，曾有一位较为固定的女性性伴侣，该女性身体健康，每次性行为均使用避孕套，2001 年 2 月到新加坡打工，入境时被新加坡当局查出感染 HIV，次日即返回吉隆坡，自检出 HIV 后，就未有过性行为，一年后在家人的劝说下才到医院就诊，进行抗病毒治疗至今，期间未到过其他国家地区旅行。家人中未发现 HIV 感染者和 AID 患者。否认有同性恋（双性恋）史、吸毒史、性病史、输（供）血史、手术史等及其他危险性行为，2004 年 7 月曾在马来西亚吉隆坡一家美容院做过纹身。

实验室检查结果：采静脉血应用 ELISA、PA 和 WB 检测，HIV Ⅰ 型抗体阳性。

[问题讨论 2]

1. HIV 病毒感染后潜伏期多长？艾滋病临床表现有哪些？

2. 对该旅客要进行哪些医学检查以确定是否为 HIV 感染者？

3. 如何防治艾滋病？

4. 作为检验检疫工作人员，对该事件应采取哪些应急处理，请提出合理的应急处理措施。

【案例二】

2005 年 11 月 24 日，深圳检验检疫局接深圳外轮代理公司报告，一艘从印度开来的香港籍散货船“康满”轮上有两名发热病人。该轮此前曾在印度孟买 PANJIM 锚地装载货物，之后船上相继有 2 名船员出现高热、肌肉关节酸痛症状。

[问题讨论 1]

1. 若你是一位检验检疫工作人员，此时应做什么？

2. 此时你能判断该 2 名船员发热的可能病因吗？若要准确判断，还需要做哪些工作？

该 2 名船员 20 日到达新加坡被确诊为登革出血热。离开新加坡后，22 日、23 日船上另两名船员又开始出现相同症状。

[问题讨论 2]

1. 登革热的病因是什么？其传播媒介是什么？还有哪些疾病具有与登革热共同的传播媒介？

2. 为确诊为登革热，需要做哪些工作？

3. 此时，若你是深圳蛇口检验检疫局工作人员，应该做什么？

该轮 27 日到达锚地后，深圳检验检疫局立即采取了以下检疫措施：做好检疫人员的个人防护，对该轮实施锚地检疫；登轮对所有船员进行流行病学调查和体检；对船舶的生活区、甲板、货舱进行全面的卫生监督和灭蚊处理；将 2 名病人立即送往深圳市东湖医院；向船员宣传登革热防控知识，要求船方清除船上积水，船员个人做好防蚊驱蚊工作；码头公司每天对港区进行全面灭蚊；检疫人员 24 小时监控卸货情况，要求所有登轮人员每天报告体温以及健康状况。

经诊断,两名病人分别感染了登革热及登革出血热。其余 19 名船员经体检未有发热和其他异常体征。由于采取的措施及时妥当,疫情得到了控制,直到 12 月 1 日该轮离开港口,未再出现新病例。

[问题讨论 3]

请针对登革热订立防控措施。

【案例三】

2001 年 7 月 3 日,陕西局机场办事处在对来自日本东京成田机场的日本佳速航空公司 JD257 航班实施检疫查验过程中,从货舱发现一只活鼠,在现场工作人员的协助下,将该鼠在西安咸阳国际机场停机坪捕获。

[问题讨论 1]

若你是一位检验检疫工作人员,接下来应做什么?

事件发生后,检疫人员在向上级主管部门汇报的同时,按照《国际卫生条例》及《中华人民共和国国境卫生检疫法》的规定,立即对该飞机的货舱、客舱及卸下的行李箱进行全面消毒杀虫处理,对捕获的鼠类进行种群鉴定和病原检测,并对该飞机进行鼠患调查。确认没有其他鼠患后,才允许该飞机离境。

[问题讨论 2]

1. 对鼠患进行调查的常用方法有哪些?
2. 鼠可以传播哪些疾病?对鼠类进行的病原检测包括哪些病原?
3. 如果该飞机存在鼠患,接下来应该采取什么措施?

（甘　露）

第五篇　预防医学设计性与创新性实验

第十六章　概　　述

第一节　设计性创新性实验概述

高等学校实验课是对学生进行科学实验能力培养、素质训练及专业技能培养的重要手段。在实验教学内容中，设计性、创新性实验是重要的组成部分，是促进学生的知识、能力、素质协调发展的重要环节。开设设计性、创新性实验可以提高实验教学质量，深化实验教学改革，培养高素质的应用型人才。

一、设计性、创新性实验的概念

按照教育部《普通高等学校本科教学工作水平评估方案》中的规定，设计性实验（designing experiment）指由学生自行设计实验方案并加以实现的实验。设计性实验又称探索性实验（exploring experiment）或模拟性科学研究（simulated scientificresearch），是针对未知或不全知的问题，采用科学思维方法，进行大胆设计、探索研究的一种开放式教学实验。

创新性实验是在设计性实验的基础上着重强调创新性，国家教育部非常重视在大学生中开展创新性实验项目。2006 年教育部开始在全国高校启动"国家大学生创新性实验计划"，该计划旨在探索并建立以问题和课题为核心的教学模式，倡导以本科学生为主体的创新性实验改革，调动学生的主动性、积极性和创造性，激发学生的创新思维和创新意识，在校园内形成创新教育氛围，建设创新教育文化，全面提升学生的创新实验能力。

二、开设设计性、创新性实验项目的目的及意义

（一）目的

开设设计性、创新性实验的目的在于探索并建立以问题和课题为核心的教学模式，倡导以本科学生为主体的创新性实验改革，调动学生的主动性、积极性和创造性，激发学生的创新思维和创新意识，逐渐掌握思考问题、解决问题的方法、提高其创新实践的能力。

（二）意义

目前高校教学普遍认同设计性、创新性实验是培养学生创新思维和综合素质的重要途

径之一,尤其对于应用型专业的学生,设计性、创新性实验的开展,可以对大学生产生以下有益的影响:有效调动学生对学习的热情和兴趣,使学生在学习过程中由被动变主动,提高学习效率;帮助学生树立良好的科研精神和态度;使学生掌握与科研相关的基本知识和实验技能;使学生体会科研的全部过程;提高学生发现问题、思考问题和处理问题的能力;有助于培养学生的创新性思维和批判性思维;有助于培养学生的团队协作精神。

三、设计性、创新性实验的实施步骤

设计性、创新性实验实施的基本程序与科研过程是一致的。

(一) 调研选题

选题是实验设计的前提,决定研究的方向和内容,是发现问题和提出问题的过程。一个好的选题应具有需要性、科学性、创新性和可行性,需要认真查阅大量文献资料,了解有关研究的历史和现状,包括已取得成果和尚未解决的问题,结合实验室的条件、仪器设备,经过科学思考,找出所要探索研究的内容,对研究的问题的某些现象和规律作出假定性的说明和推断,形成科学假说(hypothesis),进而确立明确的研究题目。

选题要遵循以下几个原则:

1. 需要性　需要性是指对解决实际问题有一定贡献,或对某一科学理论有一定的突破作用。需要性原则是选题的一条首要的基本原则。选题必须面向实际,按需要选择。在多数情况下,小课题选择不可范围过大、包罗万象。它可以是对解决某一实际问题有一点贡献,或对某一理论问题有一点突破。

2. 科学性　科学性是指有科学依据,符合自然规律。选题应建立在前人的科学理论和实验研究基础之上,应符合科学规律,而不是毫无根据的胡思乱想,这需要科学的构思、充分的论证和严密的设计,并在实践中进行证明。

3. 创新性　创新性是指在科学理论上有所发展、有所突破,或在实际应用上有所改进、有所创新,有一定的学术意义和应用价值,即选择的课题要有独创性、突破性,或提出新规律、新见解、新技术、新方法,或是对旧有的规律、技术、方法有所修改和补充。创新性不是简单的重复,要具有创新思想,敢于做别人没有做过的事情。创新性是科研的灵魂,创新性原则体现了科研的价值意义从而保证预期的研究成果具有一定的学术意义和应用价值。

4. 可行性　可行性是指具备完成选题的现实条件(即主、客观条件)。如技术储备、材料设备、经费、可用时间及可用人员的能力、水平和信心。可行性是实验得以进行的必要前提。科学需要幻想,但幻想并不就是科学。要把幻想变成科学,就要满足现实"可行性"原则。如果没有现实的可行性条件,选题尽管合乎"需要性、科学性、创造性"三原则,也无法进行。可行性原则要求选题时考虑如下几个主、客观条件:

(1) 研究所需材料是否充足?是否易得?(客观条件)

(2) 研究所需费用如何?能否解决?(客观条件)

(3) 研究所需时间多少?能否保证?(客观条件)

(4) 研究者的能力、水平、志趣和完成课题的信心如何?(主观条件)

基于以上四个原则,选题主要来自于:①科学领域中存在的空白之处;②文献检索给予的启发;③文献报道中存在的矛盾与争议问题;④前期研究中的新发现。因此,为保证选题的创新性,在选题之前,充分检索国内外相关文献和科研新资料至关重要。

文献是记录保存传播知识的载体,包括文字、图形、声频、视频等。设计性实验的顺利开展除需要坚实的专业知识外,还必须建立在占有大量文献资料的基础上,否则就难以谈到创新。只有在系统地掌握了有关选题的国内外现状、发展水平与动向,并充分研究了前人成功的经验和失败的教训之后,才能很好地进行选题与定题,少走弯路和避免重复劳动。为了争取做到这一步,在着手进行研究之前和研究过程当中,文献检索是必不可避免的一项重要工作。医学文献大致分为以下几种:教科书(教材、实验指导)、参考书、专著及专题论著;杂志(期刊、专刊、学报文摘、进展);学术会议论文摘要汇编、简报等。

医学文献可通过以下途径获取:

(1) 利用综述、专著、工具书查找。

(2) 利用检索工具及数据库查找。

常用的医学类检索工具有:中文类有《中文科技资料目录》(医学)、《国外科技资料目录》(医学)、《中国医学文摘》(系列);英文类有《医学索引》(美)、《医学文摘》(荷兰)、《生物学文摘》(美国)、《化学文摘》(美)、《国际药学文摘》(美)。

(3) 计算机信息检索与网络检索:常用医学文献检索数据库或搜索引擎网址:

中文文献检索数据库:

中国期刊网[http://www.cnki.net/];

万方数据资源系统[http://www.wanfangdata.com.cn/];

维普数据库[http://lib.cqvip.com/];

国家科技图书文献中心医学图书馆[http://www.imicams.ac.cn/];

中国科学技术信息研究所信息服务中心[http://isc.chinainfo.gov.cn/];

中国科学院图书馆[http://bib11.las.ac.cn/]。

英文文献检索数据库:

PubMed[http://www.ncbi.nlm.nih.gov/pubmed/];

Highwire[http://highwire.stanford.edu/];

Synergy[http://www.blackwell-synergy.com/?cookieSet=1];

SpringerLink[http://www.springerlink.com/home/main.mpx];

BMC[http://www.biomedcentral.com/browse/journals]。

选题在科研工作中有举足轻重的位置,选题不好极容易走入歧途,导致实验失败。选题不要好高骛远,贪大求全,也不要妄自菲薄,知难而退。要充分考虑各方面的条件,扬长避短,善于发挥自己的优势,量力而行。

(二) 初步实验设计

实验设计是运用有关知识对所建立的科学假说进行全面考虑并作出周密的安排。广义的实验设计是指为科研实践制定的一个科学而合理的总体计划方案,是一项科学研究工作的总体计划。狭义的实验设计是指在科研总体计划中有关研究工作的具体研究方案或者研究方法的设计。实验设计是科研工作的中心环节,一个周密而完善的实验设计,能合理地安排各种实验因素,严格地控制实验误差,从而用较少的人力、物力和时间,最大限度地获得丰富而可靠的资料。

1. 实验设计的三个基本要素包括处理因素、受试对象和实验效应,它们贯穿于整个实验研究过程,从不同侧面影响着实验研究的结果,在实验设计中必须予以足够重视。处理因素是根据研究目的确定的欲施加或欲观察的,并能引起受试对象直接或间接效应的因素。受试对象称实验对象,是处理因素作用的客体,根据研究目的确定的研究总体。实验效应是处理因素作用于受试对象的反应和结局,通过观察指标来体现。例如,在"亚硝酸盐急性中毒小鼠肝损伤机理探讨"这个实验设计中,亚硝酸盐为处理因素、小鼠为受试对象,肝损伤为实验效应。

实验效应通常要通过某些观察指标来体现。研究者应当对欲研究的问题有较为全面的了解,在实验设计中千万不要遗漏了某些重要的观察指标,以免实验结果不可靠。选择观察指标要遵循以下原则:

(1) 客观性:尽可能选择客观指标,避免一些笼统的、不确切的指标。

(2) 特异性:为了更好地揭示研究问题的本质,观察指标应具备一定的特异性。应尽量选用能反映某一特定现象且不与其他现象相混淆的指标。

(3) 灵敏性:灵敏性是由实验方法和仪器的灵敏度共同决定的。如果灵敏性差,常常得到假阴性结果。应尽量选择高灵敏性的指标。

(4) 精确性:选用的指标应尽量精确。指标的精确性包括准确性和精确性,准确性是指所观察结果的真实程度,即观测值与真值的接近程度,属系统误差;精确性是指所观察结果的深度,即重复观测时,观测值与平均值的接近程度,属随机误差。实验效应指标既要准确又要精密,而首先是准确可靠。

2. 实验设计的基本原则

(1) 随机原则:随机是指在抽样时,使总体中每一个体都有同等的机会被抽取,在分配样本时确保样本中的每一个体都有同等的机会被分入任何一个组中。随机的目的是使样本具有极好的代表性,随机原则能在很大程度上抵消非处理因素所造成的偏性。常用的随机分组方法主要有:

1) 随机数字表法:使用数字表,可以从任意地方开始,向任意方向按顺序取得数据,每个数据代表一个被分配的个体,然后根据数据确定分配的组别。

2) 随机数字法:应用计算机自动生成随机数字,由这些数字代表每一个待分配的个体,根据数字确定分配的组别。

3) 均衡随机:先将能控制的因素(如性别、年龄、体重等)均衡的分档,然后在每一档中随机取出等量动物分配到各组,以使各种因素均能得到随机安排。

(2) 对照原则:对照是指在实验时针对实验组设立的可以对比的组。对照的意义在于通过对照鉴别处理因素与非处理因素的差异及处理因素的效应大小,消除和减少随机化原则所不能控制的抽样误差及实验者操作熟练程度等所造成的差异。医学实验中常用的对照形式有以下几种。

1）空白对照：不施加任何处理措施，用于确定实验对象生物学特征本底值，进行质量控制。

2）阴性对照：不给要研究的处理因素，但给以其他的实验因素，以排除这些实验因素的影响。阴性对照除了要研究的因素外，其他处理应和实验组完全相同。

3）阳性对照：用已知的阳性物检测实验体系的有效性。阳性对照组的实验因素与实验组应尽可能一致。当同时进行的阳性对照组不能得到阳性结果时，说明此次实验质量有问题，全部数据无效，必须重新进行实验。

4）自身对照：同一研究对象自身处理前后互为对照。采用这种对照时，要求研究因素处理前后的实验条件必须一致，观察指标应是稳定的。

（3）重复原则：重复是指实验组和对照组在相同实验条件下进行多次研究或多次观察，以提高实验的可靠性和科学性。一般而言，计量资料的样本数每组不少于 5 例，以 10 ~ 20 例为好。计数资料的样本数则需每组不少于 10 例，以 30 例为好。

（三）预备实验

预备实验是对选题进行初步实验，以熟悉实验技术，确定正式实验的各项条件。学生要按照实验设计方案和操作步骤认真进行预实验。在预实验过程中，要做好各项实验的原始记录。实验结束后，应及时整理实验结果，发现和分析预实验中存在的问题和需要改进、调整的内容，并向指导老师进行汇报。得到老师的同意之后，在正式实验时加以更正。在预备实验阶段要进行的准备工作包括以下内容：有关本实验题目的理论知识的学习；实验设计方法的学习；熟悉与本实验操作有关的仪器；预习有关的实验方法。

（四）开题报告

开题报告是当课题方向确定之后，课题负责人在调查研究的基础上撰写选题计划，报请上级批准的选题计划。它说明课题应该进行研究、自己有条件进行研究以及准备如何开展研究等问题，也可以说是对课题的论证和设计，是提高选题质量和水平的重要环节，是科研能否得到批准和顺利开展的关键。开题报告主要内容包括：课题名称；立论依据（选题的目的与意义、国内外研究现状）；研究方案（研究目标、研究内容、研究方法、拟解决的关键问题及创新点、研究的进度安排、预期研究成果）；完成项目研究的条件和保证；经费预算等。开题报告基本格式和要求见本章第二节。

（五）正式实验设计

学生选定题目后，由教师组成开题报告论证小组，对课题设计进行论证和审查，并提出建议和意见，学生进一步完善实验设计。

（六）正式实验

学生按照修改后的实验设计方案和操作步骤认真进行正式实验。做好各项实验的原始记录。实验结束后，及时整理实验数据。原始记录的内容包括：

1. 实验名称、日期、实验者。
2. 受试对象　如为动物，应标明种类、品系、体重、性别、健康状况等。

3. 实验环境情况 时间、室温、湿度等。

4. 实验仪器和试剂 主要仪器应标明名称、型号、厂家;试剂应写明名称、厂家、纯度、浓度等。

5. 实验方法和步骤 实验分组、处理方法、观察方法、测量方法、实验步骤及注意事项等。

6. 实验指标包括名称、单位、数量及不同时间的变化等,可预先设计好原始记录表格,数据整理表格,规定记录的方式。

(七) 结果分析

学生对实验数据进行归纳和处理,并向指导老师汇报实验结果。对数据的分析处理包括以下内容:

1. 整理原始资料,使之系统化、明确化、标准化。

2. 进行统计指标的计算,算出各组数据的均数和百分率。

3. 进行统计学的显著性检验,比较两组以上统计数值之差异是否显著,以此推论事物的一般规律。

(八) 书写论文

论文书写格式一般包括以下内容:论文题目、论文作者与单位、论文摘要(中文和英文)、关键词(中文和英文)、正文(正文包括前言或引言、材料与方法、结果、讨论及结论、致谢及参考文献)。具体要求和格式参见本章第二节。

(罗炳德 甘 露)

第二节 开题报告和论文的撰写

一、开题报告的撰写

开题报告也称为研究方案,就是课题方向确定之后,课题负责人和课题组成员在调查研究的基础上撰写的报请上级批准的选题、研究计划。它主要说明这个课题应该进行研究,自己有条件进行研究,准备如何开展研究等问题,是对课题的再论证和再设计。

通过开题报告的思考与写作可以帮助我们清楚地了解自己为什么要做这个课题,究竟想做什么,想得到什么,怎么做,能否达到自己的预期目标。更重要的是,这其中的工作计划可以成为我们日后开展研究工作的准绳,它可以作为课题研究工作开展时的一种暂时性指导,它也可以作为课题修正时的重要依据。因此开题报告对一个科研课题能否顺利开展是非常重要的。

开题报告的内容一般包括:课题名称;立论依据(选题的目的与意义、国内外研究现状);研究方案(研究目标、研究内容、研究方法、拟解决的关键问题及创新点、研究的进度安排、预期研究成果);完成项目研究的条件和保证;经费预算等。

开题报告一般为表格式,它把要报告的每一项内容转换成相应的栏目,这样做,既便于开题报告按目填写,避免遗漏;又便于评审者一目了然,把握要点。撰写开题报告和撰写课题申报书有许多类似之处,是科学研究者必须具备的能力。

(一) 课题名称

课题名称就是课题的名字。课题名称选用得不准确、不恰当,往往会影响整个课题的形象与质量。课题名称必须与课题内容一致。确切、中肯、具体、鲜明、简练、醒目。开题报告一般不使用副标题。在选用课题名称时要注意以下几点:

1. 课题名称要准确　课题的名称要把课题研究的问题是什么,研究的对象是什么交待清楚,要将研究的问题准确地概括出来,反映出研究的深度和广度,反映出研究的性质,反映出实验研究的三要素——处理因素、受试对象及实验效应等。

2. 课题名称要规范　课题名称所用的词语、句型要规范、科学,似是而非的词不能用,口号式、结论式的句型不要用。

3. 课题名称要简洁　要用尽可能少的文字表达,一般不得超过 20 个汉字。

(二) 立论依据

1. 选题目的与意义也就是为什么要研究、有什么研究价值。一般先从现实需要方面去论述,指出现实当中存在这个问题,需要去研究,去解决,本课题的研究有什么实际作用,然后,再写课题的理论和学术价值。要求具体、客观,且具有针对性。

2. 国内外研究现状要以查阅文献为前提,所查阅的文献应与研究问题相关,但又不能过于局限。应写出前人做了什么工作,正在做什么工作(热点),还存在什么急需突破的问题(难点),这样来提出问题,引出我们选定的课题想要研究的问题,以及研究的目标,从而深入阐述课题的研究意义。

(三) 研究方案

研究方案包括研究目标、研究内容、研究方法、拟解决的关键问题及创新点、研究的进度安排、预期研究成果等。

1. 课题研究的目标就是课题最后要达到的具体目的,要解决哪些具体问题。相对于选题目的而言,研究目标是比较具体的,不能笼统地讲,必须清楚地写出来。只有目标明确而具体,才能保证具体的研究方向,才能排除研究过程中各种因素的干扰。

2. 研究内容是研究方案的主体,是课题研究目标的落脚点,研究内容要与课题相吻合,与目标相照应,要根据研究目标来确定具体的研究内容。相对研究目标来说,研究内容要更具体、明确、全面、详实、周密,并且一个目标可能要通过几方面的研究内容来实现,它们不一定是一一对应的关系。研究内容笼统、模糊,甚至把研究目的、意义当成内容,往往使研究进程陷于被动。

3. 研究方法是完成研究任务达到研究目的的程序、途径、手段或操作规律,它具体反映"用什么办法做"。研究的方法服从于研究的目的,也受具体研究对象的性质、特点制约。在具体的方案设计中,要根据各时段研究内容的不同选择不同的方法,尽可能地写明怎样使用这种方法和用这种方法做什么。研究方法不能凭空臆造,一定要从文献中借鉴,理论可行并且科学实用。

4. 拟解决的关键问题 对可能遇到的最主要的、最根本的关键性困难与问题要有准确、科学的估计和判断,并采取可行的解决方法和措施。

5. 创新点 科学研究的核心在于创新,创新的实质在于寻找差异和特色。创新是课题设计的亮点,要具体、恰当地写出创新的要点,不要太抽象,要突出重点,突出所选课题与同类其他研究的不同之处。

6. 研究的进度安排是课题研究在时间和顺序上的安排。一般划分为三个阶段:前期准备阶段、中期实施阶段、后期总结阶段。每一个阶段有明显的时间设定,从什么时间开始,至什么时间结束都要有规定,要有详尽的研究内容安排、具体的目标落实,从而保证研究过程的环环紧扣,有条不紊、循序渐进。

7. 预期研究成果 本课题研究拟取得什么形式的阶段研究成果和终结研究成果。如调查报告、实验报告、研究报告、论文、经验总结、调查量表、测试量表、微机软件、录像带等。其中调查报告、研究报告、论文是课题研究成果最主要的表现形式。

(四)完成项目研究的条件和保证

在该部分要说明课题研究所需的条件是否具备,如研究所需的信息资料、实验器材、研究经费、研究者的学习能力、研究能力、研究时间和研究经验等等是否具备。

(五)经费预算

按照规定的格式填写经费预算表。

(六)主要参考文献

参考文献对于评价一个开题报告质量的高低起着非常重要的作用,教师通过学生所提供的参考文献的数量和质量,可以判断学生对所研究的问题是不是有了充分的了解。参考文献依照其在文中出现的先后顺序用阿拉伯数字加方括号标出。参考文献的格式如下:

1. 期刊类格式 [序号]作者. 篇名[J]. 刊名. 出版年份,卷号(期号):起止页码。

例如:

[1] 张苹苹,王亚东. 慢性病毒性肝炎与肝脂肪变性[J]. 国际内科学杂志,2008,35(7):431-434.

[2] 李华,万成松,郑莉,等. 加强实践教学改革,培养应急型公共卫生人才[J]. 医学教育探索,2007,6(11):1013-1023.

[3] Persico M, Iolascon A. Steatosis as a co-factor in chronic liver diseases [J]. World J Gastroenterol, 2010, 16(10):1171-1176.

[4] Karoui S, Taieb Jomni M, Bellil K, et al. Steatosis in chronic viral hepatitis C: frequency, risk factors and relationship with fibrosis [J]. Tunis Med, 2008, 86(7):670-675.

2. 专著类格式 [序号]作者. 书名[M]. 出版地:出版社,出版年份:起止页码.

例如:

[5] 葛家澍,林志军. 现代西方财务会计理论[M]. 厦门:厦门大学出版社,2001:42.

[6] Gill, R. MasteringEnglishLiterature[M]. London:Macmillan,1985:42-45.

二、论文的撰写

论文是反应科技成果的一种重要形式，是研究者运用逻辑思维对其研究成果所作的一种表述。论文书写格式一般包括：论文题目、论文作者与单位、论文摘要（中文和英文）、关键词（中文和英文）、正文（正文包括前言或引言、材料与方法、结果、讨论及结论）、致谢及参考文献。字数一般不超过4000字（不包括图表和参考文献）。论文格式要求如下：

（一）题目

标题（title）亦称文题、题目、题名或篇名，是一篇论文的核心内容的高度精华。拟定标题犹如画龙点睛，关系着整个论文的形象，因此通常是在论文全部完成之后经过反复推敲而得。标题应选用几个最恰当的词加以逻辑组合，使之能全面、确切、具体而又简明地反映出文章的特定内容。标题的拟定必须一要清楚、二要精炼，三要准确，一般不超过20字，文题要相符。标题不可缩写。有时为了加强效果，或者是标题的语意未尽而需进一步引申或说明时，亦可加用一个副标题，副标题应处于从属地位，是对主标题的补充，一般可在主标题下用破折号引出，但在拟定时亦应遵循上述的一些原则。论文标题有时亦可与科研课题的题目相一致或者雷同。

（二）作者

论文标题下应有作者（author）署名及其所在单位名称和邮政编码等。论文署名必须实事求是，列名者必须是真正参加该项研究的人，表示对论文内容负责，当然也是接受褒奖的依据。只参加部分工作或在某一方面给予了支持的人，可由作者在文章的“致谢”部分加以说明。论文作者署名要反映论文设计、完成的实际情况，即作者姓名排序应遵循实际参与程度和贡献大小来定，一般不宜超过6人。有资格署名者应具备三个条件：

1. 参与选题与设计，或具体操作实验并收集数据、参与资料分析与解释者。
2. 起草文稿或对其关键性理论或其他主要内容作了修改者。
3. 能对编辑部的修改意见进行核修、定稿并最终同意该文发表者。

（三）摘要

摘要（abstract）是置于正文之前的一小段重要文字，其性质不是文章结论或总结，而是对正文的一个扼要连贯的重述，以供读者确定有无必要阅读下面全文。摘要内容包括目的（objective）、方法（methods）、结果（results）和结论（conclusion）4部分，文字要极其精练，字数限于200～250字，简要写出研究目的和基本方法，重点说明主要发现、重要数据和初步结论等；应突出研究中新发现和重要现象，抓住“创新”与“特色”这两个中心加以叙述。

（四）关键词

关键词（keywords）为向编制文献索引的人提供方便，摘要下面需列出3～10个关键词，以利标引。关键词可为单词亦可为词组，它们应能充分反映出文章中心内容，通常是由标题和摘要中选出，但必须使用规范化的主题词。应使用《医学索引》（Index Medicus）主题词表中的医学主题词（MsSH）；若主题词表中尚无合适词供使用，则可以目前通用的词代之。

（五）前言或引言

前言或引言（introduction）是正文开端部分，起着引导或破题与承题的作用，能给人以一个概括印象并提供预备性知识，以便更好地阅读和理解全文内容。引言一般300字左右，主要交代此项研究的来龙去脉，简要说明课题的缘起与背景、性质与意义、动机与目的、主要理论根据及其基本原理等，同时指出相关领域内前人的研究成果、存在问题和知识空白，以表明本项研究的连续性和需要性。引言部分内容不能与文中任何部分重复。

（六）材料与方法

材料与方法（material and methods），这部分是论文的重要组成部分，主要体现该项研究的科研构思与实验设计，使人了解具体的研究方法和有关研究对象的各种情况，也是衡量该论文的科学性的一个重要部分。一般需1500字才能写清楚。撰写的内容包括研究对象、研究方法（包括试剂）和统计分析方法等。具体要求如下：

1. 要清楚地记述观察或实验对象（包括对照组在内的病人或者实验动物）的选择。

2. 详细阐明研究方法、所用仪器（并用括号注明其生产厂家和地址）及实验步骤，以便于其他研究者对此结果的重复验证。

3. 要注明建立方法（包括统计学方法）的参考文献；对已发表但人们尚不熟悉的方法，可在提供文献的同时作一简要介绍；若为一种新的方法或在实质上作了改进的方法，应说明采用的理由并评价其限度。

4. 要确切地说明所使用的全部药物和化学品，包括其一般名称、用量、给药途径等。

5. 涉及人体实验和动物实验时，要对实验过程是否符合伦理学规定进行描述。若以人为研究对象，应该表明实验过程是否符合有关当局制定的人体实验道德标准或赫尔辛基宣言（Helsinki Declaration）；若受试对象为实验动物，则应表明是否遵守了国家的法令以及有关爱护和使用实验动物的规定。

6. 要简要叙述采用的统计学方法。

（七）实验结果

结果（results）是论文核心部分，需将观察结果或实验结果实事求是地撰写清楚，约用全文1/3～1/4篇幅书写这部分内容。结果部分的表达方式可分文字部分和图表部分。文字表达应当是要点式叙述，数据表达要完整，数据应是经过统计学处理并科学地组织起来的一系列重要数据，切忌大量原始记录的堆积和罗列。图表设计应符合统计学原理，绘制的形式和方法应符合有关的规定和要求。应注意避免图、表、文字三者之间不必要的重复。

（八）讨论

讨论（discussion）是对研究结果进行理论思维和理性认识的部分，可占全篇论文的较大篇幅。本部分的中心任务是将所获得的资料加以系统化和理论化，同时作出科学的解释与评价，并形成自己的见解和观点，为本项研究的结论打下基础。

讨论应紧密结合本文研究所获得的重要发现，以及从中引出的结论进行讨论。在讨论中，可以将自己的结果与有关的文献资料加以联系和比较，并说明彼此间的异同之处以及作者的看法等。通过自己的实践和讨论，可以进一步肯定前人的见解或结论，或指出在既有的基础上某一方面又深入了一步；亦可部分甚或全部否定前人的假说或理论，但对此必须持十分慎重的态度。当与他人的研究结果或结论不相一致时，首先要检查自己的研究方法、过程、条件等有无失当之处，数据资料的准确性和可靠性如何；若果真皆无非议并有令人信服的充足论据，可以推出自己的结果和结论、但仍需注意防止绝对化。

在讨论中，应避免对“结果”中的数据资料进行不必要的重复；要着重讨论研究中新的发现或重要内容。在讨论将近结束之际，尚应指出目前有关此一问题研究的不足之处，并提出下一步需要探讨的课题或方向。

（九）结论

结论（conclusion）可单独形成一个段落，亦可置于“讨论”之末而不另立段落标题。结论是从整个论文引申出来的，以研究结果为基础经过理论思维推导而得，故结论必须与材料、结果、讨论相呼应，后者是前者的支持和保证，凡结果中没有的内容及讨论中未提及问题或论据不足之点，都不得在结论中出现。结论提出与形成必须十分审慎，切忌轻率。

（十）致谢

在文后致谢（acknowledgements）是表示感谢并记录在案的意思。对给予实质性帮助而又不能列为作者的单位或个人应在文后给予致谢：①感谢作出贡献但又不具作者资格（authorship）的人，如给予一般支持的科室负责人；②感谢给予技术帮助的人；③感谢给予财力和物质的支持者并说明支援的性质。

（十一）参考文献

参考文献（references）按GB7714-87《文后参考文献著录规则》采用顺序码制著录，依照其在文中出现的先后顺序用阿拉伯数字加方括号标出。具体格式参见本节内容。

（罗炳德　甘　露）

第十七章　设计性与创新性实验范例

第一节　汽车维修车间内挥发性有机物对作业工人健康的影响调查

汽车4S店作为一个新兴的行业，其职业危害状况是我国职业病防治工作的新领域和薄弱环节，也使汽车修理行业出现了许多值得引起重视的职业卫生安全问题。但目前还没有对汽车维修店进行完善的职业卫生管理，为此，拟通过对汽车维修店空气中挥发性有机物的测量以及工作人员体格检查，了解两者之间的关系，为加强对汽车修理行业作业场所有毒有害物质的监督管理，提供科学的依据和方法。

一、选题依据

（一）国内外研究动态

与传统的汽车维修相比，汽车4S店这种融整车销售、零配件加工、售后维修服务、信息服务反馈等功能“四位一体”的汽车特许经营模式越来越受到普及与青睐，同时其作业环境及其引起的职业病情况也渐渐受到重视。越来越多的学者开始研究汽修场环境与工作人员身心健康的关系，并提出相应的防治措施。但作为一个新兴的行业，目前我国尚未制定针对该行业的完善的职业卫生管理条例，而国外研究的方向主要是对挥发性有机物的定量限值做出规定。

（二）选题的理论意义

1. 汽车维修过程中存在着职业病危害因素。汽车维修店里存在着苯、甲苯、二甲苯等挥发性有机化合物，不仅引起工作环境的空气污染，甚至引起工作人员的肝肾损害、血象异常及中枢神经系统损害，严重危害工作人员身体健康，造成工作效率低下。

2. 汽车维修与人们日常生活息息相关。近年来，随着我国经济持续快速发展，家庭汽车越来越普及，汽车修理行业得到了蓬勃发展，在规模，数量，质量上有了明显改变。维修车间的工作环境与职业病防治状况不仅影响到车间的工作效率，也影响到人们的生活质量。

二、研究的基本内容，拟解决的主要问题

（一）研究的主要内容

1. 测量汽车维修车间主要是烤漆车间内的挥发性有机物的浓度　可以使用PGM-7240型VOC检测仪现场进行快速检测，如果要得到更为确切的数据可以使用YQ-2烟气采集仪

采集空气带回实验室，采用热解析-气相色谱-质谱法进行定性和定量分析。

2. 工作人员的健康调查　制作调查问卷了解工作人员的基本资料、疾病状况及与工作相关的有关因素。

3. 健康检查　组织作业工人进行健康检查，主要对血象、肝肾功能等进行检查。

（二）拟解决的关键问题

1. 采样点的选择、现场检测，空气污染浓度的测定及其准确度控制。
2. 问卷设计。
3. 工作人员的依从性以及控制其他因素影响血象、肝肾功能检查的准确性。

三、研究步骤、方法及措施

（一）研究框架

研究框架见图 17-1-1 所示。

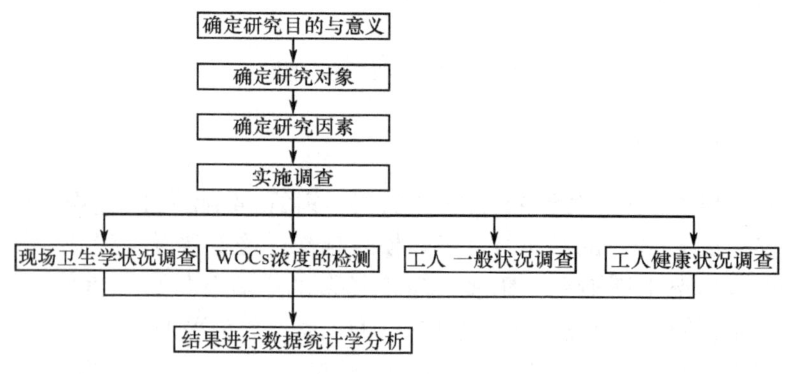

图 17-1-1　研究框架

（二）实验方案

1. 对象与方法

（1）调查对象：随机选取广州市内 6 个汽车品牌（包括宝马、大众、本田、丰田、比亚迪、别克）的 4S 汽修店各一间，将其中的维修车间和烤漆车间的工人作为调查对象。

（2）研究内容与方法

1）现场卫生学状况调查

A. 生产工艺流程：对 4S 汽修店进行基本工艺流程调查。4S 汽修店主要是从事汽车的销售及售后服务，包括汽车维修、保养等，主要工艺流程为：进店维修车辆→进厂待检→定损估价→签订维修合同进车间维修、整形、打磨→进烤漆房补底漆→补铌子→出烤漆房水打磨→进烤漆房喷漆→烤漆房烘烤→出烤漆房→打蜡抛光→检查出车间→交付用户检查→结账出厂。

B. 职业卫生防护措施：调查 4S 汽修店现场的职业防护措施是否符合《工业企业设计卫生标准》（GBZ1-2002）的要求。例如，在调漆间、喷漆烤漆房是否安装通风排毒装置；打磨室是否安装通风除尘系统；对电焊工及油漆工是否配备工作服、防毒面罩、手套、眼镜等。此外，需了解从事烤漆，维修工种的人员是否有定期进行职业病健康体检，从而达到预防职业病、保护劳动者健康的目的。

2）空气中 VOCs 浓度的检测

A. 采样地点：每个车间取三个点，采样高度为工人的呼吸高度，一般取 1.5m 的高度。

B. 采样频率：上午、下午各检测四次，每小时一次。

C. 现场快速检测：采用 PGM-7240 型 VOCs 检测仪对 4S 汽修店内 TVOCs 浓度进行检测，初步得出结果；

D. 实验室检测：采用热解析-气相色谱-质谱法进行分析。具体操作是：先用 YQ-2 烟气采样器收集 4S 汽修店现场中一定体积的空气样品，使空气中的挥发性有机化合物保留在 TenaxTA 吸附管中；然后将采过样的 TA 采样管用 HJ-Ⅲ型热解析仪进行解析；解析后样品随惰性载气进入毛细管气相色谱-质谱仪中进行定性和定量分析，检测时用保留时间定性，峰面积定量，从而确定其成分及各成分的浓度。

3）工人一般状况调查：采用调查问卷的方式调查，调查的项目有一般项目（包括姓名、性别、出生年月、出生地、民族、工作单位、职业、车间、工种、家庭住址等），调查项目（包括职业史、疾病史、不良生活方式等），具体内容见调查问卷。

4）工人健康状况调查：体检依据《职业健康监护管理办法》中附件《职业健康检查项目及周期》，参考定性分析结果确定检查项目，包括内科常规检查（血压、心、肺、腹部、甲状腺、咽喉、皮肤），神经科检查（末梢感觉、膝腱反射、跟腱反射），血常规、尿常规、血清丙氨酸氨基转移酶（ALT）和乙肝表面抗原（HbsAg）检验，心电图和腹部 B 超检查等。健康检查需要经过专业培训的执业医师具体操作。

2. 结果记录与分析　将收集到的数据进行检查、核实、整理，工人健康状况调查数据要与工人入职前的健康检查状况作比较，并用统计学方法进行分析。

3. 讨论　根据所得结果，依据国家标准及国内外参考文献进行讨论，并提出改进措施。

四、课题创新之处

关注当今社会需求量越来越大的职业人群——汽修工人；文献中主要探讨挥发性有机物中苯的同系物对汽修工人的影响，而本实验同时研究挥发性有机物中其他有害成分可能对汽修工人的影响。

五、研究工作进度

研究工作进度见表 17-1-1 所示。

表 17-1-1　研究工作进度

序号	时间	内容
1	3 周	查阅文献，确定课题
2	2 周	设计调查问卷和实验步骤
3	6～8 周	进行现场调查和实验
4	1～2 周	补充实验
5	3 周	处理实验数据，撰写论文

附录：

汽车维修人员健康状况调查表

您好！我们是×××大学的学生，现需做一个关于汽车维修人员健康状况的调查，希望能得到您的配合与帮助，谢谢！

一、个人基本情况

姓名：__________　　性别：男□　女□

出生日期：________　　年龄（周岁）：________

联系方式：________　　民族：________

文化程度：小学□　初中□　高中、中专□　大专□　本科□

二、工作情况

1. 车间______________　2. 工龄______________

3. 现在每周工作________天，每天工作________小时

4. 上岗前有无体检：有□ 无□

三、疾病史

1. 之前您是否已参加常规健康检查？　是□，检查时间________　否□

2. 是否患有以下非传染性疾病，有的打“√”（全无不填）

A. 高血压□　B. 冠心病□　C. 脑出血□　D. 眼科疾病□

E. 糖尿病□　F. 肺气肿□　G. 慢性支气管炎□　H. 肿瘤□

I. 骨关节炎□　J. 慢性胃病□　K. 颈椎、腰椎病□　L. 其他________

四、生活方式及健康状况

1. 最近情绪是否稳定（　　）

A. 稳定　B. 烦躁，注意力不集中　C. 容易激怒　D. 胸闷、心慌

2. 你觉得自己的记忆力好不好（　　）

A. 挺好的，记事情清楚　B. 一般　C. 不好，总是忘这忘那

3. 你的睡眠状况（　　）

A. 挺好，基本每天躺下就睡着，一觉睡到天亮　B. 一般，有时会失眠，或半夜醒来

C. 经常睡不着觉，多梦

4. 以下哪些符合你（　　）

A. 精力充沛，干活轻松　B. 长时间工作会疲劳，休息后很快恢复

C. 经常出现全身乏力，还头痛、头晕

5. 是否容易患感冒（　　）

A. 抵抗力不错，不怎么感冒　B. 抵抗力有所下降，感冒次数有所增加

C. 抵抗力不好，经常感冒

6. 工作以来有没有量过血压，血压怎么样（　　）

A. 没有，不知道血压情况　B. 有，血压正常　C. 有，血压偏低　D. 有，血压高

7. 消化系统功能（　　）

A. 正常　B. 食欲不振，饭量减少　C. 消化不良　D. 胃病

8. 听觉上有无异常的感觉（　　）

A. 没有，很正常　B. 有耳鸣　C. 听人说话有声音减小的感觉　D. 耳痛

调查者：__________调查日期：__________

（万为人　罗炳德）

第二节　广州部分高校教室课桌椅尺寸测量与评价

课桌椅是培养学生良好坐姿的重要外环境,它与脊柱弯曲异常及近视眼的发生有一定的关系,也是影响学习作业能力及身体功能状态的一个因素。学生大部分学习时间在课桌椅上度过,故测量学校课桌椅的尺寸,并对其进行评价、提出改进意见,有重要现实意义。

一、选题依据

(一) 国内外研究动态

大学生一天中的大部分时间是在教室中度过,学生在课桌椅前停留的时间长,并且姿势相对固定。故使用不影响身体健康和学习效率的课桌椅非常重要。而我国制定的课桌椅国家标准是针对全国大学生身高的平均水平来制定的,但不同地区和不同性别之间的身高有很大差别,因此合适的课桌椅对当前大学生的身心健康至关重要。

桌椅水平距离是影响大多数学生舒适度的一个重要方面,它在很大程度上影响了腿部的舒适度,甚至会引起深静脉血栓的形成。桌椅的距离过大,还会使腰椎过度前倾以至坐姿不标准,进而使腰椎颈椎疲劳并使腹部脏器挤压。在课桌与课椅的配合上,对就座姿势影响最大。桌椅高度差太大,眼书距必然缩短,两肩上提,或以单侧臂横架在桌面上,使脊柱呈侧弯状态。根据本地区高校教室课桌椅尺寸的实际情况进行调查,提出建设性意见具有实际意义。

(二) 选题的理论意义

课桌椅是培养学生良好坐姿的重要外环境,它与脊柱弯曲异常及近视眼的发生有一定的关系,也是影响学习能力及身体功能状态的一个因素。在日益提倡产品"人性化"、"以人为本"的当代社会,学生课桌椅设计必须围绕着学生这个中心进行。不仅要满足学生对课桌椅物理功能的需求,还要满足学生生理上和心理上的需求,使学生在使用过程中感觉到舒适,并能对其精神状态产生积极的影响。因此,对学校的课桌椅尺寸进行测量,评价其是否符合卫生学标准,并提出改进意见,有重要的现实意义。

二、研究的基本内容,拟解决的主要问题

(一) 研究的主要内容

1. 以广州部分高校教学楼的教室为调查对象。
2. 分别对固定式课桌椅和非固定式课桌椅进行测量。
3. 设计调查问卷,内容涵盖身高等客观指标和对该校课桌椅舒适度的主观感受,对部分高校学生进行随机调查。

(二) 拟解决的关键问题

1. 选用国际通用测量工具对课桌椅进行测量,以保证数据准确性和可靠性,减少实验误差。
2. 调查问卷设计要结合实际,科学合理。特别是问卷中有关主观感受的部分,应注意

提出相关问题的客观性并要求简明。

3. 选择不同高校时，样本的代表性。

三、研究步骤、方法及措施

（一）研究框架

研究框架见图 17-2-1 所示。

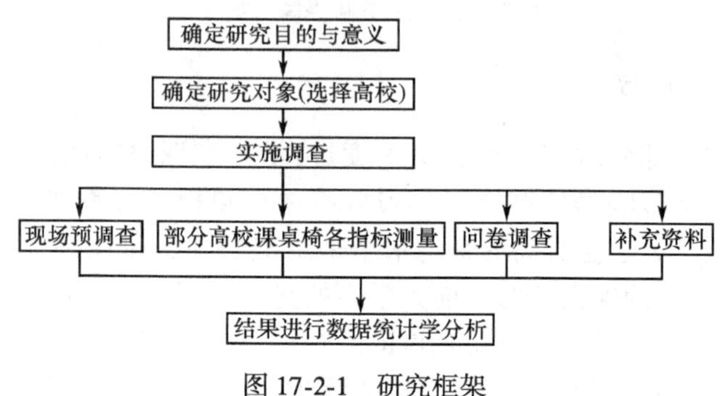

图 17-2-1 研究框架

（二）实验方案

本研究采用学校课桌椅功能尺寸标准（GB/T3976-2002）测量学生课桌椅尺寸的方法。

1. 选择部分高校教学楼的教室为调查对象。

2. 预调查教室的种类、座位数。

3. 分别对部分高校教学楼的教室课桌椅进行测量，测量指标如下：桌面高、桌面深、每个席位桌面宽、桌下净空高、桌下净空深、座面高、座面有效深、靠背上缘距座面高、靠背点距座面高、靠背下缘距座面高、坐人侧桌缘与靠背点之间的水平距离、每套课桌椅前后长等。

4. 课桌椅分类与测量　目前，一般高校课桌椅主要分为四种类型，即活动式桌椅、折叠式桌椅、固阶式桌椅、固非阶式桌椅。课桌椅测量时，同种类型的课桌椅要求对不同高低、不同尺寸大小的课桌椅分别测量并统计其数量。

5. 调查问卷　针对各类型的教室，随机发放调查问卷（见附件）。本校采取网上发问卷形式；其他部分高校在测量课桌椅的同时，随机发放问卷。

6. 数据记录与分析　将收集到的数据进行检查、核实、整理，用统计学方法进行分析。

7. 评价　结合调查问卷得到的资料与测量数据，依据国家标准，评价部分高校的课桌椅尺寸是否符合生理学要求，并提出改进意见。

四、课题创新之处

课桌椅是培养学生良好坐姿的重要外环境，它与脊柱弯曲异常及近视眼的发生有一定的关系，也是影响学生学习能力及身体功能状态的一个因素。目前，国内关于大学生课桌椅尺寸的卫生学方面研究较少，且更少结合高校学生本身的实际情况进行研究，本实验旨在此方面作一探讨，为改善大学生的学习环境提供资料。

五、研究工作进度

研究工作进度见表 17-2-1 所示。

表 17-2-1　研究工作进度

序号	时间	内容
1	2 周	查阅文献,确定课题
2	1～2 周	设计调查问卷
3	3～4 周	进行现场调查和实验
4	1 周	补充实验
5	2 周	处理实验数据,撰写论文

附录:

课桌椅舒适度调查表

性别:　　年龄:　　身高:　　籍贯:　　所在大学:

1. 您一天平均在教室呆几个小时?(　　)

A. 少于 4 小时　　B. 4～5 小时　　C. 6～7 小时　　D. 7～8 小时　　E. 8 小时以上

2. 您对所在教室桌椅的满意程度(　　)

A. 满意　　B. 基本满意　　C. 不满意　　D. 很不满意

3. 您对所在教室桌子的高度感觉如何(　　)

A. 偏高　　B. 合适　　C. 偏矮

4. 您对所在教室椅子的高度感觉如何(　　)

A. 偏高　　B. 合适　　C. 偏矮

5. 您对所在教室桌椅的高度差感觉如何(　　)

A. 偏高　　B. 合适　　C. 偏矮

6. 您对所在教室桌椅的水平距离感觉如何(　　)

A. 偏远　　B. 合适　　C. 偏近

7. 您对所在教室桌子的桌下空间感觉如何(　　)

A. 偏大　　B. 合适　　C. 偏小

8. 您的一般坐姿如何(　　)

A. 抬头挺胸　　B. 弯腰驼背　　C. 靠着椅背

9. 上课或自习时,是否会因桌椅不适合而导致效率下降?(　　)

A. 经常　　B. 一般　　C. 偶尔　　D. 从不

10. 在教室上完课后或自习后,觉得哪些部位会不舒服?(多选)(　　)

A. 没有不舒服　　B. 眼睛　　C. 颈部　　D. 肩部

E. 背部　　F. 腰部　　G. 腿　　H. 其他

11. 自习的时候,你会不会特意找适合自己身高和体型的课桌椅?(　　)

A. 一定会　　B. 尽量会　　C. 无所谓

12. 您对教学楼的教室课桌椅有何建议?

记录者:　　审核者:　　调查日期:

(万为人)

第三节 对不同种类眼镜防紫外线功能的测量分析

一、选题依据

（一）国内外研究动态

紫外线（ultraviolet，UV）是一种波长 100～400nm 的电磁波，主要来源于日光照射。根据眼组织对不同电波的吸收特性所产生的生物效应不同，UV 分为 A、B、C 三种。UV-A 波长 320～400 nm，UV-B 波长 280～320nm，UV-C 波长 100～280nm。大部分 UV-C 在通过大气层时即被吸收，地球表面的紫外线中 UV-A 占 97%，UV-B 占 3%，因而 UV-A 及 UV-B 成为 UV 对人眼组织重要的损伤因素。

眼组织不同结构吸收不同波长的 UV：角膜吸收大部分 UV-A 及部分 UV-B；晶体吸收部分 UV-B 及 UV-A；视网膜吸收部分 UV-B 及 UV-A。UV 被证明可导致急慢性眼科疾病及损伤，包括日光性角膜炎、气候性角膜病变、睑裂斑、白内障、老年性黄斑退化等。WHO 一项数据显示，全世界有超过 200 万例的白内障是由于受到阳光长期曝晒所致。

臭氧层的不断消耗使得对紫外线的防护显得尤为重要，至今尚无政府规定的紫外线防护标准。目前常用的防护措施是具有紫外线吸收作用的框架镜、接触镜、人工晶体。研究者对数种含或不含紫外线吸收物质的眼镜进行紫外线透过率测量，发现含紫外线吸收物质的偏光镜对 280～380nm 紫外线的吸收率达到 90%，而为水上工作、旅行和驾车而特别设计的 snail 偏光片在 280～370nm 波长紫外线吸收率为 99%。因此，合格的防紫外线眼镜可有效防止紫外线对眼睛造成损伤。

近年来镜片技术快速发展，市场上涌现大量不同材质的具有“防紫外线功能”的眼镜，产品质量良莠不齐，然而关于防紫外线眼镜的防护效果的研究相对滞后。因此，针对新时期眼镜市场的特点，开展防紫外线眼镜的研究评价工作，对指导消费者合理选购适宜的防紫外线眼镜，促进大众眼睛健康，仍然富有意义。

（二）选题的理论意义

紫外线对人体眼睛可产生角膜炎、白内障等严重危害，本课题拟对市场上常见眼镜的防紫外线功能进行评价研究，揭示不同眼镜对紫外线防护效果的差别，指导消费者更好地选择防紫外线眼镜，更好地保护眼睛。

二、研究的基本内容，拟解决的主要问题

（一）研究的主要内容

根据紫外线波长的不同和其对人体生理危害的差异，针对 UVA 和 UVB，使用紫外线检测仪器检测不同品牌不同种类的眼镜对紫外线的透过率，评价其防护效果。

（二）拟解决的关键问题

1. 通过本课题的研究，鼓励人们在其可能被晒伤的时间里，佩戴能吸收 UV-A 和 UV-B

的护目镜,以起到对眼睛最大限度的保护作用。

2. 本课题实验通过检测不同品牌不同种类眼镜(太阳镜、近视眼镜、隐形眼镜)的防紫外线功能,从而指导人们选用适合的眼镜种类和镜片材料保护眼睛,促进视觉健康。

三、研究步骤与实验方案

(一) 研究框架或基本思路

以市场上常见品牌不同种类的眼镜及不同材质的镜片作为分组依据,测试其对紫外线的透过率。

(二) 实验方案

1. 采取分层随机抽样的方法在市场随机抽取不同品牌的 20 副太阳镜,20 副近视镜(-1.0D),10 副隐形眼镜(-1.0D);分别为 A、B、C 组。其中树脂型镜片和玻璃型镜片的太阳镜各 10 副,分别为 A1 和 A2 组;玻璃镜片近视镜和树脂型近视镜各 10 副,分别为 B1 和 B2 组。

2. 采用 Humphery 电脑镜片检测仪(该仪器可以检测紫外线和可见光的透过率),在湿度和温度控制在相同的条件下,分别测定每组眼镜镜片对 UV-A(紫外线 A 段,波长 320 ~ 400nm),UV-B(紫外线 B 段,波长 280 ~ 320nm)及可见光的透过率。

3. 记录并利用统计学方法分析数据得出结论。

四、本课题的主要创新点

以往实验都只单纯检测不同材质镜片对紫外线的透过率,但本实验通过比较太阳镜、近视镜和隐形眼镜三种不同类型常用眼镜及同种类型眼镜之间不同材质镜片的防紫外线功能,借助实验研究结果告知人们如何更好选择眼镜种类,减小紫外线对眼睛的损伤。

五、研究工作进度

研究工作进度见表 17-3-1 所示。

表 17-3-1　研究工作进度

序号	时间	内容
1	4 周	查阅文献,立题
2	5 周	进行预实验,熟悉仪器
3	5 ~ 6 周	正式实验,获取实验数据
4	3 ~ 4 周	数据处理,得出结论
5	2 周	完成论文

(甘　露)

第四节　模拟胃条件下不同搭配食物亚硝酸盐含量变化研究

一、选 题 依 据

（一）国内外研究动态

1. 食品中的亚硝酸盐与人体健康　亚硝酸盐广泛存在于自然界中，作为国家允许的食品添加剂，其纯品一般应用于肉制品加工，用以改善风味，稳定色泽，抑制肉毒梭菌的生长及其繁殖。然而，亚硝酸盐使用过量、残留超标事件时有发生。蔬菜过多施用硝酸铵和其他硝态氮肥以后，未被蔬菜吸收利用的过剩硝态氮，以硝酸盐的形式储藏在蔬菜中，硝酸盐在其后的贮藏、加工、食用过程中在细菌的作用下易转化为亚硝酸盐，如绿色蔬菜中的甜菜、莴苣、菠菜、芹菜及萝卜等最为严重。生鲜白菜等蔬菜中通常含有一定量的硝酸盐，在长期贮藏尤其是腌渍加工过程中，由于硝酸还原菌的作用，硝酸盐被还原成亚硝酸盐。其次，隔夜熟菜、霉变蔬菜、饮用水、火锅食品中亚硝酸盐含量也比较高。亚硝酸盐具有一定的毒性。一方面是大剂量的亚硝酸盐进入人体内会造成急性中毒；另一方面，部分亚硝酸盐在一定条件下会转化为亚硝胺，而亚硝胺是一种强致癌物质，长期大量食用含亚硝酸盐的食物有致癌的隐患。因此，控制硝酸盐及亚硝酸盐的摄入量，对于维护人体健康至关重要。

2. 食品中亚硝酸盐危害的控制　目前，国内外在对亚硝酸盐危害的控制与预防研究中主要从以下方面进行。

（1）必须控制硝酸盐、亚硝酸盐在食品中的使用量，改进食品加工方法。在食品加工中要保证食品新鲜，防止微生物污染。

（2）食品生产时可使用烟酰胺，维生素 C 等抗氧剂作为发色剂，从而减少亚硝酸盐的用量。

（3）提倡民众改善膳食习惯，注意蔬菜、水产品与肉类的新鲜度，尽量不吃或少吃隔夜的剩饭菜以及咸鱼、咸蛋、咸菜等，这些食品中含有较多的亚硝酸盐化合物。另外，还要注意口腔卫生，减少唾液中的亚硝酸盐量及不用枯井水煮饭。

（4）防止肥料污染，实行优质叶面肥使用技术，控制无机化肥的使用，使用腐熟的有机肥和生物肥。

（5）研究食物中亚硝酸盐的清除方法。

3. 食品中亚硝酸盐的清除方法　消除食物中亚硝酸盐的方法可以归结为以下方面：

（1）物理方法对亚硝酸盐的清除：用加洗洁精漂洗的方法代替浸泡；用低温冷藏的方法保存食物；蔬菜先用沸水焯一下再放进冰箱；经常暴晒粮食；去皮、切片、漂烫等烹饪过程等。

（2）食物单一成分或食物提取液对亚硝酸盐的清除：目前已研究发现多种食物单一成分或食物提取液如维生素 C、葡萄糖、茶多酚、花色苷、乙醇及洋葱、大蒜、姜、樱桃、苦荞麦提取液对亚硝酸盐有清除作用。

（二）选题的理论意义

对食物中亚硝酸盐的清除作用的研究，可提高人们生活质量和保障食品安全。对于亚硝酸盐的清除应用于平常百姓家时,需要的不仅是高端技术或者高新仪器,更应该联系实际,运用百姓力所能及的工具和自我操作的能力。所以,本课题就从食物搭配这个点出发,通过食物搭配清除亚硝酸盐,简单而有效地达到所要的目的。

二、研究的基本内容、拟解决的主要问题

(一) 研究的主要内容

已有研究多集中于单体物质或食物提取液对亚硝酸盐纯品的清除作用,基本停留于实验室研究阶段。那么,如何科学、有效、简单、实用地清除食物中的亚硝酸盐呢?本课题从实际生活出发,选择数种含有较高且已知具有清除亚硝酸盐作用成分的食物,与含亚硝酸盐比较高的食物搭配,在模拟胃条件下观察食物中亚硝酸盐含量的变化,探究能最大限度清除食物中的亚硝酸盐食物搭配组合。以期为民众生活提供参考,促进民众身体健康。

(二) 拟解决的关键问题

1. 建立稳定可靠的实验室质量控制体系。
2. 作为清除剂的食物与作为被清除亚硝酸盐的食物的搭配比例的选择。

上述问题的解决,可以更有力提高实验的成功率和结论的准确性。

三、研究步骤与实验方案

(一) 研究框架或基本思路

研究框架或基本思路见图 17-4-1。

(二) 实验方案

1. 材料　实验用样品苹果;蒜;火腿;虾皮;韭菜;菠菜;酸菜等均为市售,随机采买。

2. 试剂　10.6% 亚铁氰化钾溶液;22.2% 乙酸锌溶液;饱和硼砂溶液;0.4% 对氨基苯磺酸溶液;0.2% 盐酸萘乙二胺溶液;0.02% 亚硝酸钠标准溶液及 5μg/mL 亚硝酸钠标准使用液;蒸馏水;试剂均按国标法配制。

3. 仪器　固体样品粉碎机(XA-B)和匀浆机、紫外可见光分光光度计(TUV-752N)、数显恒温水浴锅(HH-8)、电子分析天平(FA1104N)、控温式封闭电炉(E-01)、红外测温仪(RaytekminITEMP MT4)。

4. 检测方法　采用食品安全国家标准《食品中亚硝酸盐和硝酸盐的测定》(GB 5009.33-2010)中的盐酸萘乙二胺比色法。

5. 食物搭配与比例　综合食物提取液对亚硝酸盐纯品的清除效果与一般家庭的实际情况,此次研究选用了大蒜与苹果作为清除搭配食物中亚硝酸盐的清除剂食物,而亚硝酸盐含量较高的腌制肉类、酸菜类和蔬菜中的部分食物火腿、虾皮、韭菜、菠菜、酸菜则作为搭配食物中的被清除食物。被清除食物与清除剂食物分别以 1∶2、1∶1、1∶0.5 三个比例进

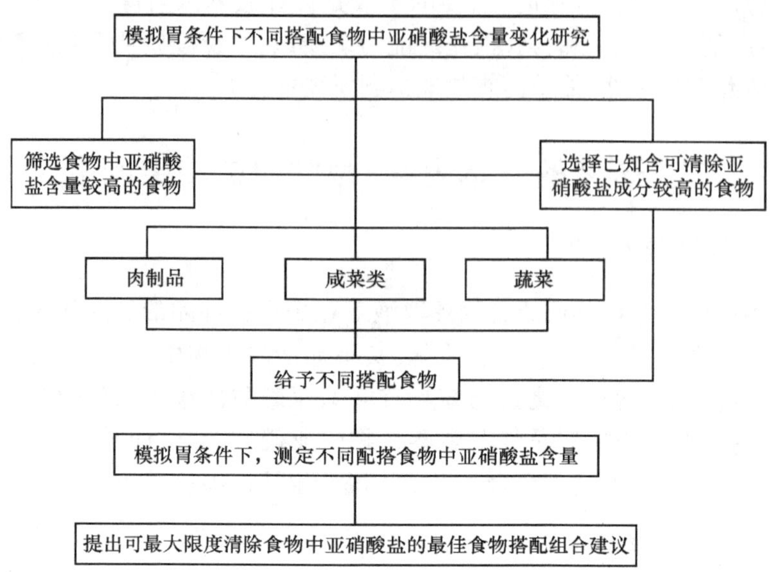

图 17-4-1 《模拟胃条件下不同搭配食物中亚硝酸盐含量变化研究》技术路线图

行搭配，同时选取两种被清除食物与蒜进行 1∶0.1 和 1∶0.05 两个比例的搭配。

6. 模拟胃条件处理食物　正常胃液 pH 为 0.9～1.5，胃液量平均为 50mL，每天分泌量为 1.5～2.5L，胃内食物的排空时间分别为：蔬果为 1 小时内，坚果牛奶为 2 小时内，荤菜为 2～5 小时。综上，结合人们的实际饮食情况，实验以 1.64% 盐酸 40mL 与样品充分混合静置 1 小时来模拟胃条件处理食物。

四、本课题的主要创新点

已有的研究多集中于单体物质对亚硝酸盐纯品的清除，但食物是一个有着多种成分的集合体，各成分之间相互影响、相互作用。有关不同搭配食物对食物中亚硝酸盐含量的影响研究较少见诸报道。本课题从实际生活出发，运用简单的平常百姓力所能及的方法，选择数种含有较高已知具有清除亚硝酸盐作用成分的食物，与含亚硝酸盐比较高的食物搭配，在模拟胃环境下观察食物中亚硝酸盐含量的变化，探究能最大限度清除食物中的亚硝酸盐食物搭配组合。我们借此希望能将其结论广泛应用到百姓生活当中，且通过平时饮食中达到食品安全和身体健康的目的，而不仅仅是只出现在实验室的研究结论。

五、研究工作进度

1. 筛选亚硝酸盐含量较高的各类食物各数种，同时建立实验室质量控制方法。预计 2.5 个月。

2. 在模拟胃条件下，将筛选出的食物与富含已知可清除亚硝酸盐成分的食物搭配，观察食物中亚硝酸盐含量的变化。提出能最大限度清除食物中的亚硝酸盐食物搭配组合建议。预计 6 个月。

3. 处理数据，撰写论文。预计 1.5 个月。

（卢晓翠）

第五节　大气 PM2.5 污染对居民呼吸系统疾病发病影响的研究

一、选 题 依 据

（一）国内外研究动态

空气污染，尤其是城市空气污染日趋严重，已成为影响人类健康的主要危害因素之一。目前，人类每年排放到大气中的颗粒物、二氧化硫、氮氧化物分别有 1 亿吨、2.5 亿吨、0.5 亿吨，严重污染着人类赖以生存的大气环境。国内外大量研究初步证实了空气污染短期浓度变化与人群逐日死亡数密切相关。

PM2.5 的标准是由美国在 1997 年提出的，主要是为了更有效地监测随着工业化日益发达而出现的、在旧标准中被忽略的、对人体有害的细小颗粒物。PM2.5 指数已成为一个重要的测控空气污染程度的指数。世界卫生组织在 2005 版《空气质量准则》中指出：当 PM2.5 年均浓度达到 35 $\mu g/m^3$ 时，人的死亡风险比 10 $\mu g/m^3$ 的情形约增加 15%。一份来自联合国环境规划署的报告称，PM2.5 的浓度上升 20 $\mu g/m^3$，中国和印度每年会有约 34 万人因此死亡。到 2010 年底为止，除美国和欧盟一些国家把 PM2.5 纳入国际并进行强制性限制外，世界上大部分国家还未开展对 PM2.5 的监测，大多数通过 PM10 进行监测。土耳其的一项调查结果显示，PM10、PM2.5、PM10-2.5 均与哮喘住院率增加存在显著正相关，最大的相关性是 PM10-2.5 每增加 10 $\mu g/m^3$，哮喘住院增加 18%。PM2.5 暴露（每增加 10 $\mu g/m^3$）对于哮喘以及鼻炎合并哮喘的 OR 值（比值比）分别是 1.15 和 1.21。我国的 PM2.5 国家安全合格标准：我国 PM2.5 标准采用世卫组织设定最宽限值，《标准》将 PM2.5 年和 24 小时平均浓度限值分别定为 0.035mg/m^3 和 0.075mg/m^3，与世界卫生组织（WHO）过渡期第 1 阶段目标值相同。环保部在修订版说明中提到，我国京津冀、长三角、珠三角等地城市群的 PM2.5 污染问题较为突出，此次新的修订版，将 PM2.5 浓度值列入环境空气质量评价，在全国范围内实施，这也是我国首次制定 PM2.5 标准。但由于我国对 PM2.5 的研究比较少，还未形成科学的监测和研究体系。

（二）选题的理论意义

PM2.5 指直径小于等于 2.5 μm 的颗粒物，是造成灰霾天气的“元凶”。PM2.5 在地球大气中含量很少，但对空气质量和能见度等有重要影响。与较粗的大气颗粒物相比，PM2.5 粒径小，富含大量有毒、有害物质且在大气中停留时间长、输送距离远，能轻而易举突破人体健康防线，直接进入支气管、肺泡，从而引发哮喘、心血管病、支气管炎等疾病，进入肺泡的微尘甚至还通过血液循环分布到全身，给人体健康埋下隐形炸弹。本研究通过对 PM2.5

监测方法及监测结果进行评价，为改善环境空气质量，维护人体健康做出一些建议。

二、研究的基本内容，拟解决的主要问题

（一）研究的主要内容

1. 查阅文献，了解 PM2.5 的基本情况及与呼吸系统疾病发病的关联。

2. 确定采样城市、采样时间、研究对象、样本大小和可能发生的偏倚，并针对偏倚制定改正措施。

3. 根据实验目的和拟得到的结果确定实验方法。

4. 实施实验。

5. 收集数据，整理、统计资料。

6. 运用 Excel、SPSS13.0 等软件对统计结果进行统计学分析。

7. 运用分析结果归纳 PM2.5 的浓度对呼吸系统疾病的影响力，并提出针对性的治理措施。

（二）拟解决的关键问题

1. 地区选取的代表性　城市选取是对环境整体情况的重要反应，若抽样不合理，导致监测数据结果不具备代表性，从而影响结果分析。

2. 人群的选择　不同人群疾病发生的影响因素不同。老年人发病可能与长期慢性病有关，成年人发病与生活习惯、工作环境以及个体免疫均有关联，儿童则受家庭、学校影响较大，同一时期发病增高也许考虑传染病爆发等因素。

3. 发病资料的获取　医院获取资料简单，内容详细完整，但是代表性不强，社区获取资料难度较大，但足够随机，能够反映人群患病情况。

4. 发病情况　因呼吸性疾病受多因素长时间的影响，发病情况与当日 PM2.5 浓度相关性存在偏差，同时存在病情较轻自身也未发觉导致资料收集遗漏的情况。

5. 浓度分级　由于国内尚无 PM2.5 的限定量，故得到资料后 PM2.5 浓度的衡量标准有待研究。

三、研究步骤与实验方案

（一）研究框架或基本思路

基本思路：测定某市不同地区的可入肺颗粒物（PM2.5）、可吸入颗粒物（PM10）、二氧化硫（SO_2）、二氧化氮（NO_2）、臭氧（O_3），排除干扰因素，选择 2～6 岁儿童为观察对象，分析 PM2.5 对呼吸系统疾病发病的影响。

（二）实验方案

1. 研究资料

（1）居民门诊与住院资料：一年内门诊与住院病人统计资料，分别来源于所选择地区大型综合医院呼吸科。人群：2～6 岁儿童。

（2）空气污染物浓度资料：同期所选择地区空气污染物常规监测资料，来源于各地区

环境监测中心。包括 PM2.5、PM10、SO_2、NO_2、O_3 月平均浓度，为城区多个监测点数据的算术平均值。

(3) 气象监测资料：同期各地区气象监测资料，来源于各地区气象局。包括日平均气温、能见度、相对湿度和降雨量。

2. 统计学方法　用 Microsoft Excel 2003 建立数据库，将收集的大气污染物 PM2.5、PM10、SO_2、NO_2、O_3 月平均浓度、各气象数据资料、门诊及住院患儿资料全部录入，并对所收集所有数据进行整理、逻辑检错、插补缺失值。用 SPSS13.0 软件描述医院门诊与住院病人数、各气象数据、空气污染物浓度的时间分布，进行频数分析；观察各种空气污染物之间以及与气象因素的相关关系，并用多元线性回归的方法，排除其他因素对呼吸系统疾病的干扰，研究空气污染物 PM2.5 与医院门诊、住院病人量之间的相关性，探讨上述地区一年期空气污染物 PM2.5 与居民呼吸系统疾病发病的关系。

四、本课题的主要创新点

1. 采用 PM2.5 作为重要评价指标，区别于传统空气污染评价方式。
2. 采集空气污染物浓度检测数据，得出 PM2.5 浓度与儿童呼吸系统疾病发病率相关性。

五、研究工作进度

研究工作进度见表 17-5-1 所示。

表 17-5-1　研究工作进度

时间	内容	时间	内容
30 天	查找资料、设计实验、调查准备	20 天	整理收集数据
10 天	联系检测地区、医院	2 个月	分析数据、撰写论文
12 个月	检测各地空气指标、收集医院资料		

（覃　旻）

第六节　高温高湿环境对人体免疫力的影响

一、选 题 依 据

（一）国内外研究动态

根据环境温度与人体热平衡之间的关系，通常将 35℃ 以上的生活、生产环境视为高温环境，相对湿度在 60% 以上的环境称为高湿环境。对高温高湿环境温湿度的调节、控制是一种热舒适的要求，在某些特殊环境中，温湿度的控制关系到人员的工作效率和劳动安全。

高温可对人体产生众多不利影响，其中之一是使人体免疫功能减退，免疫细胞在 40℃

时即可受到抑制,43℃时则可发生不可逆性损伤;在高湿度时,环境温度达30℃即可使安静状态下的人体体温升高、脉搏加快、汗蒸发率下降,35℃这种影响更为显著,因而有学者认为,高湿度对生理产生不良影响的温度界限是35℃。

在高温高湿环境下对人体免疫的基础研究中,发现高热暴露可以促进大鼠肠道淋巴结树突状细胞的释放,使之更多地归巢肠系膜淋巴结,且这种热应激状态后免疫系统的改变具有一定的"适应性"。肿瘤坏死因子(TNF-α)参与了高温高湿环境下体伤后机体的病理生理过程;伤道细菌计数结合TNF-α含量变化更能作为疾病不同进展阶段的标志。外周血中性粒细胞黏附分子(CDlla、CDllb)表达水平及其变化能够作为疾病不同进展阶段的标志,两者介导了中性粒细胞对伤道外组织损害的炎症过程。然而以往对于在高温高湿环境中职业人群的研究侧重于是通过短期模拟外界环境条件探讨对生理学指标的影响,以确保人体热暴露安全的生理指标范围,却缺乏对职业人群的长期研究,尤其是免疫学方面改变的研究。例如对90名守礁战士在高温高湿环境下进行跑步实验,测定运动前后人体相关生化指标改变,发现人体热忍耐极限时间与环境气象参数的关系,提出了综合生理指标F的概念,并根据F值范围限定了极端环境下劳动的安全等级。

(二) 选题的理论意义

我国广东地区、东南沿海及南海诸岛等属热带地区,长夏暖冬,夏季炎热多湿,太阳辐射强,平均气温28℃,极端气温38~41℃,相对湿度可达85%~98%。在这些地区,进行高温高湿环境热应激研究有着重要意义。因此,本项目拟对高温高湿作业人群以及对照组人群的基本情况展开调查以及对各项免疫指标进行检测,从而为环境评价以及高温人群的健康监护提供评价指标依据。

二、研究的基本内容,拟解决的主要问题

(一) 主要内容

对普通人群和高温高湿环境下作业人群进行基本状况的调查;检测T淋巴细胞亚群的比例、NK细胞活性的变化及血清免疫学指标;应用SPSS13.0对实验数据进行统计学分析。

(二) 拟解决的关键问题

1. 调查对象的确定和获取　主要考虑以下因素:确定高温高湿环境的界限,筛选调查对象;调查人数的确定以及调查单位的确定;怎样让调查者配合我们的调查取样工作等。

2. 尽量控制本次调查可能存在的偏倚

(1) 选择偏倚:由于处于实验设计阶段,研究对象的选择可能存在不当而使研究结果偏离真实情况从而产生偏倚。

(2) 信息偏倚:调查过程中,被调查者的笔误或者提供虚假信息;调查者自身的工作疏忽包括问卷丢失,数据输入错误;检测者的疏忽以及检测仪器的偏差等。

(3) 混杂偏倚:由于各种混杂因素如年龄、吸烟、饮酒等造成的偏倚。

从某种意义上讲,偏倚是抽样调查中所无法避免的误差,也即是说只要是抽样就会产

生偏倚。主要通过扩大调查人群的样本，提高调查人员的素质以及随时检测仪器的准确性精确度等手段以降低偏倚所造成的影响。

三、研究步骤、方法及措施

研究框架：设立不同实验对照组，选择具有代表性的观测指标，通过观察与检测获得实验数据，运用 SPSS13.0 统计软件进行数据处理与分析，最后得出结论。

基本思路、方法：

（一）实验对象

观察组：广州某纺织印染厂工人 45 人及某深井煤矿工人 45 人，均为男性。

对照组：30 名对照选自某医护人员以及管理人员，均为男性。

（二）实验试剂与仪器

软尺；口温计；运动心率仪；电子血压计；人体秤；FACS Calibur 型流式细胞仪；CD4、CD8 T 淋巴细胞单克隆抗体；NK 细胞单克隆抗体。

（三）实验观察指标

观察者的基本信息：体温、体重、血压、心率等；$CD4^+$ 和 $CD8^+$ T 淋巴细胞以及 NK 细胞、$CD4^+/CD8^+$。

（四）实验方法

1. 由经过统一培训的调查员采用面对面询问的方式采集研究对象基本信息，填写调查表，内容包括性别、年龄、工龄、吸烟、饮酒、职业史、既往病史、身体状况等信息。

2. 每人抽取肘静脉血 5mL。血标本经乙二胺四乙酸抗凝后，用流式细胞仪检测 $CD4^+$、$CD8^+$ T 淋巴细胞百分比以及 $CD4^+/CD8^+$ 比值与 NK 细胞活性。

（五）统计学处理

1. 数据采用 SPSS13.0 软件进行数据统计分析。
2. 单因素方差分析比较年龄、工龄组间差异，卡方检验比较吸烟、饮酒组间差异。
3. 各组数据经转换后呈正态分布，用($\overline{X}\pm s$)表示，多元协方差分析。
4. 控制年龄、工龄、吸烟、饮酒等影响因素的影响，比较组间差异。

四、课题创新之处

1. 通过正常人群与高温高湿作业人群的基本状况以及免疫学指标的对比，为高温环境下工作、训练或者军人的机体防护问题以及高温高湿环境下作业人群机体创伤后的救治工作提供可靠的科学依据。

2. 研究采集多种数据,除了白细胞、中性粒细胞、淋巴细胞数量外,还检测 $CD4^+$、$CD8^+T$ 淋巴细胞百分比,以及 $CD4^+/CD8^+$ 比值和 NK 细胞活性,并运用 SPSS 软件进行统计学分析,提高实验可信度。

综上所述,高温高湿环境会能使 T 细胞亚群分布紊乱,进而降低人体细胞免疫功能,从而引起抗病力下降。这为环境评价、健康监护以及高温高湿作业人群的检测提供评价指标依据,为探索高温高湿环境下工作、训练或者军人的机体防护问题以及高温高湿环境下作业人群机体创伤后的救治工作提供一定参考,但具体机制还有待于深入研究和探讨。

五、研究工作进度

研究工作进度见表 17-6-1 所示。

表 17-6-1 研究工作进度

序号	时间	内容
1	2 周	讨论与定题
2	1 周	资料收集与撰写申请书及审批修改
3	2 月	对普通人群和高温高湿环境下作业人群进行基本状况的调查;检测 T 淋巴细胞亚群的比例、NK 细胞活性的变化以及血清免疫学指标
4	3 周	处理数据
5	6 周	撰写论文

(郭进强 罗炳德)

第七节 某医科大学学生甲型 H1N1 流感知识、态度和行为调查

一、选题依据

(一) 国内外研究动态

甲型 H1N1 流感(简称"甲流")是一种具有高度传染性的急性呼吸道疾病。自 2009 年 4 月初美国和墨西哥发现甲流病人以来,这种流感迅速在全球蔓延。截至 2009 年 6 月 12 日,全球已有 74 个国家累计报告甲流确诊病例 29 000 余例,死亡 145 例。2009 年 6 月 11 日,WHO 宣布 21 世纪流感大流行已经开始。医学生掌握足够的甲流防治知识在应对流感大流行中具有非常重要的作用,目前国内外对医学生有关甲流知识的调查较少。

(二) 选题的理论意义

目前,甲流的防治已成为全球关注的社会问题,卫生机构和医学专业技术人员在控制

疾病传播中起着重要作用，了解医学生对甲流的认知及行为、态度情况，可以为学校及相关的卫生部门有针对性地开展甲流防控工作提供依据。

二、研究的主要内容，拟解决的主要问题

（一）研究的主要内容

研究的主要内容包括：①对甲流的知晓情况；②甲流知识来源；③对身边出现甲流病人的态度；④大学生自甲流疫情暴发以来的行为变化。

（二）拟解决的关键问题

拟解决的关键问题包括：①问卷设计；②调查样本的抽取；③调查对象的依从性。

三、研究步骤与实验方案

（一）研究步骤

1. 确定调查目的和指标。
2. 确定调查对象和观察单位。
3. 确定调查方法和资料收集方式。
4. 拟定调查项目和调查表。
5. 估计样本含量。
6. 制定调查的组织计划。

（二）实验方案

1. 调查对象　以广州某医科大学 1 ~ 5 年级的所有在校本科学生为调查对象，按年级进行分层，以班级为单位进行整群抽样，共抽取 1500 人进行调查。

2. 调查方法　采用自行设计的问卷进行调查。由经过培训的调查人员到现场统一组织，独自匿名填写，答题时不给任何暗示。问卷当场回收后，将有逻辑错误和漏填项目超过 4 项的问卷剔除。

3. 调查内容　分 5 个部分，共 26 个条目。具体为：基本人口统计学信息（包括性别、年龄、专业共 3 个条目）；甲流的相关知识（共 12 个条目）；信息来源（1 个条目）；对甲流的态度（4 个条目）、行为（6 个条目）。

4. 统计学分析　采用 EpiData3.1 进行数据录入，用 SPSS13.0 进行统计分析。描述性分析采用百分比指标；不同性别、专业学生甲流认知情况的比较，通过对问卷中的相关知识问题赋分，答对得 1 分，答错或不知道得 0 分，不同性别、专业学生得分差异用 t 检验。

四、课题创新之处

医学生掌握足够的甲流防治知识在应对流感大流行中具有非常重要的作用，目前国内

外对医学生有关甲流知识的调查较少。本调查的结果可以为学校及相关的卫生部门有针对性地开展甲流防控工作提供科学依据。

五、研究工作进度

研究工作进度见表 17-7-1 所示。

表 17-7-1　研究工作进度

序号	时间	内容
1	3 周	查阅文献,确定调查指标
2	2 周	拟定调查项目和调查表
3	6-8 周	进行预调查和正式调查
4	1 周	数据录入
5	4 周	撰写论文

附录:

医学生甲型 H1N1 流感知识、态度与行为的调查

亲爱的同学:

您好!甲流的防治已成为全球关注的社会问题,为了解医学生对该流感的认识程度,我们进行一项关于甲型 H1N1 流感知信行的调查。本调查不记名,请您根据自己的实际情况填写,您的信息我们将会严格保密。谢谢您的合作并表示衷心的感谢!

请在符合您想法的选项前打“√”,除注明不定项外,其余问题均为单选。若选项不符合,请在后面的横线上填写具体内容。

您的性别:①男　②女　　年龄:________　　年级:________　　专业:________

1. 你听说过甲型 H1N1 流感吗?

A. 听说过　　B. 没听说过

2. 目前国内有甲型 H1N1 流感确诊病例吗?

A. 有　　B. 没有　　C. 不知道

3. 你获得甲型 H1N1 流感知识的途径有(不定项):

A. 电视广播　　B. 杂志报纸　　C. 课堂授课

D. 听周围人谈及　　E. 网络　　F. 其他

4. 甲型 H1N1 流感病毒的基因是:

A. 禽流感病毒基因　　B. 猪流感病毒基因　　C. 人流感病毒基因

D. 前三项组合　　E. 不知道

5. 甲型 H1N1 流感的主要传染源是:

A. 各种禽类动物　　B. 感染病毒的人、病猪、携带病毒的猪

C. 牛、马、羊　　D. 不知道

6. 食用完全烹制的猪肉会感染甲型 H1N1 流感吗?

A. 会　　B. 不会　　C. 不知道

7. 甲型 H1N1 流感的主要传播途径是:

A. 消化道传播　　B. 血液传播　　C. 呼吸道传播
D. 污染物品-手-口鼻传播　　E. 不知道

8. 甲型 H1N1 流感的主要易感人群是：
A. 12 岁以下儿童　　B. 青壮年　　C. 老年人　　D. 不知道

9. 甲型 H1N1 流感的潜伏期是：
A. 24 小时内　　B. 1～7 天　　C. 8～14 天　　D. 不知道

10. 甲型 H1N1 流感的主要临床表现是（不定项）：
A. 症状与季节性流感相似，包括发热、咳嗽、咽痛、肌肉关节酸痛、头痛、发冷等
B. 部分病人出现腹泻、呕吐、呼吸困难
C. 个别患者出现严重疾病，甚至引起死亡
D. 不知道　　E. 其他________________

11. 关于甲型 H1N1 流感患者的传染期以下正确的是：
（传染期是指感染者有能力把病原体传给其他人的时期）
A. 儿童的传染期时间一般会比成人更长　　B. 成人的传染期时间一般会比儿童更长
C. 在患者出现症状前没有传染性　　D. 在患者出现症状前就会有传染性
E. 不知道

12. 甲型 H1N1 流感的治疗措施有（不定项）：
A. 隔离　　B. 对症治疗　　C. 抗病毒治疗
D. 营养支持　　E. 抗菌治疗

13. 甲型 H1N1 流感的预防措施有（不定项）：
A. 避免接触流感样症状（发热，咳嗽，流涕等）或肺炎等呼吸道病人
B. 注意个人卫生，经常使用肥皂和清水洗手，尤其在咳嗽或打喷嚏后
C. 尽量避免前往人群拥挤的场所，减少在人群聚集场所滞留的时间
D. 注射季节性流感疫苗
E. 室内尽量多通风
F. 不知道
G. 其他________________

14. 你认为可以引起甲型 H1N1 流感流行的原因是：
A. 恐怖分子所为　　B. 个体免疫力下降　　C. 病毒抗原变异
D. 气候变化　　E. 不知道

15. 目前有无有效的甲型 H1N1 流感疫苗：
A. 有　　B. 没有　　C. 不知道

16. 你如何看待甲型 H1N1 流感疫情：
A. 很可怕，心里很担忧　　B. 有点担心怕被传染　　C. 不太担心，但会关注
D. 不太担心，与自己关系不大　　E. 不担心，现代科技这么发达，没什么可怕的
F. 其他________________

17. 如果你身边出现甲型 H1N1 流感病人，你的反应是：
A. 无所谓　　B. 不太担心，但会注意保护自己
C. 担心自己会被感染而恐慌　　D. 极度恐慌
E. 其他________________

18. 在甲型 H1N1 流感暴发以来，你的行为变化有（不定项）：
A. 注意均衡饮食，充分休息，减少压力

B. 尽量少去或不去人口密集场所

C. 更注意个人卫生,如勤洗手、打喷嚏或咳嗽时掩住口鼻等

D. 更加注意室内空气流通

E. 加强体育锻炼

F. 无变化

19. 对于预防甲型 H1N1 流感,你想了解的有(不定项):

A. 对人的危害程度　　B. 预防措施　　C. 疫情动态

D. 预防药物　　E. 其他________________

20. 作为医学生,如果你已具备甲型 H1N1 流感的防治知识,你是否愿意参加流感防治工作:

A. 愿意　　B. 不愿意　　C. 无所谓

填表时间:________年____月____日

(叶菊风)

第十八章　设计性与创新性实验选题指南

我国《高等教育法》规定:“高等教育的任务是培养具有创新精神和实践能力的高级专门人才。” 我国现代化建设和公共卫生服务发展对预防医学高等教育人才培养提出了新的、更高的要求。复合型公共卫生人才的培养势在必行。因此,在预防医学专业本科生中开展设计性与创新性实验,旨在充分调动本科生的学习积极性,尽早培养他们的科研思维与创新精神,树立良好的科研态度,提高学生综合分析问题、解决问题以及应对突发公共卫生问题的能力;尽可能地让实践教学与实际工作接轨。在本篇的第一章重点对设计性与创新性实验的概念、意义等进行了概述;第二章重点介绍了学生在老师的指导下进行设计性实验教学中,一些较为成功的设计性实验方案(范例);为了更好地进行预防医学本科生的设计性与创新性实验教学,开拓本科生的科学思路,在本章我们根据预防医学各学科的特点,提出了与预防医学有关联的一些问题,并用框架的形式描述,仅对学生将来进行设计性与创新性实验时起指导性作用。学生可以举一反三,结合当前的公共卫生热点问题,查找相关的国内外文献,用科学的思路开展设计性与创新性实验。

第一节　某区综合医院医疗污水中耐热性大肠菌群耐药规律研究

一、研究背景

医院污水是一种极其复杂的体系。除了与城市污水相同种类的污染物外,医院污水中还含有高浓度、难降解的处方药、生物制剂、消毒剂、重金属离子和放射性同位素等特殊化学污染物。现行的医院污水处理工艺主要利用生物氧化和化学氧化等常规方法,对医用药物的降解效率低,处理后污水中仍有残留药物进入外环境水体。有调查显示,国内有相当大比例的医院污水处理系统不能维持正常运转,污水未经处理就被排入城市污水或直接排放到地表水体造成污染。而医疗污水中,抗生素污染是显得格外重要的一类。自 20 世纪 40 年代青霉素问世来,已有百余种抗生素被相继开发使用,它们在治疗感染性疾病方面发挥了巨大作用,有效地保障了人类的生命健康。水环境抗生素污染最有可能产生的效应是其持续的暴露对水生生物的毒性作用及对微生物群落产生的抗生素耐药性选择压力,后者与人类健康的关系更为密切。近年来,随着抗生素用量和种类的不断增加,对水环境中微生物抗生素耐药现象及其形成机制的研究也受到了前所未有的关注,有关报道层出不穷。研究显示:人和动物体内耐药菌或耐药因子向水环境的扩散及水环境中低浓度的抗生素对菌群产生的耐药性选择性压力都可能是微生物耐药性的形成原因。水环境微生物耐药性卫生学意义重大。耐药微生物及耐药因子可经多途径侵入机体,将耐药性传递给体内致病菌,加大感染性疾病的治疗难度。

二、目 的 要 求

1. 水样采集　采集受检污水污染的地表水,用经 200℃温干烤 2h 后包裹于灭菌牛皮纸袋的 500mL 棕色采样瓶按照无菌操作进行采样。

2. 大肠菌群及可培养菌的分离　参照美国《水和废水标准检验法》滤膜法在 4h 内对水样中的耐热性大肠菌群进行检测分离。

3. 菌株分离自所选择医院住院部患者的各种标本。

4. 细菌鉴定和药敏实验　污水环境中耐热性大肠菌群及临床大肠埃希菌经分离纯化后,用 API Lab Plus 微生物分析系统、API20E 试剂盒进行菌种鉴定。药敏实验选用 Kirby-Bauer 法。ATCC25922 作为质控菌株。

5. 统计方法　运用 spss11.5 分析。菌落均数差异采用方差齐性的 t 检验;各采样点耐热性大肠菌群单、多重耐药情况采用 r * c 列联表分析;同时进行临床和排放水环境中大肠埃希菌耐药率的相关性检验。

三、研究内容提要

1. 观察其耐药性大肠菌群耐药谱变化规律及其与临床标本中大肠埃希菌耐药率之间的关系。

2. 了解并比较医院污水污染前后水体中耐热性大肠菌群的耐药情况。

3. 初步探讨医院污水排放对自然水环境中微生物耐药性的影响。

（覃　旻）

第二节　新轿车内挥发性有机物和醛酮类物质测定与评价

一、研 究 背 景

当今社会,私人轿车的数量越来越多,人们每天在车内的时间不断增加,车内空气质量的重要性也愈发明显。世界卫生组织已经明确将车内空气污染列为人类健康的十大威胁之一。国外的研究表明车内空气中可能含有多种威胁人体健康的污染物,如芳香烃和脂肪烃类物质,VOC,CO 等。据 2011 年 9 月中国科学院下属的中科理化环境分析研究中心发布的《国内汽车空气质量报告》显示,我国车内空气质量现状并不容乐观。该机构随机选取了 50 款市场上常见的车型进行检测,结果表明,车内空气中所含的 TVOC(总挥发性有机物)与室内空气质量标准比较平均超标 30% 。这些研究都表明人们的健康正受到车内空气污染的威胁。且小排量汽车适于家用,其市场占有率逐年上升。通过对车内空气质量的检测及评价，了解我国车内空气质量现状，为监管部分提供数据参考以加强监管力度，同时也可作为消费者购车时的参考项目。车内空气的安全问题不仅会给人体的健康造成危害，影响人民的正常生活和社会的安定，还会影响国家经济的发展、国际贸易及国家声誉。

二、目 的 要 求

1. 研究对象　目前国内市场上销售量居前十位的全新家用小排量汽车。

2. 采样方法　采用随机抽样的方法，在每款未售出的待测车型中随机抽取 20 辆，进行污染物浓度的检测。采样技术要求、采样点设置及样品采集程序具体采样参照《车内挥发性有机物和醛酮类物质采样测定》(HJT400-2007)的方法。

3. 检测方法　参照《车内挥发性有机物和醛酮类物质采样测定》(HJT400-2007)的方法。

4. 检测指标　苯、甲苯、二甲苯、苯乙烯、乙苯、甲醛、乙醛、丙烯醛。

每种检测指标的具体测定方法：苯，甲苯，二甲苯，苯乙烯、乙苯采用热脱附气相色谱质谱联用法，甲醛、乙醛、丙烯醛采用固相萃取高效液相色谱法。

5. 评价标准　参照《乘用车内空气质量评价指南》(GB/T 27630-2011)中的有机污染物浓度限值。

6. 数据处理与统计学分析　用 SPSS 13.0 软件处理分析数据，根据测定的各种污染物浓度和评价标准计算各污染物的超标率，应用秩和检验分析影响各污染物浓度的相关因素是否具有统计学意义($\alpha=0.05$)。

三、研究内容提要

1. 选择市场上销售较多(前十位)的家用轿车，测定车内挥发性有机物和醛酮类物质含量。

2. 选择要采样汽车的品牌与型号。

3. 对所检测品牌型号的轿车车内空气状况作出评价。

4. 对改善车内空气质量提出合理化建议。

(覃　旻)

第三节　某地校舍室内空气卫生监测与评价

一、研 究 背 景

室内空气质量对人体健康的关系密切。良好的室内空气质量是保障身体健康最重要的因素，不合格的室内空气可导致身体不适，健康欠佳（例如头痛、胸闷、困倦、皮肤过敏、眼睛疲劳、经常感冒等）。虽然，室内污染物的浓度往往较低，但由于接触时间很长，故其累积接触量很高。由此可见,改善室内空气品质对我们的健康至关重要。开展校舍公共场所空气质量评价,是了解学生生活环境质量状况的基本手段,也是加强学校环境质量管理、切实提高学生居住水平的重要基础。因此,对室内污染物的来源、危害和学校宿舍环境监测现状的分析,来提高学生的室内环境意识,从而加强其对身体健康的保护。

二、目 的 要 求

1. 研究对象　随机选择高层公寓楼 15 间宿舍作为调查对象。

2. 测量指标　室内空气质量指标包括二氧化碳、温度(包括干球温度、湿球温度、黑球温度、WBGT 指数)、室内流速。

3. 采样点要求

(1) 采样点的数量:采样点的数量根据监测室内面积大小确定,以期能正确反映室内空气质量。根据高层公寓楼宿舍面积大小设置 3 个监测点,在对角线上分布。最后在其中选择一个监测点重复测量,计算每个指标的平均值。

(2) 采样点应避开通风口,离墙壁距离大于 0. 5m。

(3) 采样点的高度:原则上与人的呼吸带高度相一致,相对高度 0. 5 ~ 1. 5m 之间。

4. 质量评价　参照《室内空气质量标准》GB/T18883-2002.

5. 数据处理与统计学分析　用 SPSS 13. 0 软件处理分析数据,根据测定的各种污染物浓度和评价标准计算各污染物的超标率,应用秩和检验分析影响各污染物浓度的相关因素是否具有统计学意义($\alpha = 0.05$)。

三、研究内容提要

1. 了解室内空气质量的主要评价指标,并根据情况确定所需检测的指标。
2. 学习掌握各种空气污染物检测仪器的使用方法。
3. 合理布设采样点。
4. 分析所得数据,综合评价所测校舍室内空气质量。
5. 对改善某高校校舍室内空气质量提出合理意见。

(覃　旻)

第四节　样品处理条件对食品中亚硝酸盐提取量的影响研究

一、研 究 背 景

亚硝酸盐广泛存在于食品中,主要来源于肉制品、蔬菜、腌渍品等食物中。亚硝酸盐具有一定的毒性,是食品添加剂中急性毒性最强的物质之一。一方面是大剂量的亚硝酸盐进入体内会造成中毒;另一方面,部分亚硝酸盐在一定条件下会转化为亚硝胺,而亚硝胺是一种致癌物质。因此,准确测定食品中亚硝酸盐含量具有重要意义。目前,盐酸萘乙二胺法是检测亚硝酸盐最常用的方法,但其对食品中亚硝酸盐的提取既费时又繁琐,已有文献从不同角度对其提取方法进行改进。本文拟以盐酸萘乙二胺法为基本方法,全方位探讨不同提取条件对食品中亚硝酸盐含量测定结果的影响,以获得最佳提取条件。

二、目的要求

1. 检测方法　依据《食品中亚硝酸盐与硝酸盐的测定(GB 5009.33-2010)》(第二法 分光光度法)即盐酸萘乙二胺法,每种食物样品取5g或10g进行亚硝酸盐含量的测定,每种食物做4～6个平行样品。

2. 以虾皮(其他食品也可以)为食品样品,运用单因素实验设计,观察冲洗匀浆液的水温、水浴温度、水浴时间、水浴后样品提取液冷却与否等因素对虾皮中亚硝酸盐含量测定结果的影响,确定样品中亚硝酸盐提取的最优条件,并选用部分食品样品进行验证实验。

三、研究内容提要

1. 单因素实验设计

(1) 冲洗匀浆液水温的影响:设90、80、70、60、28、15℃ 6档不同温度的去离子水,冲洗样品匀浆液,其他提取条件同国标法。

(2) 水浴温度的影响:设100、90、80、70、60℃ 5档不同的水浴温度,加热样品匀浆液,其他提取条件同国标法。

(3) 水浴时间的影响:设30、20、15、10分钟4个不同水浴加热时间,其他提取条件同国标法。

(4) 水浴后样品提取液冷却与否的影响:设水浴后样品提取液冷却、不冷却两个组,其他提取条件同国标法。

2. 验证实验　经单因素实验确定样品中亚硝酸盐提取的最优条件形成,改进优化法,并选用部分食品样品进行验证实验。

(卢晓翠)

第五节　广州市不同卖场蔬菜农药残留情况的调查分析

一、研究背景

随着我国经济的发展,人们对农产品的需求量不断增加,农药已成为农作物增产的必须手段,而其不合理的使用,致我国农产品的农药残留越加严重。因农药残留量超标,我国的农副产品被拒收、退货、销毁的现象时有发生,由此造成的外贸损失约为每年 70 亿美元。蔬菜农药残留不仅影响我国的外贸经济,也威胁着人民的健康。因蔬菜被农药污染而引起的食物中毒事件经常发生,并且大多数农药中毒都是由于蔬菜中含有残留浓度过高的高毒有机磷农药。慢性长期暴露有机磷农药还可以影响儿童的听力和记忆。尤其值得注意的是,若长期进食被农药污染的蔬菜,甚至还会发生"三致"作用。由此可见有机磷农药残留对人体的危害。如今,经济的发展带动了人们生活水平的提高,在提倡健康饮食的今天,如何尽量减少蔬菜农药残留量已经成为人们日常关注的热点问题之一。

二、目的要求

1. 采用分层抽样法,在广州市城郊及城区各选择数个大型超市及大型农贸市场采集蔬菜样本,使用农药速测卡快速检验方法(GB/T5009. 1108-2003)进行检测,以此了解广州市不同卖场蔬菜的有机磷及氨基甲酸酯类农药残留情况。

2. 为有关管理部门对农药的使用及管理提供依据及建议。

三、研究内容提要

1. 在广州市城郊及城区各选择两个大型超市及农贸市场作为采样点,采用分层抽样方法,随机有偿采买蔬菜样本,各卖场所选样本类别及总数尽量一致。每样本取 250g 备检。

2. 本次调查选用农药速测卡快速检验方法(GB/T5009. 1108-2003),用农药残留速测仪对蔬菜有机磷和氨基甲酸酯类农药残留进行快速定性检测。

3. 评价广州市蔬菜农药残留总体情况。

4. 对比评价广州市不同区域卖场、不同区域超市、不同区域农贸市场以及"放心菜"和普通菜农药残留的情况。

(卢晓翠)

第六节 某市市售虾皮亚硝酸盐含量调查

一、研究背景

虾皮中含有丰富的蛋白质和矿物质,尤其是钙的含量极为丰富,有"钙库"之称,常作为补钙的食品;虾皮还含有丰富的镁元素,镁对心脏活动具有重要的调节作用,保护心血管系统,减少血液中的胆固醇含量,能够预防动脉硬化、高血压及心肌梗死。而且虾皮味道鲜美,越来越受到人们的青睐,广泛应用于日常饮食中。有报道认为,虾皮中含有亚硝酸盐,长期食用,对人体有害。亚硝酸盐在胃肠道的酸性环境下与蛋白质中的胺类结合生成亚硝胺或亚硝酰胺,亚硝胺有强致癌作用,长期大量食用含亚硝酸盐的食物有致癌的隐患。因此,控制硝酸盐及亚硝酸盐的摄入量,对于维护人体健康至关重要。为了更确切地了解南方某市超市虾皮中亚硝酸盐含量的现状,对该市有代表性的七大超市所售的虾皮进行亚硝酸盐的随机抽测;同时了解不同浸泡时间清洗,对虾皮亚硝酸盐含量的影响。为人们放心食用虾皮、清洗虾皮提供科学依据。

二、目的要求

材料与方法要求如下。

(一) 样品采集

要求采集的样品具有代表性。选择在南方某市连锁经营、其连锁店覆盖南方某市市区大部分社区,并且同一城市同一家连锁超市的各分店所供商品是一样的七大超市,按随机采买的原则采集虾皮样品。每一超市随机选择一分店购买 1 ~ 2 批次,每批次购买 250g,冰箱冷藏储存待测。

(二) 检测方法

从各超市采购的虾皮,每批次测定 5 份平行样本,每份 5g,不清洗直接检测亚硝酸盐含量。采用《食品中亚硝酸盐与硝酸盐的测定(GB 5009. 33-2010)》中的盐酸萘乙二胺法测定亚硝酸盐含量。

(三) 质量控制

为保证实验结果的准确性,每批次样本测定都要求做标准曲线进行实验室质量控制。同时进行批内精密度试验。

三、研究内容提要

1. 南方某市虾皮亚硝酸盐含量。
2. 同一超市不同批次亚硝酸盐含量的比较。

(卢晓翠)

第七节 浸泡清洗不同时间对虾皮亚硝酸盐含量的影响研究

一、研究背景

虾皮具有“钙库”之称,为缺钙者补钙的较佳途径,可以预防骨质疏松等症。此外,它还含有丰富的蛋白质和矿物质,如所含的镁具有调节心血管系统的作用,可以预防动脉硬化、高血压及心肌梗死。但有资料显示,虾皮中含有微量亚硝酸盐。长期食用含亚硝酸盐的食物有致癌的危险性,因为亚硝酸盐在胃肠道的酸性环境下与蛋白质中的胺类结合生成亚硝胺或亚硝酰胺,亚硝胺有强致癌作用,特别是导致食道癌和胃癌。有研究显示,亚硝酸盐可能有中枢神经系统毒性和睾丸支持细胞毒性。因此,控制亚硝酸盐的摄入,清除食品中的亚硝酸盐,对于保护人体健康具有重要意义。本文以不同的清洗方式和浸泡时间对虾皮中亚硝酸盐含量的变化规律进行探讨,旨在为虾皮的安全食用提供建议。

二、目的要求

为了解不同清洗浸泡方式与浸泡时间对虾皮亚硝酸盐含量的影响,采用国标 GB/5009.33—2010 分光光度法,检测用去离子水和自来水清洗浸泡不同时间后虾皮中亚硝酸盐的含量以及在室温和冰箱保存不同时间后虾皮中亚硝酸盐的含量。

三、研究内容提要

1. 选择亚硝酸盐含量较高的虾皮,采用《食品中亚硝酸盐与硝酸盐的测定(GB 5009.33-2010)》的分光光度法,检测其亚硝酸盐含量。

2. 检测用去离子水和自来水清洗浸泡不同时间后虾皮中亚硝酸盐的含量。

3. 对比评价不同浸泡用水和不同浸泡清洗时间对虾皮亚硝酸盐含量的影响,筛选能更好祛除虾皮中亚硝酸盐的浸泡清洗时间。

(卢晓翠)

第八节 某高校医学生学习疲劳调查及影响因素分析

一、研究背景

医学生是一个特殊群体,肩负着救死扶伤的重任,一方面需要其能很好掌握良好技能,一方面又需要不断与时俱进,学习与接受新知识。在这个知识爆炸的时代,医学生学习任务加重,学习压力加大,课程安排也越来越紧,较易产生疲劳,进而降低学习效率,还会影响情绪等身心健康。为此,本文通过调查医学生的学习疲劳情况以及其影响因素,并进一步针对性提出有效预防疲劳的措施或利用疲劳的规律来更好的指导有效的学习安排。

二、目的要求

研究对象与方法要求如下。

（一）对象

采用分层随机抽样方法，抽取广州某高校不同医学专业（临床应用心理专业、预防医学专业）的学生，年龄在20～23岁之间。

（二）方法

1. 疲劳和脑力工作指数测量方法　采用剂量作业试验中的安菲莫夫校字表，让受试者作2min简单删字任务，每次删除字母不同，具体选择字母是：H、N、E、K、X，其难易程度基本一致。正式测量前做1次预试验，待受试者掌握删字操作后，再进行正式试验。

2. 测量时间　选择全天都有课程的学习日为测量日，学习疲劳测量时间为上午第一节课前，上午第二节课后及第四节课后，下午第六节课前和第七节课后各测一次。

3. 脑力工作能力水平的评价指标　评价指标为脑力工作能力指数（IMC）、错误率、工作速度（阅字数/阅读时间）及疲劳率（疲劳人数/调查人数＊100%）。根据课前与课后两次测验结果的变化，可以评价脑力工作能力状况：Ⅰ，良好，即工作后阅字速度增加，错误率降低。Ⅱ，不变，即工作后两指标均无变化。Ⅲ，早期疲劳，即工作后阅字速度减慢，或错误率增加。Ⅳ，显著疲劳，即工作后阅字速度减慢，同时错误率增加。

4. 问卷调查　采用问卷调查方法对医学生学习疲劳影响因素及医学生对学习疲劳影响因素的主观认知情况进行调查。调查问卷参阅有关文献自行设计，问卷内容主要包括早餐情况、睡眠情况、饮食情况、锻炼情况、生活和学业压力状况、教师授课方式与内容、课时的安排等方面的内容。

（三）质量控制

学习疲劳的测定和问卷调查都由经过专业培训的预防医学本科生担任，在各个测量时间由3名调查人员到现场派发问卷或校字表，讲解填写要求，填写完毕后统一收回核查，剔除无效问卷或校字表。

三、研究内容提要

（一）医学生学习疲劳情况分析

1. 不同课时学习后的脑力工作能力。
2. 不同课时学习后疲劳率的比较。
3. 性别对工作速度、错误率和脑力工作能力指数（IMC）及疲劳率的影响。

（二）医学生学习疲劳影响因素分析

（三）医学生学习疲劳影响因素的主观认知分析

（卢晓翠）

第九节 高温环境下不同给水方式对人体生理指标的影响分析

一、选 题 依 据

研究高温高湿环境下不同给水方式对人体相关生理指标的影响情况。在高温度时环境温度达 30℃即可使安静状态下的人体体温升高、脉搏加快、汗蒸发率下降,35℃时这种影响更为显著。实验通过受试者本身实验前后的有关指标的变化,以及不同组受试者之间之间指标的比较,为制定保护措施,保障人员健康及安全提供科学依据。

二、研 究 方 案

研究目标:研究在高温高湿环境中,不同给水方式的条件下,体温、心率、血压、体重等生理指标的变化。

对象与方法:

(1) 实验分组:随机选取 8 名预防医学专业学员,均为男性。

(2) 实验器械:高温舱、口温计、运动心率仪、电子血压计、人体秤。

(3) 试验方法:建造高温高湿热环境舱,设定温度为 35℃,湿度 65% 。试验时间为 90 分钟。三种给水方式为:任意给水(试验期间受试者可以不限时不限量喝水)、限制给水(试验期间受试者每隔 30 分钟喝一次水,每次 10 ~ 15mL)、不给水(试验期间受试者不喝水)。由于试验对象人数的限制,实验分两次进行,第一次实验分组为不给水组和限制给水组,第二次实验分组为任意给水组和限制给水组,每次实验每组均为 4 人。

(4) 具体步骤:每次实验开始进舱前,测定所有受试者体温、心率、血压、体重。实验过程中,限制给水组的受试者,在每次给水前三分钟和给水后三分钟各测定一次体温、心率,其他组不测。实验结束出舱后,测定所有受试者的以上指标。

(5) 运用 SPSS17. 0 软件处理相关数据,讨论结果。

(郭进强 罗炳德)

第十节 广州市医学生无偿献血状况的调查与分析

一、研 究 背 景

2010 年全国各地出现不同程度的“血荒”,很多大医院因血液库存量不足而导致手术无法正常进行,其中一个很重要的原因是无偿献血的人数减少,导致采血量下降。广州市血液中心不定期报告医疗用血供求紧张情况,紧急呼吁广大市民无偿献血,临床供血形势严峻。

大学生文化程度高，接受新鲜事物能力快，高校学生血液合格率高于其他献血人群，为低危献血者，可参加献血时间长，他们可参加献血时间长达35 年左右，有利于无偿献血事业的可持续发展，所以大学生是无偿献血的主要对象。同时大学生是社会文化层次较高的群体，他们对《献血法》的了解程度以及参与无偿献血的比率均可反映国家对《献血法》的宣传度，而医学生具有医学知识，对献血相关知识的认识较普通大学生更深，以医学生作为研究对象能起到典范作用。

二、目的要求

1. 调查对象　从广州市医学院校随机抽取 1600 名学生进行问卷调查。
2. 调查方法　本次调查采用现场匿名调查。首先选定调查现场，然后调查小组在现场发放调查表并回收调查问卷。问卷内容包括：①献血者一般情况；②献血者对献血知识的认知程度；③参加无偿献血的动机；④未参加无偿献血原因；⑤献血知识的获取途径；⑥献血者对献血工作建议；⑦献血者对再次献血的意愿。问卷由调查对象自行填写。
3. 统计学方法　数据采用 EpiData3. 1 软件录入，用 SPSS13. 0 统计软件进行数据分析。

三、研究内容提要

1. 献血率，总献血率，男女献血率，再次献血率，不同年级学生的献血率。
2. 献血者的献血动机，非献血者的消极动机。
3. 献血相关知识的了解程度，对我国供血情况的了解程度，家人的支持等。
4. 影响献血者再次献血的原因顺位比较。

（叶菊凤）

第十一节　某高校大学生早餐就餐情况调查分析

一、研究背景

早餐是一天中重要的一餐，长期不吃或不科学的吃早餐对身体健康有严重的危害。每天吃早餐是 WHO 倡导的一种促进健康的行为，而且可能对成年后一些慢性疾病如心脏病、肿瘤、糖尿病等的预防起到重要作用。医学院校学生的课业负担十分繁重，上午一般均有4-5 学时的课程，因此，合理均衡摄食早餐对大学生的学习和身心健康都十分重要。为了了解现阶段某医科大学高年级大学生的早餐就餐情况及其影响因素，为大学生进行早餐营养健康教育提供参考依据，针对某高校医学专业与非医学专业的学生对早餐的认识、态度及行为进行了调查。

二、目的要求

1. 对象　选择某医科大学学生为调查对象，采用分层随机抽样的方法抽取调查对象。

2. 方法　采用回顾性问卷调查，对调查对象通常一周早餐情况进行调查。调查员经统一培训。在该教室课程结束后进行，两名调查人员到现场派发问卷、讲解填写要求，填写完毕后统一收回。

3. 调查内容　调查问卷的设计参阅了有关文献，内容包括：一周之内进食早餐的次数、早餐种类、选择早餐的标准、早餐的能量值、不吃早餐原因、对早餐重要性的认识等。

三、研究内容提要

1. 研究对象基本情况及其体重指数。

2. 早餐就餐频数及消费水平，早餐摄入种类、早餐能量摄入状况，选择早餐依据、不吃早饭原因。

3. 学生对早餐重要性的认识情况。

4. 学生了解早餐营养知识意愿，改变不良饮食习惯意愿，希望获得营养知识途径的情况。

（卢晓翠）

第十二节　被动吸烟与儿童哮喘关系的 Meta 分析

一、研究背景

支气管哮喘是全球范围内严重威胁儿童健康的最常见的慢性疾病之一。近 20 年来，儿童哮喘的发病率和死亡率持续增加。认识和控制儿童哮喘发病的危险因素是控制和治疗该病的重要环节。现代医学认为哮喘是由遗传和环境共同作用引起的复杂疾病，其发病与过敏原、非特异性刺激物质、气候、精神因素、遗传因素、药物、运动等因素有关，其中，被动吸烟与儿童哮喘发生的关系备受国内外的普遍关注。本研究通过文献检索，采用 Stata9.0 统计软件包，对国内外近十年来有关被动吸烟与儿童哮喘关系的病例对照结果进行 Meta 分析，计算合并 OR 值，旨在探讨被动吸烟与儿童哮喘的关系。

二、目的要求

1. 对象　在中国学术期刊全文数据库、维普期刊数据库、万方资源数据库、Pubmed 数据库、Medline 数据库、Embase 数据库、Cochrane 协作网检索，收集国内外 1990 年 1 月至今公开发表的研究被动吸烟与儿童哮喘之间关系的文献。

2. 方法　文献纳入标准：①发表时间为 1990 年 1 月至今；②独立的病例对照研究；③研究的问题均是被动吸烟与儿童哮喘的关系；④研究对象为 0 ~ 14 岁的儿童；⑤各独立研究的病例与对照的样本量均大于 50，且可比性好；⑥ 各独立研究均计算有 OR 值。

文献排除标准：①不能提供完整的四格表资料，或通过计算仍无法得到相应的四格表资料,研究数据描述不清;②数据重复报道的取其中的一篇;③无法获得全文的会议摘要。

3. 资料提取　由两人各自独立的对所入选的研究进行资料摘录。摘录内容包括:①第一作者;②发表年份;③国家;④种族;⑤对照的来源;⑥病例组和对照组被动吸烟的分布。

4. 统计学分析　采用 Stata9.0 统计软件包进行 Meta 分析,经 Q 统计量检验法检验,如发现差异无统计学意义,采用固定效应模型进行分析,计算比值比 OR 值及 95% 的可信区间(CI)。

三、研究内容提要

研究内容提要包括:

1. 异质性分析。
2. 统计模型的选择。
3. 敏感性分析。
4. 发表偏倚评估。

（叶菊风）

第十三节　广州市部分公交车内二氧化碳及噪声、振动的调查

一、研究背景

公共汽车内职业环境的噪声是引起司机职业噪声性听力损伤的重要有害因素;公交司机所接触的局部性(如机车方向盘)及全身性振动可对司机健康产生不良的影响,甚至引起相应的疾病,如手臂振动病、腰背痛、椎间盘突出、脊柱关节病变等;公共汽车内因容积较小,乘客拥挤,会造成二氧化碳浓度上升。故对于公交司机职业环境的状况应引起关注。为了解广州市公交车内二氧化碳及噪声和振动的情况,评价公共汽车车厢空气质量以及司机的职业卫生状况,以便为优化公交车内环境及公交司机的职业环境提出建设性意见提供依据。开展对广州市部分公交车内二氧化碳及噪声、振动的调查,具有现实意义。

二、目的要求

1. 对象　选取广州市某区车型和路线均具有代表性的两种公交车型,即相对封闭的空调车和相对开放的非空调车。

2. 仪器

(1) CEA-800 便携式红外线二氧化碳分析仪。

(2) HS5660A 型精密脉冲声级计。

(3) HS5933A 型环境振级分析仪。

3. 方法　随机选取广州市某区车型和路线均有代表性的两种公交车型(即空调车和非空调车)于营运过程中进行不同乘客人数段车厢内二氧化碳浓度,噪声及不同行车状态下(启动、刹车、行驶及待发)垂直瞬间振动级的检测,以及调查问卷。并对检测结果进行统计分析和评价。

4. 统计学分析　所有数据用 SPSS 13.0 统计软件分析,用 χ^2 检验等对其结果进行显著性检验。

三、研究内容提要

1. 二氧化碳的检测　于每辆车车厢内设置前中部、后部共两个检测点,应用 CEA-800 便携式红外线二氧化碳分析仪(精确度 0.001%),置采样进气口于人体呼吸带相平行的约 1.5 m 高处进行采样,同时记录采样时车厢内乘客人数。以采样时车厢内不同乘客总人数(<20 人,20 ~ 39 人,≥40 人)为分段标志分别采样,每次平行采样 3 次,直接读取二氧化碳浓度(%)。

2. A 级等效噪声的检测　以司机驾座为中心 1m 范围内为检测点,应用 HS5660A 型精密脉冲声级计[精确度 0.1dB,灵敏度(-32±3)dB/Pa,以 1V/P 为参考],每隔 5 秒直接读取并记录瞬间 A 级噪声(dB)。注意排除检测者声音对检测结果的影响。

3. 垂直瞬间振动级的检测　检测布点与 A 级等效噪声相同。应用 HS5933A 型环境振级分析仪(精确度 0.1 dB),分别直接读取并记录公交车在启动、急刹状态下的垂直瞬间振级;每隔 5 秒分别读取并记录公交车在行驶和待发过程中的垂直瞬间振级。

4. 调查问卷　根据公交车司机职业环境的实际情况,设计调查问卷表,主要包括公交车司机的基本情况、职业史、健康状况等。

(万为人　罗炳德)

第十四节　广州市交通主干线粉尘和噪声对交通协管员健康影响的研究

一、研究背景

交通协管员主要任务是协助交警指挥十字路口的交通,从而维持行人及车辆的交通秩序,保证行人及车辆的安全。他们每日因工作而不可避免的处在高粉尘、高噪声的环境中。为了做好交通协管员的职业防护,减少或避免其因工作环境导致的健康问题,研究交通干线的粉尘浓度和噪声对交通协管员健康的影响,为制定有针对性的职业防护策略提供依据,具有实际意义。

二、目的要求

1. 对象　选取广州市交通干线上 6 个代表性路口、交通协管员经常工作的环境。

2. 仪器

(1) 粉尘采样器。

(2) 呼吸性粉尘采样器。

(3) 分析天平;秒表。

(4) 生物显微镜;目镜测微尺;物镜测微尺。

(5) 过氯乙烯纤维滤膜、滤膜夹、样品盒、镊子;干燥器、硅油等。

(6) 数字温湿度计。

(7) HS5660A 型精密脉冲声级计。

3. 方法　选取广州市主要交通干线上6个有代表性的路口、交通协管员经常工作的环境,利用滤膜质量法采集24个点的粉尘量并进行粉尘总浓度的计算;进行呼吸性粉尘浓度测定,以及粉尘分散度的测定;利用声级计采集两个时段的噪声,进行统计分析。参照中国职业场所危害因素标准进行评价。

4. 统计学分析　数据用 SPSS13.0 统计软件分析,采用 χ^2 检验等对其结果进行显著性检验。对照国家标准分析评价。

三、研究内容提要

1. 选取广州市交通干线上多个有代表性路口、交通协管员常工作的环境作为采样点。
2. 利用滤膜质量法采集多个点的粉尘并进行粉尘总浓度的计算。
3. 对各点进行呼吸性粉尘浓度测定。
4. 对各点进行粉尘分散度的测定。
5. 利用 HS5660A 精密声级计采集各点上下班高峰期两个时段的噪音。
6. 调查问卷　设计调查表对交通协管员身体及主观感受进行调查。

(万为人　罗炳德)

第十五节　大学生不同上网时长及方式与其疲劳程度的研究

一、研究背景

随着电脑的普及,网络在大学生中占据了越来越重要的位置。它在给人们提供便利的同时,也会对大学生的身心健康产生较大影响。特别是当前信息化发展越来越快,大学生上网的人数也越来越多,上网的时间越来越长,网络带给人们的健康隐患也越来越大。从机体接受刺激到产生反应的间隔时间称为反应时。反应时与大脑皮层的功能状况有着密切关系。当人体疲劳时,大脑皮层功能下降,条件反射活动也受影响,表现为反应时延长。本实验通过对部分平时经常上网的大学生,进行视觉运动反应时的测验,初步探讨上网时间的长短对大学生疲劳程度的影响,并提出相应建议。

二、目 的 要 求

1. 对象 采用非概率抽样方法(方便抽样方法和雪球抽样方法),在某大学学生公寓楼宿舍、图书馆电子阅览室和附近网吧选取年龄在 21±2 岁的大学生 100 名作为研究对象,其中一次上网 3 小时以上学生 80 名,未上网学生 20 名。

2. 仪器 BD-Ⅱ-501A 型号的视反应测试仪。

3. 方法 抽取某大学 100 名大学生分为未上网、一次上网 3~4 小时、4~5 小时、5~6 小时及 6 小时以上五组,分别进行上网前后视觉反应时的测定,同时记录他们的性别、上网方式、显示器种类、上网环境等情况。并把一次上网 4 小时以上的学生分成 A、B 两组,让他们以不同的方式放松,其中 A 组进行 1 分钟肢体活动,B 组进行一分钟闭目,然后再测其视觉反应时,观察两种放松方式对上网所造成疲劳的缓解状况。登记及记录数据。所有数据均采用 SPSS13.0 统计学软件进行处理。

4. 统计学分析 全部数据均采用 SPSS 13.0 统计软件进行处理。对上网时间和反应时的数据采用 Pearson Correlations(相关性分析);对不同实验组反应时差异采用 SNK 法进行多重比较;对照组与实验组反应时差异采用 Dunnett 法多重比较;对采用不同放松方式休息 1min 前、后的疲劳测试数据进行 Paired Samples Test(配对 t 检验)统计处理;对性别间疲劳程度差异、休息方式造成的疲劳差异以及不同上网方式造成的疲劳差异均采用两独立样本 t 检验。

三、研究内容提要

1. 不同上网时间对视觉反应时的影响。
2. 上网时间与视觉反应时的相关性分析。
3. 上网与未上网视觉反应时的差异的比较。
4. 放松前后视觉反应时的差异比较。
5. 不同放松方式对不同上网时间学生的视觉反应时的影响。
6. 不同上网方式视觉反应时的差异比较。
7. 不同显示器上网对视觉反应时的影响。
8. 不同性别上网前以及上网不同时间的视觉反应时比较。

(万为人)

第十六节 家用微波炉微波辐射泄露的调查分析

一、研 究 背 景

继大气污染、水污染和噪声污染之后,电磁辐射已成为全球“第四污染源”。而在各种家用电器中,微波炉的辐射污染更是位居前列。通常把波长在 1 m~1mm 的电磁波称微波,属非电离辐射。由于微波的波长短、频率高、量子能量大,其对人体健康的影响较大,会造成多个系统如心血管系统、造血系统、生殖内分泌系统、免疫系统的损害以及局部器官的损害如眼晶状体混浊以及类神经症等。近年,亦有关于家用微波炉漏能状况的调查分析,然而该调查未记录调查样品的使用时间且样本量及研究项目较有限,因此有必要对家用微波炉的辐射泄露做进一步研究。本实验试图初步揭示家用微波炉的微波漏能与位置、距离、负载量及使用时间等因素的关系。

二、目的要求

1. 对象 学校及社区常见的家用微波炉。

2. 方法

(1) 测量器材:经校准的 ML-91 微波漏能测试仪(江苏宿迁市精诚无线电仪器有限公司生产)、100mL 与 500mL 玻璃烧杯、直尺。

(2) 检测方法:参照 GB10436-89 附录 A《微波辐射测试方法》中的有关规定。在屏蔽状态下对测量器材调零,将微波炉火力设置为最高档,进而对微波炉漏能情况在不同状态下进行测量,记录每种状态下的瞬间漏能功率密度最高值(门缝处的测量是,在其上、下、左、右位置分别测量并记录,取四者的平均值作为门缝位置的测量结果)。

3. 调查内容 测量家用微波炉分别在不同加水量(50mL 与 500mL)、不同位置(观察窗和炉门缝)和不同距离(5cm 和 20cm)的状态下的漏能情况,比较不同使用时间(小于五年和大于五年)的家用微波炉漏能情况是否有差别。

4. 统计学分析 采用 spss13.0 统计软件处理数据,应用三因素设计的方差分析方法,分析加水量、位置和距离这三个因素对漏能情况的影响。

三、研究内容提要

1. 调查不同使用状态下家用微波炉的漏能情况。
2. 调查家用微波炉不同位置的漏能情况。
3. 采用不同距离(5cm 和 20cm)检测时家用微波炉的漏能情况。
4. 比较不同使用时间(小于五年和大于五年)的家用微波炉漏能情况。
5. 比较不同品牌的家用微波炉漏能情况。

(万为人)

第十七节 大学生常用睡眠耳塞效果评价

一、研究背景

噪声是一种普遍存在于各种职业环境下的有害因素,强噪声可导致机体出现噪声性听觉损伤甚至噪声性耳聋,预防和治疗噪声性听觉损伤的研究一直备受国内外学者的关注。学者们普遍认为,在对噪声采取隔声、吸声、消声等工程降噪措施的同时,必须加强噪声对听觉损伤的个体防护和医学防治,而耳塞防护是防噪音损害重要而又经济方便的措施。对于大学生群体,噪音是影响学生睡眠质量的主要因素之一,由于大学生宿舍中学生之间的互相干扰,受噪声影响的学生人数众多,为了增加学习效率,提高睡眠质量,大学生使用防噪音耳塞在各大高校都很普遍,而在此方面的研究还缺乏数据。防噪音耳塞(隔音耳塞)一般是由硅胶或是低压泡模材质、高弹性聚脂材料制成的。插入耳道后与外耳道紧密接触,以隔绝声音进入中耳和内耳(耳鼓),达到隔音的目的,从而使人能够得到宁静的休息或工作环境。本研究旨在通过评价两种不同材料的隔音耳塞的降噪效果,为大学生选购隔音耳塞提供科学依据;同时,可以把实验结果向工人群体推广应用,为工业降噪耳塞材料选择提供参考。

二、目的要求

1. 对象

(1) 两款材料不同的防噪音耳塞:HOWARD LEIGHT LL1 型(发泡材料)隔音耳塞 HOWARD LEIGHT BC-QD30 型(硅胶材料)隔音耳塞。

(2) 抽取 30 ~ 50 名某大学大学生,年龄在 20 ~ 24 岁之间,受试者均符合以下条件:无任何耳科疾病史、家族史;无耳毒性用药史;无耳外伤史;无耳源性并发症及眩晕史;主诉无听力障碍。

2. 器材

(1) HS5660A 型精密声级计。

(2) 丹麦产 DA-64 型临床诊断听力计。

(3) BC-QD30 型隔音耳塞(硅胶材料);LL1 型隔音耳塞(发泡材料)。

(4) 隔音室。

3. 方法　使用精密声级计按照 GB7583-87 规定的测试方法测量实验室的本底噪音。

使用临床诊断听力计测定受试者佩戴隔音耳塞前的听力,然后测定佩戴 HOWARD LEIGHT LL1 型(发泡材料)隔音耳塞及佩戴 HOWARD LEIGHT BC-QD30 型(硅胶材料)隔音耳塞后的听力。分别对不同材料的隔音耳塞两次佩戴后的听阈与佩戴前的听阈进行比较观察,计算出两种不同隔音耳塞的 250 ~ 8000Hz 各频段纯音气导听力测试衰减数值。同时计算语频听力衰减数值(250、500、1000、2000Hz 衰减值均值)和高频听力衰减数值(3000、4000、6000、8000Hz 衰减值均值)。

4. 统计学分析　本调查所得数据采用 SPSS13.0 软件处理,用析因方差分析及配对 t 检验进行统计分析。

三、研究内容提要

1. 配戴耳塞前后听力比较。
2. 佩戴 LL1 型耳塞及佩戴 BC-QD30 型耳塞后,听力衰减程度比较。
3. 两款耳塞降低语频值与降低高频值比较。

(万为人)

第十八节　大学生耳机使用情况对听力损失影响的研究

一、研究背景

随着CD、MP3、iPod等播放器的普及应用,人们使用耳机的机会随之增多,青年人及学生族对其尤为喜爱。然而,在享受美妙音乐的同时,我们付出的可能是自己的听力损失。配戴耳机听MP3,外耳道处于封闭状态,声音进入耳道后没有缓冲和回放的余地,很强的声压集中传递到薄薄的鼓膜上,会引起听觉器官的异常兴奋,内耳的耳蜗末梢神经细胞和听觉细胞长时间在高音刺激下会发生萎缩或减少,从而导致听力下降。

在校大学生为一特殊的青年群体,加之学业任务较重,较常使用耳塞型耳机用于外语学习和日常娱乐,他们是长时间配戴耳机致使其听力下降的主要危险人群之一。为此,本课题选择某大学50名全日制学生作为研究对象,对其使用耳塞情况和听力损失情况进行调查和测试,旨在观察使用耳塞对听力损失的影响,探讨听力损失的危险因素,据此寻找控制听力损失的办法,并为干预措施和健康教育提供依据。

二、目的要求

1. 对象　选取某大学50名全日制学生(100耳)作为研究对象,年龄为20~25岁。研究对象须符合以下条件:无耳科疾病史;无服用耳毒性药物史;无耳外伤史;主诉无听力障碍。

2. 器材

(1) 丹麦产DA-64型临床诊断听力计。

(2) 隔音室。

3. 方法

(1) 问卷调查:采用自编问卷调查表。调查内容主要包括:研究对象的基本情况、耳健康状况、耳塞使用情况及听力主观感受等。问卷调查在课题组调查员的指导下,由学生独立填写完成。

(2) 听力检查:学生在隔音室内接受纯音听力计检查。隔音室符合规定要求。测试频率为250、500、1000、2000、3000、4000和6000Hz。将测试得出的气导听阈记录在听力表上,即得出纯音听力图。

4. 统计学分析　全部数据输入计算机,建立数据库,采用SPSS13.0统计软件进行Logistic回归分析和t检验。

三、研究内容提要

1. 基本情况调查

(1) 调查对象基本情况:姓名、性别、出生年月、民族、年级专业、有无神经性耳聋或听力障碍等耳疾史，有无耳鸣、耳闷胀感、头痛、脑胀、注意力不集中、记忆力减退、使用耳机后与人大声交流等。

(2) 耳塞使用基本情况：使用的耳塞类型；使用时间（年）；每日（周）使用时间；音量等。

(3) 居住环境（宿舍）噪声背景值调查。

2. 被测学生不同频率听阈检测。

3. 被测学生单耳语音频段平均听阈检测。

4. 被测学生双耳语频听力损失发生率

（万为人）

第十九节　公共汽车内环境复合因素对司机健康状况影响的研究

一、研究背景

随着社会进步及生活水平的不断提高，空调公共汽车也越来越多地被投入到运营中，为广大市民创造了一个良好舒适的乘车环境，也给广大市民带来了很多便利。然而，长时间工作于该环境下的司机的健康问题也越来越引起人们的重视。据报道，驾驶员因职业性因素的影响，常可导致一些相关疾病的发生，如胃炎、肩关节周围炎、痔疮的患病率显著高于对照组，高血压、胃及十二指肠溃疡、小腿皮炎的患病率在驾驶员工龄 25 年以上有增高的趋势等；此外，头昏、头痛、疲乏无力、记忆力减退、易激动烦躁、咽干、咳嗽、咳痰、消化不良、便秘、腰酸痛等自觉症状的发生率也较高。

为了解公共汽车环境中的有害因素，以及长时间在此环境中工作的公共汽车司机的健康状况，开展对汽车内的空气质量以及汽车的振动、噪音进行测量，并对汽车司机的健康情况进行调查，提出有利于公共汽车司机健康的指导性意见，具有实际意义。

二、目的要求

1. 对象　随机抽取某大城市空调公共汽车 18 辆，以及随机抽取相应线路的具有三年及三年以上工龄的公车司机 50～60 名作为调查对象。

2. 器材

(1) 江西产 HS5660A 型精密脉冲声级计。

(2) HS5933A 型环境振动级分析仪。

(3) 便携式红外线二氧化碳分析仪。

(4) 普通干湿球温度计。

(5) 营养琼脂平板。

3. 方法

(1) 问卷调查：在公交车中转站与司机以问答的形式进行一对一面对面的问卷调查。

采用自编问卷调查表。调查内容包括:研究对象基本情况、司机健康状况、主观感受等。

(2) 现场检查:选取公共汽车内前、中、后部的位置检测公共汽车车内温度、相对湿度、二氧化碳(CO_2)浓度、振动、噪声5个指标;并用自然沉降法进行空气细菌采样,置于恒温箱内37℃培养24小时,观察结果。同时记录采样时间、采样位置、车内人数、公车路线及对检测数据进行登记记录。

4. 统计学分析　使用SPSS13.0统计软件对实验检测数据进行统计学分析。

三、研究内容提要

1. 公共汽车车内CO_2平均浓度监测。
2. CO_2浓度与车内人数、温度、相对湿度进行多重线性回归分析。
3. 公共汽车车内菌落总数分析及公共汽车车内振动、噪声的分析
4. 公共汽车司机健康状况调查分析

(万为人)

第二十节　辐射损伤动物外周血及肝脏NO含量的变化

一、实验目的

研究辐射损伤后动物外周血一氧化氮(NO)含量的变化规律,并能进一步分析动物在辐射损伤应激情况下外周血的其他生化指标变化和NO变化之间的关系。

二、实验原理

辐射作为物理应激损伤因子,当其作用机体后,机体会产生应激反应,导致神经系统的先兴奋后抑制、骨髓造血系统的分裂增殖功能损伤、血管内皮细胞分泌增加等一系列变化。在外周血我们可以检测到NO等氧化应激产物的增加,因此分析辐射损伤后外周血NO的变化即能间接反映辐射损伤的情况。

三、实验动物、仪器设备和试剂

1. 实验动物　健康NIH小鼠,雄性,体质量18~25g。

2. 器材　$^{60}Co\gamma$辐射源,广州市辐照中心,剂量率0.3Gy/min;722N型分光光度计;台式高速离心机;漩涡振荡器;37℃恒温水浴箱等。NO检测试剂盒,南京建成生物工程研究所第一分所提供。

四、实 验 方 法

1. 动物模型建立　将实验动物随机分为 A、B 两组,分别置于距^{60}Co γ 辐射源 0.3 m 处接受 22min(6.5Gy)和 30min(9.0Gy)γ 射线一次全身均匀照射后,置于室温环境中饲养。

2. 血清获取　A、B 组分别于照前、照后 5、15、30min,1、3、6、12h,1d,9 个时间点,每组随机取五只 NIH 小鼠内眦静脉取血 0.5mL,静置 10 分钟,并 3 500r/min 离心 10min 后取上血清。NO 的检测:按照试剂盒说明书分别检测致死剂量和亚致死剂量照射后动物外周血中 NO 含量的变化情况。并进一步分析其内在规律。

五、统 计 方 法

单因素方差分析,SPSS11.0 统计软件。

(周美娟)

第二十一节　微波烹饪与传统烹饪对食物中亚硝酸盐含量的影响

一、研 究 背 景

亚硝酸盐和硝酸盐广泛存在于土壤、水域及植物中,如绿色蔬菜中的甜菜、莴苣、菠菜、芹菜及萝卜等硝酸盐含量较高,硝酸盐在某些细菌的还原作用下可变成亚硝酸盐。亚硝酸盐还是一种允许使用的食品添加剂,在食品生产中用作食品着色剂和防腐剂。添加亚硝酸盐可以使肉制品呈现鲜红色,对保持腌肉香味的稳定性也有显著作用。腌制蔬菜时,一般也要用亚硝酸盐来防腐。国家食品标准对不同食品的亚硝酸盐含量有不同的规定,亚硝酸盐只要控制在安全范围内使用不会对人体造成危害。但长期大量食用含亚硝酸盐的食物有致癌的隐患,因为亚硝酸盐在胃肠道的酸性环境下与蛋白质中的胺类结合生成亚硝胺或亚硝酰胺,亚硝胺有强致癌作用。控制硝酸盐及亚硝酸盐的摄入量,对于维护人体健康至关重要。如何消除食品中的亚硝酸盐,阻断亚硝胺合成或消除亚硝胺是防止癌病产生的有效途径之一,并已列入当前食品科技研究的热点之中。

二、目 的 要 求

通过实验研究,了解不同烹饪方式尤其微波烹饪对食物中亚硝酸盐含量的影响,致力探索更为合理的能减少食物中亚硝酸盐含量的烹饪方式,以指导人们的饮食生活。

三、研究内容提要

1. 选择亚硝酸盐含量较高的蔬菜、腌肉、腌菜等,按国家标准方法检测亚硝酸盐含量。
2. 分别用传统方法和微波方法烹饪所选食物,对其烹饪前后亚硝酸盐含量进行测定。

3. 对比评价不同烹饪方法对食物亚硝酸盐含量的影响，筛选能更好祛除食物中亚硝酸盐的烹饪方法。

（卢晓翠）

第二十二节　广州市某幼儿园儿童头发中微量元素测量与分析

一、研究背景

当某一金属元素在人体内的含量不到人体质量的0.01%时，该元素被称为是微量元素（trace element）。微量元素在人体内的含量甚微，但其作为金属酶的重要组成成分或作为激活酶活性的辅助因子，参与各种生物代谢过程，是人体必不可少的营养素。处于快速生长期的儿童因代谢旺盛而对微量元素的需求量更高，是容易受到微量元素缺乏影响的人群。及时准确了解儿童的微量元素含量，对指导儿童喂养、平衡膳食，及时补充和调节人体所需的微量元素，维持正常生长发育，保障幼儿的身心健康具有重要意义。本研究拟对广州市某幼儿园儿童头发中微量元素进行测量和分析，以指导该幼儿园和幼儿家长对幼儿膳食进行合理搭配。

二、目的要求

1. 对象　选择广州市某幼儿园各年龄段儿童为研究对象，取靠近头皮1cm头发共0.5g待测。

2. 方法　采用火焰原子吸收光谱法，实验过程按国家标准进行严格质控。使用国家标准物质中心出品的标准物质进行质量控制，测得值均落在标准值的允许范围内。

3. 统计学分析　所有数据用SPSS 13.0统计软件分析，采用适宜的检验方法对其进行显著性检验。

三、研究内容注意事项

1. 采取头发样品前需获取儿童的基本信息，如性别、年龄等。
2. 实验前熟悉火焰原子吸收光谱法测定微量元素的原理。
3. 预实验时对火焰原子吸收光谱法测定微量元素的实验条件进行优化选择。
4. 预实验时熟悉头发样本的收集、处理步骤和火焰原子吸收分光光度计的仪器操作。
5. 数据统计分析需针对性别因素和年龄因素进行分析。

（甘　露）

第二十三节　市售果蔬清洗剂对果蔬残留农药的清洗效果评价

一、研究背景

农药是人类主动投放于环境中数量大、毒性广的一类化学物质。施用农药作为防治农作物病虫害、提高农产品产量的重要措施之一，对保证农业生产具有重要作用。然而，残留农药不仅对大气、土壤、水系、动植物产生影响，造成环境污染和生态破坏，而且采摘后的蔬菜等农产品中过量的农药残留更会对人体造成直接伤害。目前，上市蔬菜中农药残留违规、超标现象时有发生。因此，蔬菜采摘后经科学处理以减少对农药残留的最终摄入量，对食品质量安全及维护消费者的身体健康具有重要意义。该研究主要针对有机磷农药，采用酶抑制率法，检测不同洗涤方式（自来水浸洗、碱水浸洗、餐具洗洁精浸洗、果蔬清洗剂浸洗）下果蔬的残留农药量，评价不同洗涤方式对果蔬残留农药的清除效果。

二、目的要求

1. 对象　市售果蔬经过有机磷农药浸泡准备后待测。

2. 方法　酶抑制率法（分光光度法）。

3. 统计学分析　所有数据用 SPSS 13.0 统计软件分析，采用适宜的检验方法对其进行显著性检验。

三、研究内容

1. 沾污农药蔬菜的制备　在市场采购果蔬若干千克，将市售 50% 甲胺磷和 40% 乐果按推荐使用剂量兑水稀释，为力求农药沾污均匀一致，取一定量的蔬果浸泡在农药稀释液内 60 分钟，取出自然晾干后进行实验。

2. 农药残留量本底测定　测定样品中的有机磷农药本底残留量，计算出样品清洗前农药残留量。

3. 清洗样品　分别称取有残留农药的青菜 250g，分别以如下四种方式浸洗 10 分钟：自来水 2L、1%（m/v）食用碱水 2L、0.1%（v/v）餐具洗洁精 2L、0.1%（v/v）果蔬清洗剂 2L。然后用自来水冲洗 3 次，晾干。

4. 测定经不用洗涤或洗涤后样品中有机磷农药的残留量，计算出样品洗涤后农药残留去除率。

（甘　露）

参考文献

陈国元,杨克敌. 预防医学实验教程. 武汉:湖北科学技术出版社. 2010
方积乾. 卫生统计学. 北京: 人民卫生出版社. 2003
葛可佑. 中国营养师培训教材. 北京:人民卫生出版社. 2005
黄晓钰,刘邻渭. 食品化学与分析综合实验. 北京:中国农业大学出版社. 2009
季成叶. 儿童少年卫生学. 第六版. 北京:人民卫生出版社. 2007
李勇,孙长颢. 营养与食品卫生学实习指导. 第三版,北京:人民卫生出版社. 2007
路新国. 烹饪营养学. 北京:北京大学医学出版社. 2006
王晶,王林,黄晓蓉. 食品安全快速检测技术. 北京:化学工业出版社. 2002
王心如. 毒理学试验方法与技术. 北京:人民卫生出版社. 2003
叶应抚,王旅之. 全国临床检验操作规程. 南京:东南大学出版社. 1991
张铣,刘毓谷. 毒理学基础. 第二版. 北京:北京医科大学中国协和医科大学联合出版社. 1997
中华人民共和国《公共场所卫生标准检验方法-甲醛测定方法》(GB/T 18204. 26-2000)
中华人民共和国《生活饮用水标准检验法》(GB5750-85)
中华人民共和国《生活饮用水卫生标准》(GB 5749-2006)
中华人民共和国国家标准《总汞的测定-冷原子吸收分光光度法》(HJ 597-2011)
中华人民共和国国家标准. 发酵酒及其配制酒卫生标准的分析方法(GB/T5009. 49-2008). 北京:中国标准出版社. 2009
中华人民共和国国家标准. 发酵酒卫生标准;蒸馏酒及其配制酒卫生标准(GB2758-2005)
中华人民共和国国家标准. 食品安全国家标准;巴氏杀菌乳 GB 19645-2010
中华人民共和国国家标准. 食品安全国家标准;调制乳 GB 25191-2010
中华人民共和国国家标准. 食品安全国家标准;发酵乳 GB 19302-2010
中华人民共和国国家标准. 食品安全国家标准;灭菌乳 GB 25190-2010
中华人民共和国国家标准. 食品安全国家标准;乳和乳制品酸度的测定 GB 5413. 34-2010
中华人民共和国国家标准. 食品安全国家标准;生乳 GB 19301-2010
中华人民共和国国家标准. 食品安全国家标准;生乳相对密度的测定 GB 5413. 33-2010
中华人民共和国国家标准. 食品安全国家标准;食品中硝酸盐和亚硝酸盐的测定(GBT5009. 33-2010)
中华人民共和国国家标准. 食品安全国家标准;婴幼儿食品和乳品中脂肪的测定 GB 5413. 3-2010
中华人民共和国国家标准. 食品卫生检验方法(理化部分)(GB/T5009. 48-2003). 北京:中国标准出版社. 2004
中华人民共和国国家标准. 食用植物油的卫生标准分析方法(GB/T5009. 37-2003)
中华人民共和国国家标准. 蒸馏酒及其配制酒卫生标准(GB2757-2005)
中华人民共和国国家环境保护标准《环境空气二氧化硫的测定甲醛吸收-副玫瑰苯胺分光光度法》(HJ 482-2009)
中华人民共和国卫生部,中国国家标准化管理委员会. 食品卫生检验方法理化部分(一). 食品中蛋白质的测定. GB/T 5009. 5-2003. 北京:中国标准出版社,2004,27-39
中华人民共和国卫生部. 急性经口毒性试验(GBZ/T 240. 2-2011). 北京:中国标准出版社. 2012
中华人民共和国卫生部. 急性经皮毒性试验(GBZ/T 240. 3-2011). 北京:中国标准出版社. 2012
中华人民共和国卫生部. 急性吸入毒性试验(GBZ/T 240. 4-2011). 北京:中国标准出版社. 2012
中华人民共和国卫生部. 全血中血红蛋白的测定(WS/T 122-1999). 北京:中国标准出版社. 1999
中华人民共和国卫生部. 食品中粗脂肪的测定(GB/T 14772-2008). 北京:中国标准出版社. 2008
中华人民共和国卫生部. 食品中亚硝酸盐与硝酸盐的测定. 中华人民共和国国家标准. GB 5009. 33-2010
中华人民共和国卫生部. 食源性急性亚硝酸盐中毒诊断标准及处理原则(WS/T 86-1996). 北京:中国标准出版社. 1996

中华人民共和国卫生部. 体内哺乳动物骨髓嗜多染红细胞微核试验(GBZ/T 240.11-2011). 北京:中国标准出版社. 2012

中华人民共和国卫生部. 体内哺乳动物骨髓细胞染色体畸变试验(GBZ/T 240.12-2011). 北京:中国标准出版社. 2012

中华人民共和国卫生部. 中华人民共和国国家标准:食品卫生检验方法理化部分(一)GB/T5009.87-2003. 北京:中国标准出版社. 2004

中华人民共和国卫生部. 中华人民共和国国家标准. 食品卫生检验方法理化部分(一)GB/T5009.82-2003. 北京:中国标准出版社. 2004

仲来福. 卫生学. 第七版. 北京:人民卫生出版社. 2008

周宗灿. 毒理学基础. 第二版. 北京:北京医科大学出版社. 2000

邹飞,凌文华. 预防医学导论. 北京:人民卫生出版社. 2010

附　　录

附录1　本科生设计性创新性实验申请书模板

年度	

序号	

预防医学实验教学中心
本科生设计性创新性实验

申　请　书

课　题　名　称 ____________________

课　题　负　责　人 ____________________

负责人所在单位 ____________________

指　导　教　师 ____________________

填　表　日　期 ____________________

一、基 本 情 况

课题名称							
主题词							
课题类别		A. 自然科学类　B. 哲学社会科学类　C. 科技发明类					
负责人姓名		性别		民族		出生年月	年　月　日
课题来源		A. 课题计划　B. 自选				预计完成时间	年　月　日
担任职务		专长					
年级专业					联系电话	(宿舍) (手机)	
所属学院							
身份证号码							
指导教师姓名		职称		单位			
指导教师姓名		职称		单位			
主要参加者	姓名	年龄	年级专业	所属学院	课题内分工		
预期最终成果		A. 论文　B. 研究报告、专著　C. 社会调查报告　D. 发明制作　E. 其他					
申请经费(元)	.				其他经费来源		

二、课题设计论证

1. 本课题国内外研究现状述评，提出选题背景、意义。2. 本课题研究的主要观点和创新之处，基本思路和方法，拟解决的关键问题。3. 研究的进度安排。4. 本课题实际应用价值和主要参考文献。（本栏填写不够另附页）

三、完成项目研究的条件和保证

负责人已收集哪些相关资料；负责人和主要成员完成本课题研究的时间保证，资料设备等科研条件。

四、预期研究成果

<table>
<tr><td rowspan="4">主要阶段性成果</td><td>序号</td><td colspan="2">研究阶段(起止时间)</td><td colspan="2">阶段成果名称</td><td>成果形式</td><td>承担人</td></tr>
<tr><td></td><td colspan="2"></td><td colspan="2"></td><td></td><td></td></tr>
<tr><td></td><td colspan="2"></td><td colspan="2"></td><td></td><td></td></tr>
<tr><td></td><td colspan="2"></td><td colspan="2"></td><td></td><td></td></tr>
<tr><td></td><td colspan="2">完成时间</td><td colspan="2">最终成果名称</td><td>成果形式</td><td>预计字数</td><td>参加人</td></tr>
<tr><td>最终成果</td><td colspan="2"></td><td colspan="2"></td><td></td><td></td><td></td></tr>
</table>

五、经 费 预 算

序号	经费开支科目	金额(元)	序号	经费开支科目	金额(元)
1	资料费		5	咨询费	
2	材料费		6	印刷费	
3	实验费		7	其他	
4	计算机及其辅助设备使用费		8		
合计					

六、审核意见、评审意见

<table>
<tr><td>指导老师意见
（须具有中级
以上职称）</td><td colspan="5">指导老师签名盖章：　　　职称
年　月　日</td></tr>
<tr><td>预防医学实验
教学中心意见</td><td colspan="5">签名盖章：
年　月　日</td></tr>
<tr><td>评审专家组人数</td><td></td><td>实到人数</td><td></td><td>表决结果</td><td></td></tr>
<tr><td>赞成票</td><td></td><td>反对票</td><td></td><td>弃权票</td><td></td></tr>
<tr><td>建议资助金额</td><td colspan="2">评审组意见</td><td colspan="3">元</td></tr>
<tr><td>专家审核意见</td><td colspan="5">盖章：
年　月　日</td></tr>
</table>

附录 2 Horn 表

附表 2-1 Horn 表—每组 4 只动物,组距 3.16 倍

各剂量组动物死亡数(只)				剂量 1=0.316, 剂量 2=1.00, 剂量 3=3.16, 剂量 4=10.0 } ×10ᵗ		剂量 1=1.00, 剂量 2=3.16, 剂量 3=10.0, 剂量 4=31.6 } ×10ᵗ	
1	2	3	4	LD50	可信限	LD50	可信限
0	0	2	4	3.16	1.63~6.15	10	5.14~19.4
0	0	3	4	2.37	1.33~4.22	7.5	4.22~13.3
0	0	4	4	1.78	~	5.62	~
0	1	1	4	3.16	1.40~7.14	10.0	4.43~22.6
0	1	2	4	2.37	0.984~5.71	7.5	3.11~18.1
0	1	3	4	1.78	0.788~4.01	5.62	2.49~12.7
0	1	4	4	1.33	0.750~2.37	4.22	2.37~7.50
0	2	2	4	1.78	0.695~4.55	5.62	2.20~14.4
0	2	3	4	1.33	0.554~3.21	4.22	1.75~10.2
0	2	4	4	1.00	0.514~1.94	3.16	1.63~6.15
0	3	3	4	1.00	0.443~2.26	3.16	1.40~7.14
1	0	2	4	3.16	1.30~7.67	10.0	4.12~24.3
1	0	3	4	2.15	0.959~4.84	6.81	3.03~15.3
1	0	4	4	1.47	0.880~2.45	4.64	2.78~7.74
1	1	1	4	3.16	1.07~9.36	10.0	3.38~29.6
1	1	2	4	2.15	0.649~7.15	6.81	2.05~22.6
1	1	3	4	1.47	0.442~4.87	4.64	1.40~15.4
1	1	4	4	1.00	0.338~2.96	3.16	1.07~9.30
1	2	2	4	1.47	0.379~5.68	4.64	1.20~18.0
1	2	3	4	1.00	0.246~4.06	3.16	0.779~12.8
2	0	2	4	3.16	0.837~11.9	10.0	2.65~37.8
2	0	3	4	1.78	0.471~6.72	5.62	1.49~21.2
2	0	4	4	1.00	0.265~3.78	3.16	0.837~11.9
2	1	1	4	3.16	0.621~16.1	10.0	1.96~50.9
2	1	2	4	1.78	0.271~11.7	5.62	0.858~36.9
2	1	3	4	1.00	0.122~8.18	3.16	0.386~25.9
2	2	2	4	1.00	0.100~10.0	3.16	0.316~31.6
3	0	2	4	3.16	0.221~45.2	10.0	0.700~143
3	0	3	4	1.00	0.0385~26.0	3.16	0.122~82.1
3	1	1	4	3.16	0.122~82.1	10.0	0.385~260.0
3	1	2	4	1.00	0.0149~66.9	3.16	0.0472~212.0
0	0	3	3	3.16	1.07~9.36	10.0	3.38~29.6
0	0	4	3	2.15	1.29~3.59	6.81	4.08~11.4

续表

各剂量组动物死亡数(只)				剂量 1=0.316 剂量 2=1.00 剂量 3=3.16 剂量 4=10.0　}×10^t		剂量 1=1.00 剂量 2=3.16 剂量 3=10.0 剂量 4=31.6　}×10^t	
1	2	3	4	LD50	可信限	LD50	可信限
0	1	2	3	3.16	0.779～12.8	10.0	2.46～40.6
0	1	3	3	2.15	0.649～7.15	6.81	2.05～22.6
0	1	4	3	1.47	0.654～3.30	4.64	2.07～10.4
2	2	2	3	2.15	0.556～8.34	6.81	1.76～26.4
0	2	3	3	1.47	0.442～4.87	4.64	1.40～15.4
0	2	4	3	1.00	0.412～2.43	3.16	1.30～7.67
0	3	3	3	1.00	0.338～2.96	3.16	1.07～9.36
1	0	3	3	3.16	0.621～16.1	10.0	1.96～50.9
1	0	4	3	1.78	0.778～4.01	5.62	2.49～12.7
1	1	2	3	3.16	0.386～25.9	10.0	1.22～81.8
1	1	3	3	1.78	0.288～11.0	5.62	0.911～34.7
1	1	4	3	1.00	0.196～5.09	3.16	0.621～16.1
1	2	2	3	1.78	0.229～13.8	5.62	0.725～43.6
1	2	3	3	1.00	0.122～8.18	3.16	0.386～25.9
2	0	3	3	3.16	0.122～82.1	10.0	0.385～260
2	0	4	3	1.00	0.0700～14.3	3.16	0.221～45.2
2	1	2	3	3.16	0.0472～212	10.0	0.149～669
2	1	3	3	1.00	0.0149～66.9	3.16	0.0472～212
2	2	2	3	1.00	0.0100～100	3.16	0.0316～316
0	0	4	2	3.16	0.837～11.9	10.0	2.65～37.8
0	1	3	2	3.16	0.386～25.9	10.0	1.22～81.8
0	1	4	2	1.78	0.471～6.72	5.62	1.49～21.2
0	2	2	2	3.16	0.316～31.6	10.0	1.00～100
0	2	3	2	1.78	0.271～11.7	5.62	0.858～36.9
0	2	4	2	1.00	0.265～3.78	3.16	0.837～11.9
0	3	3	2	1.00	0.196～5.09	3.16	0.621～16.1
1	0	4	2	3.16	0.221～45.2	10.0	0.700～143
1	1	3	2	3.16	0.0472～212	10.0	0.149～669
1	1	4	2	1.00	0.0385～26.0	3.16	0.122～82.1
1	2	2	2	3.16	0.0316～316	10.0	0.100～1000
1	2	3	2	1.00	0.0149～66.9	3.16	0.0472～212
0	2	3	1	3.16	0.0472～212	10.0	0.149～669
0	2	4	1	1.00	0.0700～14.3	3.16	0.221～45.2
0	3	3	1	1.00	0.0385～26.0	3.16	0.122～82.1
0	1	4	1	3.16	0.122～82.1	10.0	0.385～260

附表 2-2 Horn 表—每组 4 只动物，组距 2.15 倍

各剂量组动物死亡数（只）				剂量 1=0.464，剂量 2=1.00，剂量 3=2.15，剂量 4=4.64 ×10^t		剂量 1=1.00，剂量 2=2.15，剂量 3=4.64，剂量 4=10.0 ×10^t		剂量 1=2.15，剂量 2=4.64，剂量 3=10.0，剂量 4=21.5 ×10^t	
1	2	3	4	LD50	可信限	LD50	可信限	LD50	可信限
0	0	2	4	2. 15	1. 38 ~3. 36	4. 64	2. 98 ~7. 23	10	6. 42 ~15. 6
0	0	3	4	1. 78	1. 21 ~2. 61	3. 83	2. 61 ~5. 62	8. 25	5. 62 ~12. 1
0	0	4	4	1. 47	~	3. 16	~	6. 81	~
0	1	1	4	2. 15	1. 25 ~3. 71	4. 64	2. 70 ~7. 99	10. 0	5. 81 ~17. 2
0	1	2	4	1. 78	0. 989 ~3. 20	3. 83	2. 13 ~6. 89	8. 25	4. 59 ~14. 8
0	1	3	4	1. 47	0. 853 ~2. 53	3. 16	1. 84 ~5. 44	6. 81	3. 96 ~11. 7
0	1	4	4	1. 21	0. 825 ~1. 78	2. 61	1. 78 ~3. 83	5. 62	3. 83 ~8. 25
0	2	2	4	1. 47	0. 784 ~2. 75	3. 16	1. 69 ~5. 92	6. 81	3. 64 ~12. 7
0	2	3	4	1. 21	0. 674 ~2. 18	2. 61	1. 45 ~4. 69	5. 62	3. 13 ~10. 1
0	2	4	4	1. 00	0. 642 ~1. 56	2. 15	1. 38 ~3. 36	4. 64	2. 98 ~7. 23
0	3	3	4	1. 00	0. 581 ~1. 72	2. 15	1. 25 ~3. 71	4. 64	2. 70 ~7. 99
1	0	2	4	2. 15	1. 19 ~3. 89	4. 64	2. 57 ~8. 38	10. 0	5. 54 ~18. 1
1	0	3	4	1. 67	0. 973 ~2. 86	3. 59	2. 10 ~6. 16	7. 74	4. 51 ~13. 3
1	0	4	4	1. 29	0. 918 ~1. 82	2. 78	1. 98 ~3. 91	5. 99	4. 26 ~8. 43
1	1	1	4	2. 15	1. 04 ~4. 44	4. 64	2. 25 ~9. 57	10. 0	4. 85 ~20. 6
1	1	2	4	1. 67	0. 750 ~3. 71	3. 59	1. 61 ~8. 00	7. 74	3. 84 ~17. 2
1	1	3	4	1. 29	0. 580 ~2. 87	2. 78	1. 25 ~6. 19	5. 99	2. 69 ~13. 3
1	1	4	4	1. 00	0. 485 ~2. 06	2. 15	1. 04 ~4. 44	4. 64	2. 25 ~9. 57
1	2	2	4	1. 29	0. 524 ~3. 18	2. 78	1. 13 ~6. 86	5. 99	2. 43 ~14. 8
1	2	3	4	1. 00	0. 393 ~2. 55	2. 15	0. 846 ~5. 48	4. 64	1. 82 ~11. 8
2	0	2	4	2. 15	0. 888 ~5. 23	4. 64	1. 91 ~11. 3	10. 0	4. 12 ~24. 3
2	0	3	4	1. 47	0. 605 ~3. 56	3. 16	1. 30 ~7. 67	6. 81	2. 81 ~16. 5
2	0	4	4	1. 00	0. 412 ~2. 43	2. 15	0. 888 ~5. 23	4. 64	1. 91 ~11. 3
2	1	1	4	2. 15	0. 728 ~6. 38	4. 64	1. 57 ~13. 7	10. 0	3. 38 ~29. 6
2	1	2	4	1. 47	0. 419 ~5. 14	3. 16	0. 903 ~11. 1	6. 81	1. 95 ~23. 9
2	1	3	4	1. 00	0. 246 ~4. 06	2. 15	0. 531 ~8. 75	4. 64	1. 14 ~18. 8
2	2	2	4	1. 00	0. 215 ~4. 64	2. 15	0. 464 ~10. 0	4. 64	1. 00 ~21. 5
3	0	2	4	2. 15	0. 366 ~12. 7	4. 64	0. 789 ~27. 3	10. 0	1. 70 ~58. 9
3	0	3	4	1. 00	0. 114 ~8. 77	2. 15	0. 246 ~18. 9	4. 64	0. 529 ~40. 7
3	1	1	4	2. 15	0. 246 ~18. 9	4. 64	0. 529 ~40. 7	10	1. 14 ~87. 7
3	1	2	4	1. 00	0. 0607 ~16. 5	2. 15	0. 131 ~35. 5	4. 64	0. 282 ~76. 5
0	0	3	3	2. 15	1. 04 ~4. 44	4. 64	2. 25 ~9. 57	10. 0	4. 85 ~20. 6
0	0	4	3	1. 67	1. 19 ~2. 35	3. 59	2. 56 ~5. 05	7. 74	5. 50 ~10. 9
0	1	2	3	2. 15	0. 846 ~5. 48	4. 64	1. 82 ~11. 8	10. 0	3. 93 ~25. 5
0	1	3	3	1. 67	0. 750 ~3. 71	3. 59	1. 61 ~8. 00	7. 74	3. 84 ~17. 2

续表

各剂量组动物死亡数(只)				剂量1=0.464 剂量2=1.00 剂量3=2.15 剂量4=4.64 }×10^t		剂量1=1.00 剂量2=2.15 剂量3=4.64 剂量4=10.0 }×10^t		剂量1=2.15 剂量2=4.64 剂量3=10.0 剂量4=21.5 }×10^t	
1	2	3	4	LD50	可信限	LD50	可信限	LD50	可信限
0	1	4	3	1.29	0.753～2.21	2.78	1.62～4.77	5.99	3.50～10.3
0	2	2	3	1.67	0.676～4.11	3.59	1.46～8.86	7.74	3.1～19.1
0	2	3	3	1.29	0.580～2.87	2.78	1.25～6.19	5.99	2.69～13.3
0	2	4	3	1.00	0.554～1.81	2.15	1.19～3.89	4.64	2.57～8.38
0	3	3	3	1.00	0.485～2.06	2.15	1.04～4.44	4.64	2.25～9.57
1	0	3	3	2.15	0.728～6.38	4.64	1.57～13.7	10.0	3.38～29.6
1	0	4	3	1.47	0.853～2.53	3.16	1.84～5.44	6.81	3.96～11.7
1	1	2	3	2.15	0.531～8.75	4.64	1.14～18.8	10.0	2.46～40.6
1	1	3	3	1.47	0.436～4.94	3.16	0.940～10.6	6.81	2.02～22.9
1	1	4	3	1.00	0.338～2.96	2.15	0.728～6.38	4.64	1.57～13.7
1	2	2	3	1.47	0.375～5.75	3.16	0.807～12.4	6.81	1.74～26.7
1	2	3	3	1.00	0.246～4.06	2.15	0.531～8.75	4.64	1.14～18.8
2	0	3	3	2.15	0.246～18.9	4.64	0.529～40.7	10.0	1.14～87.7
2	0	4	3	1.00	0.170～5.89	2.15	0.366～12.7	4.64	0.789～27.3
2	1	2	3	2.15	0.131～35.5	4.64	0.282～76.5	10.0	0.607～165
2	1	3	3	1.00	0.0607～16.5	2.15	0.131～35.5	4.64	0.282～76.5
2	2	2	3	1.00	0.0464～21.5	2.15	0.100～46.4	4.64	0.215～100
0	0	4	2	2.15	0.888～5.23	4.64	1.91～11.3	10.0	4.12～24.3
0	1	3	2	2.15	0.531～8.75	4.64	1.14～18.8	10.0	2.46～40.6
0	1	4	2	1.47	0.605～3.56	3.16	1.30～7.67	6.81	2.81～16.5
0	2	2	2	2.15	0.464～10.0	4.64	1.00～21.5	10.0	2.15～46.4
0	2	3	2	1.47	0.419～5.14	3.16	0.903～11.1	6.81	1.95～23.9
0	2	4	2	1.00	0.412～2.43	2.15	0.888～5.23	4.64	1.91～11.3
0	3	3	2	1.00	0.338～2.96	2.15	0.728～6.38	4.64	1.57～13.7
1	0	4	2	2.15	0.366～12.7	4.64	0.789～27.3	10.0	1.70～58.9
1	1	3	2	2.15	0.131～35.5	4.64	0.282～76.5	10.0	0.607～165
1	1	4	2	1.00	0.114～8.77	2.15	0.246～18.9	4.64	0.529～40.7
1	2	2	2	2.15	0.100～46.4	4.64	0.215～100	10.0	0.464～215
1	2	3	2	1.00	0.0607～16.5	2.15	0.131～35.5	4.64	0.282～76.5
0	2	3	1	2.15	0.131～35.5	4.64	0.282～76.5	10.0	0.607～165
0	2	4	1	1.00	0.170～5.89	2.15	0.366～12.7	4.64	0.789～27.3
0	3	3	1	1.00	0.114～8.77	2.15	0.246～18.9	4.64	0.529～40.7
0	1	4	1	2.15	0.246～18.9	4.64	0.529～40.7	10.0	1.14～87.7

附表 2-3 **Horn 表—每组 5 只动物,组距 3.16 倍**

各剂量组动物死亡数(只)				剂量 1=0.316 剂量 2=1.00 剂量 3=3.16 剂量 4=10.0 }×10^t		剂量 1=1.00 剂量 2=3.16 剂量 3=10.0 剂量 4=31.6 }×10^t	
1	2	3	4	LD50	可信限	LD50	可信限
0	0	3	5	2.82	1.60~4.95	8.91	5.07~15.7
0	0	4	5	2.24	1.41~3.55	7.08	4.47~11.2
0	0	5	5	1.78	~	5.62	~
0	1	2	5	2.82	1.36~5.84	8.91	4.30~18.5
0	1	3	5	2.24	1.08~4.64	7.08	3.42~14.7
0	1	4	5	1.78	0.927~3.41	5.62	2.93~10.8
0	1	5	5	1.41	0.891~2.24	4.47	2.82~7.08
0	2	2	5	2.24	1.01~4.97	7.08	3.19~15.7
0	2	3	5	1.78	0.801~3.95	5.62	2.53~12.5
0	2	4	5	1.41	0.682~2.93	4.47	2.16~9.25
0	2	5	5	1.12	0.638~1.97	3.55	2.02~6.24
0	3	3	5	1.41	0.636~3.14	4.47	2.01~9.92
0	3	4	5	1.12	0.542~2.32	3.55	1.71~7.35
1	0	3	5	2.74	1.35~5.56	8.66	4.26~17.6
1	0	4	5	2.05	1.11~3.80	6.49	3.51~12.0
1	0	5	5	1.54	1.07~2.21	4.87	3.40~6.98
1	1	2	5	2.74	1.10~6.82	8.66	3.48~21.6
1	1	3	5	2.05	0.806~5.23	6.49	2.55~16.5
1	1	4	5	1.54	0.632~3.75	4.87	2.00~11.9
1	1	5	5	1.15	0.537~2.48	3.65	1.70~7.85
1	2	2	5	2.05	0.740~5.70	6.49	2.34~18.0
1	2	3	5	1.54	0.534~4.44	4.87	1.69~14.1
1	2	4	5	1.15	0.408~3.27	3.65	1.29~10.3
1	3	3	5	1.15	0.378~3.53	3.65	1.20~11.2
2	0	3	5	2.61	1.01~6.77	8.25	3.18~21.4
2	0	4	5	1.78	0.723~4.37	5.62	2.29~13.8
2	0	5	5	1.21	0.554~2.65	3.83	1.75~8.39
2	1	2	5	2.61	0.768~8.87	8.25	2.43~28.1
2	1	3	5	1.78	0.484~6.53	5.62	1.53~20.7
2	1	4	5	1.21	0.318~4.62	3.83	1.00~14.6
2	2	2	5	1.78	0.434~7.28	5.62	1.37~23.0
2	2	3	5	1.21	0.259~5.67	3.83	0.819~17.9
0	0	4	4	2.74	1.27~5.88	8.66	4.03~18.6
0	0	5	4	2.05	1.43~2.94	6.49	4.53~9.31
0	1	3	4	2.74	0.968~7.75	8.66	3.06~24.5

续表

各剂量组动物死亡数(只)				剂量1=0.316 剂量2=1.00 剂量3=3.16 剂量4=10.0 $\times 10^t$		剂量1=1.00 剂量2=3.16 剂量3=10.0 剂量4=31.6 $\times 10^t$	
1	2	3	4	LD50	可信限	LD50	可信限
0	1	4	4	2.05	0.843～5.00	6.49	2.67 ～15.3
0	1	5	4	1.54	0.833～2.85	4.87	2.63 ～9.01
0	2	2	4	2.74	0.896～8.37	8.66	2.83～26.5
0	2	3	4	2.05	0.711～5.93	6.49	2.25～18.7
0	2	4	4	1.54	0.604～3.92	4.87	1.91～12.4
0	2	5	4	1.15	0.568～2.35	3.65	1.80～7.42
0	3	3	4	1.54	0.555～4.27	4.87	1.76～13.5
0	3	4	4	1.15	0.463～2.88	3.65	1.47～9.10
1	0	4	4	2.61	0.953～7.15	8.25	3.01～22.6
1	0	5	4	1.78	1.03～3.06	5.62	3.27～9.68
1	1	3	4	2.61	0.658～10.4	8.25	2.08～32.7
1	1	4	4	1.78	0.528～5.98	5.62	1.67～18.9
1	1	5	4	1.21	0.442～3.32	3.83	1.40～10.5
1	2	2	4	2.61	0.594～11.5	8.25	1.88～36.3
1	2	3	4	1.78	0.423～7.48	5.62	1.34～23.6
1	2	4	4	1.21	0.305～4.80	3.83	0.966～15.2
1	3	3	4	1.21	0.276～5.33	3.83	0.871～16.8
2	0	4	4	2.37	0.539～10.4	7.50	1.70～33.0
2	0	5	4	1.33	0.446～3.99	4.22	1.41～12.6
2	1	3	4	0.37	0.307～18.3	7.50	0.970～58.0
2	1	4	4	1.33	0.187～9.49	4.22	0.592～30.0
2	2	2	4	2.37	0.262～21.4	7.50	0.830～67.8
2	2	3	4	1.33	0.137～13.0	4.22	0.433～41.0
0	0	5	3	2.61	1.19～5.71	8.25	3.77～18.1
0	1	4	3	2.61	0.684～9.95	8.25	2.16～31.5
0	1	5	3	1.78	0.723～4.37	5.62	2.29～13.8
0	2	3	3	2.61	0.558～12.2	8.25	1.76～38.6
0	2	4	3	1.78	0.484～6.53	5.62	1.53～20.7
0	2	5	3	1.21	0.467～3.14	3.83	1.48～9.94
0	3	3	3	1.78	0.434～7.28	5.62	1.37～23.0
0	3	4	3	1.21	0.356～4.12	3.83	1.13～13.0
1	0	5	3	2.37	0.793～7.10	7.50	2.51～22.4
1	1	4	3	2.37	0.333～16.9	7.50	1.05～53.4
1	1	5	3	1.33	0.303～5.87	4.22	0.958～18.6
1	2	3	3	2.37	0.244～23.1	7.50	0.771～73.0
1	2	4	3	1.33	0.172～10.3	4.22	0.545～32.6
1	3	3	3	1.33	0.148～12.1	4.22	0.467～38.1

附表 2-4　Horn 表—每组 4 只动物，组距 2.15 倍

各剂量组动物死亡数(只)				剂量 1=0.464，剂量 2=1.00，剂量 3=2.15，剂量 4=4.64 ×10^t		剂量 1=1.00，剂量 2=2.15，剂量 3=4.64，剂量 4=10.0 ×10^t		剂量 1=2.15，剂量 2=4.64，剂量 3=10.0，剂量 4=21.5 ×10^t	
1	2	3	4	LD50	可信限	LD50	可信限	LD50	可信限
0	0	3	5	2.00	1.37～2.91	4.30	2.95～6.26	9.26	6.36～13.5
0	0	4	5	1.71	1.26～2.33	3.69	2.71～5.01	7.94	5.84～10.8
0	0	5	5	1.47	～	3.16	～	6.81	～
0	1	2	5	2.00	1.23～3.24	4.30	2.65～6.98	9.26	5.70～15.0
0	1	3	5	1.71	1.05～2.78	3.69	2.27～5.99	7.94	4.89～12.9
0	1	4	5	1.47	0.951～2.27	3.16	2.05～4.88	6.81	4.41～10.5
0	1	5	5	1.26	0.926～1.71	2.71	2.00～3.69	5.84	4.30～7.94
0	2	2	5	1.71	1.01～2.91	3.69	2.17～6.28	7.94	4.67～13.5
0	2	3	5	1.47	0.862～2.50	3.16	1.86～5.38	6.81	4.00～11.6
0	2	4	5	1.26	0.775～2.05	2.71	1.67～4.41	5.84	3.60～9.50
0	2	5	5	1.08	0.741～1.57	2.33	1.60～3.39	5.01	3.44～7.30
0	3	3	5	1.26	0.740～2.14	2.71	1.59～4.62	5.84	3.43～9.95
0	3	4	5	1.08	0.665～1.75	2.33	1.43～3.78	5.01	3.08～8.14
1	0	3	5	1.96	1.22～3.14	4.22	2.63～6.76	9.09	5.66～14.6
1	0	4	5	1.62	1.07～2.43	3.48	2.31～5.24	7.50	4.98～11.3
1	0	5	5	1.33	1.05～1.70	2.87	2.26～3.65	6.19	4.87～7.87
1	1	2	5	1.96	1.06～3.60	4.22	2.29～7.75	9.09	4.94～16.7
1	1	3	5	1.62	0.866～3.01	3.48	1.87～6.49	7.50	4.02～14.0
1	1	4	5	1.33	0.737～2.41	2.87	1.59～5.20	6.19	3.42～11.2
1	1	5	5	1.10	0.661～1.83	2.37	1.42～3.95	5.11	3.07～8.51
1	2	2	5	1.62	0.818～3.19	3.48	1.76～6.87	7.50	3.80～14.8
1	2	3	5	1.33	0.658～2.70	2.87	1.42～5.82	6.19	3.05～12.5
1	2	4	5	1.10	0.550～2.20	2.37	1.19～4.74	5.11	2.55～10.2
1	3	3	5	1.10	0.532～2.32	2.37	1.13～4.99	5.11	2.43～10.8
2	0	3	5	1.90	1.00～3.58	4.08	2.16～7.71	8.80.	4.66～16.6
2	0	4	5	1.47	0.806～2.67	3.16	1.74～5.76	6.81	3.74～12.4
2	0	5	5	1.14	0.674～1.92	2.45	1.45～4.13	5.28	3.13～8.89
2	1	2	5	1.90	0.839～4.29	4.08	1.81～9.23	8.80	3.89～19.9
2	1	3	5	1.47	0.616～3.50	3.16	1.33～7.53	6.81	2.86～16.2
2	1	4	5	1.14	0.466～2.77	2.45	1.00～5.98	5.28	2.16～12.9
2	2	2	5	1.47	0.573～3.76	3.16	1.24～8.10	6.81	2.66～17.4
2	2	3	5	1.14	0.406～3.18	2.45	0.875～6.85	5.28	1.89～14.8
0	0	4	4	1.96	1.18～3.26	4.22	2.53～7.02	9.09	5.46～15.1
0	0	5	4	1.62	1.27～2.05	3.48	2.74～4.42	7.50	5.90～9.53
0	1	3	4	1.96	0.978～3.92	4.22	2.11～8.44	9.09	4.54～18.2
0	1	4	4	1.62	0.893～2.92	3.48	1.92～6.30	7.50	4.14～13.6

续表

各剂量组动物死亡数(只)				剂量1=0.464 剂量2=1.00 剂量3=2.15 剂量4=4.64 $\}\times10^t$		剂量1=1.00 剂量2=2.15 剂量3=4.64 剂量4=10.0 $\}\times10^t$		剂量1=2.15 剂量2=4.64 剂量3=10.0 剂量4=21.5 $\}\times10^t$	
1	2	3	4	LD50	可信限	LD50	可信限	LD50	可信限
0	1	5	4	1.33	0.885~2.01	2.87	1.91~4.33	6.19	4.11~9.33
0	2	2	4	1.96	0.930~4.12	4.22	2.00~8.88	9.09	4.31~19.1
0	2	3	4	1.62	0.797~3.28	3.48	1.72~7.06	7.50	3.7~15.2
0	2	4	4	1.33	0.715~2.40	2.87	1.54~5.36	6.19	3.32~11.5
0	2	5	4	1.10	0.686~1.77	2.37	1.48~3.80	5.11	3.19~8.19
0	3	3	4	1.33	0.676~2.63	2.87	1.46~5.67	6.19	3.14~12.2
0	3	4	4	1.10	0.599~2.02	2.37	1.29~4.36	5.11	2.78~9.39
1	0	4	4	1.90	0.969~3.71	4.08	2.09~7.99	8.80	4.50~17.2
1	0	5	4	1.47	1.02~2.11	3.16	2.20~4.54	6.81	4.74~9.78
1	1	3	4	1.90	0.757~4.75	4.08	1.63~10.2	8.80	3.51~22.0
1	1	4	4	1.47	0.654~3.30	3.16	1.41~7.10	6.81	3.03~15.3
1	1	5	4	1.14	0.581~2.22	2.45	1.25~4.79	5.28	2.70~10.3
1	2	2	4	1.90	0.706~5.09	4.08	1.52~11.0	8.80	3.28~23.6
1	2	3	4	1.47	0.564~3.82	3.16	1.21~8.24	6.81	2.62~17.7
1	2	4	4	1.14	0.454~2.85	2.45	0.977~6.13	5.28	2.11~13.2
1	3	3	4	1.14	0.423~3.05	2.45	0.912~6.57	5.28	1.97~14.2
2	0	4	4	1.78	0.662~4.78	3.83	1.43~10.3	8.25	3.07~22.2
2	0	5	4	1.21	0.583~2.52	2.61	1.26~5.42	5.62	2.71~11.7
2	1	3	4	1.78	0.455~6.95	3.83	0.980~15.0	8.25	2.11~32.3
2	1	4	4	1.21	0.327~4.48	2.61	0.705~9.66	5.62	1.52~20.8
2	2	2	4	1.78	0.410~7.72	3.83	0.883~16.6	8.25	1.90~35.8
2	2	3	4	1.21	0.266~5.52	2.61	0.573~11.9	5.62	1.23~25.6
0	0	5	3	1.90	1.12~3.20	4.08	2.42~6.89	8.80	5.22~14.8
0	1	4	3	1.90	0.777~4.63	4.08	1.67~9.97	8.80	3.60~21.5
0	1	5	3	1.47	0.806~2.67	3.16	1.74~5.76	6.81	3.74~12.4
0	2	3	3	1.90	0.673~5.30	4.08	1.46~11.4	8.80	3.15~24.6
0	2	4	3	1.47	0.616~3.50	3.16	1.33~7.53	6.81	2.86~16.2
0	2	5	3	1.14	0.602~2.15	2.45	1.30~4.62	5.28	2.79~9.96
0	3	3	3	1.47	0.573~3.76	3.16	1.24~8.10	6.81	2.66~17.4
0	3	4	3	1.14	0.503~2.57	2.45	1.08~5.54	5.28	2.33~11.9
1	0	5	3	1.78	0.856~3.69	3.83	1.85~7.96	8.25	3.98~17.1
1	1	4	3	1.78	0.481~6.58	3.83	1.04~14.2	8.25	2.23~30.5
1	1	5	3	1.21	0.451~3.25	2.61	0.972~7.01	5.62	2.09~15.1
1	2	3	3	1.78	0.390~8.11	3.83	0.840~17.5	8.25	1.81~37.6
1	2	4	3	1.21	0.310~4.74	2.61	0.668~10.2	5.62	1.44~22.0
1	3	3	3	1.21	0.279~5.26	2.61	0.602~11.3	5.62	1.30~24.4

附录3　酒精比重计温度浓度换算表

附表3-1　酒精比重计温度浓度换算表

溶液温度	酒精计示值(% vol)									
	21.0	22.0	23.0	24.0	25.0	26.0	27.0	28.0	29.0	30.0
	20℃时的标准酒度(% vol)									
35.0	16.0	16.9	17.9	18.8	19.6	20.4	21.3	22.3	23.2	24.2
34.0	16.4	17.2	18.2	19.1	20.0	20.8	21.7	22.7	23.5	24.5
33.0	16.7	17.6	18.6	19.4	20.3	21.2	22.0	23.1	23.9	24.9
32.0	17.0	17.9	18.9	19.8	20.7	21.6	22.4	23.4	24.3	25.3
31.0	17.4	18.3	19.3	20.2	21.0	21.9	22.8	23.8	24.7	25.7
30.0	17.7	18.6	19.6	20.5	21.4	22.3	23.2	24.2	25.1	26.1
29.0	18.0	19.0	19.9	20.8	21.8	22.7	23.6	24.6	25.5	26.4
28.0	18.4	19.3	20.2	21.2	22.1	23.0	24.0	24.9	25.9	26.8
27.0	18.7	19.6	20.6	21.5	22.5	23.4	24.4	25.3	26.3	27.2
26.0	19.0	20.0	20.9	21.9	22.8	23.8	24.7	25.7	26.6	27.6
25.0	19.4	20.3	21.3	22.2	23.2	24.1	25.1	26.1	27.0	28.0
24.0	19.7	20.7	21.6	22.6	23.5	24.5	25.5	26.4	27.4	28.4
23.0	20.0	21.0	22.0	22.9	23.9	24.9	25.8	26.8	27.8	28.8
22.0	20.4	21.3	22.3	23.3	24.3	25.3	26.2	27.2	28.2	29.2
21.0	20.7	21.7	22.6	23.6	24.6	25.6	26.6	27.6	28.6	29.6
20.0	21.0	22.0	23.0	24.0	25.0	26.0	27.0	28.0	29.0	30.0
19.0	21.3	22.3	23.3	24.4	25.4	26.4	27.4	28.4	29.4	30.4
18.0	21.6	22.6	23.7	24.7	25.7	26.7	27.8	28.8	29.8	30.8
17.0	22.0	23.0	24.0	25.1	26.1	27.1	28.1	29.2	30.2	31.2
16.0	22.3	23.3	24.4	25.4	26.5	27.5	28.5	29.6	30.6	31.6
15.0	22.6	23.7	24.7	25.8	26.8	27.9	28.9	30.0	31.0	32.0
14.0	23.0	24.0	25.1	26.2	27.2	28.3	29.3	30.4	31.4	32.4
13.0	23.3	24.4	25.4	26.5	27.6	28.7	29.7	30.8	31.8	32.8
12.0	23.6	24.7	25.8	26.9	28.0	29.1	30.2	31.2	32.2	33.3
11.0	23.9	25.0	26.2	27.3	28.4	29.5	30.6	31.6	32.7	33.7
10.0	24.3	25.4	26.6	27.7	28.8	29.9	31.0	32.0	33.1	34.1
9.0	24.6	25.8	26.9	28.1	29.2	30.3	31.4	32.5	33.5	34.5
8.0	24.9	26.1	27.3	28.5	29.6	30.7	31.8	32.9	33.9	35.0
7.0	25.3	26.5	27.7	28.9	30.0	31.1	32.2	33.3	34.4	35.4
6.0	25.6	26.9	28.1	29.3	30.4	31.6	32.7	33.7	34.8	35.8

续表

溶液温度	酒精计示值(% vol)									
	31.0	32.0	33.0	34.0	35.0	36.0	37.0	38.0	39.0	40.0
	20℃时的标准酒度(% vol)									
35.0	25.0	26.0	26.8	27.8	28.8	30.0	31.0	32.0	33.0	34.0
34.0	25.4	26.4	27.3	28.3	29.3	30.4	31.4	32.4	33.4	34.4
33.0	25.8	26.8	27.7	28.8	29.7	30.8	31.8	32.8	33.8	34.8
32.0	26.2	27.2	28.1	29.1	30.1	31.2	32.2	33.2	34.2	35.2
31.0	26.6	27.6	28.5	29.5	30.5	31.6	32.6	33.6	34.6	35.6
30.0	27.0	28.0	28.9	29.9	30.9	32.0	33.0	34.0	35.0	36.0
29.0	27.4	28.4	29.4	30.3	31.3	32.3	33.4	34.4	35.4	36.4
28.0	27.8	28.8	29.7	30.7	31.7	32.8	33.8	34.8	35.8	36.8
27.0	28.2	29.2	30.2	31.2	32.2	33.2	34.2	35.2	36.2	37.2
26.0	28.6	29.6	30.6	31.6	32.6	33.6	34.6	35.6	36.6	37.6
25.0	29.0	30.0	31.0	32.0	33.0	34.0	35.0	36.0	37.0	38.0
24.0	29.4	30.4	31.4	32.4	33.4	34.4	35.4	36.4	37.4	38.4
23.0	29.8	30.8	31.8	32.8	33.8	34.8	35.8	36.8	37.8	38.8
22.0	30.2	31.2	32.2	33.2	34.2	35.2	36.2	37.2	38.2	39.2
21.0	30.6	31.6	32.6	33.6	34.6	35.6	36.6	37.6	38.6	39.6
20.0	31.0	32.0	33.0	34.0	35.0	36.0	37.0	38.0	39.0	40.0
19.0	31.4	32.4	33.4	34.4	35.4	36.4	37.4	38.4	39.4	40.4
18.0	31.8	32.8	33.8	34.8	35.8	36.8	37.8	38.8	39.8	40.8
17.0	32.2	33.2	34.2	35.2	36.2	37.2	38.2	39.2	40.2	41.2
16.0	32.6	33.6	34.6	35.6	36.6	37.6	38.6	39.6	40.6	41.6
15.0	33.0	34.0	35.0	36.0	37.0	38.0	39.0	40.0	41.0	42.0
14.0	33.5	34.4	35.4	36.4	37.4	38.4	39.4	40.4	41.4	42.4
13.0	33.9	34.9	35.9	36.8	37.8	38.8	39.8	40.8	41.8	42.8
12.0	34.3	35.3	36.3	37.3	38.2	39.2	40.2	41.2	42.2	43.2
11.0	34.7	35.7	36.7	37.7	38.7	39.6	40.6	41.6	42.6	43.6
10.0	35.1	36.1	37.1	38.1	39.1	40.1	41.0	42.0	43.0	44.0
9.0	35.5	36.5	37.5	38.5	39.5	40.5	41.5	42.4	43.4	44.4
8.0	36.0	36.9	37.9	38.9	39.9	40.9	41.9	42.8	43.8	44.8
7.0	36.4	37.3	38.3	39.3	40.3	41.3	42.3	43.2	44.2	45.2
6.0	36.8	37.8	38.8	39.7	40.7	41.7	42.7	43.6	44.6	45.6

续表

溶液温度	酒精计示值(% vol)									
	41.0	42.0	43.0	44.0	45.0	46.0	47.0	48.0	49.0	50.0
	20℃时的标准酒度(% vol)									
35.0	35.0	36.0	37.0	38.1	39.0	40.2	41.2	42.3	43.3	44.3
34.0	35.4	36.4	37.4	38.5	39.5	40.5	41.5	42.7	43.7	44.7
33.0	35.8	36.8	37.8	38.9	39.9	40.9	41.9	43.1	44.1	45.0
32.0	36.2	37.2	38.2	39.3	40.3	41.3	42.3	43.4	44.4	45.4
31.0	36.6	37.6	38.6	39.7	40.7	41.7	42.7	43.8	44.8	45.8
30.0	37.0	38.0	39.0	40.1	41.1	42.1	43.1	44.2	45.2	46.2
29.0	37.4	38.4	39.4	40.4	41.5	42.5	43.5	44.5	45.6	46.6
28.0	37.8	38.8	39.8	40.8	41.9	42.9	43.9	44.9	45.9	47.0
27.0	38.2	39.2	40.2	41.2	42.3	43.3	44.3	45.3	46.3	47.3
26.0	38.6	39.6	40.6	41.6	42.7	43.7	44.7	45.7	46.7	47.7
25.0	39.0	40.0	41.0	42.0	43.0	44.1	45.1	46.1	47.1	48.1
24.0	39.4	40.4	41.4	42.4	43.4	44.4	45.4	46.4	47.5	48.5
23.0	39.8	40.8	41.8	42.8	43.8	44.8	45.8	46.8	47.8	48.9
22.0	40.2	41.2	42.2	43.2	44.2	45.2	46.2	47.2	48.2	49.2
21.0	40.6	41.6	42.6	43.6	44.6	45.6	46.6	47.6	48.6	49.6
20.0	41.0	42.0	43.0	44.0	45.0	46.0	47.0	48.0	49.0	50.0
19.0	41.4	42.4	43.4	44.4	45.4	46.4	47.4	48.4	49.4	50.4
18.0	41.8	42.8	43.8	44.8	45.8	46.8	47.8	48.8	49.8	50.7
17.0	42.2	43.2	44.2	45.2	46.2	47.2	48.2	49.2	50.1	51.1
16.0	42.6	43.6	44.6	45.6	46.6	47.6	48.6	49.5	50.5	51.5
15.0	43.0	44.0	45.0	46.0	47.0	47.9	48.9	49.9	50.9	51.9
14.0	43.4	44.4	45.4	46.4	47.3	48.3	49.3	50.3	51.3	52.2
13.0	43.8	44.8	45.8	46.7	47.7	48.7	49.7	50.7	51.6	52.6
12.0	44.2	45.2	46.1	47.1	48.1	49.1	50.1	51.0	52.0	53.0
11.0	44.6	45.6	46.5	47.5	48.5	49.5	50.4	51.4	52.4	53.4
10.0	45.0	46.0	46.9	47.9	48.9	49.8	50.8	51.8	52.8	53.7
9.0	45.4	46.4	47.3	48.3	49.2	50.2	51.2	52.2	53.1	54.1
8.0	45.8	46.7	47.7	48.6	49.6	50.6	51.6	52.5	53.5	54.5
7.0	46.2	47.1	48.1	49.0	50.0	51.0	51.9	52.9	53.9	54.8
6.0	46.5	47.5	48.4	49.4	50.4	51.3	52.3	53.2	54.2	55.2

续表

溶液温度	酒精计示值(% vol)									
	51.0	52.0	53.0	54.0	55.0	56.0	57.0	58.0	59.0	60.0
	20℃时的标准酒度(% vol)									
35.0	45.3	46.3	47.4	48.5	49.5	50.5	51.6	52.6	53.6	54.6
34.0	45.7	46.7	47.8	48.8	49.8	50.8	51.9	53.0	54.0	55.0
33.0	46.1	47.1	48.2	49.2	50.2	51.2	52.3	53.3	54.3	55.3
32.0	46.4	47.4	48.5	49.6	50.6	51.6	52.7	53.7	54.7	55.7
31.0	46.8	47.8	48.9	49.9	50.9	51.9	53.0	54.0	55.0	56.0
30.0	47.2	48.2	49.3	50.3	51.3	52.3	53.4	54.4	55.4	56.4
29.0	47.6	48.6	49.6	50.7	51.7	52.7	53.7	54.8	55.8	56.8
28.0	48.0	49.0	50.0	51.0	52.1	53.1	54.1	55.1	56.1	57.2
27.0	48.3	49.4	50.4	51.4	52.4	53.4	54.5	55.5	56.5	57.5
26.0	48.7	49.7	50.8	51.8	52.8	53.8	54.8	55.8	56.9	57.9
25.0	49.1	50.1	51.1	52.2	53.2	54.2	55.2	56.2	57.2	58.2
24.0	49.5	50.5	51.5	52.5	53.5	54.5	55.6	56.6	57.6	58.6
23.0	49.9	50.9	51.9	52.9	53.9	54.9	55.9	56.9	57.9	58.9
22.0	50.2	51.2	52.2	53.3	54.3	55.3	56.3	57.3	58.3	59.3
21.0	50.6	51.6	52.6	53.6	54.6	55.6	56.6	57.6	58.6	59.6
20.0	51.0	52.0	53.0	54.0	55.0	56.0	57.0	58.0	59.0	60.0
19.0	51.4	52.4	53.4	54.4	55.4	56.4	57.4	58.4	59.4	60.4
18.0	51.7	52.7	53.7	54.8	55.7	56.7	57.7	58.7	59.7	60.7
17.0	52.1	53.1	54.1	55.1	56.1	57.1	58.1	59.1	60.0	61.0
16.0	52.5	53.5	54.5	55.5	56.4	57.4	58.4	59.4	60.4	61.4
15.0	52.9	53.9	54.8	55.8	56.8	57.8	58.8	59.8	60.8	61.7
14.0	53.2	54.2	55.2	56.2	57.2	58.2	59.1	60.1	61.1	62.1
13.0	53.6	54.6	55.6	56.5	57.5	58.5	59.5	60.5	61.4	62.4
12.0	54.0	55.0	55.9	56.9	57.9	58.9	59.8	60.8	61.8	62.8
11.0	54.3	55.3	56.3	57.2	58.2	59.2	60.2	61.2	62.1	63.1
10.0	54.7	55.7	56.6	57.6	58.6	59.6	60.5	61.5	62.5	63.5
9.0	55.1	56.0	57.0	58.0	58.9	59.9	60.9	61.9	62.8	63.8
8.0	55.4	56.4	57.4	58.3	59.3	60.3	61.2	62.2	63.2	64.1
7.0	55.8	56.8	57.7	58.7	59.6	60.6	61.6	62.5	63.5	64.5
6.0	56.1	57.1	58.1	59.0	60.0	61.0	61.9	62.9	63.8	64.8

续表

溶液温度	酒精计示值(% vol)									
	61.0	62.0	63.0	64.0	65.0	66.0	67.0	68.0	69.0	70.0
	20℃时的标准酒度(% vol)									
35.0	54.8	56.7	57.8	58.9	59.9	60.9	61.9	62.9	64.0	65.0
34.0	55.1	57.1	58.1	59.2	60.2	61.2	62.2	63.2	64.3	65.3
33.0	56.5	57.4	58.5	59.6	60.6	61.6	62.6	63.6	64.6	65.7
32.0	56.8	57.8	58.8	59.9	60.9	61.9	62.9	63.9	65.0	66.0
31.0	57.2	58.1	59.2	60.3	61.3	62.3	63.3	64.3	65.4	66.4
30.0	57.5	58.5	59.5	60.6	61.6	62.6	63.6	64.6	65.7	66.7
29.0	57.8	58.8	59.9	60.9	61.9	62.9	64.0	65.0	66.0	67.0
28.0	58.2	59.2	60.2	61.2	62.3	63.3	64.3	65.3	66.3	67.4
27.0	58.5	59.6	60.6	61.6	62.6	63.6	64.6	65.7	66.7	67.7
26.0	58.9	59.9	60.9	61.9	63.0	64.0	65.0	66.0	67.0	68.0
25.0	59.2	60.3	61.3	62.3	63.3	64.3	65.3	66.3	67.3	68.4
24.0	59.6	60.6	61.6	62.6	63.6	64.6	65.6	66.7	67.7	68.7
23.0	60.0	61.0	62.0	63.0	64.0	65.0	66.0	67.0	68.0	69.0
22.0	60.3	61.3	62.3	63.3	64.3	65.3	66.3	67.3	68.3	69.3
21.0	60.6	61.6	62.6	63.6	64.6	65.7	66.7	67.7	68.7	69.7
20.0	61.0	62.0	63.0	64.0	65.0	66.0	67.0	68.0	69.0	70.0
19.0	61.3	62.3	63.3	64.3	65.3	66.3	67.3	68.3	69.3	70.3
18.0	61.7	62.7	63.7	64.7	65.7	66.7	67.7	68.7	69.6	70.6
17.0	62.0	63.0	64.0	65.0	66.0	67.0	68.0	69.0	70.0	71.0
16.0	62.4	63.4	64.4	65.4	66.3	67.3	68.3	69.3	70.3	71.3
15.0	62.7	63.7	64.7	65.7	66.7	67.7	68.6	69.6	70.6	71.6
14.0	63.1	64.1	65.0	66.0	67.0	68.0	69.0	70.0	71.0	72.0
13.0	63.4	64.4	65.4	66.4	67.4	68.3	69.3	70.3	71.3	72.3
12.0	63.8	64.7	65.7	66.7	67.7	68.7	69.6	70.6	71.6	72.6
11.0	64.1	65.1	66.0	67.0	68.0	69.0	70.0	71.0	71.9	72.9
10.0	64.4	65.4	66.4	67.4	68.3	69.3	70.3	71.3	72.2	73.2
9.0	64.8	65.7	66.7	67.7	68.7	69.6	70.6	71.6	72.6	73.5
8.0	65.1	66.1	67.0	68.0	69.0	70.0	70.9	71.9	72.9	73.8
7.0	65.4	66.4	67.4	68.4	69.3	70.3	71.3	72.2	73.2	74.2
6.0	65.8	66.7	67.7	68.7	69.6	70.6	71.6	72.5	73.5	74.5

附录 4　中国居民膳食营养素参考摄入量表(DRIs)

附表 4-1　中国居民能量和蛋白质的 RNIs 及脂肪供能比

年龄(岁)	能量#				蛋白质		脂肪
	RNI(MJ)		RNI(kcal)		RNI(g)		AI 占能量百分比(%)
	男	女	男	女	男	女	
0 ~	0. 4MJ/kg		95kcal/kg *		1. 5 ~ 3g/(kg · d)		45 ~ 50
0. 5 ~	0. 4MJ/kg		95kcal/kg		1. 5 ~ 3g/(kg · d)		35 ~ 40
1 ~	4. 60	4. 40	1 100	1 050	35	35	35 ~ 40
2 ~	5. 02	4. 81	1 200	1 150	40	40	30 ~ 35
3 ~	5. 64	5. 43	1 350	1 300	45	45	30 ~ 35
4 ~	6. 06	5. 83	1 450	1 400	50	50	30 ~ 35
5 ~	6. 70	6. 27	1 600	1 500	55	55	30 ~ 35
6 ~	7. 10	6. 67	1 700	1 600	55	55	30 ~ 35
7 ~	7. 53	7. 10	1 800	1 700	60	60	25 ~ 30
8 ~	7. 94	7. 53	1 900	1 800	65	65	25 ~ 30
9 ~	8. 36	7. 94	2 000	1 900	65	65	25 ~ 30
10 ~	8. 80	8. 36	2 100	2 000	70	65	25 ~ 30
11 ~	10. 04	9. 20	2 400	2 200	75	75	25 ~ 30
14 ~	12. 00	9. 62	2 900	2 400	80	80	25 ~ 30
18 ~							
体力活动 PAL▲							20 ~ 30
轻	10. 03	8. 80	2 400	2 100	75	65	20 ~ 30
中	11. 29	9. 62	2 700	2 300	80	70	20 ~ 30
重	13. 38	11. 30	3 200	2 700	90	80	20 ~ 30
孕妇		+0. 84		+200		+5,+15,+20	20 ~ 30
乳母		+2. 09		+500		+20	20 ~ 30
50 ~							
体力活动 PAL▲							
轻	9. 62	8. 00	2 300	1 900	75	65	20 ~ 30
中	10. 87	8. 36	2 600	2 000	80	70	20 ~ 30
重	13. 00	9. 20	3 100	2 200	90	90	20 ~ 30
60 ~							
体力活动 PAL▲							
轻	7. 94	7. 53	1 900	1 800	75	65	20 ~ 30
中	9. 20	8. 36	2 200	2 000	75	65	20 ~ 30
70 ~							
体力活动 PAL▲							
轻	7. 94	7. 10	1 900	1 700	75	65	20 ~ 30
中	8. 80	8. 00	2 100	1 900	75	65	20 ~ 30
80 ~	7. 74	7. 10	1 900	1 700	75	65	20 ~ 30

表示各年龄组能量的 RNI 与其 EAR 相同; * 为 AI,非母乳喂养应增加 20% ; ▲ PAL 为体力活动水平(physical activity level)。凡表中数字缺如之处表示未制定该参考值[资料来源于中国营养学会制订的中国居民膳食营养素参考摄入量(2007 版)]

附表 4-2　中国居民常量和微量元素的 RNIs 或 AIs

年龄（岁）	钙	磷	钾	钠	镁	铁	碘	锌	硒	铜	氟	铬	锰	钼
	AI	AI	AI	AI	AI	AI	RNI	RNI	RNI	AI	AI	AI	AI	AI
	mg	mg	mg	mg	mg	mg	μg	μg	μg	mg	mg	mg	mg	mg
0 ~	300	150	500	200	30	0.3	50	1.5	15(AI)	0.4	0.1	10		
0.5 ~	400	300	700	500	70	10	50	8.0	20(AI)	0.6	0.4	15		
1 ~	600	450	1 000	650	100	12	50	9.0	20	0.8	0.6	20		15
4 ~	800	500	1 500	900	150	12	90	12.0	25	1.0	0.8	30		20
7 ~	800	700	1 500	1 000	250	12	90	13.5	35	1.2	1.0	30		30
						男　女		男　女						
11 ~	1 000	1 000	1 500	1 200	350	16　18	120	18.0　15.0	45	1.8	1.2	40		50
14 ~	1 000	1 000	2 000	1 800	350	20　25	150	19.0　15.5	50	2.0	1.4	40		50
18 ~	800	700	2 000	2 200	350	15　20	150	15.0　11.5	50	2.0	1.5	50	3.5	60
50 ~	1 000	700	2 000	2 200	350	15	150	11.5	50	2.0	1.5	50	3.5	60
孕妇														
早期	800	700	2 500	2 200	400	20	200	11.5	50					
中期	1 000	700	2 500	2 200	400	25	200	16.5	50					
晚期	1 200	700	2 500	2 200	400	35	200	16.5	50					
乳母	1 200	700	2 500	2 200	400	25	200	21.5	65					

注：凡表中数字缺如之处表示未制定该参考值。（资料来源于中国营养学会编著的《中国居民膳食指南(2007)》）

附表 4-3　脂溶性和水溶性维生素的 RNIs 或 AIs

年龄（岁）	VA	VD	VE	VB_1	VB_2	VB_6	VB_{12}	VC	泛酸	叶酸	烟酸	胆碱	生物素
	RNI	RNI	AI	RNI	RNI	AI	AI	RNI	AI	RNI	RNI	AI	AI
	μgRE*	μg	mga-TE#	mg	mg	mg	μg	mg	mg	μgDFE▽	mgNE▲	mg	μg
0 ~	400(AI)	10	3	0.2(AI)	0.4(AI)	0.1	0.4	40	1.7	65(AI)	2(AI)	100	5
0.5 ~	400(AI)	10	3	0.3(AI)	0.5(AI)	0.3	0.5	50	1.8	80(AI)	3(AI)	150	6
1 ~	500	10	4	0.6	0.6	0.5	0.9	60	2.0	150	6	200	8
4 ~	600	10	5	0.7	0.7	0.6	1.2	70	3.0	200	7	250	12
7 ~	700	10	7	0.9	1.0	0.7	1.2	80	4.0	200	9	300	16
11 ~	700	5	10	1.2	1.2	0.9	1.8	90	5.0	300	12	350	20
	男　女			男　女	男　女						男　女		
14 ~	800　700	5	14	1.5　1.2	1.5　1.2	1.1	2.4	100	5.0	400	15　12	450	25
18 ~	800　700	5	14	1.4　1.3	1.4　1.2	1.2	2.4	100	5.0	400	14　13	500	30
50 ~	800　700	10	14	1.3	1.4	1.5	2.4	100	5.0	400	13	500	30
孕妇													
早期	800	5	14	1.5	1.7	1.9	2.6	100	6.0	600	15	500	30
中期	900	10	14	1.5	1.7	1.9	2.6	130	6.0	600	15	500	30
晚期	900	10	14	1.5	1.7	1.9	2.6	130	6.0	600	15	500	30
乳母	1 200	10	14	1.8	1.7	1.9	2.8	130	7.0	500	18	500	35

* RE 为视黄醇当量(retinol equivalent)；#a-TE 为 a-生育酚当量(tocopherol equivalent)；▽ DFE 为膳食叶酸当量(dietary folate equivalent)；▲NE 为烟酸当量(niacin equivalent)。凡表中数字缺少如之处表示未制定该参考值。［资料来源于中国营养学会编著的《中国居民膳食指南(2007)》］

附表 4-4　部分微量营养素的 ULs

年龄（岁）	钙 mg	磷 mg	镁 mg	铁 mg	碘 μg	锌 mg 男	锌 mg 女	硒 μg	铜 mg	氟 mg	铬 μg	锰 mg	钼 μg	VA μgRE*	VD μg	VB_1 mg	VC mg	叶酸 μgDFE▽	烟酸 mgNE▲	胆碱 mg
0 ~				10				55		0.4							400			600
0.5 ~				30		13		80		0.8							500			800
1 ~	2 000	3 000	200	30		23		120	1.5	1.2	200		80			50	600	300	10	1 000
4 ~	2 000	3 000	300	30		23		180	2.0	1.6	300		110	2 000	20	50	700	400	15	1 500
7 ~	2 000	3 000	500	30	800	28		240	3.5	2.0	300		160	2 000	20	50	800	400	20	2 000
11 ~	2 000	3 500	700	50	800	37	34	300	5.0	2.4	400		280	2 000	20	50	900	600	30	2 500
14 ~	2 000	3 500	700	50	800	42	35	360	7.0	2.8	400		280	2 000	20	50	1 000	800	30	3 000
18 ~	2 000	3 500	700	50	1 000	45	37	400	8.0	3.0	500	10	350	3 000	20	50	1 000	1 000	35	3 500
孕妇	2 000	3 500	700	60	1 000		35	400						2 400	20		1 000	1 000		3 500
乳母	2 000	3 000	700	50	1 000		35	400							20		1 000	1 000		3 500
50 ~	2 000	3 500#	700	50	1 000	37	37	400	8.0	3.0	500	10	350	3 000	20	50	1 000	1 000	35	3 500

* RE 为视黄醇当量（retinol equivalent）；▽ DFE 为膳食叶酸当量（dietary folate equivalent）；▲NE 为烟酸当量（niacin equivalent）；#60 岁以上磷的 UL 为 3000mg。表中数字缺如之处表示未制定该参考值。[资料来源于中国营养学会编著的《中国居民膳食指南（2007）》]